U0235589

西医学习中医简明手册

——应读·应背·应知·应会

赵建平　贾文魁　主编

人民卫生出版社

图书在版编目（CIP）数据

西医学习中医简明手册：应读·应背·应知·应会/赵建平，贾文魁主编.—北京：人民卫生出版社，2018

ISBN 978-7-117-27001-4

Ⅰ.①西… Ⅱ.①赵… ②贾… Ⅲ.①中国医药学 - 手册
Ⅳ.①R2-62

中国版本图书馆 CIP 数据核字（2018）第 133071 号

人卫智网	www.ipmph.com	医学教育、学术、考试、健康， 购书智慧智能综合服务平台
人卫官网	www.pmph.com	人卫官方资讯发布平台

西医学习中医简明手册
——应读·应背·应知·应会

主　　编：赵建平　贾文魁
出版发行：人民卫生出版社（中继线 010-59780011）
地　　址：北京市朝阳区潘家园南里 19 号
邮　　编：100021
E - mail：pmph @ pmph.com
购书热线：010-59787592　010-59787584　010-65264830
印　　刷：北京京华虎彩印刷有限公司
经　　销：新华书店
开　　本：710×1000　1/16　印张：29
字　　数：536 千字
版　　次：2018 年 8 月第 1 版　2018 年 12 月第 1 版第 3 次印刷
标准书号：ISBN 978-7-117-27001-4
定　　价：99.00 元

打击盗版举报电话：010-59787491　E-mail：WQ @ pmph.com
（凡属印装质量问题请与本社市场营销中心联系退换）

《西医学习中医简明手册》
编写委员会

主　编
赵建平　贾文魁

副　主　编
王　杰　冯振宇　彭　涛　朱玲萍　李跃进

顾问（按姓氏笔画为序）

田岳风　师建梅　闫润红　李俊莲　吴秋玲　何丽清　张晓雪　张朔生
张淑蓉　贺文彬　燕　平　穆俊霞

常务编委（按姓氏笔画为序）

王日权　王洪艳　文　雅　田丽丽　刘　云　芦　冲　李　晶　李卫琴
李康康　杨　栋　杨　洁　杨小钰　杨东魁　杨秀萍　张丰跃　张丽丽
赵怡蕊　胡明丽　段春鹏　高美琳　郭元兵　韩倩娟

编　　委

刁银强　马　静　马小娟　文　雅　王　贝　王　杰　王九元　王日权
王亚珍　王丽丽　王美玲　王洪艳　王晓瑜　王淑兰　王钏钏　尹光宇
邓晓鹏　冯振宇　平卫艳　田丽丽　田剑锋　田新宇　刘　云　刘佳迪
刘炳男　成艳丽　朱玲萍　任　荣　米　乐　许蓓红　芦　冲　吴忠冰
辛琳琳　张　铄　张　斌　张兴兴　张奇莉　张丰跃　张丽丽　李　晶
李卫琴　李丽俏　李红萍　李康康　李永霞　李跃进　李慧慧　杨　栋
杨　洁　杨　钰　杨小钰　杨可心　杨东魁　杨园园　杨秀萍　陈志红
周　洁　周盼盼　郑娟霞　段春鹏　胡明丽　赵　蕾　赵作银　赵利婷
赵怡蕊　赵建平　梁晶晶　候燕琳　贾文魁　柴秀芳　徐　则　徐韦琳
徐志平　栗丽丽　郭　艳　郭元兵　高金金　高美琳　高燕珍　曹　玮
阎美芳　彭　涛　蒋　芸　谢　贝　董永记　韩倩娟　蔺寿民　蔺安华
薛东苗　樊莹丽　樊新珍　魏丹峰

西医学习中医参考读物编写工作
组织委员会

编写说明

中西医结合是中华人民共和国成立后政府长期实行的方针，也是中国医疗卫生事业的一项工作方针。国家对中医药的发展十分重视，《中医药发展战略规划纲要（2016—2030年）》明确了我国未来15年中医药发展方向和工作重点，国家有关部门要求"建立完善西医学习中医制度""鼓励西医学习中医"。

本书是在总结我院近年开展西学中工作的基础上组织人员编写而成的。此前我院曾举办了"西医人员学习中医"培训班及"中医专家传授中医"等系列讲座，开展了"西医主任讲中医"及"临床治疗用中医"等多项活动，编写了《中医药学通俗讲义》《西学中系列口袋书》等学习资料。全院形成了"学习中医药知识，掌握中医药技术，发挥中医药特色，提供中医药服务"的良好氛围。

本书内容包括应读的中医文献、应熟读的经典条文、应背的方剂歌诀、应知的基本概念、应知的中药常识、应掌握的中医诊法、应知的针灸知识、应会操作的中医技术及应了解的古代名医等9个部分，每部分内容又分入门和提高两个层次，便于西医人员由浅入深、循序渐进地阅读。

书中基础部分如"内经""伤寒""金匮""温病""方剂""中药"及"应读书籍""基本概念""四诊概要""证候辨别""疾病诊断""针灸知识"等由我院具有博士和硕士学历的中医人员编写，临床部分如"急救技术""药疗技术""针疗技术""灸疗技术""拔罐技术""刮痧技术"以及"养生方法""医德文选""历代名医"等由各专业中医学科带头人或临床中医骨干编写。部分在读研究生参加了资料整理、文稿校对等工作。

书中参考、引用了高等医药院校相关教材及国家中医药管理局《中医医疗技术手册》等书籍内容，在此一并致谢！书中还有多处参考、引用了同道其他资料，因条件所限难以一一列出，亦敬致谢忱并深表歉意！

由于编者学识及水平所限，加之时间仓促、资料收集不全，书中难免纰漏、欠缺甚至挂一漏万之处，还望读者及同行批评指正！

赵建平
山西中医药大学中西医结合医院院长
2017年9月

目　　录

第一章
应读的中医文献

第一节 入门应读

一、医德文选

（一）入门必读

1.《伤寒论》序
【作者】汉·张机
【出处】《伤寒杂病论》

【语录】余每览越人入虢之诊，望齐侯之色，未尝不慨然叹其才秀也。
【释义】我每次读到（《史记》扁鹊传中）秦越人到虢国去给虢太子诊病，在齐国望齐侯气色的记载，没有一次不感慨赞叹他的才华突出。

【语录】怪当今居世之士，曾不留神医药，精究方术，上以疗君亲之疾，下以救贫贱之厄，中以保身长全，以养其生。但竞逐荣势，企踵权豪，孜孜汲汲，惟名利是务。崇饰其末，忽弃其本，华其外而悴其内。皮之不存，毛将安附焉？
【释义】奇怪生活在当今社会上的那些读书人，竟然都不重视医药，不精心研究医方医术，对上治疗国君和父母的疾病，对下解救贫苦人的病灾和困苦，对己可以保持身体长久健康，以保养自己的生命。只是争着去追求荣华权势，踮起脚跟仰望着权势豪门，急急忙忙只是致力于追求名利，重视那些次要的身外之物，轻视抛弃养生的根本之道。使自己的外表华贵，而使自己的身体憔悴。皮都不存在了，那么毛将依附在哪里呢？

【语录】卒然遭邪风之气，婴非常之疾，患及祸至，而方震栗；降志屈节，钦望巫祝，告穷归天，束手受败。赍百年之寿命，持至贵之重器，委付凡医，恣其所措。咄嗟呜呼！厥身已毙，神明消灭，变为异物，幽潜重泉，徒为啼泣。痛夫！举世昏迷，莫能觉悟，不惜其命。若是轻生，彼何荣势之云哉？而进不能爱人知人，退不能爱身知己，遇灾值祸，身居厄地，蒙蒙昧昧，蠢若游魂。哀乎！趋世之士，驰竞浮华，不固根本，忘躯徇物，危若冰谷，至于是也！

【释义】突然遭受到外来致病因素的侵袭，被不平常的疾病缠身，病患灾祸临头，方才震惊发抖，于是就降低身份，卑躬屈膝，恭敬地盼望女巫男祝的求神祷告，巫祝宣告办法穷尽，就只好归于天命，束手无策地等待死亡。拿长久的寿命和最宝贵的身体，交给平庸无能的医生，任凭他摆布处置。唉！他们的身体已经死亡，精神消失了，变成了一具僵尸，深深地埋在九泉之下，别人白白地为他的死亡哭泣。痛心啊！世上的读书人都昏庸糊涂，没有人能清醒明白，不珍惜自己的生命。像这样地轻视生命，他们还谈什么荣华权势呢？而且他们即使做了官也不能爱护别人，顾及别人的疾苦；不做官又不能爱护自己，顾及自己的隐患，遇到灾难碰上祸患，身处在危困的境地，糊涂愚昧，蠢笨得就像没有头脑的废物。悲哀啊！那些在社会上奔波的读书人，追逐着去争夺表面的荣华，不保重身体这个根本，忘记了身体去为权势名利而死，危险得如履薄冰，如临深谷一样，竟达到了这种地步！

【语录】余宗族素多，向余二百。建安纪年以来，犹未十稔，其死亡者，三分有二，伤寒十居其七。感往昔之沦丧，伤横夭之莫救，乃勤求古训，博采众方，撰用《素问》《九卷》《八十一难》《阴阳大论》《胎胪药录》，并平脉辨证，为《伤寒杂病论》合十六卷。虽未能尽愈诸病，庶可以见病知源。若能寻余所集，思过半矣。

【释义】我的同宗同族的人口本来很多，从前有二百多人。从建安元年以来，还不到十年的时间，其中死亡的人就有三分之二，而死于伤寒的要占其中的十分之七。我为过去宗族的衰落和人口的丧失而感慨，为早死和枉死的人不能被疗救而悲伤，于是勤奋研求前人的遗训，广泛地搜集很多医方，选用《素问》《九卷》《八十一难》《阴阳大论》《胎胪药录》等书，并结合辨别脉象和辨别证候的体会，写成了《伤寒杂病论》共十六卷。即使不能全部治愈各种疾病，或许可以根据书中的原理，在看到病证时就能知道发病的根源。如果能按照我所写的内容去诊治疾病，我想大部分问题都会解决了。

【语录】夫天布五行，以运万类；人禀五常，以有五藏；经络府俞，阴阳会通；玄冥幽微，变化难极。自非才高识妙，岂能探其理致哉！

【释义】自然界分布着五行之气，而运转化生万物。人体秉承着五行之常气，因此才有五脏的生理功能。脏腑经络腧穴的阴阳气血交会贯通，其中的道理玄妙隐晦、幽深奥秘,其中的变化真是难以穷尽。假如不是才学高超、见识精妙的人,怎么能探求出其中的道理呢?

【语录】上古有神农、黄帝、岐伯、伯高、雷公、少俞、少师、仲文,中世有长桑、扁鹊,汉有公乘阳庆及仓公,下此以往,未之闻也。

【释义】上古有神农、黄帝、岐伯、伯高、雷公、少俞、少师、仲文等,中古有长桑君、秦越人,汉代有公乘阳庆及仓公,自此往后到现在,还没听说过有比得上他们的人呢。

【语录】观今之医,不念思求经旨,以演其所知。各承家技,始终顺旧。省疾问病,务在口给;相对斯须,便处汤药;按寸不及尺,握手不及足;人迎、趺阳,三部不参;动数发息,不满五十;短期未知决诊,九候曾无仿佛;明堂阙庭,尽不见察。所谓窥管而已!夫欲视死别生,实为难矣!

【释义】看看当今的医生,他们不想思考研求医学经典著作的旨意,用来扩大加深他们所掌握的医学知识。只是各自秉承着家传的医技,始终沿袭旧法。察看疾病询问病情时,只是听病人叙说。对着病人诊视了一会儿,就处方开药。诊脉时只按寸脉,没有接触到尺脉;只按手部脉,却不按足部脉。人迎、趺阳、寸口三部脉象不互相参考,按照自己的呼吸诊察病人脉搏跳动的次数不到五十下就结束。短时间内不能确诊,九处诊脉部位的脉候竟然没有一点模糊的印象,印堂及前额全然不加诊察。这真如人们所说的"以管看天"似的,想要辨识不治之证或判别出可治之证,实在是很难呀!

【语录】孔子云,生而知之者上,学则亚之;多闻博识,知之次也。余宿尚方术,请事斯语。

【释义】孔子说,生下来就懂得事理的人是上等的,通过学习而懂得事理的人是第二等的;多方面地聆听求教、广泛地记取事理的人又次一等。我素来爱好医方医术,请允许我尊奉这两句话吧!

2. 大医精诚
【作者】唐·孙思邈
【出处】《备急千金要方》

【语录】凡大医治病,必当安神定志,无欲无求,先发大慈恻隐之心,誓愿普救含灵之苦。若有疾厄来求救者,不得问其贵贱贫富,长幼妍媸,怨亲善友,华夷愚智,普同一等,皆如至亲之想。亦不得瞻前顾后,自虑吉凶,护惜身命。见彼苦恼，若己有之，深心凄怆。勿避险巇、昼夜、寒暑、饥渴、疲劳，一心赴救，无作功夫形迹之心。如此可为苍生大医，反此则是含灵巨贼。

【释义】凡是品德医术俱优的医生治病，一定要安定神志，无欲念、无所求，首先表现出慈悲同情之心，决心拯救人类的痛苦。如果有患病来求医生救治的，不管他的贵贱、贫富、老幼、美丑，是仇人还是亲近的人，是交往密切的还是一般的朋友，是我族还是外族，是愚笨的人还是聪明的人，一律同样看待，都存有对待最亲近的人一样的想法。也不能瞻前顾后，考虑自身的利弊得失，爱惜自己的身家性命。看到病人的烦恼，就像自己的烦恼一样，内心悲痛。不避忌艰险、昼夜、寒暑、饥渴、疲劳，全心全意地去救治病人，不能产生推托和摆架子的想法，像这样才能称作天下百姓的好医生。与此相反的话，就是人类的大害。

【语录】自古名贤治病，多用生命以济危急，虽曰贱畜贵人，至于爱命，人畜一也。损彼益己，物情同患，况于人乎！夫杀生求生，去生更远。吾今此方所以不用生命为药者，良由此也。其虻虫、水蛭之属，市有先死者，则市而用之，不在此例。只如鸡卵一物，以其混沌未分，必有大段要急之处，不得已隐忍而用之。能不用者，斯为大哲，亦所不及也。其有患疮痍、下痢，臭秽不可瞻视，人所恶见者，但发惭愧、凄怜、忧恤之意，不得起一念蒂芥之心，是吾之志也。

【释义】自古以来有名的医生治病，多数都用活物来救治危急的病人，虽然说牲畜是低贱的人类是高贵的，但说到爱惜生命，人和牲畜都是一样的。损害它们有利自己，是生物之情共同憎恶的，何况是人呢！杀害牲畜的生命来保全人的生命，那么离开"生"的道义就更远了。我这些方子不用活物做药的原因，确实就在这里！其中虻虫、水蛭这一类药，市上有已经死了的，就买来用它，不在此例。只是像鸡蛋这样的东西，因为它还处在成形前的状态，一定遇到紧急情况，不得已而忍痛用它。能不用活物的人，这才是识见超越寻常的人，也是我比不上的。如果有病人患疮疡、泻痢，污臭不堪入目，别人都不愿看的，医生要从内心产生难过、同情、怜悯、关心的心情，不能有一点不快的念头，这就是我的志向。

【语录】夫大医之体，欲得澄神内视，望之俨然。宽裕汪汪，不皎不昧。省病诊疾，至意深心。详察形候，纤毫勿失。处判针药，无得参差。虽曰病宜速救，要须临事不惑。唯当审谛覃思，不得于性命之上，率尔自逞俊快，邀射名誉，甚不仁矣。

【释义】一个德艺兼优的医生的风度，应能使思想纯净，知我内省，目不旁视，看上去很庄重的样子。气度宽宏，堂堂正正，不卑不亢。诊察疾病，要专心致志，详细了解病状脉候，一丝一毫不得有误。处方用针，不能有差错。虽然说对疾病应当及时救治，但更为重要的是临证不能惑乱，并应周详仔细，深思熟虑，不能在人命关天的大事上，轻率地炫耀自己才能出众动作快捷，猎取名誉，这样做就太不仁德了！

【语录】又到病家，纵绮罗满目，勿左右顾眄；丝竹凑耳，无得似有所娱；珍馐迭荐，食如无味；醽醁兼陈，看有若无。所以尔者，夫一人向隅，满堂不乐，而况病人苦楚不离斯须，而医者安然欢娱，傲然自得，兹乃人神之所共耻，至人之所不为，斯盖医之本意也。

【释义】还有到了病人家里，纵使满目都是华丽的铺设，也不要左顾右盼，东张西望；琴瑟箫管之声充斥耳边，不能为之分心而有所喜乐；美味佳肴，轮流进献，吃起来也像没有味道一样；各种美酒一并陈设出来，看了就像没看见一样。这样做的原因，是因为只要有一个人悲痛，满屋子的人都会不快乐，更何况病人的痛苦，一刻也没有离身。如果医生安心无虑地高兴娱乐，傲慢地洋洋自得，这是人神都认为可耻的行为，道德高尚的人所不做的事，这些大概就是医生的基本品德吧。

【语录】夫为医之法，不得多语调笑，谈谑喧哗，道说是非，议论人物，炫耀声名，訾毁诸医，自矜己德。偶然治瘥一病，则昂头戴面，而有自许之貌，谓天下无双，此医人之膏肓也。

【释义】做医生的准则，应该是慎于言辞，不能随意跟别人开玩笑，不大声喧哗，不谈说别人的短处、炫耀自己的名声，不诽谤攻击其他医生，借以夸耀自己的功德。偶然治好了一个病人，就昂头仰面，自我赞许，认为自己天下无双，这些都是医生的不可救药的坏毛病。

【语录】医人不得恃己所长，专心经略财物。但作救苦之心，于冥运道中，自感多福者耳。又不得以彼富贵，处以珍贵之药，令彼难求，自炫功能，谅非忠恕之道。

【释义】医生不能依仗自己的专长一心谋取财物。只要存有救济别人痛苦的想法，就是到阴间，也自会感到是多福的人了。还有不能因为别人有钱有地位，就任意给他开昂贵的药物，让他难以找到，从而炫耀自己的技能，这确实不符合儒家的忠恕之道。

3. 五戒十要

【作者】明·陈实功

【出处】《外科正宗》

【语录】一戒：凡病家大小贫富人等，请视者，便可往之。勿得迟延厌弃，欲往而不往。不为平易，药金毋论轻重有无，当尽力一例施与，自然阴骘日增，毋伤方寸。

【释义】医家不仅要对病家一视同仁，还要急病人所急，有请便往，"勿得迟延"，并且要以解除病人的疾患、挽救其生命为出发点，不管病家能否支付或支付多少药费，都要"一例施与"，自己的德行操守会自然提升，内心不会烦恼。

【语录】二戒：凡视妇女及孀尼僧人等，必候侍者在旁，然后入房诊视。倘旁无伴，不可自看。假有不便之患，更宜真诚窥睹，虽对内人不可谈，此因闺阃故也。

【释义】为妇女特别是寡妇、尼姑诊治，必须有人陪伴，才能进行诊视。如果没有陪伴的人，不可单独给病人看病；如果有隐私的疾患更应该真实体查病情，对家人也不能谈及病人情况，应当为其保守秘密。

【语录】三戒：不得出脱病家珠珀珍贵等送家合药，以虚存假换。如果该用，令彼自制入之。倘服不效，自无疑谤，亦不得称赞彼家物色之好。凡此等非君子也。

【释义】不能随意给病人出售昂贵的中药，以高价购买不需要的药品。如果应该服用，应让病人自己选择购买，服用后如果没有效果，也不会怪怨，也不可以评价药材质量的好坏，这些都不是有德行操守之人应该做的事情。

【语录】四戒：凡救世者，不可行乐登山，携酒游玩，又不可片时离去家中。凡有抱病至者，必当亲视用意发药，又要依经写出药帖，必不可杜撰药方，受人驳问。

【释义】医家既然是以救人性命为职业选择，那就必须做到坚守岗位、忠于职守，使病人随时都可以找到，为此就必须节制嗜好，坚决不以游山玩水、饮酒取乐为志趣。所有来就诊的病人，医生应当亲自诊查、发药，根据所学知识写出药方，不可凭空捏造药方，以免遭到质疑。

【语录】五戒：凡娼妓及私家请看，亦当正己视如良家子女，不可他意见戏,以取不正,视毕便回。贫窭者药金可璧,看回只可与药,不可再去,以希邪淫之报。

【释义】登门为娼妓之流诊病,不可心怀鬼胎调笑戏谑,诊视完毕即归。贫困者费用可以退回,诊视完毕处方即可,不宜频繁看视,以免对方误以为医家求取"邪淫之报"。

【语录】一要:先知儒理,然后方知医理。或内或外,勤读先古明医确论之书,须旦夕手不释卷,一一参明融化机变,印之在心,慧之于目。凡临证时自无差谬矣。

【释义】做医生先要知道儒学之道理,才能知道医理,要日夜苦读古圣先贤的书籍,明白其中的道理,真正明白医书的奥义,提升自己医疗水平,这样临床治疗疾病就不会有太大的纰漏。

【语录】二要:选买药品,必遵雷公炮炙,药有依方修合者,又有因病随时加减者,汤散宜近备,丸丹须预制,膏药愈久愈灵,线药越陈越异,药不吝珍,终久必济。

【释义】选购的药品必须按照雷公炮炙的要求进行制备,中药有特殊的采集、加工、配制过程,又会根据病情的变化进行增减,丸丹需要提前准备,汤剂散剂随时熬制,膏药时间愈长才有效果,不吝惜珍贵药材,时间愈久才有药效。

【语录】三要:凡乡井同道之士,不可生轻侮傲慢之心,切要谦和谨慎。年尊者恭敬之,有学者师事之,骄傲者逊让之,不及者荐拔之。如此自无谤怨,信和为贵也。

【释义】与本专业人士探讨问题,要谦虚认真不能有傲娇的态度。年长者要敬让,好学者要教给专业知识,骄傲者要忍让他,能力不足者要鼓励他。这样自然没有抱怨的心思,以平和中正的心态处理事情。

【语录】四要:治家与治病同,人之不惜元气,斫丧太过,百病生焉。轻则支离身体,重则丧命。治家若不固根本而奢华,费用太过,轻则无积,重则贫窭。

【释义】治病和治理国家是一个道理,人不珍惜元气,耗损太过,各种疾病就会缠绕其身,轻则人体形体受损,气血功能障碍,严重会丧失生命。医家若不顾其根本而太过奢华,钱财如同人体的气血,如果随意消耗,不注意顾护,有可能导致病人贫困潦倒或积蓄全无。

【语录】五要：人之受命于天，不可负天之命。凡欲进取，当知彼心愿否？体认天道顺逆。凡顺取，人缘相庆；逆取，子孙不吉。为人何不轻利远害，以防还报之业也。

【释义】人是天地产物，也有各自的历史使命。做任何事都要扪心自问是否正确。不可执着于蝇头小利，通过正常途径获取利益，这样才能规避各种惩罚。

【语录】六要：凡里中亲友人情，除婚丧、疾病、庆贺外，其余家务，至于馈送来往之礼，不可求奇好胜。凡飨只可一鱼一菜，一则省费，二则惜禄，谓广求不如俭用。

【释义】医生生活在社会中，人情世故难免，与病人除了正常婚丧嫁娶、庆贺、生病探望之外的往来，其他礼物不能因为好奇而收受。生活上饭菜不可求全求贵，粗茶淡饭也可以安身立命。

【语录】七要：贫穷之家及游食僧道……等，凡来看病，不可要他药钱，只当奉药。再遇贫难者，当量力微赠，方为仁术。不然，有药而无伙食者，命亦难保也。

【释义】贫苦人群前来看病，要及时治疗，不能收药费。遇到无经济能力的人，更应提供帮助，这才是仁义之道。不然患者生活难以自保，再多的药物也是徒劳。

【语录】八要：凡有所蓄，随其大小便当置买产业以为根本。不可收买玩器及不紧物件，浪费钱财，又不可做入银会酒会，有妨生意，必当一例禁之，自绝谤怨。

【释义】如有一定资金储备，不论产业大小一定购买之。不能浪费钱财购买奇异玩物及不紧急的物品，也不可将钱投入取利之捷径方式，凡是影响医家救死扶伤之本职业务的事情绝不去做，这样也可防止日后后悔。

【语录】九要：凡室中所用各样物具，俱要精备齐整，不得临时缺少。又古今前贤书籍，及近时名公新刊医理词说，必寻参看以资学问，此诚为医家之本务也。

【释义】在硬件设备上，要把相关检测及治疗仪器完整准备。继承古人的治疗经验，学习各种最新的医疗成果，提升自己的业务水平，这是一名合格医生的基本素质。

【语录】十要：凡奉官衙所请，必当速去，无得怠缓，要诚意恭敬，告明病源，开具方药。病愈之后，不得图求匾礼，亦不得言说民情，致生罪戾，闲不近公，自当守法。

【释义】要满怀诚意与恭敬之心做事，说明病情的缘由，给予合理的处方。病情好后，不能希望对方送上牌匾，要遵守法律法规要求，严格约束自己行为。

（二）文献选读

1. 扁鹊仓公列传
【作者】西汉·司马迁
【出处】《史记》
【语录】人之所病，病疾多；而医之所病，病道少。

（扁鹊）过邯郸，闻贵妇人，即为带下医；过洛阳，闻周人爱老人，即为耳目痹医；来入咸阳，闻秦人爱小儿，即为小儿医。随俗为变。

2.《新修本草》序
【作者】唐·孔志约
【出处】《新修本草》
【语录】盖闻天地之大德曰生，运阴阳以播物；含灵之所保曰命，资亭育以尽年。

尽医方之妙极，拯生灵之性命。传万祀而无昧，悬百王而不朽。

3.《外台秘要》序
【作者】唐·王焘
【出处】《外台秘要》
【语录】昔者农皇之治天下也，尝百药，立九候，以正阴阳之变沴，以救性命之昏札，俾厥土宇用能康宁，广矣哉。

4.《黄帝内经素问注》序
【作者】唐·王冰
【出处】《黄帝内经素问注》
【语录】夫释缚脱艰，全真导气，拯黎元于仁寿，济羸劣以获安者，非三圣道，则不能致之矣。

5.《铜人腧穴针灸图经》序
【作者】宋·夏竦

【出处】《铜人腧穴针灸图经》

【语录】保我黎烝,介乎寿考。

6.《良方》自序

【作者】宋·沈括

【出处】《梦溪笔谈校证》

【语录】目不舍色,耳不舍声,手不释脉,犹惧其差也。

7. 孙思邈传

【出处】《旧唐书》

【语录】胆欲大而心欲小,智欲圆而行欲方。《诗》曰:"如临深渊,如履薄冰",谓小心也;"赳赳武夫,公侯干城",谓大胆也。"不为利回,不为义疚",行之方也;"见机而作,不俟终日",智之圆也。

8. 东垣老人传

【作者】元·砚坚

【出处】《医史》

【语录】泰和中,岁饥,民多流亡,君极力赈救,全活者甚众。君独恻然于心,废寝食,循流讨源,察标求本,制一方,与服之。

9. 病家两要说

【作者】明·张介宾

【出处】《景岳全书》

【语录】然必也小大方圆全其才,仁圣工巧全其用,能会精神于相与之际,烛幽隐于玄冥之间者,斯足谓之真医,而可以当性命之任矣。惟是皮质之难窥,心口之难辨。守中者无言,怀玉者不炫,此知医之所以为难也。故非熟察于平时,不足以识其蕴蓄;不倾信于临事,不足以尽其所长。

10.《类经》序

【作者】明·张介宾

【出处】《类经》

【语录】人受先人之体,有八尺之躯,而不知医事,此所谓游魂耳!虽有忠孝之心、慈惠之性,君父危困,赤子涂地,无以济之。此圣贤所以精思极论,尽其理也。

11. 不失人情论

【作者】明·李中梓

【出处】《医宗必读》

【语录】尝读《内经》至《方盛衰论》,而殿之曰:"不失人情。"未曾不瞿然起,喟然叹轩岐之入人深也!夫不失人情,医家所甚亟,然戛戛乎难之矣。大约人情之类有三:一曰病人之情,二曰旁人之情,三曰医人之情……或巧语诳人,或甘言悦听,或强辩相欺,或危言相恐。此便佞之流也。或结纳亲知,或修好僮仆,或求营上荐,或不邀自赴。此阿谄之流也。有腹无藏墨,诡言神授;目不识丁,假托秘传。此欺诈之流也。有望闻问切,漫不关心,枳朴归芩,到手便摄,妄谓人愚我明,人生我熟。此孟浪之流也。有嫉妒性成,排挤为事,阳若同心,阴为浸润,是非颠倒,朱紫混淆。此谗妒之流也。有贪得无知,轻忽人命。如病在危疑,良医难必,极其详慎,犹冀回春;若辈贪功,妄轻投剂,至于败坏,嫁谤自文。此贪倖之流也。有意见各持,异同不决,曲高者和寡,道高者谤多。一齐之傅几何?众楚之咻易乱。此肤浅之流也……圣人以不失人情为戒,欲令学者思之慎之,勿为陋习所中耳。虽然,必期不失,未免迁就。但迁就既碍于病情,不迁就又碍于人情,有必不可迁就之病情,而复有不得不迁就之人情,且奈之何哉!故曰:戛戛乎难之矣!

12.《串雅》序

【作者】清·赵学敏

【出处】《串雅》

【语录】予幼嗜岐黄家言,读书自《灵》《素》而下,旁及《道藏》《石室》;考穴自《铜人内景图》而下,更及《太素》《奇经》;伤寒则仲景之外,遍及《金錍》《木索》;本草则《纲目》而外,远及《海录》《丹房》。有得,辄钞撮忘倦,不自知结习至此,老而靡倦。

13. 与薛寿鱼书

【作者】清·袁枚

【出处】《小仓山房文集》

【语录】医之为艺,尤非易言,神农始之,黄帝昌之,周公使冢宰领之,其道通于神圣。

14.《医方集解》序

【作者】清·汪昂

【出处】《医方集解》

【语录】孔子曰："能近取譬,可谓仁之方也已。"夫仁为心性之学,尚不可以无方,况于百家众艺,可以无方而能善此乎?诸艺之中,医为尤重,以其为生人之司命,而圣人之所以必慎者也。

（三）歌诀选读

1. 杏林楹联

立论活人,当年无愧谥医圣;
善书妙说,今日有情颂良方。
　　（湖北武当山医圣祠联）

志在救人,剂温凉寒暖,而万姓感德;
心欲济世,诊沉浮迟数,乃千古扬麻。
　　（陕西药王山中药王庙联）

一钱罄矣还栽菊;
四壁萧然不卖琴。
　　（明代安徽休宁吴士彪自撰联）

著手成春,万家生佛;
婆心济世,一路福星。
　　（道光皇帝赏赐名医费伯雄御联）

但愿人常健;
何妨我独贫。
　　（清代宁波名医范文甫医馆联）

只要世间人莫病;
何愁架上药生尘。
　　（清代湖南湘乡某中药铺联）

道遵思邈心存济世,
德昭仲景志在医人。
　　（佚名）

2. 医德规范三字经

（北京市崇文区卫生局）

总　章

为医者，敬圣贤。昔神农，著经典。希波氏，立誓言。
白求恩，爱无边。新时期，人为先。杏林茂，大医现。

关　爱　篇

为医者，与人善。尊患者，重人权。无贫富，不欺瞒。
视患者，如亲缘。思其痛，急所难。医患间，心相连。

和　谐　篇

为医者，和谐观。医患间，敬在前。勤沟通，位互换。
同行间，诚相见。取人长，补己短。齐携手，共发展。

敬　业　篇

为医者，圣责担。勤学习，苦钻研。技艺精，解危难。
救死伤，任劳怨。学先进，当模范。爱岗位，做贡献。

廉　洁　篇

为医者，意志坚。防风险，作风廉。拒红包，贿赂断。
受监督，纳意见。严律己，医风端。怀若谷，境高远。

防　健　篇

为医者，防为先。进社区，广宣传。防未病，促康健。
中西医，结合看。全方位，齐发展。人为本，百姓赞。

诊　疗　篇

为医者，重效验。尊科学，守规范。细检查，慎诊断。
药对症，量勿偏。救含灵，价格廉。为患者，降负担。

礼　仪　篇

为医者，礼当先。衣冠整，仪表端。态平易，貌和善。
举止雅，谈吐谦。心灵美，言语暖。患者喜，美名传。

救　助　篇

为医者，情相牵。抢急险，不畏难。扶贫困，助伤残。
支三农，任务艰。公益事，齐争先。撒爱心，暖人间。

结　语　篇

为医者，宏图愿。党教诲，记心间。天使情，甘奉献。
亲民众，不美权。德艺馨，红又专。建和谐，福祉传。

3. 科室工作要求

（山西省中西医结合医院肿瘤科）

中西结合以追求最佳的治疗效果，合理施治以减轻药物的毒副作用。规范行为以减少病人的身心负担，温馨服务以构建和谐的医患关系。不断学习以提高自己的技术水平，努力工作以保障人民的身体健康。

二、入门书籍

（一）四小经典

【书名】《医学三字经》

【简介】清·陈修园著。共四卷，全书以三言歌诀写成，附以注释。内容包括医学源流及内科、妇科、儿科常见病的症状、诊断和治疗，临床常用诸方及其疗效、方剂配伍。并附录脏腑图说及四诊运用。通俗易懂，便于记忆。

【书名】《汤头歌诀》

【简介】清·汪昂撰。全书选录名方 320 首，分为补益、发表、攻里、涌吐等 20 类，用七言诗体编成歌诀，将每个汤剂的名称、用药、适应证、随证加减等都写入歌中，内容简明扼要，音韵工整，便于记忆和掌握，受到广大学医者的欢迎。

【书名】《濒湖脉学》

【简介】明·李时珍著。书中阐述了 27 种脉象的脉形特点、辨别方法及主治病证，引录了其父阐述脉学理论的《四言举要》。用朗朗上口、易于记诵的七言诗句写成"体状诗"，对每一种脉象做了形象的描述。还用"相类诗""主病诗"把同一类的各种脉加以归纳，对其在诊断病证方面的意图加以阐发。

【书名】《药性歌括四百味》

【简介】明·龚廷贤著。书中每味药物下分原文、注释、语译、按语四个部分，以四言韵的形式介绍了 400 味常用中药的性味、功能及主治。对每味药物的品种、来源、产地、药性、功能主治、临床应用、用法用量、使用注意事项等内容进行了全面的阐释。内容简明扼要，押韵和谐，读之朗朗上口，便于诵读记忆。

（二）其他书籍

【书名】《医宗必读》

【简介】明·李中梓著。该书是一部综合性医书,共十卷。卷一为医论及图说,医论部分以介绍医学源流、指导学医门径为主;图说部分根据《内经》列述人体骨度部位及脏腑、生理等。卷二为新著四言脉诀、脉法心参及色诊三篇,提纲挈领地阐述中医的脉学、诊法。卷三、四为本草征要,系选录《本草纲目》部分药物的有关内容,旁采诸家学说、参以己见详予注释。卷五至十论述以内科杂病为主的33种病证的因证及治疗,并附医案。病机分析以《内经》理论为纲,选方大多切于实用,在中医门径书中卓有影响。

【书名】《医学入门》
【简介】明·李梴(健斋)撰。该书以《医经小学》为蓝本,用歌赋形式为正文,以注文补充阐述。内容有医学略论、医家传略、经络、脏腑、诊法、针灸、本草、外感病、内伤病、内科杂病、妇人病、小儿病、外科病、各科用药及急救方等。其中"历代名医姓氏"载明以前名医215人。诊法重视脉诊与望诊,并强调问诊重要性。主张初学者必先学会问诊,列举了应询问事项55项。本草2卷,按药性的寒凉温热及其效用,把900余味药分为治风、治热、治湿、治燥、治寒、治疮、食治7门,药味分类明晰,简明实用。书中除引录各家学说外,并附己见。

【书名】《中医入门》
【简介】当代秦伯未著。该书按中医的体系分为理、法、方、药四个部分,依次叙述中医的基本理论、生理、病因、诊法、治疗法则,以及方剂和药物的组成运用等。在于使读者在学后对中医治病的基本精神和基本方法有一个初步的概念,为进一步深入学习中医打下良好的基础,对中医的医疗特点"辨证论治"做了比较详细的叙述。可供初学中医者作为入门读物之用。

【书名】《简明实用中医学》
【简介】王道瑞等著。该书是一部学习、研究中医的入门书,分上、中、下三篇。上篇为中医基础理论,中篇为中药方剂学,下篇为治疗学。适合临床各科医师、初学中医者及医学院校学生参阅。

【书名】《中医基础理论》
【简介】中医高等院校统编教材。该书主要介绍中医学的基础理论和基本知识,包括中医学理论体系的形成和发展、基本特点、阴阳五行学说、藏象学说、精气血津液、经络学说、体质学说、病因病机学说、防治原则等内容。旨在研究阐发中医学的基本观念、基本概念、基本理论和基本原则,它在整个中医学科中占有极其重要的地位,是中医学各分支学科的理论基础。

【书名】《中医诊断学》

【简介】中医高等院校统编教材。该书是根据中医学的理论,研究诊察病情、判断病种、辨别证候的基础理论、基本知识和基本技能的一门学科。它是中医学专业的基础课,是基础理论与临床各科之间的桥梁,是中医学专业课程体系中的主干课程。

【书名】《中药学》

【简介】中医高等院校统编教材。该书包括中药、中药学的概念,中药的起源和发展;中药的产地与采集,药材的概念;中药炮制的概念、目的与方法;常用中药药性、功效,中药配伍的目的、原则;用药禁忌;用药剂量与用法等。

【书名】《方剂学》

【简介】中医高等院校统编教材。该书遵循以法统方的原则,采用了体现方剂功效和主治病证的统一的综合分类法,将所辑之方分为解表、泻下、和解、清热、祛暑、温里、补益、固涩、安神、开窍、理气、理血、治风、治燥、祛湿、祛痰、消剂、驱虫、涌吐、治痈疡,共计20章。

【书名】《中医内科学》

【简介】中医高等院校统编教材。该书分总论和各论两部分,总论分别阐述气血、风寒燥火、湿痰饮、六经、卫气营血和各脏腑的病因病机基本概念,以及内科的治疗原则和常见治法。各论分别介绍常见的内科病证及其所属附篇,每篇按概述、病因病机、辨证论治、结语、文献摘录等分项叙述,部分病证并增设类证鉴别一项。书末附有方剂索引,以备检索。

【书名】《针灸学》

【简介】中医高等院校统编教材。论述经络的定义、基本规律和循行路线,以及腧穴的定位、主治和操作等,论述各种刺灸方法的基本知识和操作技能,阐述八纲、脏腑、经络辨证和针灸治疗原则、配穴处方、特定穴的运用,以及内、外、妇、儿、五官等科常见病证的治疗。选录了部分针灸文献、歌赋、子午流注针法和灵龟八法,供学生课外阅读。

【书名】《医古文》

【简介】中医高等院校统编教材。选注先秦至清代的古文。介绍有助于提高阅读理解水平的基本理论、基本知识与基本技能。

附：歌诀选读

医 学 源 流
（清·陈修园《医学三字经》）

医之始，本岐黄。灵枢作，素问详。难经出，更洋洋。越汉季，有南阳。六经辨，圣道彰。伤寒著，金匮藏。垂方法，立津梁。李唐后，有千金。外台继，重医林。后作者，渐浸淫。红紫色，郑卫音。迨东垣，重脾胃。温燥行，升清气。虽未醇，亦足贵。若河间，专主火。遵之经，断自我。一二方，奇而妥。丹溪出，罕与俦。阴宜补，阳勿浮。杂病法，四字求。若子和，主攻破。中病良，勿太过。四大家，声名噪。必读书，错名号。明以后，须酌量。详而备，王肯堂。薛氏按，说骑墙。士材说，守其常。景岳出，著新方。石顽续，温补乡。献可论，合二张。诊脉法，濒湖昂。数子者，各一长。揆诸古，亦荒唐。长沙室，尚徬徨。惟韵伯，能宪章。徐尤著，本喻昌。大作者，推钱塘。取法上，得慈航。

第二节　提 高 选 读

一、四 大 经 典

【书名】《黄帝内经》

【简介】相传为黄帝所作。该书分为《素问》和《灵枢》，《素问》重点论述了脏腑、经络、病因、病机、病证、诊法、治疗原则等内容，奠定了中医学的理论基础。《灵枢》重点阐述了经络、腧穴、针具、刺法及治疗原则等。《黄帝内经》对秦汉以前经络、脏象、病因病机、养生和预防以及诊断治疗原则等各方面的医学成就做了较为全面的总结，将中国医学由经验医学提升为具有完整的理论基础的独特的医学体系，为后世医学发展奠定了坚实的基础，具有重大的理论和实践意义。

【书名】《伤寒论》

【简介】东汉·张机（仲景）著。《伤寒杂病论》该书系统地分析了外感病的病因、症状、转归及治疗，首创外感病"六经辨证"体系，同时奠定了理、法、方、药的基础。《伤寒论》是我国最早的理论联系实际的临床诊疗专书，对中医学的发展具有重大的理论和实践意义。

【书名】《金匮要略》

【简介】东汉·张仲景著，是《伤寒杂病论》中的"杂病"部分，全书共25篇，介绍了内科杂病为主的各种病证脉治，论述精要，给出辨证论治及方药配伍的一些基本原则，是我国中医临床医学的奠基著作之一。

【书名】《温病条辨》

【简介】清·吴瑭（鞠通）著。该书在清代众多温病学家成就的基础上，进一步建立了独立于伤寒的温病学说体系，创立了三焦辨证纲领，为温病创新理论之一。《温病条辨》拟订了层次分明的温病理法方药体系，是温病学说标志性著作，也被作为中医必读的经典著作之一。

二、哲 学 书 籍

【书名】《中国哲学简史》

【简介】冯友兰编著。《中国哲学简史》打通了古今中外的相关知识，以宏观开阔的视野对中国哲学进行了深入浅出、融会贯通的讲解。在有限的篇幅里融入了冯友兰对中国哲学的理解，是史与思的结晶，充满了人生的睿智与哲人的洞见，寄托着对现实的人文关怀。《中国哲学简史》在世界各地有多种译本，拥有众多的读者，是许多大学中国哲学的通用教材，同样，它也是广大读者学习中国古典文化、借鉴中国传统智慧、启迪现实人生的入门书。它是一部名副其实的可以影响大众一生的文化经典。

【书名】《中医哲学基础》

【简介】新世纪全国高等中医药院校教材。全书分中国哲学和中医哲学两部分，中国哲学部分主要讨论从先秦到清代的哲学，以介绍历代重要哲学流派和哲学思想为主；中医哲学主要讨论中医学的道论、气-阴阳-五行论、生命观、思维方法，并比较了中西医学哲学的异同。本教材以辩证唯物主义和历史唯物主义为指导思想，以科学性、先进性、启发性、实用性为编写原则。力求客观地阐述中医学的哲学范畴、哲学观念和思维方式，力求反映当今中医哲学研究的最新成果和最高水平，力求为解决中医理论、临床、科研的重大问题提供理论武器和哲学指导，为中医学的未来发展探明方向。

【书名】《中医思维学》

【简介】王庆宪著。该书为中医院校课程体系改革系列教材之分册。全书共7章，分别介绍了中医思维学概论、中医思维的文化基础、中国传统科学的瑰宝——中医学、中西文化殊途之谜、中医学的思维桥梁、中医临床思维及现代文化环境中的中医思维等内容。

三、历 代 文 献

（一）《内经》注释代表著作

【书名】《黄帝内经太素》

【简介】隋·杨上善撰。原书30卷，是《黄帝内经》早期传本之一，包括《素问》《针经》（即《灵枢》）两部分内容。杨氏据其内容性质，分为摄生、阴阳、人合、脏腑、经脉、腧穴、营卫气、身度、诊候、证候、设方、九针、补泄、伤寒、邪论、风论、气论、杂病十九大类予以编次、注释。

【书名】《重广补注黄帝内经素问》

【简介】唐·王冰著。对《素问》"世本"进行了浩繁的整理编次，训诂诠释。王冰实为全面研究《素问》的第一人，其严谨的编次原则，对文字之增减、篇章之增删、迁移，篇名之考证等多为有理有据。"凡所加字，皆朱书其文，使今古必分"。王氏对《素问》调整篇次使全书理论系统化、条理化，增入"七篇大论"丰富了医学内容。

【书名】《素问玄机原病式》

【简介】金·刘完素著。以运气学说发挥病机十九条，将其内容分属五运主病和六气主病，增补了"诸涩枯涸，干劲皴揭，皆属于燥"一条，使《内经》六气病机臻于完善。同时运用运气学说详论天地自然变化规律，分析病机，反复辨析。其中对火热病机的阐发尤有独到见解，提出了六气化火理论，对后世有很大影响。

【书名】《类经》

【简介】明·张景岳撰。《类经》是继隋代杨上善《太素》之后对《内经》进行全面分类研究的又一著作，全书多从易理、五运六气、脏腑阴阳气血的理论来阐发经文蕴义，颇能启迪后人，深为后世所推崇。书中对《内经》做了较广泛深入的研究，对《内经》原文作了极为详尽的注释。在全面注释和分类研究方面做出了巨大贡献。

【书名】《黄帝内经灵枢注证发微》《黄帝内经素问注证发微》

【简介】明·马莳撰。马氏注释《黄帝内经素问注证发微》体例为先解篇名,然后将原文分段注释,在总述段意之后,逐字逐句注释,另外还附有文字校勘和注音;《黄帝内经灵枢注证发微》又名《灵枢注证发微》,是最早的《灵枢》全注本。内容根据《素问注证发微》的体例,逐篇、逐节予以注释,在剖析医理及申明字义等方面均有所发挥,并附人体经脉腧穴图解。马氏《素问》《灵枢》相互发明,开两经互证之先河。

【书名】《素问识》

【简介】日本·丹波元简(廉夫)撰。作者撷取《素问》72篇(除7篇大论与刺法、本病论)之精要,摘录王冰、马莳、吴昆、张介宾等注家之言,以及朱丹溪等学术见解,参考经传百氏,对《素问》某些条文进行训诂、解词、校勘和注释,并对前贤疏义之失,予以订正。卷首有素问解题、素问汇考、素问诸家注解书目及全元起本卷目等。为研究《素问》重要参考文献之一。

【书名】《灵枢识》

【简介】日本·丹波元简著。该书采取选注而不自作注释的方法。在选注方面多采用王冰、马莳、张介宾、吴昆、张志聪等家注释,考证精确,说理入微,符合经旨而有发挥者入选。对各注有分歧时,则提出自己的看法,指出孰是孰非。如有未能肯定,或可并存者,则以疑似口吻,径曰"恐非"或"似是"或"可并存",俾学者知所思考抉择,有比较好的研究态度。

(二)伤寒学派代表著作

【书名】《注解伤寒论》

【简介】金·成无己著。该书共十卷,是现存最早的《伤寒论》全注本,书中运用《内》《难》之学的理论为指导,分析疾病的病机、治则、方剂等,使《内经》《难经》与《伤寒论》之间一脉相承,契合仲景著书原意,是后世医家研究《伤寒论》的主要注本之一。

【书名】《伤寒明理论》

【简介】金·成无己撰。该书是一部从症状学和方剂学角度阐发伤寒之理的古代名著,凡所阐释,皆尊《内经》。全书共4卷,卷一至卷三围绕所选《伤寒论》中主要证候及病象和病理,详解其形证,明辨其异同,颇为精准得当,"使习医之流,读其论而知其理,识其证而别其病,胸中了然而无惑"。卷四为药方论,择《伤寒论》常用方20首,突出配伍制使,并加以个人体会分析经典医著,将药之寒温,证之虚实,方之大小、奇偶、远近等诸般要义,加以引证,为后世研究《伤寒论》提供了重要的基础。

【书名】《伤寒来苏集》

【简介】清·柯琴撰著。该书包括《伤寒论注》4卷、《伤寒论翼》2卷、《伤寒附翼》2卷。《伤寒论注》系柯氏将《伤寒论》原文依六经方证,分立篇目,重加编次而成。《伤寒论翼》为柯氏发挥《伤寒论注》未尽之义,对伤寒六经之含义、治法及合病、并病、温、痉、湿等病详加阐述,并细析演释六经病及制方大法。其中以六经之论及制方大法最为切要。《伤寒附翼》为论方专书,以六经为纲,统摄诸方。每经诸方之前先列总论,以阐明本经立法之要,次列诸方。每方后分列组方之意及使用法则。柯氏首次以证名篇,重新编次,纲举目张,条理井然,使仲景之作焕然一新,也为后人进一步研究《伤寒论》开辟了崭新的道路。

【书名】《伤寒贯珠集》

【简介】清·尤在泾著。该书对《伤寒论》原文进行了逐条注解,还采用以六经为纲,治法为目,以方类证的方法,对《伤寒论》原文次序做了重新的编排和归类,突出了伤寒治法特色。该书共八卷,就六经各提其纲,于正治法之外,又列各经之变治法。以治法提挈纲领,条理通达,又不囿于古人,具有自己鲜明的特色,对后学者临床辨证应用有重要参考价值。

【书名】《伤寒论浅注》

【简介】清·陈修园撰。该书共6卷,按王叔和编次的《伤寒论》原文,删去他认为是王氏所增补的平脉辨脉篇、伤寒序例、诸可与诸不可等篇。于《伤寒论》注本中推崇张隐庵、张令韶二家,并按其体例以分章节,推崇二张的标本中气说,认为二张"阐发五运六气、阴阳交会之理,恰与仲景自序撰用《素问》《九卷》《阴阳大论》之旨吻合"。书中编法的特点是于原文中衬以小注,注文以二张学说为主,兼采诸家精义以求阐明经旨,对后世研学伤寒论起到了重要的作用。

【书名】《伤寒论集注》

【简介】清·张志聪撰。《伤寒论集注》尊成无己、张卿子两家,删去《伤寒例》,首列六经正文,次列《霍乱》《阴阳易》《差后劳复》《痉湿暍》《汗吐下后》诸篇,末列《辨脉》《平脉》。汇节分章,用运气学说阐释六经病机。张氏对《伤寒》原文前后文互参,总结注疏,令人一目了然,不失为学习《伤寒》不可多得的一本参考书。张志聪提倡用气化学说解释并研究六经及六经病证,是"六经气化说"的主要倡导者之一,对后世医家的影响甚大。

【书名】《伤寒类方》

【简介】清·徐大椿编释。徐氏研究《伤寒论》不以六经分类，将《伤寒论》中113方分为桂枝汤、麻黄汤、葛根汤、柴胡汤、栀子汤、承气汤、泻心汤、白虎汤、五苓散、四逆汤、理中汤及杂方共十二类，每类先论主方条文，次以同类方条文附述于后，再次附注文并方药加减。末载六经脉证及别证变证，条理比较清楚，为后世所借鉴。

【书名】《金匮要略直解》

【简介】清·程林撰。程氏征引《内经》《神农本草经》《伤寒论》《脉经》《甲乙经》等，以经证经，对《金匮要略》所述之病证逐一诠释，注文以直截简切、义理详明、理论紧密联系临床为其特色。注释悉遵仲景脏腑辨证原则，分经络、析阴阳、定表里、辨虚实，井然有序。该书为《金匮要略》较早且较好的注本，后世注家多所引用。

【书名】《金匮要略编注》

【简介】清·沈明宗编注。初名《沈目南编注张仲景金匮要略》，于次年重刊时，改题本名。沈氏注文分析病理、病机较为深入，其中不乏精辟见解。本书因重新编排，次章冠首，而为序例，使之有条不紊，同时又加入释文，便于读者阅读，有些释文，很有学术见解，在《金匮》古注本中具有一定影响，为研究《金匮》及临证的参考良书。

【书名】《金匮要略心典》

【简介】清·尤怡撰。注文阐析仲景原文精义、蕴旨，文笔简练，富有条理。对原文难以诠解之深奥词句，宁可缺略，不强予衍释，并能改正原文传写之误，删去后人不应增添之内容。可称为《金匮要略》注本中较受后世推崇的一种。

【书名】《金匮要略浅注》

【简介】清·陈修园著。全书分10卷，25篇。博采赵以德、胡引年、程云来、沈目南、喻嘉言、徐忠可、魏念庭等对《金匮要略》的注释，以《内经》《难经》《备急千金要方》《外台秘要》为依据，参以己见，力求阐明《金匮要略》要旨。以"浅注"为其基本特色，采用浅显易懂的文字用小字衬加于《金匮要略》原文之中，使之深入浅出，一气呵成。原文、注文既可连读而易于理解，又可分读以保持原旨。对理解《金匮要略》极有裨益。

【书名】《伤寒恒论》

【简介】清·郑钦安著。该书按法辨证,纠失补偏,独具创见。《伤寒恒论》为扶阳思想之渊源,补充了前人之不足,且独具新见之解,其论虽未必全部确切,但其严谨的治学态度,深厚的医学功底,以及勤于思索,谨遵辨证论治的医者风范,却是值得我们推崇。

【书名】《伤寒论研究》

【简介】近代医家恽铁樵撰。该书共4卷,采用逐个议题探讨的方法,分别对《伤寒论》的学术源流进行系统全面的论述,在综论20世纪30年代以来仲景学说研究进展的基础上,提出个人对每个问题的看法,资料翔实,内容丰富,涉及面广,有一定的深度和广度。

【书名】《伤寒论今释》

【简介】近代医家陆渊雷撰。陆氏综合前人注疏,参考日人学说,对《伤寒论》用较浅析的理论予以分析、归纳和诠释,选注精要。书中对原文中的某些条文,用近代医学理论加以融汇或阐释,在中西汇通和中医发展方面做出了大胆尝试。书中引中日古今医家近百家之言,尤重柯琴、吴谦诸说,并选注精要。其中对于方剂之论述,尤为详切。各方下广引诸家之方论,并附有验案。

【书名】《伤寒发微》

【简介】近代医家曹颖甫著。曹颖甫先生注释《伤寒论》一洗空泛之浮论,专务实学,考据精详。凡无字之处必多次斟酌,而仲景之不出方治者,综而核对,甚为周密,提出方治,以启示后来。曹颖甫先生注重临床实践,常借临床验案阐发病症变化机理,并以此进一步验证仲景经方的临床实用价值,对理论与临床的结合,起了很好的示范作用。《伤寒发微》是曹颖甫先生40余年对《伤寒论》探索的心得,论述精湛允当与临床密切相关。后人将此书与《金匮发微》合刊,于1956年由上海千顷堂书局出版,名为《曹氏伤寒金匮发微合刊》。

【书名】《经方实验录》

【简介】曹颖甫著,门人姜佐景整理,间附有姜氏经方验案。全书收载92案,分上、中、下3卷,卷1列述桂枝汤证、麻黄汤证、葛根汤证、白虎汤证、麻杏石甘汤证、葛根芩连汤证及三承气汤证;卷2列述桂枝麻黄各半汤证、小青龙汤证、射干麻黄汤证、皂荚丸证、桂枝龙牡汤证、炙甘草汤证、建中汤证、抵当汤证等;卷3列述肠痈、肺痈、悬饮、奔豚、历节、发背、脑疽、阳明病等。书中有 16 案系附列门人治验,皆为应用经方案例。该书每案于脉症方药记述简明,辅佐评说不厌求详,着重反映曹氏平生趋重经方治病的风格。

【书名】《皇汉医学》

【简介】日本·汤本求真原著。全书基本上是以我国医圣张仲景所著的经典著作《伤寒论》与《金匮要略》两书为主,首先加以综合性的注释,将两书的中心思想阴阳、虚实、表里予以分析,再分述中医治疗法则,又述及中医诊断学如脉学、腹诊等,使读者对中医理论系统先有一个概念。后部再以方剂为主,分述各方的主治证候,并于每方后注明该方所用药的效能,而更广泛地搜罗我国及日本对中医学说和治验病例为旁证,必要时还加按语,阐述其原因。全书多处是作者结合西医学说注释中医理论,故此书可为西医学习中医提供参考。

【书名】《刘渡舟伤寒论讲稿》

【简介】刘渡舟先生是现代著名中医学家。着力于《伤寒论》的研究。强调六经的实质是经络,重视六经病提纲证的作用。提出《伤寒论》398 条条文之间的组织排列是一个有机的整体。该书有理论、有临床,深入浅出地介绍了《伤寒论》的六经辨证理论体系。

(三)温病学派代表著作

【书名】《温疫论》

【简介】明·吴有性撰。该书是中国第一部系统研究急性传染病的医学书籍,共 2 卷,补遗 1 卷。上卷阐述温疫之病因、病机、证候、治疗,并从多方面论述温疫与伤寒的不同。下卷着重论述温疫的兼证,有数篇论述温疫名实和疫疠证治。吴氏创论外感温疫病因及传播途径,实开我国传染病学之先河,对后世有很大影响。

【书名】《温热论》

【简介】清·叶天士撰。记录了叶氏对温热病论述的精华部分,重点分析温邪上受、首先犯肺、逆传心包的传变规律,温热病的病理和"在卫汗之可也,到气才可清气、入营犹可透热转气、入血直须凉血散血"的治疗原则,创立用卫分、气分、营分、血分四个层次作为辨证的根据,并指出温病的传变模式有顺传与逆传两种。该书介绍温热病察舌、验齿和观察斑疹、白痦的诊法等内容。对后世的影响很大。

【书名】《霍乱论》

【简介】清·王士雄撰。该书为《潜斋医学丛书》之一,作者复于1862年将此书重订,更名为《随息居重订霍乱论》。本书分为病情篇、治法篇、医案篇和药方篇。王氏提出霍乱有寒热之分,治法强调从祛除病邪、恢复脾胃升降功能着眼,以"宣化宣通"为原则并制订了相应的方剂。霍乱来骤变速,及时救治尤为必要,书中除选载多种民间急救方法外,还介绍急救内服方药七十余方。本书不仅在证治方面提出了详尽的理法方药,而且强调要保护水源清洁,倡导"节饮食、慎口腹"的预防观点。

【书名】《湿热病篇》

【简介】清·薛雪著。薛氏首提湿热病多阳明太阴受病,以阳明太阴二经及中焦脾胃为病变中心,其次在自注中又具体提出以三焦部位和湿热多少的辨证提纲。薛氏于湿热病之辨证,虽以脏腑、经络、八纲、六经、三焦与卫气营血辨证综合运用为其最大特点,而以上三点则为湿热病辨证中的纲领所在。这也是薛氏对湿热病的辨证的突出贡献和深远影响。薛氏对于湿热病的全面性的概括和纲领性的论述,具有高度的理论价值和宝贵的实践意义,也是薛氏本人关于湿热病深刻理论认识和丰富临床经验的具体反映。

【书名】《伤寒瘟疫条辨》

【简介】清·杨璿撰。《伤寒瘟疫条辨》简称《寒温条辨》,共6卷。自《内经》"今夫热病者,皆伤寒之类也"和《难经》"伤寒有五"以来,伤寒与温病便易于混淆。作者有鉴于此,遂采集诸家学说予以详辨。卷一列述伤寒与温病的脉证、病因、治法等多方面内容;卷二至卷三辨析伤寒、温病各种病候;卷四至卷五医方辨,计正方180首,附方34首。卷六本草辨,述药物188种。本书选摘《温疫论》《伤寒辨证》中论述尤多,但又有所补充发挥,并创用升降散等方剂,在同类书中有一定的影响。

【书名】《温热经纬》

【简介】清·王士雄撰。该书共5卷,选取《内经》《伤寒论》《金匮要略》有关热病的论述,以及叶天士、陈平伯、薛雪、余师愚等清代诸家温病条文,分卷分条辑录,并采用后世诸家的见解,参以王氏按语逐条注释析义。王士雄依据自己的临证经验,补充发挥了温病学说。该书承前启后,对温病学做了较系统的整理和提高,基本反映了清末以前温病学说的发展水平,是后人了解温病学演变概况及深入探讨温热病理法方药的重要著作,被称为温病学之集大成者,并以之为研习温病学的入门之作,亦是温病诊治的重要参考书,流传颇广。

【书名】《广瘟疫论》

【简介】清·戴天章撰。《广瘟疫论》又名《瘟疫明辨》,为温疫方面的著作,共4卷,另附方1卷。戴氏从病邪性质、受邪途径、传变等方面详述了温热与风寒不同。戴氏在辨证方面总结了瘟疫患者的特点,提出了瘟疫早期与伤寒鉴别诊断的独到见解,认为辨气、辨色、辨舌、辨神、辨脉是辨别伤寒与是温疫的"大纲";在治法方面,总结出汗法、下法、清法、和法、补法是治疗温疫的基本大法。此外,又提出了五兼证、十夹证的具体治法,充实了吴有性温疫学说的内容。本书对伏气温病的脉因证治阐发有突出贡献。

(四)本草学代表著作

【书名】《神农本草经》

【简介】《神农本草经》又名《神农本草》,简称《本草经》《本经》,常以"神农"托名,作者不详;成书年代有秦汉与战国两种说法。全书3卷,载药365种。根据药物的效能和使用目的不同,分为上、中、下三品,立为3卷分别论述。《神农本草经》是中国药学诞生的标志。本书系统概括秦汉以前的中药及应用经验,为后世发展中药和方剂奠定了基础,是历代研究中药和方剂的最有价值的参考文献之一。

【书名】《本草经集注》

【简介】南北朝梁代·陶弘景编著。该书共7卷。该书首次将药物以其自然属性和治疗属性进行分类,把七百多种药分为草、木、米食、虫兽、玉石、果菜和有名未用等七类,这种分类方法被推崇为我国古代药物分类的标准方法,并广为流传,世代沿用及发展。陶弘景还首次以药物的治疗性能对其进行分类,这种分类方法利于治疗参考,促进了中医药的发展。

【书名】《本草纲目》

【简介】明·李时珍撰。该书共52卷。书中采用"目随纲举"编写体例,故以"纲目"名书。其总例为"不分三品,惟逐各部;物以类从,目随纲举"。其中以部为"纲",以类为"目",计分16部60类。各部按"从微至巨""从贱至贵",既便于检索,又体现出生物进化发展思想。部之下为60类,各类中常将许多同科属生物排列在一起。各药"标名为纲,列事为目",即一药名下列8个项目(即"事")。其中"释名"列举别名,解释命名意义;"集解"介绍药物出产、形态、采收等；"辨疑"（或"正误"）类集诸家之说，辨析纠正药物疑误；"修治"述炮炙方法；"气味""主治""发明"阐述药性理论，提示用药要点，其下每多作者个人见解；"附方"以病为题，附列相关方剂。《本草纲目》的分类方法对后世有深远影响，其记载的药物为后世中医药研究的重要参考。

【书名】《本草从新》

【简介】清·吴仪洛撰。该共 18 卷，载药 720 种，分 11 部、52 类，为清代流传较广的临床实用本草。本书兼收作者经验与历代医家的临床应用，对于同一药物的不同品种也多区别性味、功效上的差异；另新增燕窝、冬虫夏草、太子参、党参、西洋参等常用药。

【书名】《本经逢原》

【简介】清·张璐著。张璐以《神农本草经》为基础，参考《本草纲目》的分类方法，介绍常用的 700 余种药物。每种先记其性味、产地、炮制，然后记述《本经》原文，非《本经》药物则直接阐述其功治，即所谓发明。且杂引各家之说及附方。论述中颇多见解与经验心得。

（五）方剂类代表著作

【书名】《外台秘要》

【简介】唐·王焘撰。《外台秘要》又名《外台秘要方》，共 40 卷，汇集了初唐及唐以前的医学著作，全书共 1104 门，均先论后方，载方 6000 余首。凡书中引用书籍都详细注明出处，保存大量唐以前医学文献，为研究中国医疗技术史及发掘中医宝库提供了极为宝贵的资料和考察依据。

【书名】《备急千金要方》

【简介】唐·孙思邈著。该书是中国古代中医学经典著作之一，被誉为中国最早的临床百科全书，共 30 卷。该书集唐代以前诊治经验之大成，对后世医家影响极大；因此，《千金要方》素为后世医学家所重视，《千金要方》还流传至国外，产生了一定影响。

【书名】《千金翼方》

【简介】唐·孙思邈撰。作者集晚年近三十年之经验，以补早期巨著《千金要方》之不足，故名翼方。《千金翼方》全书 30 卷，计 189 门。合方、论、法共 2900 余首。

【书名】《太平惠民和剂局方》

【简介】该书为宋代太平惠民合剂局编写，又名《和剂局方》。全书共 10 卷，附指南总论 3 卷。全书将成药方剂分为诸风、伤寒、一切气、痰饮、诸虚、痼冷、积热、泻痢、眼目疾、咽喉口齿、杂病、疮肿、伤折、妇人诸疾及小儿诸疾共 14 门，788 方，且均系收录民间常用的有效中药方剂，如至宝丹、牛黄清心丸、苏合香丸、紫雪丹、四物汤、逍遥散等，并记述各自的主治、配伍及具体修制法。该书是一部流传广泛、影响深远的临床方书，是从事中医临床、教学、科研以及从事中药炮制、制剂、调剂研究工作的必读书籍之一，也是学习中药学、方剂学的重要参考书籍之一。

【书名】《苏沈良方》

【简介】该书为北宋沈括所撰的《良方》与苏轼所撰的《苏学士方》两书的合编本，又名《内翰良方》或《苏沈内翰良方》，原书 15 卷，现通行本有 10 卷本和 8 卷本。书中记载临床各科的部分单验方，并附医案，还论述了医理、本草、灸法、养生、炼丹等内容。8 卷本以病因病机和相应的治疗方法为依据，将全书药方分为养生方、治风方、治疫方、治气血方、妇科方和儿科方等 6 大类。其中以治气血方数量为多，又按对应疾病的病因分为 3 卷。书中首载至宝丹、沉麝丸、麦饭石等，并对部分搜集的药方进行了改良和发挥，还对汤、散、丸等药物剂型的功效特点做了阐述，对后世方剂学有一定的影响。

【书名】《圣济总录》

【简介】北宋末年政府主持医家编纂，以宋徽宗名义颁行，又名《政和圣剂总录》。全书 200 卷，包括内、外、妇、儿、五官、针灸、养生、杂治等，共 66 门。全书共收载药方约 2 万首，其所录方剂中，丸、散、膏、丹、酒剂等明显增加。在理论方面，除引据《内经》《伤寒论》等经典医籍，亦注意结合当时的各家论说，并加以进一步阐述。在方药方面，以选自民间经验良方及医家秘方为主，疗效比较可靠。本书较全面地反映了北宋时期医学发展的水平、学术思想倾向和成就。

【书名】《普济本事方》

【简介】宋·许叔微撰。《普济本事方》又名《类证普济本事方》《本事方》。全书 10 卷，分为 23 门，包括中风肝胆筋骨诸风、心小肠脾胃病、肺肾病等脏脏常见病及其他内科杂病，外科、妇科、儿科、五官科诸证，伤寒时疫证等。每门分列数证，证下系方若干，每方均简述主证、病因、病机、用药、炮制及服法，或载有关医论、病案、灸治、煨治法等内容。该书文字简明，列证、辑方切于临床。该书许多方、论为后世医家吸取或借鉴,治疗肠风的槐花散流传至今,已成为治疗痔疾的名方。

【书名】《三因极一病证方论》
【简介】南宋·陈言著。原名《三因极一病源论粹》,简称《三因方》。全书共 18 卷,分为 180 门,包括内、外、五官、妇、儿各科病证及治方 1500 余首。陈氏"三因学说"将病因归为 3 类,使病因学说更加系统化,成为后世论说病因的规范。全书论述精审,多有心得发明,所列方药乃由作者精选而成,非一般杂收并蓄、汇聚成方者可比,故此书在理论研究和临床应用上都具有较高的参考价值。

【书名】《删补名医方论》
【简介】清·吴谦著。全书共 8 卷,书中选录清代以前临床常用方剂近 200 首,除记述方名、主治及处方外,均附有注释和历代医家对该方的论述。加深了读者对所收方、方剂的配伍原则和方义的认识。选方颇精,虽未分类,但以实用为原则,议论亦较平允可取。

【书名】《成方便读》
【简介】清·张秉成著。全书汇集古今常用方剂 245 首,附方 54 首,仿汪昂《医方集解》的体例,分为补养、发表、攻里、和解、理气、理血、祛风、祛寒、清暑、利湿、润燥、清火、除痰、消导、收涩、治疝、杀虫、治目、外科、经产、小儿、解救 22 门。每方以七言歌诀的形式,归纳其药物组成和主治病症,且通俗易懂、概括全面、便于记诵,是较为通俗的方剂学著作,也是初学方剂者必读之书。

（六）脉学类代表著作

【书名】《脉经》
【简介】西晋·王叔和撰。全书共 10 卷,集汉以前脉学之大成。该书选录《内经》《难经》《伤寒论》《金匮要略》及扁鹊、华佗等有关脉学之论说,深度阐述脉理、脉法,并充分结合临床实际,详细辨别脉象及各脉象的主病。《脉经》系我国现存较早的脉学专书,首次系统归纳了 24 种脉象,并对其性状形势做出了具体描述,初步确定了三部脉的定位诊断,为后世脉学发展奠定了基础,并可以指导临床实践。此外,《脉经》还保存了大量古代中医文献资料,对中医学的理论研究与临床实践均有深远的影响。

【书名】《王叔和脉诀》

【简介】六朝·高阳生托名王叔和的作品。本书以较通俗的歌诀形式阐述脉理,紧密联系临床实际。不少内容是根据王叔和《脉经》重新编撰的。详细论述24脉,并立七表(浮、芤、滑、实、弦、紧、洪)、八里(微、沉、缓、涩、迟、伏、濡、弱)、九道(长、短、虚、促、结、代、牢、动、细)之名目。由于易于讲习,流传甚广,影响较大。并由此而派生出不少的脉学著作。

【书名】《崔氏脉诀》

【简介】宋·崔嘉彦撰。《崔氏脉诀》又名《脉诀》《崔真人脉诀》《紫虚脉诀》。书中主要论述脉学,作者以较通俗易晓的文笔,以四言歌诀的形式阐述脉学义理,便于习诵。崔氏论脉以"浮、沉、迟、数为宗",对后世脉学有相当大的影响。

【书名】《濒湖脉学》

【简介】明·李时珍撰。全书用歌赋体形式,分《七言诀》和《四言诀》两部分,《七言诀》论述浮、沉、迟、数、滑、涩、虚、实等27脉形状、主病及相似脉鉴别。《四言诀》系李时珍父亲李言闻根据宋·崔嘉彦所撰《脉诀》删补而成,综述脉理、脉法、五脏平脉、杂病脉象及真脏绝脉等。内容切合临床实际,易于记诵,流传甚广,为初学中医者学习脉法之阶梯。

【书名】《三指禅》

【简介】清·周学霆撰。该书除总论外共载医论81篇,论述诊脉部位、方法及常见病证的脉象。书中以"缓脉"为标,周氏认为"精熟缓脉,即可以知诸病脉",故着重阐明正常生理脉象,后以浮、沉、迟、数为四大纲,分列27脉,并用对比方法分析微脉与细脉、虚脉与实脉、长脉与短脉等各种脉象不同之处。论说病证以脉诊结合病因、病机、证候而定治法、方药。本书切合临床应用,颇为后世医家推崇。

【书名】《洄溪脉学》

【简介】清·徐大椿撰。该书分脉位法天地五行论、提纲论等24篇阐述脉理,认为诊脉应以表、里、寒、热、虚、实六者为纲。该书述脉26种,强调察脉从相似脉、对举脉、兼至脉等6方面进行辨析。书中将历代诸家提出的几种脉象进行归纳,并且论述了脉与机体、形态、气质有关,提出审象、比类、对举、辨相兼、察真象等辨脉方法。此外,全书还比较系统地阐述脉之清浊、有根无根、冲阳太溪脉以及五脏平脉、病脉、顺逆、孕脉、死脉等脉学内容。

（七）综合性临床著作

【书名】《难经》

【简介】《难经》为《黄帝八十一难经》的简称，或称《八十一难》。旧题秦越人（扁鹊）撰。该书针对《内经》中深奥的中医学理论，归纳为81个问题，进行释疑解难。内容包括脉诊、脏腑、阴阳、五行、病能、营卫、俞穴、针灸，以及三焦、命门、奇经八脉等理论疑难问题。涉及人体正常生理、解剖、疾病、证候、诊断、针灸与治疗，以及阴阳五行学说等种种疑难问题的论述。内容十分丰富，在阐发中医学基本理论方面占有重要的地位。

【书名】《诸病源候论》

【简介】隋·巢元方著。该书为我国第一部论述各种疾病病因、病机和证候之专著。在病因方面较多创见，促进中医病因学说趋于系统、全面；在病理及病证方面之论述也较精审，超越前人。《诸病源候论》在证候分类学上有较大发展，其别类分门系统条理，且征引典籍甚富，为研究隋以前医学成就的重要文献。

【书名】《医学启源》

【简介】金·张元素撰。全书分3卷，上卷论脏腑、经脉、病因、主治心法等；中卷述《内经》主治备要及六气方治等；下卷为用药备旨。该书以历代前贤医家的学说为基础，既尊经典，师其规矩，又有自己在临证实际中的独立思考与创新。书中反映了张元素在脏腑辨证、遣药制方两方面的医学成就。在脏腑辨证方面，张氏以《内经》为本，吸取《中藏经》和钱乙用药处方的精华，系统归纳整理了脏腑辨证。在遣药制方方面，张氏尊《内经》之旨，吸收了刘完素《素问玄机原病式》的内容，把运气学说运用到遣药制方中，取得很大的发展。

【书名】《素问病机气宜保命集》

【简介】金·刘完素撰。刘完素因治病用药喜用寒凉，被后世称为"寒凉派"。该书共3卷，是刘完素毕生医药理论和医疗经验的系统总结，共分32篇，其中医论9篇，医方23篇，凡236方。《素问病机气宜保命集》为刘完素晚年总结毕生医药理论和临床心得而作，是一部综合性医书。该书医理深湛，内容广博，医方众多，是河间学说的集成之作。

【书名】《儒门事亲》

【简介】金·张从正撰。该书共15卷。该书注重论述邪实为病的理论，着重攻下治疗诸病。

【书名】《脾胃论》

【简介】金·李杲(东垣)撰。该书由医论 38 篇、方论 63 篇组成,分上、中、下 3 卷。上卷分别阐述了脾胃生理特性、病理变化,以及在发病学上的认识意义,宗《内经》《难经》之旨而发挥之,并附升阳益胃汤等诸方论述各证治疗之法;中卷就气运衰旺、饮食劳倦等做进一步论述,并阐明补中益气汤、调中益气汤等补脾胃方的主治运用、加减配伍;下卷着重论述脾胃虚损与其他脏腑、九窍的关系,以治疗饮食伤脾等证诸方、有关治验。本书是作者脾胃论学说的代表作。

【书名】《兰室秘藏》

【简介】金·李杲撰。该书共 3 卷,21 门,每门中有论、有方,内容涉及内、外、妇、儿、眼、耳、鼻等各科,以内科疾病所占篇幅最大,本书将脾胃学说广泛运用于临床各科。李氏以"土为万物之母,脾胃为生化之源"的医学理论,在治疗过程中着重保护或增强脾胃的功能。《兰室秘藏》全书共载 280 余首方剂,本书的治疗方剂,多属李氏创制,药物配伍精当,合于方药之理,切于临床实用,对后世有较大的影响,对中医学者研究东垣学说,提高临床和理论水平,大有裨益。

【书名】《卫生宝鉴》

【简介】元·罗天益撰。全书共 24 卷,补遗 1 卷。该书理论上于《素问》《难经》求因,并兼收各集大成医家的认识,围绕临证脏腑杂病的辨证论治理论进行系统论述,具有鲜明的"易水学派"特色,具有随证加减灵活辨证用药的思想。

【书名】《景岳全书》

【简介】明·张景岳著。全书共 64 卷,包括传忠录、脉神章、伤寒典、杂证谟、妇人规、小儿则、外科钤、本草正和古方八阵、新方八阵等部分,将中医基本理论、诊断辨证、内外妇儿各科临床、治法方剂、本草药性等内容囊括无遗,全面而精详。书中更首创"补、和、攻、散、寒、热、固、因"的方药八阵分类新法。其创的《新方八阵》载方 186 首,是景岳将一生之临床心得、处方体会、用药特长熔于一炉。

【书名】《医贯》

【简介】明·赵献可著。全书共 6 卷,以丰富的临床经验为基础,围绕"命门",紧密结合病证说理,深入浅出;文中"命门"学说论理深透,且论后广引诸家之说,举前人有效治验,评以己见,使述与评融为一体;书中对一些临床疗效好的常用方剂,均做了充分的阐发;其善用六味丸、八味丸等方治疗诸病的经验,提高临床疗效均有重要的意义,对后世产生了重大影响。

【书名】《奇经八脉考》

【简介】明·李时珍撰。该书为研究奇经八脉之专论。李氏参考历代有关文献,对十二正经以外的阴维、阳维、阴跷、阳跷、任、督、带、冲八脉循行路线和主治病证,进行了整理和说明,并附以个人见解。李氏对奇经理论之阐发,为临床从奇经论治提供了依据,尤以冲、任、督、带等脉主证与妇科临床密切相关。奇经之学术经验,对气功之研究和临床有一定的指导作用。李时珍全面考述奇经八脉,是对经络学说之一大发展,对后世影响深远。

【书名】《寿世保元》

【简介】明·龚廷贤著。全书共为10卷,内容涉及脏腑经络、诊法、治则、药物、方剂、民间单验方、气功、急救、食疗等精切的知识。该书以《内经》《难经》为宗,并以金元四大家及其余诸家诸法为参考,另融己意,去繁从简,融会贯通,病症方药对应,用而效验。书中精选原著,融汇各家学说与自身经验,是值得一读的中医学著作。

【书名】《医宗金鉴》

【简介】清乾隆四年由太医吴谦负责编修的一部丛书。《医宗金鉴》是中国综合性中医医书中比较完善而又简要的一种。全书采集了上自春秋战国,下至明清时期历代医书的精华,图、说、方、论俱备,并附有歌诀,便于记诵,尤其切合临床实用,流传极为广泛。

【书名】《医学源流论》

【简介】清·徐大椿撰。全书共2卷。收其评论文章99篇。上卷为经络脏腑、脉、病、方药,下卷则治法、书论(并各科)、古今。纵横捭阖,触及之处,每有新见,发前人之未发,言常人所不敢言,尤针砭时弊甚多,论述道理深湛,颇多先进之论。

【书名】《医林改错》

【简介】清·王清任撰,共2卷。论述脏腑解剖,提出了王氏所绘的解剖图谱和一些生理学方面的新观点,更正了前人在解剖和生理认识上的一些谬误;论述了半身不遂、瘫痿、瘟毒证、抽风、月经及胎产病、痹证、癫狂等病症的瘀血病机及辨证治疗,旨在更正古人对这些病症认识和治疗上的错误。全书共收载王氏自制或改制古方而成的活血化瘀方剂及其在临床运用的经验,对后世有深远的影响。

【书名】《医学衷中参西录》

【简介】清·张锡纯撰。《医学衷中参西录》是作者多年治学临证经验和心得之总结,是20世纪初我国重要的临床综合性名著。张氏致力沟通中西医学,主张以中医为主体,取西医之长,补中医之短。他主张师古而不泥古,参西而不背中。张氏重视基础理论,对脏象学说和解剖生理的互证尤为重视。在临证方面,讲究细致的观察和记述病情,建立完整的病历。其于诸病治法,注重实际,勇于探索,并独创了许多新的治疗方剂,体验了若干中药的性能。书中载述张氏所制方剂、方药应用,在古人基础上有重要的补订、发挥。书中结合中西医学理论和医疗实践阐发医理,颇多独到的见解,对后世有所启发。

(八)专科类代表著作

【书名】《妇人大全良方》

【简介】明·陈自明著。《妇人大全良方》又名《妇人良方大全》《妇人良方集要》《妇人良方》。该书共24卷,原分8门,共260多篇论述。该书引述了多种医书,分别对胎儿发育状态、妊娠诊断、孕期卫生、孕妇用药禁忌、妊娠期特有疾病、各种难产、产褥期护理及产后病证,都做了详细的论述。该书是对前人成就及作者临床经验的总结,内容丰富,在理论上和实践上形成完整的体系,学术价值和实用价值很高,是中国第一部完善的妇产科专著。

【书名】《济阴纲目》

【简介】明·武之望辑。该书为5卷本,是一部著名的妇产科专著。该书汇集了明代以前历代医家宝贵的妇科临证经验,尤其着重收录了《经效产宝》《千金方》《妇人大全良方》《女科撮要》《女科证治准则》等妇科名著对妇科诸证的论述与方药证治。全书共5卷,其中,卷一论调经、经闭、崩漏、赤白带下,卷二论虚劳、血风、积块、浮肿、前阴诸证,卷三论求子、胎前,卷四论临产、产后(上),卷五论产后(下)、乳病等各种妇产科疾病。每证先论病因病机,引论诸家之说,次列脉证,后附方药。内容丰富,论理简明,切合临床实践,深受后世医家的重视,对当今的临床实践仍有较大的指导意义和参考价值。

【书名】《女科要旨》

【简介】清·陈修园所著。全书共 4 卷,卷一论调经、种子;卷二论胎前;卷三论产后;卷四论杂病、外科。书中就妇产科及常见外科病证做了详细的论述,陈修园根据《内经》之旨、《金匮》之法,提出了个人的见解,并结合了前人的心得;书中对疾病的病机讲解简明扼要,所选附方切于实用,为重要的中医临床参考著作。《女科要旨》一书,论治妇人之疾,探本溯源,汇通各家,择善以从,崇尚实践,简切堪用。

【书名】《傅青主女科》

【简介】清·傅山撰。《傅青主女科》又名《女科》。全书文字朴实,论述简明扼要,理法方药谨严而实用,重视肝、脾、肾三脏病机,善用气血培补、脾胃调理之法,故颇受妇产医家推崇。

【书名】《血证论》

【简介】清·唐宗海著。唐宗海对于血的生理功能以及运行情况的论述,多从阴阳水火气血立论。他认为常见的血证不外两大类,一类是血液溢于体外,一类为各种瘀血、蓄血等。唐氏对血证病机的探讨,重视脏腑,抓住气滞、血瘀、火热之间的关系。在脏腑病机中,除结合气滞、气逆、血瘀、火热之外,又重视气虚不摄的方面,使血证病机归纳得十分得当,为该病的正确治疗,奠定了基础。唐氏治疗血证的思想对后世有极重大的启发,《血证论》弥补了此前血证理论和临床整治的空白。

【书名】《外科正宗》

【简介】明·陈实功著。全书共 4 卷。卷一总论外科疾患的病源、诊断与治疗;卷二至卷四分论外科各种常见疾病 100 余种,首论病因病机,次叙临床表现,继之详论治法,并附以典型病例,是一部明代最具代表性的外科学著作。陈氏内外治法并重,在内治上重视脾胃,提倡消、托、补三法,同时又重视应用刀针等手术疗法,创造和记载了当时多种外科手术方法,以及用挂线法治疗痔漏等。书中对许多外科病证的认识具有很高的临床价值,如记载了多种肿瘤,其中颈部恶性肿瘤的记载,是现今已知最早的文献。对乳癌的描述和预后判断,全面具体,切合实际,为后世外科提供了新的思路。

【书名】《外科证治全生集》

【简介】清·王洪绪撰。《外科证治全生集》又名《外科全生集》,外科著作,共 4 卷。王氏秉承家学并积 40 年临证实践经验撰著而成此书。全书列证

48 种,载方 75 首,对疡科的论证与治疗有独到学术见解,创用了著名方剂阳和汤(丸),为阴疽的治疗另辟新径。书中所载犀黄丸、醒消丸、小金丹等经验方,对外科阴疽的治疗有较好作用,迄今仍为临床广泛应用。

【书名】《理瀹骈文》
【简介】清·吴尚先著。《理瀹骈文》又名《外治医说》,分 4 卷。卷一概述内病外治之源流及其原理,其议论透彻,浅显易懂;卷二至卷三详述伤寒、中风、痹证等多种病证的外治法,并附有外治之类方,随证列法,法在其中,"繁而不节,取便览也;俚而不文,取易晓也。"末卷为 21 膏剂良方,附以施治法及《治心病方》一文。全书以记述常见病、多发病为主,治法多具有简、便、验、廉的特点,便于推广应用。

【书名】《小儿药证直诀》
【简介】北宋·钱乙著(弟子阎孝忠整理)。该书是一部中医儿科学专著,分上、中、下 3 卷。上卷论述脉证治法,介绍小儿脉法、变证、五脏所主、五脏病等 81 脉证,为全书之核心;中卷记载了所治典型病案 23 例;下卷载方 120 余首。卷末附《阎氏小儿方论》及《董汲小儿斑疹备急方论》二书。钱氏继承《颅囟经》之成就,博采诸家之说,并结合己之经验撰成本书,书中对小儿生理、病理特点做了精辟论述,强调小儿病论治以脏腑辨证为宗旨。书中所载方剂,既有前人已效之良方,又有钱乙之临证经验方和化裁古方而成之新方,其中不少方剂至今仍广泛应用于临床,对其后儿科学发展以及后世医家均深有影响。

【书名】《幼幼新书》
【简介】南宋·刘昉著。全书分 667 门,约 120 万字,编者收录广博,辑录南宋以前百余种医籍中有关儿科的医论和方剂,并汇集许多民间验方及私人藏方,因而保存了许多今已失散的方书内容。方书用药治法详备,除常用的丸、散、膏、丹外,亦有针法、灸法及外治法。对临床有较高的参考价值。本书为宋以前儿科之集大成者,所引前代资料颇为丰富,且文献均有明确出处,其中不乏后来已佚之医著或其他文献,故又有很重要的文献价值。

【书名】《幼幼集成》
【简介】清·陈复正撰。该书刊于清乾隆十五年(1750 年),共 6 卷。卷一论述儿科中关于指纹、脉法及保产、调护、变蒸等内容。卷二至卷四为儿科主要疾病及杂证、疮疡的辨证施治。卷五至卷六介绍经陈氏增删的《万氏痘麻》歌赋 170 余首,附方 130 余首。本书医论简明,方治详备,为儿科重要的临床参考书。

(九)针灸学代表著作

【书名】《针灸甲乙经》

【简介】西晋·皇甫谧撰,成书于公元 282 年,又称《黄帝甲乙经》《黄帝三部针经》《黄帝针灸甲乙经》。全书共 12 卷,128 篇,书中前 6 卷为基础理论,后 6 卷记录各种疾病的临床治疗,包括病因、病机、症状、诊断、取穴、治法和预后等。《针灸甲乙经》采用分部和按经分类法,厘定了腧穴,详尽论述了各部穴位的适应证和禁忌证,以及针刺深度与灸的壮数,为我国现存最早的一部理论联系实际的针灸学专著,对后世医学有着深远的影响。

【书名】《针灸大成》

【简介】明·杨继洲撰。该书共 10 卷,卷一首载仰、伏人周身总穴图,针道源流,次载《针灸直指》,包括选自《内经》《难经》17 篇有关针灸论述;卷二为周身经穴赋、百症赋、标幽赋等 10 篇针灸歌赋;卷三为五运、六气歌、百穴法歌等 20 篇歌赋及针灸问答;卷四为仰伏人尺寸图、背俞、腹部穴歌、中指取寸、九针论、针法补泻、针灸禁忌等;卷五为井荥俞原经合穴、子午流注针法、灵龟八法等;卷六、卷七为五脏六腑、十四经穴之主治、经穴歌、考证法、奇经八脉、经外奇穴等;卷八载《神应经》穴法及诸风、伤寒、痰喘咳嗽等临床各科疾病针灸取穴法;卷九选录各家针法及灸法,并附杨氏本人之针灸医案;卷十附陈氏(佚名)《小儿按摩经》(系现存最早之小儿按摩专书,赖此书之转载而得以流传)。书中较全面论述针灸理论、操作手法等,并考定腧穴名称和部位,记述历代名家针灸医案,是对明以前针灸学术的总结,是学习研究针灸的重要参考著作。

(十)医案类代表著作

【书名】《名医类案》

【简介】明·江瓘编辑。该书是我国第一部中医全科医案专著,既是明代以前著名医家临床经验的总结,也是中医基础理论和临床实践密切结合的成果。本书广辑明以前医药著作以及史传子集文献,从中收集名医治验例案。全书共 12 卷,按病症分为 205 门,以内科病案为主,兼及外、妇、儿、五官、口腔等病症。所辑医案,上自秦越人、淳于意,下至元明诸家,凡辨证精详、治法奇验者,皆予收录。每案详载姓名、年龄、体质、症状、诊断和治疗,记述较完整,理法方药亦相契合。案或详于证,或详于因,或详于治,均有依据。在一些医案后,并加有按语,阐发己见。该书为我国第一部医案专著,具有较高的文献价值和临床价值。

【书名】《寓意草》

【简介】清·喻昌撰。该书是著名的中医医案著作。全书不分卷,前有医论二篇,强调"先议病,后用药",并制订了议病格式。其后收录以内科杂病为主的疑难病案 60 余则,每案记述患者发病情况、症状体征、病情变化和治疗过程,分析病因病机,阐明治法方药,还以设问的方式,讨论其关键和疑难所在。本书选案典型,记述完备,分析精当,辨证准确,善用古方,用药灵活,见解独特,发挥颇多,在医案著作中有相当的影响,对中医学习、研究和临床都有指导意义。

【书名】《程杏轩医案》

【简介】清·程文囿撰。《程杏轩医案》又作《杏轩医案》,分初集、续集、辑录等三集。全书不分门类辑录作者历年所治疑难病证验案 192 则,于病证、病理记述详尽;对于真假寒热、实证类虚、阴极似阳等复杂病证的辨析精准;在治法上汲取诸家之长并加以发挥,立方遣药随证灵活加减。书中提出"为医首重明理""读尽王叔和,不如临证多""不服药,得中医""情志之病,未可全凭药力""医者要善于体悟""治病不可见病治病""愈病之三要""病真药假""医贵识病"等观点,对后世中医学术思想的演变有很大的影响。

【书名】《临证指南医案》

【简介】清·叶天士撰。书中体现了叶天士辨证精细、立法妥帖、处方中肯、用药灵活的学术特点,所选治案大多切于临床实用,其中有关温热病医案的载述甚至成为后世医家编写温病专著的蓝本。《临证指南医案》共 10 卷,全书序列 89 门,述证 86 种,每门以病证为标目,序列其经治医案,言简意赅,切中肯綮,于学术多有所体悟,于后学启迪甚多。每门之末尚有附论一篇,系由叶氏门人分别执笔撰写而成。对中医温热病学、内科病学、妇产科学等临床医学的发展均产生了较大的影响。

【书名】《王氏医案》

【简介】清·王士雄撰。该书为医案著作,分正续编,正编 2 卷,原名《回春录》;续篇 8 卷,原名《仁术志》。全书详述作者对温热病、杂病等治疗验案。不分门类,每证自成一案。王氏论病,溯因辨证,处方强调随证变化,不拘成方。用药极平淡,而治病多奇中。正编详于杂病治案,续编详于温、热、暑、湿病证治案。王氏于医理宗崇《内经》《伤寒》诸典籍,而间有发挥;一生致力于温热、霍乱诸病之研究,且对叶桂、薛雪诸名医之论多所借鉴,故尤擅长于温热病的治疗。

【书名】《柳选四家医案》
【简介】清·柳宝诒选评。该书系柳氏选取清代四位医家治案,分类编辑而成。包括尤在泾《静香楼医案》2卷,曹仁伯《继志堂医案》2卷,王旭高《环溪草堂医案》3卷,张仲华《爱庐医案》24条。柳氏按病类拟定总目,下据不同的病证又分若干子目,便于读者查阅。医案以内科杂病为主,理、法、方、药较为完备。按语简明中肯,有一定见解。

【书名】《吴鞠通医案》
【简介】清·吴瑭撰。该书共4卷,所论温病包括有风温、温疫、温毒、冬温、暑温、伏暑、湿温、中燥等。每案均首立病名,次述脉证,继之阐发病机或予鉴别诊断,后具方药。案例简明完整,病案记录连续,较好体现了吴氏证治规律。《吴鞠通医案》可作为《温病条辨》的理论实践及补充。吴氏创三焦辨证,亦不偏废八纲、六经、卫气营血、脏腑、经络等辨证诸法,自制银翘散、桑菊饮、清营汤、大定风珠及加减复脉汤等,使用频繁,效果灵验;此外吴氏治疗内、妇杂病,并不偏颇甘凉,仍尊仲景著述之旨,寒热并用,故亦能常收奇效,对后世有深远影响。

【书名】《洄溪医案》
【简介】清·徐大椿撰。所收医案以内科杂症为主,治法灵活多变,随证而施,并有不少独到的临床见解,对读者颇多启发。《清史稿》论此书:"剖析虚实寒温,发明治疗之法,归于平实。"该医案由于纪实,语言通畅,不止可作登堂之阶,也颇具学术研究价值。

(十一)医话类代表著作

【书名】《医说》
【简介】宋·张杲著。全书共10卷,医史著作,卷一介绍三皇历代名医,从太昊伏羲氏至唐代启玄子共116名医家生平事迹;卷二介绍医籍内容,如黄帝与岐伯问难等;并列述本草、针灸、神医等内容;卷三介绍部分神方、诊法并伤寒、诸风中部分证候治法;卷四至卷七列述痎瘧等数十种疾病的证治方药;卷八介绍服饵并药忌、疾证、论医;卷九谈养生修养调摄、金石药之戒、妇人养胎妊孕避忌；卷十介绍小儿病、疮、五绝病、疝瘕痹、医功报应等。本书对了解古代医家生平及常见病证的治疗具有一定参考价值。

【书名】《冷庐医话》

【简介】清·陆以湉著。全书分5卷，卷一、卷二论述医务道德、保生慎药和诊法、用药等项，以及古今医家、古今医书足资取法者。卷三至卷五系撷拾历来名医对多种病证的治验医案等，间附己意，加以发明，推究原委，详其利弊，言多中肯。陆氏所载医史文献资料丰富，论述精广，并多个人识见，故在医话著作中素负盛誉。该书内容丰富多彩，精警之句颇多，细心品读，能启迪思维，开阔视野，临证颇具启发作用。

【书名】《归砚录》

【简介】清·王士雄撰。该书共4卷，汇集了王氏在各地行医的见闻、杂感、学医心得及诊疗经验，对古代医药文献中某些观点做了比较客观的评价与分析。其中颇具独到见解。该书还选收诸家医案，附述前人治验，收采较多的民间单方、验方。其中也辑录了些奇症怪方的内容。王孟英在《归砚录》中用了很大的篇幅来论述鸦片的害处。《归砚录》对古代医药文献中某些观点做了比较客观的评价与分析，其中颇独到见解。

【书名】《对山医话》

【简介】清·毛祥麟撰。该书是清末民初较有影响的医话著作，共4卷，记述了医药典故、医林轶事、民间疗法、医理及使用药物的心得体会等。《对山医话》涉及范围极广，包括内、外、妇、儿、眼科、骨伤、针灸、食疗等。其主体内容由众多的故事与验案组成，兼夹作者个人议论，多有发前人所未发，可读性很强，具有很高的文献参考价值。由于历史的局限性，《对山医话》中也有一些具有迷信色彩的内容，需要在阅读过程中加以甄别。

【书名】《黄河医话》《长江医话》《燕山医话》《北方医话》《南方医话》

【简介】主编依次为孙继芬、詹文涛、陈彤云、夏洪生、刘尚义，北京科学技术出版社出版。该丛书收集了各地名医撰写的医话，所收载的文稿，大多具有短小精悍、内容充实、学术上有新的建树和较强的实用价值等特点。

（十二）现代名老中医经验代表著作

【书名】《蒲辅周医案》

【简介】本书是根据蒲辅周先生部分门诊和会诊的病案进行整理而成。

全书共 4 部分,力求反映蒲辅周先生特别强调辨证论治的治病特点,治病务求其本和以胃气为本,并抓住季节气候和精神因素的影响以及临床证候的分析综合这两个主要环节;立法用药上贯彻"汗而毋伤,下而毋损,凉而毋凝,温而毋燥,补而毋滞,消而毋伐"的原则,配方严谨,药味少、剂量小、价格廉、效果好。每个病案下的按语体现了蒲辅周先生的具体治疗思路。

【书名】《内经类证》

【简介】著名中医秦伯未先生研究《内经》病证的专著。作者基于《内经》"有是病,有是证"的观点,对《内经》病证深入分析和研究,认为《伤寒论》叙列,多本《内经》,并将《内经》病证分为 50 类,列 35 余证,附条文 1200 余条。条分缕析,探本求源,对于指导临床实践很有帮助。

【书名】《中医临证备要》

【简介】秦伯未编写。该书主要是帮助读者在掌握中医基本理论之后,在临床上如何运用辨证论治的方法来诊治疾病的。为了便于临床参考,本书就形体部位分为全身症状、头面症状、目症状、耳症状等 20 类,分别介绍临床常见症状 400 多种。每个症状各就病因、病机,结合四诊和其他兼证,分析其不同性质,从而详列相适应的治法。篇后附有辨证论治浅说,结合实际病例,说明在临证时,如何抓住主症,探讨病因,确定证候,进行治疗。因此,本书虽从辨析症状着手,但是仍以体现理、法、方、药相结合的辨证论治的特点为主。该书所包括的病证,以内科为主,兼及妇科、儿科、外科和眼、喉等科,由于内容比较切合临床实际,具有临床手册的作用。

【书名】《施今墨临床经验集》

【简介】施今墨著。施今墨博览医籍,熟通医理,实践经验丰富,为病人诊治多能取得卓著的疗效。他一生致力于为病患服务,并为中医事业的发展做出过重大的贡献。在临床实践中,他看重疗效,提倡创新,不仅对中、西医理相结合身体力行,而且十分重视中医传统的辨证论治,强调"有是证,用是药",并结合自身临床感悟提出了"十纲辨证"的新观念。他在诊治疾病上多有独到之处,如注重分析影响病人的社会、心理因素等,在用药上擅用"施氏药对",更是其治疗疾病的一大特色。

【书名】《岳美中论医集》

【简介】中国中医研究院编辑出版。该书是著名中医学家岳美中先生的医论集,共列有 35 个专题,分别阐述了岳老对中医辨证论治理体系的学术见解,对以内科为主常见病的辨证论治思路与经验,对临床用药规律的体会与归纳;反映了他辨证与辨病相结合、辨证用药与专方专药相结合、治急性病要有胆有识、治慢性病要有方有守等学术观点。

【书名】《赵锡武医疗经验》

【简介】人民卫生出版社出版。全书分 34 个专题介绍了赵老的医疗经验,反映了赵老先生在学术思想上的独特见解。所涉及内容则以内科为主,包括 27 个病证。书中阐释病机多从《内经》等中医经典医籍出发,步步深入,有理有据,且易懂易学;辨治疾病则多以《伤寒论》《金匮要略》为依据,充分反映了赵老自己的经验体会,并选取了他亲治的典型医案,提供了疗效确切的治法、效方。

【书名】《中国百年百名中医临床家丛书》

【简介】中国中医药出版社出版。所选医家均系在中医临床方面取得卓越成就,在全国享有崇高威望且具有较高学术造诣的中医临床大家,包括内科、外科、妇科、儿科、骨伤科、针灸等各科的代表人物。书中以每位医家独立成册,每册按医家小传、专病论治、诊余漫话、年谱四部分进行编写。

第二章
应熟读的经典条文

第一节　入门应读

一、《内经》应读

【条文】上古之人，其知道者，法于阴阳，和于术数，食饮有节，起居有常，不妄作劳，故能形与神俱，而尽终其天年，度百岁乃去。今时之人不然也，以酒为浆，以妄为常，醉以入房，以欲竭其精，以耗散其真，不知持满，不时御神，务快其心，逆于生乐，起居无节，故半百而衰也。

【出处】《素问·上古天真论》

【释义】①法于阴阳：效法自然界寒暑往来的阴阳变化规律。②和于术数：指用合适的养生方法来调和身体。③形与神俱：形神健全。④天年：天赋年寿，即自然寿命。⑤耗：消耗。⑥不时御神：谓不善于驾驭、使用精神，即妄耗神气。

上古时代的人，那些懂得养生之道的，能够取法于天地阴阳自然变化之理而加以适应、掌握调和养生的方法。饮食有所节制，作息有一定规律，既不妄事操劳，又避免过度的房事，所以能够形神俱旺，协调统一，活到天赋的自然年龄，超过百岁才离开人世。现在的人就不是这样了，把酒当水浆，滥饮无度，使反常的生活成为习惯，醉酒行房，因恣情纵欲而使阴精竭绝，因满足嗜好而使真气耗散，不知谨慎地保持精气的充满，不善于统驭精神，而专求心志的一时之快，违逆人生乐趣，起居作息，毫无规律，所以到半百之年就衰老了。

【条文】夫上古圣人之教下也，皆谓之虚邪贼风，避之有时，恬惔虚无，真气从之，精神内守，病安从来。是故志闲而少欲，心安而不惧，形劳而不倦，气从以顺，各从其欲，皆得所愿。故美其食，任其服，乐其俗，高下不相慕，其民故曰朴。是以嗜欲不能劳其目，淫邪不能惑其心，愚智贤不肖，不惧于物，故合于道。所以能年皆度百岁，而动作不衰者，以其德全不危也。

【出处】《素问·上古天真论》

【释义】①圣人:对精通世事、智慧超常者的敬称。此指对养生之道有高度修养的人。②虚邪贼风:泛指异常气候和外来致病因素。③恬惔虚无:恬惔,指清闲安静;虚无,指心无杂念;恬惔虚无,指内心清闲安静而没有任何杂念。④任其服:着衣随便。⑤高下不相慕:无论社会地位尊贵或卑贱,都能安于本位,不互相倾慕。⑥德全不危:懂得修身养性之道,并身体力行之,即可免受内外邪气的侵害。

古代深懂养生之道的人在教导普通人的时候,总要讲到对虚邪贼风等致病因素应及时避开,心情要清静安闲,排除杂念妄想,以使真气顺畅,精神守持于内,这样疾病就无从发生。因此,人们就可以心志安闲,少有欲望,情绪安定而没有焦虑,形体劳作而不疲倦,真气因而调顺,各人都能随其所欲而满足自己的愿望。人们无论吃什么食物都觉得甘美,随便穿什么衣服也都感到满意,大家喜爱自己的风俗习惯,愉快地生活,社会地位无论高低,都不互羡慕,所以这些人称得上朴素。因而任何不正当的嗜欲都不会引起他们注目,任何淫乱邪僻的事物也都不能惑乱他们的心志。无论愚笨的、聪明的、能力大的还是能力小的,都不因外界事物的变化而动心焦虑,所以符合养生之道。他们之所以能够年龄超过百岁而动作不显得衰老,正是由于领会和掌握了修身养性的方法,而身体不被内外邪气干扰危害所致。

【条文】女子七岁,肾气盛,齿更发长;二七而天癸至,任脉通,太冲脉盛,月事以时下,故有子;三七肾气平均,故真牙生而长极;四七筋骨坚,发长极,身体盛壮;五七阳明脉衰,面始焦,发始堕;六七三阳脉衰于上,面皆焦,发始白;七七任脉虚,太冲脉衰少,天癸竭,地道不通,故形坏而无子也。

【出处】《素问·上古天真论》

【释义】①天癸至:天癸是肾气充盛产生的促进生殖功能发育、成熟、旺盛的精微物质。天,先天;癸,癸水。至,极也,此有充盛的意思。②堕:脱落。③三阳脉衰于上:太阳、阳明、少阳脉气衰减于上(头面)部。④地道不通:指月经停止来潮。

女子到了七岁,肾气盛旺起来,乳齿更换,头发开始茂盛。十四岁时,天癸产生,任脉通畅,太冲脉旺盛,月经按时来潮,具备了生育子女的能力。二十一岁时,肾气充满,真牙生出,牙齿就长全了。二十八岁时,筋骨强健有力,头发的生长达到最茂盛的阶段,此时身体最为强壮。三十五岁时,阳明经脉气血逐渐衰弱,面部开始憔悴,头发也开始脱落。四十二岁时,三阳经脉气血衰弱,面部憔悴无华,头发开始变白。四十九岁时,任脉气血虚弱,太冲脉的气血也逐渐衰弱,天癸枯竭,月经断绝,所以形体衰老,失去了生育能力。

【条文】丈夫八岁，肾气实，发长齿更；二八肾气盛，天癸至，精气溢写，阴阳和，故能有子；三八肾气平均，筋骨劲强，故真牙生而长极；四八筋骨隆盛，肌肉满壮；五八肾气衰，发堕齿槁；六八阳气衰竭于上，面焦，发鬓颁白；七八肝气衰，筋不能动，天癸竭，精少，肾藏衰，形体皆极；八八则齿发去。肾者主水，受五藏六府之精而藏之，故五藏盛，乃能泻。今五藏皆衰，筋骨解堕，天癸尽矣，故发鬓白，身体重，行步不正，而无子耳。

【出处】《素问·上古天真论》

【释义】精气溢写：精气盈满而能外泻。写，通泻，此为泄义。

男子到了八岁，肾气充实起来，头发开始茂盛，乳齿也更换了。十六岁时，肾气旺盛，天癸产生，精气满溢而能外泄，两性交合，就能生育子女。二十四岁时，肾气充满，筋骨强健有力，真牙生长，牙齿长全。三十二岁时，筋骨丰隆盛实，肌肉亦丰满健壮。四十岁时，肾气衰退，头发开始脱落，牙齿开始枯槁。四十八岁时，上部阳气逐渐衰竭，面部憔悴无华，头发和两鬓花白。五十六岁时，肝气衰弱，筋骨的活动不能灵活自如，天癸枯竭，精少，肾脏衰，形体衰疲。六十四岁时，牙齿头发脱落。肾是接受其他各脏腑的精气而加以贮藏，所以五脏功能旺盛，肾脏才能外溢精气。现在年老，五脏功能都已衰退，筋骨懈惰无力，天癸已竭。所以发鬓都变白，身体沉重，步伐不稳，也不能生育子女了。

【条文】夫四时阴阳者，万物之根本也。所以圣人春夏养阳，秋冬养阴，以从其根，故与万物沉浮于生长之门。逆其根，则伐其本，坏其真矣。故阴阳四时者，万物之终始也，死生之本也，逆之则灾害生，从之则苛疾不起，是谓得道。道者，圣人行之，愚者佩之。

【出处】《素问·四气调神大论》

【释义】①春夏养阳，秋冬养阴：人在春夏季节要顺应自然界生长规律调养阳气，在秋冬季节要顺应自然界收藏的规律调养阴气。养阳即养生养长，养阴即养收养藏。②与万物沉浮于生长之门：人与万物一样在生长收藏的生命过程中运动不息。③得道：彻悟养生理论，并能正确采用养生方法。

四时阴阳的变化，是万物生命的根本，所以圣人在春夏季节保养阳气以适应生长的需要，在秋冬季节保养阴气以适应收藏的需要，顺从了生命发展的根本规律，就能与万物一样，在生、长、收、藏的生命过程中运动发展。如果违逆了这个规律，就会戕伐生命力，破坏真元之气。因此，阴阳四时是万物的终结，是盛衰存亡的根本，违逆了它，就会产生灾害，顺从了它，就不会发生重病，这样便可谓懂得了养生之道。对于养生之道，圣人能够加以实行，愚人则时常有所违背。

【条文】从阴阳则生,逆之则死,从之则治,逆之则乱。反顺为逆,是谓内格。

【出处】《素问·四气调神大论》

【释义】内格:人体内在生理性能与自然界四时阴阳变化不相协调。

顺从阴阳的消长,就能生存,违逆了就会死亡。顺从了它,就会正常,违逆了它,就会乖乱。相反,如背道而行,就会使机体与自然环境相格拒。

【条文】是故圣人不治已病治未病,不治已乱治未乱,此之谓也。夫病已成而后药之,乱已成而后治之,譬犹渴而穿井,斗而铸锥,不亦晚乎!

【出处】《素问·四气调神大论》

【释义】锥:泛指兵器。

所以圣人不是等到病已经发生再去治疗,而是在疾病发生之前治疗,如同不等到乱事发生再去治理,而是在它发生之前治理。如果疾病已发生,然后再去治疗,乱子已经形成,然后再去治理,那就如同临渴而掘井,战乱发生了再去制造兵器,那不是太晚了吗?

【条文】阴阳者,天地之道也,万物之纲纪,变化之父母,生杀之本始,神明之府也,治病必求于本。

【出处】《素问·阴阳应象大论》

【释义】①道:即法则、规律。②父母:这里指作根源、起源的意思。③生杀之本始:生,指生长;杀,指消亡;生杀之本始,就是自然界万物生长和消亡的根本动力。④神明之府:神,变化玄妙,不能预测;明,指事物昭著清楚;府,物质积聚的地方;神明之府,就是说宇宙万物变化极其玄妙,有的显而易见,有的隐匿莫测,都源于阴阳。

阴阳是宇宙之中的规律,是一切事物的本源,是万物发展变化的起源,是生长、毁灭的根本。对于人体来说,它是精神活动的根基。治病必须以阴阳为根本去进行考查。

【条文】故积阳为天,积阴为地。阴静阳躁,阳生阴长,阳杀阴藏。阳化气,阴成形。寒极生热,热极生寒;寒气生浊,热气生清;清气在下,则生飧泄;浊气在上,则生膜胀,此阴阳反作,病之逆从也。

【出处】《素问·阴阳应象大论》

【释义】从阴阳变化来说,阳气积聚而上升,就成为天;阴气凝聚而下降,就成为地。阴的性质为静,阳则为动;阳主萌动,阴主成长,阳主杀伐,阴主收藏。阳主万物的气化,阴主万物的形体。寒极会生热,热极会生寒。寒气能产生浊阴,热气能产生清阳。清阳之气下陷,如不能上升,就会发生泄泻的病。浊阴在上壅,如不得下降,就会发生胀满之病。这就是违背了阴阳运行规律,导致疾病的道理。

【条文】故清阳为天,浊阴为地。地气上为云,天气下为雨;雨出地气,云出天气。故清阳出上窍,浊阴出下窍;清阳发腠理,浊阴走五藏;清阳实四支,浊阴归六府。

【出处】《素问·阴阳应象大论》

【释义】①清阳出上窍,浊阴出下窍:人体吸入的自然之气和饮食水谷之气化生的清阳出于头面官窍,产生声音和嗅、视、听觉等功能。产生的浊阴变为粪、尿由前后二阴排出体外。上窍,指耳、目、口、鼻等头面部七窍;下窍,即前后二阴。②清阳发腠理,浊阴走五藏:清阳之气发散于肌肤、脏腑间隙以温养之。浊阴之气趋向五脏贮藏而濡养之。清阳主要指卫气,浊阴指精血津液。③清阳实四支,浊阴归六府:张志聪注:"四支为诸阳之本,六府者传化物而不藏。此言饮食所生之清阳,充实于四支,而浑浊者归于六府也。"

清阳之气变为天,浊阴之气变为地。地气上升成为云,天气下降变成雨;雨出于地气,云出于天气。清阳出于上窍,浊阴出于下窍。清阳从腠理发泄,浊阴内注于五脏。清阳使四肢得以充实,浊阴内走于六腑。

【条文】壮火之气衰,少火之气壮,壮火食气,气食少火,壮火散气,少火生气。

【出处】《素问·阴阳应象大论》

【释义】药物饮食气味纯阳者易化壮火,令正气虚衰;药物饮食气味温和者易化为少火,令正气盛壮。药物饮食的纯阳作用消蚀耗散人体的元气,人体的元气赖药物饮食的温和作用;药物饮食的纯阳作用耗散人体的元气,药物饮食的温和作用补养人体的元气。

【条文】阴胜则阳病,阳胜则阴病。阳胜则热,阴胜则寒。重寒则热,重热则寒。寒伤形,热伤气;气伤痛,形伤肿。故先痛而后肿者,气伤形也;先肿而后痛者,形伤气也。风胜则动,热胜则肿,燥胜则干,寒胜则浮,湿胜则濡写。

【出处】《素问·阴阳应象大论》

【释义】①风胜则动:动,即动摇,这里指痉挛、抽搐及眩晕一类的症状。风性善行,所以风胜则动。风胜则动就是说风邪偏胜就会出现痉挛、抽搐及眩晕这一类的症状。②热胜则肿:火热内郁,营气壅滞腠理,聚为痈疡红肿。③寒胜则浮:寒为阴邪,易伤阳气,阳气不行,聚水成为浮肿。

阴阳在人体内，是相对平衡的。如果阴气偏胜了，阳气必然受损害。同样，阳气偏胜了，阴气也必定受损害。阳气偏胜就产生热，阴气偏胜就产生寒。寒到极点，又会出现热象；热到极点，又会出现寒象。寒邪伤人形体，热邪伤人气分。气分受伤，就会因气脉阻滞使人感觉疼痛；形体受伤，就会因为肌肤腠理壅滞而肿胀起来。所以凡是先痛后肿的，是因为气病而伤及形体；若是先肿后痛，是因为形伤而累及气分。风邪太过，形体就会动摇、颤抖，手足痉挛；邪热太过，肌肤就会生发红肿；燥气太过，津液就枯涸；寒邪太过，阳气不行，聚水成为浮肿；湿气太过，就会生发泄泻。

【条文】天有四时五行，以生长收藏，以生寒暑燥湿风。人有五藏化五气，以生喜怒悲忧恐。故喜怒伤气，寒暑伤形。暴怒伤阴，暴喜伤阳，厥气上行，满脉去形。喜怒不节，寒暑过度，生乃不固。故重阴必阳，重阳必阴。故曰：冬伤于寒，春必温病；春伤于风，夏生飧泄；夏伤于暑，秋必痎疟；秋伤于湿，冬生咳嗽。

【出处】《素问·阴阳应象大论》

【释义】厥气上行，满脉去形：逆乱之气上行，满于经脉，神气耗散。

天有春夏秋冬四时，对应五行而形成春、夏、长夏、秋、冬五时的变通，以利生长收藏以产生寒、暑、燥、湿、风的五候变化。人有五脏，五脏化生出五气，发为喜、怒、悲、忧、恐这些不同的情志。过喜、过怒都会伤气。寒暑外侵，则会损伤形体。大怒会伤阴气，大喜会伤阳气。更可怕的是逆气上冲，血脉阻塞，形色突变。喜怒如不节制，寒暑如不依例，就有伤害生命的危险。因此，阴气过盛就要走向它的反面，同样阳气过盛也要走向它的反面。所以说冬季感受的寒气太多，到了春季就容易发生热性病；春季感受的风邪太多，到了夏季就容易发生飧泄的病；夏季受的暑邪太多，到了秋季就容易发生疟疾；秋季感受的湿邪太多，到了冬季就容易发生咳嗽。

【条文】善诊者，察色按脉，先别阴阳；审清浊，而知部分；视喘息，听音声，而知所苦；观权衡规矩，而知病所主；按尺寸，观浮沉滑涩，而知病所生。以治无过，以诊则不失矣。

【出处】《素问·阴阳应象大论》

【释义】①苦：病之痛苦。②权衡规矩：泛言四时常脉。权为秤锤，衡为秤杆，规为作圆之器，矩为作方之器。此喻脉象。③尺寸：概言尺肤和寸口。

善于治病的医生，看病人的色泽，按病人的脉搏，首先要辨明病属阴还是属阳。审察浮络的五色清浊，从而知道何经发病；看病人喘息的情况，并听其声音，从而知道病人的痛苦所在；看四时不同的脉象，因而知道疾病生于哪一脏腑;诊察尺肤的滑涩和寸口脉的浮沉,从而知道疾病所在的部位。这样,在治疗上,就可以没有过失。但追本求源,还是由于在诊断上没有错误。

【条文】心者,君主之官也,神明出焉。肺者,相傅之官,治节出焉。肝者,将军之官,谋虑出焉。胆者,中正之官,决断出焉。膻中者,臣使之官,喜乐出焉。脾胃者,仓廪之官,五味出焉。大肠者,传导之官,变化出焉。小肠者,受盛之官,化物出焉。肾者,作强之官,伎巧出焉。三焦者,决渎之官,水道出焉。膀胱者,州都之官,津液藏焉,气化则能出矣。凡此十二官者,不得相失也。

【出处】《素问·灵兰秘典论》

【释义】①神明:指心主人的精神意识思维活动。②将军之官:肝属风木,性动而急,如将军之勇。③中正之官:胆正直刚毅,不偏不倚,故为中正之官。④仓廪:储藏谷米的地方。⑤作强:指精力充沛,强于所用,偏指体力。⑥伎巧:指人的智巧能力。⑦决渎:疏通水道的意思。⑧州都:州指水中的陆地;都,指水所汇集之处;州都,即水陆汇集之处。⑨气化:此指肾气(阳)对膀胱所藏津液的蒸化和升清降浊功能,包括津液的升腾、输布和尿液的形成、排泄。

心主宰全身,是君主之官,人的精神意识思维活动都由此而出。肺是相傅之官,犹如相傅辅佐着君主,因主一身之气而调节全身的活动。肝主怒,像将军一样的勇武,称为将军之官,谋略由此而出。膻中围护着心而接受其命令,是臣使之官,心志的喜乐,靠它传达出来。脾和胃主司饮食的受纳和布化,是仓廪之官,五味的营养靠它们的作用而得以消化、吸收和运输。大肠是传导之官,它能传送食物的糟粕,使其变化为粪便排出体外。小肠是受盛之官,它承受胃中下行的食物而进一步分化清浊。肾是作强之官,是身体强壮的基础和智慧聪明的源泉。三焦是决渎之官,化气行水,维持津液在全身的输布畅通。膀胱是州都之官,蓄藏津液,通过气化作用,方能排出尿液。以上这十二官,虽有分工,但其作用应该协调而不能相互脱节。

【条文】心者,生之本,神之变也;其华在面,其充在血脉,为阳中之太阳,通于夏气。肺者,气之本,魄之处也;其华在毛,其充在皮,为阳中之太阴,通于秋气。肾者,主蛰,封藏之本,精之处也;其华在发,其充在骨,为阴中之少阴,通于冬气。肝者,罢极之本,魂之居也;其华在爪,其充在筋,以生血气,其味酸,其色苍,此为阳中之少阳,通于春气。脾、胃、大肠、小肠、三焦、膀胱者,仓廪之本,营之居也,名曰器,能化糟粕,转味而入出者也;其华在唇四白,其充在肌,其味甘,其色黄,此至阴之类,通于土气。凡十一藏取决于胆也。

【出处】《素问·六节藏象论》

【释义】①阳中之太阳,通于夏气:心属火,位居膈上,主宣达阳气,故为阳中之太阳,与夏热之气相应。②罢极之本:肝主筋,筋主运动,筋脉运动强健有力,赖于肝血和肝气的濡养,所以称肝为罢极之本。③名曰器:六腑能运行糟粕,转五味而入养五脏,出糟粕而通前后二阴,故六腑为水谷精气糟粕升降出入之器。④转味而入出者也:指六腑对水谷精气糟粕升降出入而言。⑤至阴:从阳位到达阴位。⑥脾居中焦,位于上焦阳位与下焦阴位之间,故曰至阴。

心是生命的根本,为神所居之处,其荣华表现于面部,其充养的组织在血脉,为阳中的太阳,与夏气相通。肺是气的根本,为魄所居之处,其荣华表现在毫毛,其充养的组织在皮肤,是阳中的太阴,与秋气相通。肾主蛰伏,是封藏经气的根本,为精所居之处,其荣华表现在头发,其充养的组织在骨,为阴中之少阴,与冬气相通。肝是罢极之本,为魂所居之处,其荣华表现在爪甲,其充养的组织在筋,可以生养血气,其味酸,其色苍青,为阳中之少阳,与春气相通。脾、胃、大肠、小肠、三焦、膀胱,是仓廪之本,为营气所居之处,因其功能像是盛贮食物的器皿,故称为器,它们能吸收水谷精微,化生为糟粕,管理饮食五味的转化、吸收和排泄,其荣华在口唇四旁的白肉,其充养的组织在肌肉,其味甘,其色黄,属于至阴之类,与土气相通。以上十一脏功能的发挥,都取决于胆气的升发。

【条文】脑、髓、骨、脉、胆、女子胞,此六者,地气之所生也,皆藏于阴而象于地,故藏而不写,名曰奇恒之府。夫胃、大肠、小肠、三焦、膀胱,此五者,天气之所生也,其气象天,故写而不藏。此受五藏浊气,名曰传化之府。此不能久留,输写者也。魄门亦为五藏使,水谷不得久藏。所谓五藏者,藏精气而不写也,故满而不能实。六府者,传化物而不藏,故实而不能满也。所以然者,水谷入口,则胃实而肠虚;食下,则肠实而胃虚。故曰:实而不满,满而不实也。

【出处】《素问·五藏别论》

【释义】①藏于阴而象于地:指奇恒之腑具有贮藏阴精的功用,好像大地蓄藏万物一样。②藏而不写:指奇恒之腑能贮藏精气,无输泻的功能。③奇恒之府:高士宗注:"奇,异也;恒,常也,言异于常府也"。④写而不藏:言六腑有传化水谷功用,而不能贮藏精气。⑤传化之府,此不能久留,输写者也:王冰注:"言水谷入已,糟粕变化而泻出,不能久久留住于中,但当化已输泻令出而已,传泻诸化,故曰传化之府"。⑥魄门:魄,通"粕"。魄门,即肛门。⑦实而不满,满而不实:满指精气,实指水谷。五脏主藏精,宜保持精气盈满;

六腑主传化水谷,宜保持水谷充实。

脑、髓、骨、脉、胆、女子胞宫,这六种脏器是禀受地气而生的,它们功能特点都是藏蓄阴精,就像大地藏载万物一样,宜蓄藏而不妄泻,名叫"奇恒之腑"。胃、大肠、小肠、三焦、膀胱,这五种脏器是秉承天气而生的,它们的功能特点就像天体一样运转不息,所以只输泻而不蓄藏。它们将水谷精气传授给五脏,名叫"传化之腑"。饮食物不能在此久久停留,经变化后精华的吸收,糟粕排出体外,肛门也为五脏役使,使饮食物不能在此久藏。我们所说的五脏,它们的功能特点是藏蓄精气而不妄泻,所以只为精气充满,而不为水谷充实。我们所说的六腑,它们的功能特点是传导变化之物而不蓄藏,所以只能为水谷充实,而不能为精气充满。

【条文】肝藏血,血舍魂,肝气虚则恐,实则怒。脾藏营,营舍意,脾气虚则四肢不用,五藏不安,实则腹胀,经溲不利。心藏脉,脉舍神,心气虚则悲,实则笑不休。肺藏气,气舍魄,肺气虚则鼻塞不利,少气,实则喘喝胸盈仰息。肾藏精,精舍志,肾气虚则厥,实则胀,五藏不安。必审五藏之病形,以知其气之虚实,谨而调之也。

【出处】《灵枢·本神》

【释义】①经溲不利:指二便不利。②胸盈仰息:胸部胀满,仰面呼吸的意思。

肝脏主藏血,血中舍魂,肝气虚则易产生恐惧,肝气实则容易发怒。脾脏主藏营,营中舍意,脾气虚则四肢不能运动,五脏缺乏营气而不能发挥正常的功能,脾气实则发生腹中胀满,大小便不利。心脏主藏脉,脉中舍神,心气虚易产生悲感,心气实则嬉笑不止。肺脏主藏气,气中舍魄,肺气虚则发生鼻塞呼吸不利、短气,肺气实则喘促胸满,仰面呼吸。肾脏主藏精,精中舍志,肾气虚则四肢厥冷,肾气实则小腹作胀。五脏发生病变,必须审察其病状,进一步分析其病症属虚还是属实,然后谨慎地进行调治。

【条文】黄帝问于岐伯曰:夫百病之始生也,皆生于风雨寒暑,清湿喜怒。喜怒不节则伤藏,风雨则伤上,清湿则伤下,三部之气,所伤异类,愿闻其会。岐伯曰:三部之气各不同,或起于阴,或起于阳,请言其方。喜怒不节则伤藏,藏伤则病起于阴也;清湿袭虚,则病起于下;风雨袭虚,则病起于上,是谓三部。至于其淫泆,不可胜数。

【出处】《灵枢·百病始生》

【释义】三部之气:即伤于上部的风雨,伤于下部的清湿,伤于五脏的喜怒邪气。

黄帝问岐伯道：关于许多疾病的发生，都与风、雨、寒、暑、清、湿等外邪的侵袭，以及喜、怒等情志内伤有关。若喜、怒不加节制，则使内脏受伤；风雨之邪，则伤人体的上部；清湿之邪，则伤人体的下部。上、中、下三部所伤之邪气不同，我想知道这些道理。岐伯说：喜怒、风雨、清湿三种邪气的性质不同，或病先生于阴分，或病先发生于阳分，请让我讲一讲它的大概情况。凡喜怒过度的，则内伤五脏，五脏为阴，所以说脏伤则病起于阴；清湿之邪善于侵袭人体下部虚弱之处，所以说病起于下；风雨之邪善于侵袭人体上部的虚弱之处，所以说病起于上。这就是所说的邪易犯的三部。至于邪气在人体浸淫后的发展变化，其复杂的情况是难以数计的。

【条文】风雨寒热，不得虚，邪不能独伤人。卒然逢疾风暴雨而不病者，盖无虚，故邪不能独伤人。此必因虚邪之风，与其身形，两虚相得，乃客其形，两实相逢，众人肉坚，其中于虚邪也，因于天时，与其身形，参以虚实，大病乃成。气有定舍，因处为名，上下中外，分为三员。

【出处】《灵枢·百病始生》

【释义】①不得虚：不遇到正气虚的机体。②虚邪之风：致病的异常气候。③两虚相得，乃客其形：得，合的意思；两虚，一方面指邪之虚，一方面指正气之虚。正是虚邪遇到虚气才能作用于人体而发病。④两实相逢，众人肉坚：正气充实的人在正常的气候下，就会身体健康。⑤气有定舍，因处为名：邪气伤人有一定的部位，根据不同部位而确定其病名。

正常的风雨寒热，未形成致病邪气，一般是不会伤害人体而致病的。突然遭遇到疾风暴雨而不生病的，是因为人的身体健壮，正气不虚，故单方面的邪气也不能致病。凡疾病的发生，必然要身体虚弱，又受到了贼风邪气的侵袭，两虚相合，才能发生疾病；如果身体壮实，又遇到四时正常气候，大多数人肌肉坚实而不发生疾病。所以说凡是疾病的发生，决定于四时之气是否正常，以及身体是否虚弱，若正虚邪实，就会发生疾病。邪气一般都根据其性质不同而侵袭人体的一定部位，随其处所的不同，而命以不同的名称，总的来说从纵向的分为上、中、下三部，从横向的分为表、里、半表半里三部。

【条文】阳气者，若天与日，失其所则折寿而不彰，故天运当以日光明。是故阳因而上，卫外者也。

【出处】《素问·生气通天论》

【释义】人身的阳气，就像天上的太阳一样重要，假若阳气失却了正常的位次而不能发挥其重要作用，人就会减损寿命或夭折，生命机能亦暗弱不足。所以天体的正常运行，是因太阳光的普照而显现出来，而人的阳气也应在上在外,并起到保护身体,抵御外邪的作用。

【条文】因于寒,欲如运枢,起居如惊,神气乃浮。因于暑,汗,烦则喘喝,静则多言,体若燔炭,汗出而散。因于湿,首如裹,湿热不攘,大筋緛短,小筋弛长,緛短为拘,弛长为痿。因于气,为肿,四维相代,阳气乃竭。

【出处】《素问·生气通天论》

【释义】①运枢:转动的门轴。比喻人体阳气的卫外作用,有如户枢那样主司肌表腠理的开阖。②神气乃浮:指阳气开合失序而浮散损伤。③烦则喘喝:指暑热内盛导致烦躁,喘声喝喝。④静则多言:指暑热伤及心神所致的神昏多言。⑤弛长:弛缓不收之意。

如果寒邪伤人,阳气应如门轴在门臼中运转一样活动于体内。若起居猝急,扰动阳气,则易使神气外越。如果暑邪伤人,则汗多烦躁,喝喝而喘,安静时多言多语。若身体发高热,则像炭火烧灼一样,一经出汗,热邪就能散去。如果湿邪伤人,头部像有物蒙裹一样沉重。若湿热相兼而不得排除,则伤害大小诸筋,而出现短缩或弛纵,短缩的造成拘挛,弛纵的造成痿弱。如果风邪伤人,可致浮肿。以上四种邪气维系缠绵不离,相互更替伤人,就会使阳气倾竭。

【条文】阳气者,烦劳则张,精绝,辟积于夏,使人煎厥。目盲不可以视,耳闭不可以听,溃溃乎若坏都,汩汩乎不可止。

【出处】《素问·生气通天论》

【释义】辟积:辟通襞,指折叠衣裙;辟积指衣裙上的褶子,这里是累积的意思。

在人体烦劳过度时,阳气就会外张,使阴精逐渐耗竭。如此多次重复,阳愈盛而阴愈亏,到夏季暑热之时,便易使人发生煎厥病,发作的时候眼睛昏蒙看不见东西,耳朵闭塞听不到声音,昏乱之势就像都城崩毁、急流奔泻一样不可收拾。

【条文】阳气者,大怒则形气绝,而血菀于上,使人薄厥。有伤于筋,纵,其若不容。汗出偏沮,使人偏枯。汗出见湿,乃生痤痱。高粱之变,足生大丁,受如持虚。劳汗当风,寒薄为皶,郁乃痤。阳气者,精则养神,柔则养筋。

【出处】《素问·生气通天论》

【释义】①薄厥:一种因情绪激动、阳气亢奋,使气血上逆郁积于头部而突然发生昏厥的疾病。②痤痱:痤,是一种小疖,皮肤病的一种;痱,即汗疹。

人的阳气,在大怒时就会上逆,血随气升而瘀积于上,与身体其他部位阻隔不通,使人发生薄厥。若伤及诸筋,使筋弛纵不收,而不能随意运动。经常半身出汗,可以演变为半身不遂。出汗的时候,遇到湿邪阻遏就容易发生小的疮疖和痱子。经常吃肥肉精米美味,足以导致发生疔疮,患病很容易,就像已空的容器接受东西一样。在劳动汗出时遇到风寒之邪,迫聚于皮腠形成粉刺,郁积化热而成疮疖。人的阳气,既能养神而使精神慧爽,又能养筋而使诸筋柔韧。

【条文】故阳气者,一日而主外,平旦人气生,日中而阳气隆,日西而阳气已虚,气门乃闭。是故暮而收拒,无扰筋骨,无见雾露。反此三时,形乃困薄。

【出处】《素问·生气通天论》

【释义】平旦:旦即日出天明;平旦,即太阳刚刚升起的时候。

人身的阳气,白天主司体表,清晨的时候,阳气开始活跃,并趋向于外;中午时,阳气达到最旺盛的阶段;太阳偏西时,体表的阳气逐渐虚少,汗孔也开始闭合。所以到了晚上,阳气收敛,拒守于内,这时不要扰动筋骨,也不要接近雾露。如果违反了一天之内这三个时间的阳气活动规律,形体被邪气侵扰则困乏而衰薄。

【条文】阴平阳秘,精神乃治;阴阳离决,精气乃绝。

【出处】《素问·生气通天论》

【释义】阴气和平,阳气固密,人的精神才会正常。如果阴阳分离决绝,人的精气就会随之而竭绝。

【条文】因于露风,乃生寒热。是以春伤于风,邪气留连,乃为洞泄;夏伤于暑,秋为痎疟;秋伤于湿,上逆而咳,发为痿厥;冬伤于寒,春必温病。四时之气,更伤五藏。

【出处】《素问·生气通天论》

【释义】①露风:感受风邪。②洞泄:指水谷不化,下利无度的重度泄泻。③四时之气,更伤五藏:四时之气失调,更替伤害五脏。

由于雾露风寒之邪的侵犯,就会发生寒热。春天伤于风邪,留而不去,会发生急骤的泄泻。夏天伤于暑邪,到秋天会发生疟疾。秋天伤于湿邪,邪气上逆,会发生咳嗽,并且可能发展为痿厥。冬天伤于寒气,到来年的春天,就要发生温病。四时的邪气,交替伤害人的五脏。

【条文】余知百病生于气也,怒则气上,喜则气缓,悲则气消,恐则气下,寒则气收,炅则气泄,惊则气乱,劳则气耗,思则气结。

【出处】《素问·举痛论》

【释义】我听说许多疾病都是由于气的影响而发生的。如暴怒则气上逆，大喜则气缓散，悲哀则气消散，恐惧则气下陷，遇寒则气收聚，受热则气外泄，过惊则气混乱，过劳则气耗损，思虑则气郁结。

【条文】岐伯曰：诸风掉眩，皆属于肝。诸寒收引，皆属于肾。诸气膹郁，皆属于肺。诸湿肿满，皆属于脾。诸热瞀瘛，皆属于火。诸痛痒疮，皆属于心。诸厥固泄，皆属于下。诸痿喘呕，皆属于上。诸禁鼓栗，如丧神守，皆属于火。诸痉项强，皆属于湿。诸逆冲上，皆属于火。诸胀腹大，皆属于热。诸躁狂越，皆属于火。诸暴强直，皆属于风。诸病有声，鼓之如鼓，皆属于热。诸病胕肿，疼酸惊骇，皆属于火。诸转反戾，水液混浊，皆属于热。诸病水液，澄澈清冷，皆属于寒。诸呕吐酸，暴注下迫，皆属于热。

【出处】《素问·至真要大论》

【释义】凡是风病而发生的颤动眩晕，都属于肝；凡是寒病而发生的筋脉拘急，都属于肾；凡是气病而发生的烦满郁闷，都属于肺；凡是湿病而发生的浮肿胀满，都属于脾；凡是热病而发生的视物昏花，肢体抽搐，都属于火；凡是疼痛、瘙痒、疮疡，都属于心；凡是厥逆，二便不通或失禁，都属于下焦；凡是患喘逆呕吐，都属于上焦；凡是口噤不开，寒战、口齿叩击，都属于火；凡是痉病颈项强急，都属于湿；凡是气逆上冲，都属于火；凡是胀满腹大，都属于热；凡是躁动不安，发狂而举动失常的，都属于火；凡是突然发生强直的症状，都是属于风邪；凡是病而有声如肠鸣，在触诊时，发现如鼓音的，都属于热；凡是浮肿、疼痛、酸楚，惊骇不安，都属于火；凡是转筋挛急，排出的水液浑浊，都属于热；凡是排出的水液感觉清亮、寒冷，都属于寒；凡是呕吐酸水，或者突然急泄而有窘迫的感觉，都属于热。

【条文】夫精明五色者，气之华也。赤欲如白裹朱，不欲如赭；白欲如鹅羽，不欲如盐；青欲如苍璧之泽，不欲如蓝；黄欲如罗裹雄黄，不欲如黄土；黑欲如重漆色，不欲如地苍。五色精微象见矣，其寿不久也。夫精明者，所以视万物，别白黑，审短长。以长为短，以白为黑，如是则精衰矣。

【出处】《素问·脉要精微论》

【释义】①白裹朱：指面色隐然红润而不露。②赭：指代赭石，其色赤而灰暗不泽。③苍璧：青色的玉石。④五色精微象见矣，其寿不久也：指五脏之真脏色外露，败象显现，预后不良。

精明见于目，五色现于面，这都是内脏的精气所表现出来的光华。赤色应该像帛裹朱砂一样，红润而不显露，不应该像赭石那样，色赤带紫，没有光泽；白色应该像鹅的羽毛，白而光泽，不应该像盐那样白而带灰暗色；青色应该青而明润如玉璧，不应该像蓝色那样青而带沉暗色；黄色应该像丝包着雄黄一样，黄而明润，不应该像黄土那样，枯暗无华；黑色应该像重漆之色，光彩而润，不应该像地苍那样，枯暗如尘。假如五脏真色暴露于外，这是真气外脱的现象，人的寿命也就不长了。目之精明是观察万物、分别黑白、审察长短的，若长短不明，黑白不清，这是精气衰竭的现象。

【条文】夫五藏者，身之强也。头者，精明之府，头倾视深，精神将夺矣。背者，胸中之府，背曲肩随，府将坏矣。腰者，肾之府，转摇不能，肾将惫矣。膝者，筋之府，屈伸不能，行则偻附，筋将惫矣。骨者，髓之府，不能久立，行则振掉，骨将惫矣。得强则生，失强则死。

【出处】《素问·脉要精微论》

【释义】①五藏者，身之强：五脏为身体强健之本。②头倾视深：指头低垂不能抬举，目眶凹陷。③偻附：指身体弯曲不能直立，需依附于他物而行。④得强则生，失强则死：五脏精气旺盛，则身体强健，谓之"得强"，故生。若五脏精气衰败，则身体败坏，谓之"失强"，故死。

五脏精气充足，为身体强健之本。头为精明之府，若见到头部低垂，目陷无光的，是精神将要衰败。背悬五脏，为胸中之府，若见到背弯曲而肩下垂的，是胸中脏气将要败坏。肾位居于腰，故腰为肾之府，若见到不能转侧摇动，是肾气将要衰惫。膝是筋汇聚的地方，所以膝为筋之府，若屈伸不能，行路要曲身附物，这是筋的功能将要衰惫。骨为髓之府，不能久立，行则振颤摇摆，这是髓虚，骨的功能将要衰惫。若脏气能够恢复强健，则虽病可以复生；若脏气不能复强，则病情不能挽回，人也就死了。

【条文】荣者，水谷之精气也，和调于五藏，洒陈于六府，乃能入于脉也，故循脉上下，贯五藏，络六府也。卫者，水谷之悍气也，其气慓疾滑利，不能入于脉也，故循皮肤之中，分肉之间，熏于肓膜，散于胸腹，逆其气则病，从其气则愈，不与风寒湿气合，故不为痹。

【出处】《素问·痹论》

【释义】①悍气：卫气具有勇悍、急疾的特性，故名悍气。②慓疾滑利：形容卫气运行急疾而滑利，不受脉管的约束。③肓膜：指肉里及胸膜腔内的膜。

营是水谷所化生的精气，它平和协调地运行于五脏，散布于六腑，然后汇入脉中，所以营气循着经脉上下运行，起到连贯五脏，联络六腑的作用。卫是水谷所化生的悍气，它流动迅疾而滑利，不能进入脉中，所以循行于皮肤肌肉之间，熏蒸于肓膜之间，敷布于胸腹之内。若营卫之气的循行逆乱，就会生病,只要营卫之气顺从调和了,病就会痊愈。总的来说,营卫之气若不与风寒湿邪相合,则不会引起痹病。

【条文】故曰:病之始起也,可刺而已,其盛,可待衰而已。故因其轻而扬之,因其重而减之,因其衰而彰之。形不足者,温之以气;精不足者,补之以味。其高者,因而越之;其下者,引而竭之;中满者,写之于内;其有邪者,渍形以为汗;其在皮者,汗而发之;其慓悍者,按而收之;其实者,散而写之。审其阴阳,以别柔刚。阳病治阴,阴病治阳,定其血气,各守其乡,血实宜决之,气虚宜掣引之。

【出处】《素问·阴阳应象大论》

【释义】所以说:病在初起的时候,用刺法就可治愈,若在邪气盛时,就需要等邪气稍退再去治疗。病轻的时候,要加以宣泄;病重的时候,要加以攻泻;在它将愈的时候,则要巩固之,防其复发;形体羸弱的,应设法温暖其气;精气不足的,应补以其有形之味。如实邪停于上焦,可用吐法;实邪在下焦,可用疏导之法;病胸腹胀满的,可用泻下之法;如邪在表,可用汤渍宣通形表,散邪发汗的办法;如邪在皮毛的,可用辛温发汗法;病情发展太重的,可用抑收法;病实证,可用散法或泻法。观察病的阴阳,来决定用剂的柔刚,病在阳的,也可治其阴;病在阴的,也可治其阳。辨明气分和血分,血实的就用泻血法,气虚的就用升补法。

【条文】寒者热之,热者寒之,微者逆之,甚者从之,坚者削之,客者除之,劳者温之,结者散之,留者攻之,燥者濡之,急者缓之,散者收之,损者温之,逸者行之,惊者平之,上之下之,摩之浴之,薄之劫之,开之发之,适事为故。

【出处】《素问·至真要大论》

【释义】病属于寒的,要用热药;病属于热的,要用寒药。病轻的,就逆着病情来治疗;病重的,就顺着病情来治疗;病邪坚实的,就减少它;病邪停留在体内的,就驱除它;病属劳倦所致的,就温养它;病属气血郁结的,就加以舒散;病邪滞留的,就加以攻击;病属枯燥的,就加以滋润;病属急剧的,就加以缓解;病属气血耗散的,就加以收敛;病属虚损的,就加以补益;病属安逸停滞的,要使其畅通;病属惊怯的,要使之平静。或升或降,或用按摩,或用洗浴,或迫邪外出,或截邪发作,或用开泄,或用发散,都以适合病情为佳。

【条文】帝曰:何谓逆从? 岐伯曰:逆者正治,从者反治,从少从多,观其事也。帝曰:反治何谓? 岐伯曰:热因热用,寒因寒用,塞因塞用,通因通用。必伏其所主,而先其所因。其始则同,其终则异,可使破积,可使溃坚,可使气和,可使必已。

【出处】《素问·至真要大论》

【释义】黄帝道:什么叫做逆从?岐伯说:逆就是正治法,从就是反治法,所用从治药的应多应少,要观察病情来确定。黄帝道:反治怎么讲呢?岐伯说:以热治热,服药宜温,以寒治寒,服药宜凉,补药治中满,攻药治下泄。要制伏其主病,但必先找出致病的原因。反治之法,开始时药性与病情之寒热似乎相同,但是它所得的结果却并不一样,可以用来破除积滞,可以用来消散坚块,可以用来调和气血,可使疾病得到痊愈。

二、《伤寒论》应读

【条文】太阳之为病,脉浮,头项强痛而恶寒。(1)

【出处】《伤寒论·辨太阳病脉证并治》

【释义】太阳病提纲。

①头项强痛:头痛伴颈项强直,活动不利。②恶寒:怕冷。

风寒之邪侵袭人体,体表受邪,则可出现太阳病。太阳病的症状是脉浮,头项强直,恶寒。诸症反映外邪侵袭,太阳经脉、人体之表受邪,致卫外不固,正邪交争于浅表,故为太阳病的主要脉症。

注:条文后括号内数字为原条文顺序编号(下同)。

【条文】太阳病,发热,汗出,恶风,脉缓者,名为中风。(2)

【出处】《伤寒论·辨太阳病脉证并治》

【释义】太阳中风证的主要脉证。

①恶风:为遇风则恶,无风则安,实属恶风之轻者。②脉缓:指脉象浮缓。③中风:中医证名,指外感风邪之表证。

本条又提出发热、恶风,为风邪犯表,正邪交争于浅表。汗出,为风邪伤卫,卫不外固,致营不内守,营卫不调。因病理性出汗,故脉象虽浮而缓怠。对于太阳病中具有营卫不调的病理特点的证型,仲景名为太阳中风证。可见太阳中风证是有汗、脉浮缓的表寒证,又可称之为表虚证。

【条文】太阳病,或已发热,或未发热,必恶寒,体痛,呃逆,脉阴阳俱紧者,名为伤寒。(3)

【出处】《伤寒论·辨太阳病脉证并治》

【释义】太阳病伤寒证的主要脉证。

①未发热:为暂时没有发热,与无热不同。②脉阴阳俱紧:阴阳指脉的部位,即尺脉和寸脉。脉阴阳俱紧指寸、关、尺三部脉都见紧象。③伤寒:证名,

指伤于寒邪的表证。

太阳病，恶寒是必有之证，为外邪犯表，正邪相争于浅表证。身体疼痛、脉阴阳俱紧，为风寒外束，卫阳被遏，营阴郁滞，太阳经气运行不畅。寒邪犯表，影响胃气和降而上逆，则可见呕逆。对太阳病中具有卫阳被遏、营阴郁滞病理特点的证型，仲景名为太阳伤寒证。太阳病，或已有发热，或尚未发热，是指发热出现的迟早，反映感邪轻重不同，病人体质强弱有异。

【条文】太阳病，发热而渴，不恶寒者，为温病。若发汗已，身灼热者，名风温。风温为病，脉阴阳俱浮、自汗出、身重、多眠睡、鼻息必鼾、语言难出；若被下者，小便不利、直视失溲；若被火者，微发黄色，剧则如惊痫，时瘛疭；若火熏之，一逆尚引日，再逆促命期。（6）

【出处】《伤寒论·辨太阳病脉证并治》

【释义】①风温：证候名，该温病与温病学之风温证不同。是误用辛温发汗剂后之变证。②浮：浮盛有力。③多眠睡：神识为热邪所困呈嗜睡现象。④失溲：溲指大小便，本条文前有小便不利，现指大便失禁。⑤被火：用火法治疗，如灸法、熏法等。⑥惊痫：证候名，因惊而发，症见惊惕、目上视、手足发抽搐、身体强直等。⑦瘛疭（chì zòng）：肌肉收缩。⑧若火熏之：形容病者肤色暗黄，像烟火熏过。

本症并非风寒表证，而为温病，外感热邪引起，热邪相争，故发热，不恶寒，口渴引饮，自汗，身重，多眠，打鼾。如果误用攻下法，则高热不退，津液大伤，小便不利，大便失禁；如果误用灸法，身目小便发黄，甚至出现抽风，手足抽搐，多次使用火法可能误人性命。

【条文】太阳中风，阳浮而阴弱，阳浮者，热自发，阴弱者，汗自出。啬啬恶寒，淅淅恶风，翕翕发热，鼻鸣干呕者，桂枝汤主之。（12）太阳病，头痛、发热、汗出、恶风，桂枝汤主之。（13）

【出处】《伤寒论·辨太阳病脉证并治》

【释义】①阳浮而阴弱：一指营卫，卫气浮盛，故称阳浮；营阴不足，故称阴弱。一指脉象，轻按则浮，故称阳浮；重按则弱，故称阴弱。②啬啬（sè）：形容畏寒怕冷貌。③淅淅（xī）：形容怕风貌。④翕翕（xī）：形容发热轻浅貌。

太阳中风表虚证，卫气强，营阴弱，卫阳浮的人，发热，营阴弱的人，自汗出，恶寒、恶风、发热、鼻塞而干呕，用桂枝汤。太阳病表现为头痛、发热、汗出、恶风的，用桂枝汤。

附：桂枝汤方

桂枝三两（去皮）　芍药三两　甘草二两（炙）　生姜三两（切）　大枣十二枚（擘）

【条文】太阳病，头痛，发热，身疼，腰痛，骨节疼痛，恶风，无汗而喘者，麻黄汤主之。（35）

【出处】《伤寒论·辨太阳病脉证并治》

【释义】太阳伤寒出现八大症状：头痛、发热、身痛、腰痛、骨关节痛、怕风，不出汗，喘息，治疗选用麻黄汤。

附：麻黄汤方

麻黄三两（去节）　桂枝二两（去皮）　甘草一两（炙）　杏仁七十个（去皮尖）

【条文】阳明之为病，胃家实是也。（180）

【出处】《伤寒论·辨阳明病脉证并治》

【释义】阳明病提纲。

阳明病是由胃家实所形成的。胃家，包括胃与大肠而言。实是病邪深入阳明，肠胃功能失常，邪从燥化，故病以里热实证为特征。

【条文】伤寒，脉浮滑，此以表有热，里有寒，白虎汤主之。（176）

【出处】《伤寒论·辨阳明病脉证并治》

【释义】此条凭脉象概括病机，当指阳明表里俱热之证，故用白虎汤清阳明独盛之证。

表有热，里有寒：热结在里，表里俱热者。白虎汤证的主症有发热（壮热为多）、汗出、心烦、口渴、脉滑，可伴有谵语、口不仁、腹满身重等症。证情较重者，可伴见手足厥冷、胸腹部灼热、神昏、遗尿等热厥之证，用白虎汤。

附：白虎汤方

知母六两　石膏一斤（碎）　甘草二两（炙）　粳米六合

【条文】伤寒，若吐、若下后，不解，不大便五六日，上至十余日，日晡所发潮热，不恶寒，独语如见鬼状。若剧者，发则不识人，循衣摸床，惕而不安，微喘直视，脉弦者生，涩者死。微者，但发热谵语者，大承气汤主之。若一服利，则止后服。（212）

【出处】《伤寒论·辨阳明病脉证并治》

【释义】本条为阳明腑实重证及正虚邪实的危候治法及预后。

伤寒，或用催吐及攻下法之后，病仍不解，因津液劫夺，邪从燥化，归入阳明热结成实,以致多日不便。日晡所发潮热,是热结于腑的热型,也是阳明腑实证的重要指征之一,不恶寒是阳明外证。独语如有所见,是肠中燥实结聚浊气上干所致。此时表证已罢,里热结实已甚,当用大承气汤以攻下实热。若因循失治,病势增剧,为热极津竭之危重证候,此时脉弦长,则为阴液未至全竭,正气有存,尚有生机,当急与攻下以泻阳救阴。若见脉短涩,则是正虚邪实,热极津竭,预后不良。

附:大承气汤方

大黄四两(酒洗)　厚朴半斤(炙,去皮)　枳实五枚(炙)　芒硝三合

【条文】少阳之为病,口苦、咽干、目眩也。(263)

【出处】《伤寒论·辨少阳病脉证并治》

【释义】少阳病提纲。

少阳病,出现口苦、咽干、目眩的症状。

【条文】伤寒五六日中风,往来寒热,胸胁苦满,嘿嘿不欲饮食,心烦喜呕,或胸中烦而不呕,或渴,或腹中痛,或胁下痞硬,或心下悸、小便不利,或不渴、身有微热,或咳者,小柴胡汤主之。(96)

【出处】《伤寒论·辨少阳病脉证并治》

【释义】①往来寒热:恶寒、发热交替出现,发作无定时。②苦:动词,苦于。③嘿嘿:同默默,精神低沉,不欲言语,④喜呕:易呕。

太阳病五六日,邪气传入少阳,枢机不利,肝郁化火。往来寒热、胸胁苦满、心烦喜呕、嘿嘿不欲饮食。热邪侵犯少阳,胆胃失和。其特点是热邪不很盛,正气略有不足,呈正邪分争的局面。用小柴胡汤。

附:小柴胡汤方

柴胡半斤　黄芩三两　人参三两　半夏半升(洗)　甘草(炙)　生姜(切)各三两　大枣十二枚(擘)

【条文】太阴之为病,腹满而吐,食不下,自利益甚,时腹自痛。若下之,必胸下结硬。(273)

【出处】《伤寒论·辨太阴病脉证并治》

【释义】太阴病提纲。

胸下结硬:指胃脘部痞结胀硬。

太阴病出现腹满而吐,吃不下,自利更重,如果用下法,胃脘部痞结胀硬。

【条文】自利不渴者,属太阴,以其藏有寒故也。当温之,宜服四逆辈。(277)

【出处】《伤寒论·辨太阴病脉证并治》

【释义】太阴病的主证、病机和治则。

①藏有寒：藏即脏，指脾脏虚寒。②四逆辈：指四逆汤一类方剂。

太阴病自利的病机为脾阳虚而清气不升，自利不渴为脏有寒的缘故。太阴虚寒下利的治疗原则是当温之，但只提出宜服四逆辈，却未提出主方，灵活选用四逆汤一类方剂，轻用理中汤温中祛寒，重则用四逆汤以补火生土。

【条文】少阴之为病，脉微细，但欲寐也。（281）

【出处】《伤寒论·辨少阴病脉证并治》

【释义】少阴病提纲。

但欲寐：精神不佳，状态似睡非睡。

少阴病出现脉微细，困倦等症状。

【条文】少阴病，脉沉者，急温之，宜四逆汤。（323）大汗出，热不去，内拘急，四肢疼，又下利厥逆而恶寒者，四逆汤主之。（353）

【出处】《伤寒论·辨少阴病脉证并治》

【释义】四逆汤证的主症是四肢厥冷，恶寒蜷卧，精神委靡，下利清谷，脉微细或沉微等。病机为心肾阳虚，阴寒内盛。

附：四逆汤方

甘草二两（炙）　干姜一两半　附子一枚（生用，去皮，破八片）

【条文】太阳病发汗，汗出不解，其人仍发热，心下悸，头眩，身𥆤动，振振欲擗地者，真武汤主之。（82）

少阴病，二三日不已，至四五日，腹痛，小便不利，四肢沉重疼痛，自下利者，此为有水气。其人或咳，或小便利，或下利，或呕者，真武汤主之。（316）

【出处】《伤寒论·辨太阳、少阴病脉证并治》

【释义】振振欲擗地：肢体颤动欲倒地。

第82条太阳过汗，伤及肾阳，出现发热，心悸，头晕、身动，欲扑倒，第316条少阴病二三日不已，肾阳日亏，阳虚水寒，致心下悸，头晕，身𥆤动，振振欲擗地，或全身水肿，小便不利，腹痛，下利，四肢沉重疼痛等。病机属肾阳亏虚，水气泛溢。用真武汤。

附：真武汤方

茯苓　生姜（切）　芍药各三两　白术二两　附子一枚（炮，去皮，破八片）

【条文】少阴病，得之二三日以上，心中烦，不得卧，黄连阿胶汤主之。（303）

【出处】《伤寒论·辨少阴病脉证并治》

【释义】肾阴亏虚，心火上炎，心肾不交。少阴病，二三日，心中烦，不得卧，可伴咽干口燥，舌红少苔或苔薄黄，脉沉细数。用黄连阿胶汤。

附：黄连阿胶汤方

黄连四两　黄芩二两　芍药二两　鸡子黄二枚　阿胶三两（一云三挺）

【条文】厥阴之为病，消渴，气上撞心，心中疼热，饥而不欲食，食则吐蛔，下之利不止。（326）

【出处】《伤寒论·辨厥阴病脉证并治》

【释义】厥阴病提纲。

①消渴：指口渴欲饮水的症状，乃胃热津伤所致。②气上撞心：即病人自觉有气上冲心胸至剑突部位。③心中疼热：指自觉胃脘部疼痛，伴有灼热感的症状。

厥阴病症状有口渴欲饮水，气上撞心，胃脘部有灼热痛，有饥饿感不想进食，进食则吐蛔虫，下法后则泄泻不止。

【条文】伤寒脉微而厥，至七八日肤冷，其人躁无暂安时者，此为脏厥，非蛔厥也。蛔厥者，其人当吐蛔。今病者静，而复时烦者，此为脏寒，蛔上入其膈，故烦，须臾复止，得食而呕，又烦者，蛔闻食臭出，其人常自吐蛔。蛔厥者，乌梅丸主之。又主久利。（338）

【出处】《伤寒论·辨少阴病脉证并治》

【释义】寒热夹杂，蛔虫内扰，气机逆乱。导致蛔厥，手足厥冷、腹痛、烦躁、呕吐等，呈阵发性发作，可伴有吐蛔、进食诱发等症。用乌梅丸。

附：乌梅丸方

乌梅三百枚　细辛六两　干姜十两　黄连十六两　附子六两（炮，去皮）
当归四两　黄柏六两　桂枝六两（去皮）　人参六两　蜀椒四两（出汗）

三、《金匮要略》应读

【条文】夫治未病者，见肝之病，知肝传脾，当先实脾，四季脾旺不受邪，即勿补之。中工不晓相传，见肝之病，不解实脾，惟治肝也。

【出处】《金匮要略·藏府经络先后病脉证第一》

【释义】本条从人体内部脏腑相关的整体观念出发，论述杂病的治疗原则。见到肝实之病，应该认识到肝病最易传脾，在治肝的同时，要注意调补脾脏，这就是治其未病。如果一年四季脾气都很旺盛，则可不必补脾。普通的医生没有认识到五行克制、相传之理，见肝实之病，不调补脾脏，只治肝病。

【条文】夫肝之病，补用酸，助用焦苦，益用甘味之药调之。酸入肝，焦苦入心，甘入脾。脾能伤肾，肾气微弱，则水不行；水不行，则心火气盛，心火盛则伤肺；肺被伤，则金气不行；金气不行，则肝气盛。故实脾，则肝自愈。此治肝补脾之要妙也。肝虚则用此法，实则不在用之。

【出处】《金匮要略·藏府经络先后病脉证第一》

【释义】本条举肝病为例说明治病当分虚实。肝虚之病，补肝用酸味之药，加焦苦之药助力，用甘味药调和中气。酸味入肝，补肝用本味之药；焦苦入心，心为肝之子，子能令母实，所以用焦苦之药助之。肾的阴寒之水不亢而为害，则水不凌心，心的少火之气旺盛，则制约肺金，肺的邪气不致乘侮肝木，则肝之本气自盛。所以脾气健旺，有助于改善肝虚的病变。这就是治肝之病要补脾的精妙用法。肝虚之病则用此种治法，肝实之病则不用它。

【条文】虚虚实实，补不足，损有余，是其义也。余脏准此。

【出处】《金匮要略·藏府经络先后病脉证第一》

【释义】本条引用经文说明虚实的治法。虚证用泻法，会使虚者更虚；实证用补法，则使实者更实。正确的治法应该是虚证补其不足，实证损其有余。其他诸脏可以类推。

【条文】夫人禀五常，因风气而生长，风气虽能生万物，亦能害万物，如水能浮舟，亦能覆舟。若五脏元真通畅，人即安和。客气邪风，中人多死。千般疢难，不越三条：一者，经络受邪，入脏腑，为内所因也；二者，四肢九窍，血脉相传，壅塞不通，为外皮肤所中也；三者，房室、金刃、虫兽所伤。以此详之，病由都尽。

【出处】《金匮要略·藏府经络先后病脉证第一》

【释义】本条从人与自然密切相关的整体观念出发，论述疾病发生的原因。人受五行，依赖于自然界气候的正常而生长。万物生长化收藏，均有赖于自然界气候的正常。然而异常的气候也能伤害万物，就像水能浮舟，也能使舟倾覆。如果五脏真气充实，营卫通畅，抗病力强，邪气就不能逾越腠理屏障而侵害人体。能够令人致病的不正常的气候侵袭了人体，往往能致人死亡。疾病的种类虽多，原因不外三条，一是经络受邪之后，脏腑正气虚弱之人，很快传入脏腑，此为邪气乘虚入内；二是皮肤受邪，仅在血脉传注，使四肢九窍壅塞不通，其病在外；三是房室、金刃、虫兽所伤。疾病无外乎这三种原因。

【条文】若人能养慎，不令邪风干忤经络；适中经络，未流传脏腑，即医治之。四肢才觉重滞，即导引、吐纳、针灸、膏摩，勿令九窍闭塞；更能无犯王法、禽兽灾伤，房室勿令竭乏，服食节其冷、热、苦、酸、辛、甘，不遗形体有衰，病则无由入其腠理。腠者，是三焦通会元真之处，为血气所注；理者，是皮肤脏腑之文理也。

【出处】《金匮要略·藏府经络先后病脉证第一》

【释义】本条强调预防重于治疗和提倡早期治疗疾病的理念。若人能养生防病，邪气就不致侵犯经络；倘一时不慎，外邪入中经络，应趁其未传脏腑之时，及早医治。如四肢才觉重滞，即用导引、吐纳、针灸、膏摩等方法治疗，勿使九窍闭塞不通。不要犯法，防备禽兽等意外灾伤，平时对房事、饮食、起居等各方面，都能注意调节，使体力强壮，则一切致病因素自然无从侵入腠理。腠为三焦元真相会之处，也是气血流注的地方；理是皮肤脏腑的纹理。

【条文】病，医下之，续得下利清谷不止，身体疼痛者，急当救里；后身体疼痛，清便自调者，急当救表也。

【出处】《金匮要略·藏府经络先后病脉证第一》

【释义】本条论述表里同病时的先后缓急治则。病人患病后若被医生误用攻下之法，伤其脾胃，以致表证之身体疼痛未除，又出现腹泻不止，而且粪便如清水并伴有未消化的食物残渣，此时以里证为急，要赶快治疗里证；服药后，患者身体仍然疼痛，大便已正常，则应赶快治疗表证。

【条文】夫病痼疾加以卒病，当先治其卒病，后乃治其痼疾也。

【出处】《金匮要略·藏府经络先后病脉证第一》

【释义】本条论述新旧同病时的先后缓急治则。病人有难治的旧病，又有新得之病，一般当先治疗新病，后治疗难治的久病。

【条文】太阳病，发热无汗，反恶寒者，名曰刚痉。

　　　　太阳病，发热汗出，而不恶寒，名曰柔痉。

【出处】《金匮要略·痉湿暍病脉证治第二》

【释义】以上两条论述刚痉与柔痉两种痉病的区别。太阳病，表现为发热、无汗，反而怕冷，叫做刚痉；太阳病，表现为发热、出汗，而且不怕冷，叫做柔痉。

【条文】太阳病，其证备，身体强，几几然，脉反沉迟，此为痉，栝蒌桂枝汤主之。

【出处】《金匮要略·痉湿暍病脉证治第二》

【释义】本条论述柔痉的证治。太阳病，头项强痛、发热、恶寒、汗出、恶风等表证具备,出现筋脉强急,脉象反而沉迟,这是痉病,用栝蒌桂枝汤主治。

附:栝蒌桂枝汤方

栝蒌根二两　桂枝三两　芍药三两　甘草二两　生姜三两　大枣十二枚

【条文】太阳病,无汗而小便反少,气上冲胸,口噤不得语,欲作刚痉,葛根汤主之。

【出处】《金匮要略·痉湿暍病脉证治第二》

【释义】本条论述刚痉的证治。太阳病,无汗,而小便反少,无汗则邪不外达,小便少则邪不下行,气逆上冲胸间,牙关紧闭不能说话的,这是发痉之先兆,用葛根汤主治。

附:葛根汤方

葛根四两　麻黄三两(去节)　桂枝二两(去皮)　芍药二两　甘草二两(炙)　生姜三两　大枣十二枚

【条文】太阳病,关节疼痛而烦,脉沉而细者,此名湿痹。湿痹之候,小便不利,大便反快,但当利其小便。

【出处】《金匮要略·痉湿暍病脉证治第二》

【释义】本条论述湿痹的证候及治则。太阳病,表现为关节疼痛而烦扰不宁,脉象沉细的,这叫湿痹。除湿痹的证候,又有小便不通利,大便反而比平时快,应当用通利小便的方法治疗。

【条文】太阳中暍,发热恶寒,身重而疼痛,其脉弦细芤迟。小便已,洒洒然毛耸,手足逆冷,小有劳,身即热,口开,前板齿燥。若发其汗,则恶寒甚;加温针,则发热甚;数下之,则淋甚。

【出处】《金匮要略·痉湿暍病脉证治第二》

【释义】本条论述中暍的主要脉证及误治变证。太阳伤暑病,表现为发热、怕冷,身体困重而疼痛,其脉或见弦细,或见芤迟。小便后洒渐寒战,手足冰凉,稍有劳动,又即阳气外浮而身热,口开气喘,门齿干燥。若贸然发汗,则更伤阳气而恶寒加重;误加温针治疗,则发热益剧;若反复用攻下之法治疗,则更伤其阴,津液内竭,必致小便淋涩,较溺赤之症更甚。

【条文】百合病者,百脉一宗,悉致其病也。意欲食复不能食,常默默,欲卧不能卧,欲行不能行,饮食或有美时,或有不用闻食臭时,如寒无寒,如热无热,口苦,小便赤,诸药不能治,得药则剧吐利,如有神灵者,身形如和,其脉微数。

【出处】《金匮要略·百合狐惑阴阳毒病证治第三》

【释义】本条论述百合病的病因、证候及诊断。百合病是心肺阴虚为主的病变,因为肺主治节而朝百脉,若心肺阴虚成病,则百脉俱受其累,证候百出。百合病所表现的主要症状为病人想进饮食,但不能食,有时胃纳欠佳,有时又厌恶饮食,常默默不言,想睡觉又睡不安稳,想走路又不能走,有时吃饭睡觉很香,有时甚至不想闻到食物的气味,好像发冷又不冷,好像发热又不热,口苦,小便颜色发红,用各种药物治疗,效果都不显著,甚至服药后常见呕吐或下利,但从形体上观察则一如常人,并没有显著的病态,只是脉搏稍微有点快。

【条文】百合病见于阴者,以阳法救之;现于阳者,以阴法救之。见阳攻阴,复发其汗,此为逆;见阴攻阳,乃复下之,此亦为逆。

【出处】《金匮要略·百合狐惑阴阳毒病证治第三》

【释义】本条论述百合病的治疗原则。百合病,若表现出阴证的,并非阴盛,而是阳虚的,在治疗上酌用养阳之法;若表现为阳证的,并非阳盛,而是阴虚的,应以养阴之法治疗。若病见阳证,反而攻其阴,病不好又认为是阳盛而发其汗,这是错误的;若病见阴证,反而攻其阳,病不愈又认为阴盛而用攻下之法,这也是错误的。

【条文】夫风之为病,当半身不遂,或但臂不遂者,此为痹。脉微而数,中风使然。

【出处】《金匮要略·中风历节病脉证并治第五》

【释义】本条论述中风病的脉证以及与痹证的鉴别。中风之病常见半身不遂,假如仅见某一侧肢臂不遂的,则属于痹证。脉微且数,是中风病的脉象。

【条文】寸口脉浮而紧,紧则为寒,浮则为虚,寒虚相搏,邪在皮肤。浮者血虚,络脉空虚,贼邪不泻,或左或右,邪气反缓,正气即急,正气引邪,喎僻不遂。

邪在于络,肌肤不仁;邪在于经,即重不胜;邪入于府,即不识人;邪入于藏,舌即难言,口吐涎。

【出处】《金匮要略·中风历节病脉证并治第五》

【释义】本条论述中风病的病机和脉证。寸口脉浮而紧,紧为外感寒邪,浮为气血虚弱,寒邪乘虚搏结,邪气居于肌表,脉浮者血虚,导致络脉空虚,邪气留滞不去,乘虚居于身体左侧或右侧;受邪的一侧,松弛舒缓,无病的一侧相对的反见紧张拘急,缓者为急者所牵引,于是口眼喎斜。

邪中于络脉,则肌肤麻木不仁,邪中于经脉,则肢体沉重,邪气侵入腑,则神昏不识人;邪气侵入脏,则舌纵难言,口流涎沫。

【条文】寸口脉沉而弱,沉即主骨,弱即主筋,沉即为肾,弱即为肝。汗出入水中,如水伤心。历节黄汗出,故曰历节。

【出处】《金匮要略·中风历节病脉证并治第五》

【释义】本条论述肝肾不足、寒湿内侵的历节病机。寸口脉沉而弱,沉脉病主骨,弱脉病主筋,沉脉病在肾,弱脉病在肝。若汗出渗入水中,汗水相搏伤及心气,流注关节而肿痛,关节痛处溢出黄水,所以叫历节病。

【条文】诸肢节疼痛,身体魁羸,脚肿如脱,头眩短气,温温欲吐,桂枝芍药知母汤主之。

【出处】《金匮要略·中风历节病脉证并治第五》

【释义】本条论述风湿历节的证治。全身的肢节疼痛,身体瘦弱,两脚肿胀,且又麻木不仁,似乎要与身体脱离一样,头晕气短呕恶,心中郁郁不舒,用桂枝芍药知母汤主治。

【条文】血痹病从何得之?师曰:夫尊荣人,骨弱肌肤盛,重因疲劳汗出,卧不时动摇,加被微风,遂得之。但以脉自微涩,在寸口、关上小紧,宜针引阳气,令脉和,紧去则愈。

【出处】《金匮要略·血痹虚劳病脉证并治第六》

【释义】本条论述血痹的病因及脉象。血痹病是怎样得的呢?老师说:富贵人家多筋骨脆弱而外表丰满,稍事劳动则体疲汗出,睡眠辗转反侧不安,复受微风侵袭而得。仅以脉诊之,当脉微弱而带涩,寸口、关脉略紧,应该针刺引导阳气,使血脉调和,紧脉转和病即痊愈。

【条文】血痹,阴阳俱微,寸口关上微,尺中小紧,外证身体不仁,如风痹状,黄芪桂枝五物汤主之。

【出处】《金匮要略·血痹虚劳病脉证并治第六》

【释义】本条论述血痹的证治。血痹病人,阳气阴血俱虚,寸口关部脉来微弱,尺脉小中带紧,外在症状为身体麻木不仁,像风痹的症状,用黄芪桂枝五物汤主治。

附:黄芪桂枝五物汤方

黄芪三两　芍药三两　桂枝三两　生姜六两　大枣十二枚

【条文】夫男子平人,脉大为劳,极虚亦为劳。

【出处】《金匮要略·血痹虚劳病脉证并治第六》

【释义】本条论述虚劳病总的脉象。大凡男人外貌平和无病态,其脉象浮大的,是虚劳,脉象虚极无力的也是虚劳。

【条文】虚劳里急,悸,衄,腹中痛,梦失精,四肢酸疼,手足烦热,咽干口燥,小建中汤主之。

【出处】《金匮要略·血痹虚劳病脉证并治第六》

【释义】本条论述阴阳两虚的虚劳证治。虚劳证见腹部有挛急感,按之不硬,心悸,衄血,腹痛,梦遗失精,四肢酸疼,手足烦热,咽干口燥,用小建中汤主治。

　　附:小建中汤方

　　桂枝三两(去皮)　甘草三两(炙)　大枣十二枚　芍药六两　生姜三两胶饴一升

【条文】虚劳腰痛,少腹拘急,小便不利者,八味肾气丸主之。

【出处】《金匮要略·血痹虚劳病脉证并治第六》

【释义】本条论述肾阳不足的虚劳证治。虚劳病腰部疼痛,小腹拘急不舒,小便不畅利的,用八味肾气丸主治。

　　附:肾气丸方:

　　干地黄八两　山药　山茱萸各四两　泽泻　牡丹皮　茯苓各三两　桂枝　附子(炮)各一两

【条文】虚劳诸不足,风气百疾,薯蓣丸主之。

【出处】《金匮要略·血痹虚劳病脉证并治第六》

【释义】本条论述虚劳诸不足的治法。虚劳病人气血阴阳不足,因感风邪而致的各种疾病,用薯蓣丸主治。

　　附:薯蓣丸方

　　薯蓣三十分　当归　桂枝　曲　干地黄　豆黄卷各十分　甘草二十八分　人参七分　芎劳　芍药　白术　麦门冬　杏仁各六分　柴胡　桔梗　茯苓各五分　阿胶七分　干姜三分　白蔹两分　防风六分　大枣百枚(为膏)

【条文】虚劳虚烦不得眠,酸枣仁汤主之。

【出处】《金匮要略·血痹虚劳病脉证并治第六》

【释义】本条论述虚劳心烦失眠的证治。虚劳病虚热烦躁,不能正常睡眠,用酸枣仁汤主治。

附:酸枣仁汤方

酸枣仁两升 甘草一两 知母二两 茯苓二两 芎劳二两

【条文】热在上焦者,因咳为肺痿。肺痿之病,何从得之?师曰:或从汗出,或从呕吐,或从消渴,小便利数,或大便难,又被快药下利,重亡津液,故得之。曰:寸口脉数,其人咳,口中反有浊唾涎沫者何?师曰:为肺痿之病。若口中辟辟燥,咳即胸中隐隐痛,脉反滑数,此为肺痈,咳唾脓血。脉数虚者为肺痿,数实者为肺痈。

【出处】《金匮要略·肺痿肺痈咳嗽上气病脉证治第七》

【释义】本条论述肺痿的病因和肺痿、肺痈的脉证以及鉴别诊断。热邪位于上焦的病人,因为咳嗽而成肺痿,肺痿这种病,是怎么得的呢?老师说:或因发汗过多,或因呕吐不止,或因消渴病而小便频数,或因大便困难,又被攻利太过,导致严重损耗津液,津液伤则阴虚,阴虚则生内热,热灼肺叶而患肺痿。又问:病人寸口部脉象数,理应干咳,而反咳稠痰或稀痰,这是为什么呢?老师说:此为肺痿病,若口中干燥,咳嗽伴有胸中隐隐作痛,脉象反滑数,这是肺痈,咳嗽当吐脓血。脉数而虚者是肺痿,脉数而实者为肺痈。

【条文】肺痿吐涎沫而不咳者,其人不渴,必遗尿,小便数,所以然者,以上虚不能制下故也。此为肺中冷,必眩,多涎唾,甘草干姜汤以温之。若服汤已渴者,属消渴。

【出处】《金匮要略·肺痿肺痈咳嗽上气病脉证治第七》

【释义】本条论述虚寒肺痿的证治。患肺痿吐涎沫而不见咳嗽的,口不渴,一定有遗尿或小便频数,这是因为上焦虚冷,不能制约下焦,肺中虚寒,病人必有眩晕,用甘草干姜汤以温之。若服用此药后出现口渴,属消渴病。

附:甘草干姜汤方

甘草四两(炙) 干姜二两(炮)

【条文】咳而上气,喉中水鸡声,射干麻黄汤主之。

【出处】《金匮要略·肺痿肺痈咳嗽上气病脉证治第七》

【释义】本条论述寒饮郁肺的证治。咳嗽而气逆,喉中痰鸣声连连不绝,好像水鸡的叫声,用射干麻黄汤主治。

附:射干麻黄汤方

射干十三枚(一云三两) 麻黄四两 生姜四两 细辛三两 紫菀三两
款冬花三两 五味子半斤 大枣七枚 半夏大者八枚(洗)(一法半升)。

【条文】火逆上气,咽喉不利,止逆下气者,麦门冬汤主之。

【出处】《金匮要略·肺痿肺痈咳嗽上气病脉证治第七》

【释义】本条论述虚火咳喘的证治。肺胃之气俱逆,咽喉干燥不利,用止逆下气的麦门冬汤主治。

附:麦门冬汤方

麦门冬七升　半夏一升　人参三两　甘草二两　粳米三合　大枣十二枚

【条文】肺痈,喘不得卧,葶苈大枣泻肺汤主之。

【出处】《金匮要略·肺痿肺痈咳嗽上气病脉证治第七》

【释义】本条论述肺痈实证喘甚的治法。肺痈初期,因咳喘不能平卧,用葶苈大枣泻肺汤主治。

附:葶苈大枣泻肺汤方

葶苈(熬至黄色,捣丸如弹子大)　大枣十二枚

【条文】病有奔豚,有吐脓,有惊怖,有火邪,此四部病,皆从惊发得之。师曰:奔豚病,从少腹起,上冲咽喉,发作欲死,复还止,皆从惊恐得之。

【出处】《金匮要略·奔豚气病脉证治第八》

【释义】本条论述奔豚病的病因及症状。疾病有奔豚、吐脓、惊怖、火邪,这四种病,都是因为惊恐使精神受到刺激而发的。师曰:奔豚气的症状,发作时先从少腹起作痛,继而自觉有气从少腹上冲至心胸咽喉,此时病人极端痛苦,难以忍受,后即冲气渐渐平复,疼痛渐减,终至平复如常,这些症状都是从受惊恐而得的。

【条文】奔豚气上冲胸,腹痛,往来寒热,奔豚汤主之。

【出处】《金匮要略·奔豚气病脉证治第八》

【释义】本条论述肝郁奔豚病的证治。奔豚病,发作时气从少腹上冲胸部,腹部疼痛,并伴有寒热往来的症状,用奔豚汤主治。

附:奔豚汤方

甘草　芎藭　当归各二两　半夏四两　黄芩二两　生葛五两　芍药二两
生姜四两　甘李根白皮一升

【条文】发汗后,烧针令其汗,针处被寒,核起而赤者,必发奔豚,气从少腹上至心,灸其核上各一壮,与桂枝加桂汤主之。

【出处】《金匮要略·奔豚气病脉证治第八》

【释义】本条论述因误汗而发生奔豚病的证治。发汗后,用火针令其发

汗,寒邪从针处侵入,被针刺的地方红肿了,那么就会发奔豚病,气从少腹上冲,直至心下,外用一壮艾灸灸肿的地方,用桂枝加桂汤主治。

　　附:桂枝加桂汤方

桂枝五两　芍药三两　甘草二两(炙)　生姜三两　大枣十二枚

　　【条文】发汗后,脐下悸者,欲作奔豚,茯苓桂枝甘草大枣汤主之。

　　【出处】《金匮要略·奔豚气病脉证治第八》

　　【释义】本条论述水饮欲作奔豚的证治。发汗后,脐下筑筑动悸,有发生奔豚的趋势,用茯苓桂枝甘草大枣汤主治。

　　附:茯苓桂枝甘草大枣汤方

茯苓半斤　甘草二两(炙)　大枣十五枚　桂枝四两

　　【条文】夫脉当取太过不及,阳微阴弦,即胸痹而痛,所以然者,责其极虚也。今阳虚知在上焦,所以胸痹、心痛者,以其阴弦故也。

　　【出处】《金匮要略·胸痹心痛短气病脉证治第九》

　　【释义】本条从脉象论述胸痹、心痛的病机。诊脉应从脉象的太过不及来寻找病源,比如关前之寸脉微弱无力而关后之尺脉见弦象的,之所以如此,是因为其上焦阳气极虚,关前阳脉无力说明上焦阳气虚,关后阴脉弦说明下焦阴寒盛,阳虚阴盛就形成了胸痹心痛病。

　　【条文】胸痹之病,喘息咳唾,胸背痛,短气,寸口脉沉而迟,关上小紧数,栝蒌薤白白酒汤主之。

　　【出处】《金匮要略·胸痹心痛短气病脉证治第九》

　　【释义】本条论述胸痹的典型证候和主治方剂。胸痹病,见气喘、咳嗽、唾痰涎,胸背牵引作痛,呼吸气短,寸脉沉而迟,关脉小紧而数,用瓜蒌薤白白酒汤主治。

　　附:栝蒌薤白白酒汤方

栝蒌实一枚(捣)　薤白半斤　白酒七升

　　【条文】胸痹不得卧,心痛彻背者,栝蒌薤白半夏汤主之。

　　【出处】《金匮要略·胸痹心痛短气病脉证治第九》

　　【释义】本条论述痰涎壅塞胸中所致胸痹的证治。胸痹喘息咳唾不能平卧,心胸痛牵及背部的,用栝蒌薤白半夏汤主治。

　　附:栝蒌薤白半夏汤方

栝蒌实一枚　薤白三两　半夏半斤　白酒一斗

【条文】趺阳脉微弦,法当腹满,不满者必便难,两胠疼痛,此虚寒从下上也,当以温药服之。

【出处】《金匮要略·腹满寒疝宿食病脉证治第十》

【释义】本条论述虚寒性腹满的病因、辨证和治法。有腹部胀满之症,或不见腹部胀满,而见大便难,两胁疼痛,只要是属于虚寒的,趺阳脉总是微弦的。这是由于阳虚而寒从下上攻所致,应当用温药治疗。

【条文】腹满时减,复如故,此为寒,当与温药。

【出处】《金匮要略·腹满寒疝宿食病脉证治第十》

【释义】本条论述虚寒腹满的证治。病者腹部胀满,有时减轻,随之胀满如前,这是由于里寒所致,应当用温药治疗。

【条文】寒疝腹中痛,及胁痛里急者,当归生姜羊肉汤主之。

【出处】《金匮要略·腹满寒疝宿食病脉证治第十》

【释义】本条论述寒疝属于血虚的证治。寒疝病人腹内疼痛连及胁下,并有腹内拘急感的,用当归生姜羊肉汤主治。

【条文】趺阳脉浮而涩,浮则胃气强,涩则小便数,浮涩相搏,大便则坚,其脾为约,麻子仁丸主之。

【出处】《金匮要略·五藏风寒积聚病脉证并治第十一》

【释义】本条从趺阳脉象论述脾约的病机、症状和治法。趺阳候脾胃之气,其脉浮而涩,浮主胃热气盛,涩主脾脏津液不足,不能布津下输膀胱而小便频数,浮涩相搏结,因而大便干燥,为脾约证,用麻子仁丸主治。

附:麻子仁丸方

麻子仁二升　芍药半斤　枳实一斤　大黄一斤(去皮)　厚朴一尺(去皮)
杏仁一升(去皮尖、熬,别作脂)

【条文】肾着之病,其人身体重,腰中冷,如坐水中,形如水状,反不渴,小便自利,饮食如故,病属下焦,身劳汗出,衣(一作表)里冷湿,久久得之,腰以下冷痛,腹重如带五千钱,甘姜苓术汤主之。

【出处】《金匮要略·五藏风寒积聚病脉证并治第十一》

【释义】本条论述肾着病的成因和证治。肾着病所表现的症状,病人身体沉重,腰部冷,就像坐在水中,或腰肿如水状,口反不渴,小便正常,饮食和平时一样。本病的病位在下焦,多因劳动后汗出,衣服经常湿冷,久而久之而得此病,病人常感腰以下寒冷疼痛,像腰里带着五千钱那样沉重,用甘姜苓术汤主治。

附：甘姜苓术汤方

甘草 白术各二两 干姜 茯苓各四两

【条文】夫饮有四，何谓也？师曰：有痰饮，有悬饮，有溢饮，有支饮。

【出处】《金匮要略·痰饮咳嗽病脉证并治第十二》

【释义】本条论述饮病的分类。饮病有四种，是哪四种呢？老师说：有痰饮、悬饮、溢饮、支饮。

【条文】其人素盛今瘦，水走肠间，沥沥有声，谓之痰饮；饮后水流在胁下，咳唾引痛，谓之悬饮；饮水流行，归于四肢，当汗出而不汗出，身体疼痛重，谓之溢饮；咳逆倚息，短气不得卧，其形如肿，谓之支饮。

【出处】《金匮要略·痰饮咳嗽病脉证并治第十二》

【释义】本条论述痰饮、悬饮、溢饮、支饮的临床表现。病人从前身体壮实，现在消瘦，水在肠间流动，能听见沥沥的声音，这叫痰饮；水饮形成以后，停留积聚在胁下，咳嗽或吐痰时牵引胸胁疼痛的叫悬饮；水饮形成后，停积于内，又逐渐泛溢四肢，应当出汗时却不能出汗，身体感酸重疼痛的，叫溢饮；咳嗽气逆，不能平卧，周身轻度水肿，叫支饮。

【条文】病痰饮者，当以温药和之。

【出处】《金匮要略·痰饮咳嗽病脉证并治第十二》

【释义】本条论述痰饮病的治疗大法。痰饮病当以温药调和。

【条文】心下有痰饮，胸胁支满，目眩，苓桂术甘汤主之。

【出处】《金匮要略·痰饮咳嗽病脉证并治第十二》

【释义】本条论述痰饮（四饮之一）的证治。胃中有水饮，胸胁支撑胀满，头目眩晕，用苓桂术甘汤主治。

附：苓桂术甘汤方

茯苓四两 桂枝三两 白术三两 甘草二两

【条文】寸口脉浮而迟，浮即为虚，迟即为劳；虚则卫气不足，劳则荣气竭。趺阳脉浮而数，浮即为气，数即为消谷而大坚。气盛则溲数，溲数即坚，坚数相搏。即为消渴。

【出处】《金匮要略·消渴小便不利淋病脉证并治第十三》

【释义】本条论述消渴的病机。病人寸口脉浮而迟，浮是属虚证，迟是属过劳，虚是卫气不充足，劳是营气衰竭的表现。趺阳脉浮而数，浮为胃气有余,数为胃热亢盛,消谷善饥而大便坚结。胃气盛则小便数,小便数则大便更加坚硬,大便坚和小便数的症状同时出现,即为消渴病。

【条文】淋之为病,小便如粟状,小腹弦急,痛引脐中。

【出处】《金匮要略·消渴小便不利淋病脉证并治第十三》

【释义】本条论述淋病的症状。淋病的表现,小便排出如粟粒,小腹拘急紧张,疼痛牵引脐中。

【条文】淋家不可发汗,发汗则必便血。

【出处】《金匮要略·消渴小便不利淋病脉证并治第十三》

【释义】本条指出淋家的治疗禁忌。淋病患者不可用阳药发汗,发汗则必便血。

【条文】病有风水、有皮水、有正水、有石水、有黄汗。风水,其脉自浮,外证骨节疼痛,恶风;皮水,其脉亦浮,外证胕肿,按之没指,不恶风,其腹如鼓,不渴,当发其汗;正水,其脉沉迟,外证自喘;石水,其脉自沉,外证腹满不喘;黄汗,其脉沉迟,身发热,胸满,四肢头面肿,久不愈,必致痈脓。

【出处】《金匮要略·水气病脉证并治第十四》

【释义】本条总论水气病五种类型的脉证,并指出风水与皮水的治疗原则。水气病可分为风水、皮水、正水、石水、黄汗五种。风水病的症状是:脉浮,周身骨节疼痛,怕风;皮水可以见到肢体浮肿,被手指按压地方就凹陷下去,不恶风,腹部膨隆如鼓,口不渴,脉也呈浮象,这两种病可以用发汗的方法来治疗。正水的症状是:气喘、脉沉迟;石水则见腹部胀满,但不喘,脉沉;黄汗病可见全身发热,胸中满闷,四肢头面皆肿,脉沉迟,病情经久不愈,势必生痈作脓。

【条文】诸有水者,腰以下肿,当利小便;腰以上肿,当发汗乃愈。

【出处】《金匮要略·水气病脉证并治第十四》

【释义】本条指出水气病治疗的一般原则。治疗各种水气病的法则是:腰以下肿的,就用利小便的方法;腰以上肿的,用发汗的方法治疗。

【条文】寸口脉浮而缓,浮则为风,缓则为痹。痹非中风,四肢苦烦,脾色必黄,瘀热以行。

【出处】《金匮要略·黄疸病脉证并治第十五》

【释义】本条论述黄疸病的发病机制。寸口的脉象浮而缓,浮脉为有风热,缓脉主湿,虽脉见浮缓,但实非太阳中风证;病人四肢苦烦不安,脾主黄色,脾脏所蕴结的湿热转输于体表,就必然发生黄疸。

【条文】谷疸之为病,寒热不食,食即头眩,心胸不安,久久发黄为谷疸,茵陈蒿汤主之。

【出处】《金匮要略·黄疸病脉证并治第十五》

【释义】本条论述谷疸湿热证的证治。谷疸这种病,病人会出现恶寒发热,不想吃东西,食后就感头目眩晕,心胸部烦闷不适,时间久了,全身皮肤发黄而成为谷疸,用茵陈蒿汤治疗。

附:茵陈蒿汤方

茵陈蒿六两　　栀子十四枚　　大黄二两

【条文】衄家不可汗,汗出必额上陷,脉紧急,直视不能眴,不得眠。

【出处】《金匮要略·惊悸吐血下血胸满瘀血病脉证治第十六》

【释义】本条论述衄家禁汗及误汗的变证。素有衄血的病人,不可乱用汗法治疗,若误用汗法,会使额上肌肉塌陷不起,脉搏紧张拘急,两眼直视,不能自由转动,而且不能安稳入睡。

【条文】干呕,吐涎沫,头痛者,茱萸汤主之。

【出处】《金匮要略·呕吐哕下利病脉证治第十七》

【释义】本条论述胃虚停饮挟肝气上逆之干呕的证治。病人呕吐时有声无物,有时口吐涎沫,又有头痛的,用茱萸汤治疗。

附:茱萸汤方

吴茱萸一升　　人参三两　　生姜六两　　大枣十二枚

【条文】呕而肠鸣,心下痞者,半夏泻心汤主之。

【出处】《金匮要略·呕吐哕下利病脉证治第十七》

【释义】本条论述呕吐属于寒热错杂的证治。病人呕吐,肠鸣,又有心下痞满的,用半夏泻心汤治疗。

附:半夏泻心汤方

半夏半升(洗)　黄芩三两　干姜三两　人参三两　黄连一两　大枣十二枚
甘草三两(炙)

【条文】哕逆者,橘皮竹茹汤主之。

【出处】《金匮要略·呕吐哕下利病脉证治第十七》

【释义】本条论述胃虚有热而呃逆的治法。病人呃逆,用橘皮竹茹汤治疗。

附:橘皮竹茹汤方

橘皮二升　竹茹二升　大枣三十枚　生姜半斤　甘草五两　人参一两

【条文】热利下重者,白头翁汤主之。

【出处】《金匮要略·呕吐哕下利病脉证治第十七》

【释义】本条论述热利的证治。患湿热利而肛门重坠的病人,用白头翁汤治疗。

附:白头翁汤方

白头翁二两　黄连　黄柏　秦皮各三两

【条文】下利清谷,里寒外热,汗出而厥者,通脉四逆汤主之。

【出处】《金匮要略·呕吐哕下利病脉证治第十七》

【释义】本条论述寒厥下利、阴盛格阳的证治。病人水样腹泻,夹有不消化的食物残渣,这是里面有寒,外面有热,若汗出而四肢冰凉的,用通脉四逆汤治疗。

附:通脉四逆汤方

附子大者一枚(生用)　干姜三两(强人可四两)　甘草二两(炙)

【条文】肠痈者,少腹肿痞,按之即痛,如淋,小便自调,时时发热,自汗出,复恶寒。其脉迟紧者,脓未成,可下之,当有血。脉洪数者,脓已成,不可下也。大黄牡丹汤主之。

【出处】《金匮要略·疮痈肠痈浸淫病脉证并治第十八》

【释义】本条论述肠痈急症的辨证与治法。肠痈病人,少腹部肿胀而痞硬,按之有压痛,疼痛像淋病疼痛一样,小便正常,时常发热,出汗,又怕冷。脉沉紧,是痈脓未成,可用下法治疗,用大黄牡丹汤主治。服药后,可见大便色黑,瘀血由大便排出,肠痈可愈。如果脉象洪数的,为痈脓已经形成,就不能用下法治疗。

附:大黄牡丹汤方

大黄四两　牡丹一两　桃仁五十个　瓜子半升　芒硝三合

【条文】产后腹中疞痛,当归生姜羊肉汤主之;并治腹中寒疝虚劳不足。

【出处】《金匮要略·妇人产后病脉证治第二十一》

【释义】本条论述产后血虚里寒之腹痛的证治。妇人产后腹中绵绵作痛,用当归生姜羊肉汤治疗。此方还可以治疗腹中寒疝气痛和虚劳不足之症。

【条文】妇人中风，七八日续来寒热，发作有时，经水适断，此为热入血室。其血必结，故使如疟状，发作有时，小柴胡汤主之。

【出处】《金匮要略·妇人杂病脉证并治第二十二》

【释义】本条论述热入血室的证治。妇人患太阳中风证已经七八天，应无寒热，而今又继续恶寒发热，而且发作有一定时间规律，月经也见停止，这是邪热乘虚侵入血室。热与血结，所以病发如疟之少阳证，寒热发作有定时，用小柴胡汤治疗。

附：小柴胡汤方

柴胡半斤　黄芩三两　人参三两　甘草三两　半夏半斤　生姜三两
大枣十二枚

【条文】妇人咽中如有炙脔，半夏厚朴汤主之。

【出处】《金匮要略·妇人杂病脉证并治第二十二》

【释义】本条论述咽中痰凝气滞的证治。妇人自觉咽中像有烤肉块梗塞，有异物感，咯之不出，吞之不下，用半夏厚朴汤治疗。

附：半夏厚朴汤方

半夏一升　厚朴三两　茯苓四两　生姜五两　干苏叶二两

【条文】妇人藏躁，喜悲伤欲哭，象如神灵所作，数欠伸，甘麦大枣汤主之。

【出处】《金匮要略·妇人杂病脉证并治第二十二》

【释义】本条论述脏躁病的证治。妇人患脏躁病，无故悲伤哭泣，精神失常，像有神灵所使一样，频频打呵欠，伸懒腰，用甘麦大枣汤治疗。

附：甘草小麦大枣汤方

甘草三两　小麦一斤　大枣十枚

【条文】妇人腹中诸疾痛，当归芍药散主之。

【出处】《金匮要略·妇人杂病脉证并治第二十二》

【释义】本条论述妇人腹中诸痛的治法。妇人患各种腹痛证，可用当归芍药散治疗。

【条文】妇人腹中痛，小建中汤主之。

【出处】《金匮要略·妇人杂病脉证并治第二十二》

【释义】本条论述妇人脾胃阳虚里急腹痛的证治。妇人腹部疼痛，用小建中汤治疗。

四、温病经典应读

【条文】温邪上受,首先犯肺,逆传心包。肺主气属卫,心主血属营,辨营卫气血虽与伤寒同,若论治法,则与伤寒大异也。(1)

【出处】叶天士《温热论》

【释义】①上受:外邪由口鼻而入,侵犯人体;②逆传:邪不外解,则可由肺卫而内陷心包营分,因肺热内陷心营,为病情之急剧变化,病势重险,称为"逆传"。若上焦肺卫之邪,依次传入中焦阳明,称为"顺传"。

肺与心包同居上焦,主管全身卫气营血的运行。所谓"肺主气属卫,心主血属营",即指此而言。由于在生理上卫气与肺相通,营血为心所主,因此在温病过程中,肺与心包病变必然要影响到卫气营血的正常活动,而反映出表里深浅的不同病理变化。一般说,温邪犯肺病在卫分者,病情轻浅,传入气分者病情较重,逆传心包及病在营分者病情严重,深入血分则最为深重;温病为温邪上受所致,伤寒为感受风寒而成,两者病因性质完全不同,故初起治疗方法截然有异。

注:条文后括号内数字为原条文顺序编号(下同)。

【条文】盖伤寒之邪留恋在表,然后化热入里,温邪则热变最速。未传心包,邪尚在肺,肺主气,其合皮毛,故云在表。在表初用辛凉轻剂。挟风则加入薄荷、牛蒡之属,挟湿加芦根、滑石之流。或透风于热外,或渗湿于热下,不与热相搏,势必孤也。(2)

【出处】叶天士《温热论》

【释义】伤寒是外感寒邪所致,寒性阴凝,易伤阳气,化热较慢,所以初起邪恋在表,郁遏卫阳而呈现表寒见症,必待寒郁化热内传入里而转化成里热证候。温为阳邪,其性属热,热邪传变迅速,所以温邪在肺,每易逆传心包而致病情骤然加剧。温邪未传心包而尚在肺之际,其病多属表证,凡病邪在表,治疗总宜辛散之品透邪外达。因温为阳邪,故宜辛凉之剂以宣透肺卫邪热,温邪致病每易挟风邪或湿邪,而致风热相搏或湿与温合,风宜疏散,故挟风宜加透散之品,如薄荷、牛蒡之类,以使风从外解,湿宜分利,故挟湿宜加芦根、滑石等甘淡渗湿之品,以使湿从下泄。风邪外解,湿邪下泄,则温邪之势孤立,而病宜解除。

【条文】不尔,风夹温热而燥生,清窍必干,谓水主之气不能上荣,两阳相劫也。湿与温合,蒸郁而蒙蔽于上,清窍为之壅塞,浊邪害清也。其病有类伤寒,其验之之法,伤寒多有变证,温热虽久,在一经不移,以此为辨。(3)

【出处】叶天士《温热论》

【释义】如不按照上述的治疗原则,病情就会进一步发展。其中温热夹风的病证,由于热邪和风邪两种阳邪合在一起很容易化燥耗伤津液,津液不足就不能向上滋养头面清窍,会出现一些干燥的症状,这就是"两阳相劫"的后果。如湿邪与温邪相结合,湿热之气可以蒸郁而向上蒙蔽头面清窍的阳气,出现诸如面色淡黄、神情呆钝、耳聋等症状,这就是"浊邪害清"的后果。这类疾病的初起与伤寒初起有类似之处,其分辨之处在于:伤寒证初起留恋在表,然后化热入里,传入少阳、阳明或传入三阴,而且随着病邪的传变,证候的性质也起了变化;由于湿性黏滞,转化较慢,临床往往有较长时间证情无显著的变化,故说"伤寒多有变证,温热虽久,在一经不移",但这里所说"在一经不移",仅是相对伤寒而言,为说明其传变缓慢的情况,而并非绝对之词。

【条文】大凡看法,卫之后方言气,营之后方言血。在卫汗之可也,到气才可清气,入营犹可透热转气,如犀角、玄参、羚羊角等物。入血就恐耗血动血,直须凉血散血,如生地、丹皮、阿胶、赤芍等物。否则前后不循缓急之法,虑其动手便错,反致慌张矣。(8)

【出处】叶天士《温热论》

【释义】温病发展过程,总的看法是:卫分之后到气分,营分之后到血分。邪在卫分的治法以汗法为主,即疏表透邪;病邪传入气分才可以清泄气分之邪热;病邪传入营分后才可以透达营分邪热到气分,如用犀角、玄参、羚羊角等清营药物配合一些轻清透邪的药物,即透热转气;邪热到了血分就会耗伤阴血,血液妄动而出血,必须治以凉血散血,如用生地、牡丹皮、阿胶、赤芍等药物。不这样的话,就是不按照病变的阶段、性质和缓急采取相应的治法,恐怕一用药就会出现错误,反而造成慌张的局面。

【条文】热病救阴犹易,通阳最难。救阴不在血,而在津与汗;通阳不在温,而在利小便。然较之杂证,则有不同也。(9)

【出处】叶天士《温热论》

【释义】温病过程中,使用滋阴之法的机会甚多,而运用通阳之法较少。滋养之品性偏寒凉,施治于邪热渐退,阴津耗伤之证,阴液尚宜恢复,故"热病救阴犹易"。通阳之法一般温病无须用到,只有在湿温病中才有应用的机会。由于湿热留连,气机郁阻,既不能过于寒凉清热,以致湿邪不去,气机更不能舒展,亦不能滥用温运、苦燥化湿,以致助热伤津之弊,所以说"通阳最难"。温病救阴的目的并不是在于滋补阴血,而在于生津养液与防汗泄过多而损津液;温病通阳的目的并不在运用温药温补阳气,而在于化气利湿通利小便,水道通调则湿邪可从小便而去。因此温病治疗中"救阴"与"通阳"的意义与杂病有所不同。

【条文】再论三焦不得从外解,必致成里结。里结于何?在阳明胃与肠也。亦须用下法,不可以气血之分,就不可下也。但伤寒邪热在里,劫烁津液,下之宜猛;此多湿邪内搏,下之宜轻。伤寒大便溏为邪已尽,不可再下;湿温病大便溏为邪未尽,必大便硬,慎不可再攻也,以粪燥为无湿矣。(10)

【出处】叶天士《温热论》

【释义】再讨论一种三焦湿热之邪不能外解而形成里结的情况,里结在何处呢?是在阳明胃和肠。这时的治疗也应用通下之法,不能认为这是气分、血分的病变就不可以通下。《伤寒论》中所用的下法是针对邪热与燥屎结于肠腑,津液大量耗伤,所以攻下应力量较猛;这类病证属湿热与肠内积滞胶结肠腑,多见于湿温病,所用的通下力量应轻一些。前者在使用下法后,如大便已溏,提示病邪已祛,不可以再用下法;而湿温病出现大便溏是表示湿邪未尽,一定要大便转干而成形了,才提示湿邪已被清除,这时就不可以再用攻下之法了。

本节说明邪留三焦进一步发展而致里结阳明的治法,同时还对湿温与伤寒所用下法的区别进行了分析。

【条文】上燥治气,中燥增液,下燥治血。

【释义】"上燥治气"针对秋燥病初期,燥热郁闭肺气,燥伤肺之津液,治宜清热宣肺,甘寒滋润,调养肺之气阴;"中燥增液"针对郁滞在肺的燥热化火,移热于胃肠,导致胃肠津液耗损,治宜在清泄里热的同时,用甘凉濡润之品滋养胃肠的阴液;"下燥治血"针对病之后期,正虚邪盛,燥热化火传于下焦,耗损肝肾阴液,治宜滋养肝肾、填补真阴而奉养精血,此时当重用血肉有情之品。

【条文】湿热证,始恶寒,后但热不寒,汗出胸痞,舌白,口渴不引饮。(1)

自注:此条乃湿热证之提纲也。湿热病属阳明太阴经者居多,中气实则病在阳明,中气虚则病在太阴。(据《温热经纬》所辑)。

【出处】薛雪《湿热病篇》

【释义】湿温为湿热相兼之病,初起邪在于表,阳气为湿所遏,故感恶寒。同时,病者每有身热不扬、头痛身困等湿郁之象,与寒邪在表之证显有不同。胃为水谷之海,脾为湿土之脏,故湿温之邪最易侵犯脾胃,初起时邪尚在表,亦每多兼有胸脘痞闷、舌苔白腻、渴不欲饮等里湿证候。湿温初起可见恶寒,热势不甚,但后逐渐化热,热处湿中而留恋气分,其见症则为但热不寒、有汗不解,舌苔亦多由白腻而转为黄腻等。

【条文】湿热证,恶寒无汗,身重头痛,湿在表分。宜藿香、香薷、羌活、苍术皮、薄荷、牛蒡子等味。头不痛者,去羌活。(2)

【出处】薛雪《湿热病篇》

【释义】湿热病初起时,表现为恶寒、无汗、身体感到沉重、头痛等症状,这是湿邪伤表,卫阳被遏的结果。治疗当用藿香、香薷、羌活、苍术皮、薄荷、牛蒡子等药物,以宣透卫表、芳香化湿。其中羌活可祛风胜湿,如头不痛,提示不夹风邪,所以不必用羌活。此为湿邪伤表而尚未化热之候。

湿伤于表,卫阳为之所遏,故恶寒无汗。湿为阴邪,其性黏腻重着,气机被困,则头痛身重。湿邪在表,尚未化热,则性近于寒,故用芳香辛散之品,以化湿而透邪向外。

【条文】湿热证,恶寒发热,身重,关节疼痛,湿在肌肉,不为汗解。宜滑石、大豆黄卷、茯苓皮、苍术皮、藿香叶、鲜荷叶、白通草、桔梗等味。不恶寒者,去苍术皮。(3)

【出处】薛雪《湿热病篇》

【释义】湿热病初起时,表现为恶寒发热、身体沉重、关节疼痛,这是湿热之邪犯于肌表,因湿属阴邪,所以即使有汗,这些症状也不能解除,由于湿邪已有化热之象,所以治疗当用滑石、大豆黄卷、茯苓皮、苍术皮、藿香叶、鲜荷叶、白通草、桔梗等药物,在宣表化湿的同时,兼清泄邪热,如无恶寒,提示卫表之湿不甚,可去苍术皮,以免过于温燥。

此为湿热伤表之候,故亦有恶寒、身重等症。而湿已化热,故见发热。脾主四肢肌肉,湿着肌肉,故身重关节疼痛。湿性黏滞,故热不为汗衰。前证湿为化热,故以藿香、鲜荷叶、苍术等芳香化湿;湿已化热,湿中蕴热,故用滑石、豆卷、茯苓皮、通草等淡渗之品以利湿泄热。

【条文】湿热证,数日后脘中微闷,知饥不食,湿邪蒙绕三焦。宜藿香叶、薄荷叶、鲜荷叶、枇杷叶、佩兰叶、芦尖、冬瓜仁等味。(9)

【出处】薛雪《湿热病篇》

【释义】湿热病经过一段时间后,已知饥饿,但胃脘部仍微闷而不能食,这是尚有余湿蒙绕在三焦,胃气未醒之故。治疗当用藿香叶、薄荷叶、鲜荷叶、枇杷叶、佩兰叶、芦尖、冬瓜仁等药物芳化余湿而醒胃气。

此为湿热余邪蒙蔽清阳,胃气未醒,故脘中微闷知饥,饿而不喜饮食。宜用轻清之品,轻开上焦气机,以藿香、薄荷、鲜荷叶、枇杷叶、佩兰、芦尖(王孟英认为是芦根)、冬瓜仁等,芳香化湿,轻清化浊,祛除余邪。

【条文】头痛恶寒,身重疼痛,舌白不渴,脉弦细而濡,面色淡黄,胸闷不饥,午后身热,状若阴虚,病难速已,名曰湿温。汗之则神昏耳聋,甚则目瞑不欲言,下之则洞泄,润之则病深不解。长夏深秋冬日同法,三仁汤主之。(上焦篇43)

【出处】吴瑭《温病条辨》

【释义】在发病之初,病人有头痛,恶寒,身体困重而疼痛,舌苔白腻,口不渴,脉象弦细而濡,面色淡黄,胸闷不适,没有饥饿感,午后发热较显著,与阴虚发热相类似。这种病难以很快治愈,称为湿温。对这种病的治疗,如果误用辛温发汗的方法,可导致神志昏蒙、耳聋、甚至两目闭合而不想说话;如果误用了攻下,可引起大便泻利不止;如果误用了滋润养阴,可导致病邪深痼而难以解除。对这种病证的治疗,不论发生于长夏、深秋,还是在冬天,都用同一治法,可用三仁汤治疗。

【条文】面目俱赤,语声重浊,呼吸俱粗,大便闭,小便涩,舌苔老黄,甚则黑有芒刺,但恶热,不恶寒,日晡益甚者,传至中焦,阳明温病也。脉浮洪躁甚者,白虎汤主之;脉沉数有力,甚则脉体反小而实者,大承气汤主之。暑温、湿温、温疟不在此例。(中焦篇1)

【出处】吴瑭《温病条辨》

【释义】温热之邪传入阳明气分,必然出现阳明里热亢盛见症。主要表现有颜面及眼白发红,说话声音重浊,呼气和吸气都很粗大,大便秘结不通,小便短赤不畅,舌苔呈老黄色,甚至色黑而粗糙起刺,但恶热不恶寒,热势到傍晚尤甚等。但具体分之,又有阳明经证和腑证的不同:阳明经证系阳明无形邪热亢盛,充斥表里,故其脉形浮洪燥甚,治疗当用白虎汤清之;阳明腑证系热邪与燥屎结于肠腑,故其脉形沉数有力,甚则小而实,治疗当用大承气汤下之。但攻下之法易耗阴伤正,用时宜慎。暑温、湿温、温疟不在这个范围内。

【条文】阳明温病,下之不通,其证有五:应下失下,正虚不能运药,不运药者死,新加黄龙汤主之。喘促不宁,痰涎壅滞,右寸实大,肺气不降者,宣白承气汤主之。左尺牢坚,小便赤痛,时烦渴甚,导赤承气汤主之。邪闭心包,神昏舌短,内窍不通,饮不解渴者,牛黄承气汤主之。津液不足,无水舟停者,间服增液,再不下者,增液承气汤主之。(中焦篇17)

【出处】吴瑭《温病条辨》

【释义】阳明温病,使用攻下法后大便仍然不通,其原因和病证大致有以下五种:一是原本应当用攻下法治疗的病证,因为没有及时攻下,导致机体正气严重损伤而不能运化吸收药力,所以投用的攻下方药不能产生作用,常常可造成死亡,应当用新加黄龙汤治疗。二是病人出现气急喘促,坐卧不安,喉中痰涎壅阻不畅,脉象见右寸实大,这种病证的原因是热结肠腑、肺气不能肃降,可用宣白承气汤治疗。三是脉象见左尺坚牢,并伴有小便色红赤,尿时涩痛,时常感到心烦口渴,此时宜投导赤承气汤治疗。四是由于热邪内阻心包、机窍堵闭不通,出现神志昏迷,舌短缩,口渴而饮水不能解渴,宜用牛黄承气汤治疗。五是因为肠道津液不足,大便的传送受到障碍而引起便秘,就像河道中无水致使船舶不能行驶一样,即所谓"无水舟停"。对这种情况可以先服增液汤,如果服后仍然不解大便,应以增液承气汤治疗。

【条文】脉缓身痛,舌淡黄而滑,渴不多饮,或竟不渴,汗出热解,继而复热。内不能运水谷之湿,外复感时令之湿,发表攻里,两不可施,误认伤寒,必转坏证。徒清热则湿不退,徒祛湿则热愈炽,黄芩滑石汤主之。(中焦篇63)

【出处】吴瑭《温病条辨》

【释义】湿温病过程中,出现脉缓,身体疼痛,舌苔淡黄而滑,口渴而饮水不多,或竟不觉口渴,发热、出汗后热势下降,但不久又再度发热。这是由于脾胃不能运化水谷而内生湿邪,同时又外感了时令的湿邪,内外湿邪相合致病。对于这种病证的治疗,既不能用解表法又不能用攻下法,如果误认为是伤寒而用解表攻里法治疗,必然转成难以治疗的坏证。如果单纯用清热法治疗,则湿邪不能祛除,如果只用祛湿法治疗,则热势必然更加炽烈,宜用黄芩滑石汤清热利湿治疗,气化则湿化,小便利则火腑通而热自清。

【条文】风温、温热、温疫、温毒、冬温,邪在阳明久羁,或已下,或未下,身热面赤,口干舌燥,甚则齿黑唇裂,脉沉实者,仍可下之;脉虚大,手足心热甚于手足背者,加减复脉汤主之。(下焦篇1)

【出处】吴瑭《温病条辨》

【释义】风温、温热、温疫、温毒、冬温等温病,邪热在中焦阳明阶段久留不解,无论已经使用下法或尚未运用下法,症状表现为身热不退,面部红赤,口中发干,舌体干燥少津,病情严重的还可见到牙齿焦黑,口唇干裂。若脉象沉实有力的,仍可运用下法治疗。若脉象虚大无力,手心和脚心部位的温度明显高于手背和脚背的,则应用加减复脉汤治疗。

温邪在中焦留连过久,阳明之热,未有不耗及少阴之阴的。此时里热亢盛,故见身热面赤;阴液耗伤,故见口干舌燥,甚则齿黑唇裂。若属热结在里,其脉沉实。此时治法,如审其后之处理。如果是邪热少而虚热多,中无粪结,而症见手足心热甚于手足背,脉虚大,就不可妄用下法,否则必竭其阴而速其死。必须以复脉汤为基本方,迅速复其真阴,能得阴复阳留,病人就可以得到挽救。

【条文】治外感如将(兵贵神速,机圆法活,去邪务尽,善后务细,盖早平一日,则人少受一日之害),治内伤如相(坐镇从容,神机默运,无功可言,无德可见,而人登寿域)。治上焦如羽(非轻不举),治中焦如衡(非平不安),治下焦如权(非重不沉)。(卷四·杂说)

【出处】吴瑭《温病条辨》

【释义】治疗上焦的病变,在用药时要如同羽毛那样(不用轻浮上升的药物就不能上举而达到在上的病位);治疗中焦的病变,所用药物要如同秤杆应保持平衡一样(如不能平衡就不能得到安定);治疗下焦的病变,在用药时如同秤上的砣一样(不用性质沉重的药物就不能直达在下的病位)。

邪在上焦,法取轻清,如桑菊、银翘、栀豉之类。不要操之过急,而用苦重之剂,过重反过病所。邪在中焦,邪势较盛,必须以祛邪为主,以削平其邪,如白虎、承气之类。同时中焦病尚多湿热为患,亦须清热化湿,以归于平,如王氏连朴饮之类。邪在下焦,此时肝肾真阴大伤,必须厚味滋填或介石重镇,如诸甲复脉、大小定风珠之类,以填补肝肾之阴或镇肝息风。

第二节 提 高 选 读

一、《内经》选读

【条文】春三月,此谓发陈,天地俱生,万物以荣,夜卧早起,广步于庭,被发缓形,以使志生,生而勿杀,予而勿夺,赏而勿罚,此春气之应,养生之道也。逆之则伤肝,夏为寒变,奉长者少。

夏三月,此谓蕃秀,天地气交,万物华实,夜卧早起,无厌于日,使志无怒,使华英成秀,使气得泄,若所爱在外,此夏气之应,养长之道也。逆之则伤心,秋为痎疟,奉收者少,冬至重病。

秋三月,此谓容平,天气以急,地气以明,早卧早起,与鸡俱兴,使志安宁,以缓秋刑,收敛神气,使秋气平,无外其志,使肺气清,此秋气之应,养收之道也。逆之则伤肺,冬为飧泄,奉藏者少。

冬三月,此谓闭藏,水冰地坼,无扰乎阳,早卧晚起,必待日光,使志若伏若匿,若有私意,若已有得,去寒就温,无泄皮肤,使气亟夺,此冬气之应,养藏之道也。逆之则伤肾,春为痿厥,奉生者少。

【出处】《素问·四气调神大论》

【释义】①发陈:即推陈出新的意思,春季阳气生发,万物复苏,植物萌生的大自然景象。②生而勿杀,予而勿夺,赏而勿罚:调摄人的精神情志,犹如保护万物的生机,不可滥行杀伐,要多施与,少敛夺,多奖励,少惩罚,向大自然施以爱心。③寒变:由于春季失于调摄,生长之气不足所致的寒性病变。④蕃秀:蕃,即繁茂、茂盛;秀,即秀丽;蕃秀,即繁茂秀丽的意思。⑤天地气交,万物华实:天地阴阳之气交合,万物繁茂充实。⑥使华英成秀:使人的精神饱满,以适应夏气成其秀美。⑦荣平:秋季万物成熟,形态平定不再生长的自然景象。⑧天气以急,地气以明:秋季风清劲急,万物萧条,山川清肃景净。⑨使志安宁,以缓秋刑:使神志安宁平静,以避秋季肃杀之气。⑩飧泄:是消化不良而导致泻泄的一种疾病。⑪闭藏:冬季阳气内伏,万物潜藏的自然景象。⑫无泄皮肤,使气亟夺:冬季不要使皮肤过多出汗,导致阳气频繁耗伤。⑬痿厥:四肢软弱无力而逆冷的病证,包括痿证和厥证。

春季的三个月,谓之发陈,是推陈出新,生命萌发的时令。天地自然,都富有生气,万物显得欣欣向荣。此时,人们应该入夜即睡眠,早些起身,披散开头发,解开衣带,使形体舒缓,放宽步子,在庭院中漫步,使精神愉快,胸怀开畅,保持万物的生机。不要滥行杀伐,多施与,少敛夺,多奖励,少惩罚,这是适应春季的时令,保养生发之气的方法。如果违逆了春生之气,便会损伤肝脏,使提供给夏长之气的条件不足,到夏季就会发生寒性病变。

夏季的三个月,谓之蕃秀,是自然界万物繁茂秀美的时令。此时,天气下降,地气上腾,天地之气相交,植物开花结实,长势旺盛,人们应该在夜晚睡眠,早早起身,不要厌恶长日,情志应保持愉快,切勿发怒,要使精神之英华适应夏气以成其秀美,使气机宣畅,通泄自如,精神外向,对外界事物有浓厚的兴趣。这是适应夏季的气候,保护长养之气的方法。如果违逆了夏长之气,就会损伤心脏,使提供给秋收之气的条件不足,到秋天容易发生疟疾,冬天再次发生疾病。

秋季的三个月,谓之容平,自然景象因万物成熟而平定收敛。此时,天高风急,地气清肃,人应早睡早起,和鸡的活动时间相仿,以保持神志的安宁,减缓秋季肃杀之气对人体的影响;收敛神气,以适应秋季容平的特征,不使神思外驰,以保持肺气的清肃功能,这就是适应秋令的特点而保养人体收敛之气的方法。若违逆了秋收之气,就会伤及肺脏,使提供给冬藏之气的条件不足,冬天就要发生飧泄病。

冬天的三个月,谓之闭藏,是生机潜伏,万物蛰藏的时令。当此时节,水寒成冰,大地开裂,人应该早睡晚起,待到日光照耀时起床才好,不要轻易地扰动阳气，妄事操劳，要使神志深藏于内，安静自若，好像有个人的隐秘，严守而不外泄，又像得到了渴望得到的东西，把它密藏起来一样；要躲避寒冷，求取温暖，不要使皮肤开泄而令阳气不断地损失，这是适应冬季的气候而保养人体闭藏机能的方法。违逆了冬令的闭藏之气，就要损伤肾脏，使提供给春生之气的条件不足，春天就会发生痿厥之疾。

【条文】人生十岁，五藏始定，血气已通，其气在下，故好走。二十岁，血气始盛，肌肉方长，故好趋。三十岁，五藏大定，肌肉坚固，血脉盛满，故好步。四十岁，五藏六府，十二经脉，皆大盛以平定，腠理始疏，荣华颓落，发颁斑白，平盛不摇，故好坐。五十岁，肝气始衰，肝叶始薄，胆汁始灭，目始不明。六十岁，心气始衰，若忧悲，血气懈惰，故好卧。七十岁，脾气虚，皮肤枯。八十岁，肺气衰，魄离，故言善误。九十岁，肾气焦，四藏经脉空虚。百岁，五藏皆虚，神气皆去，形骸独居而终矣。

【出处】《灵枢·天年》

【释义】①其气在下：气，指人体生长的气，藏于肾，自下而升。人生十岁，此气刚开始兴盛，是生长发育的开始，所以说其气在下。②走、趋、步：《释名》曰："徐行曰步，疾行曰趋，疾趋曰走"。③四藏：指肝、心、脾、肺四脏。

人生长到十岁的时候，五脏开始发育到一定的健全程度，血气的运行畅通，其气在下，所以喜动而好走。人到二十岁，血气开始充盛，肌肉也正在发达，所以行动更为敏捷，走路也快。人到三十岁，五脏已经发育强健，全身的肌肉坚固，血气充盛，所以步履稳重，爱好从容不迫地行走。人到四十岁，五脏六腑十二经脉，都很健全已到了不能再继续盛长的程度，从此腠理开始疏松，颜面的荣华逐渐衰落，鬓发开始花白，经气由平定盛满已到了不能再向上发展的阶段，精力已不十分充沛，所以好坐。人到五十岁，肝气开始衰退，肝叶薄弱，胆汁也减少，所以两眼开始昏花。人到六十岁，心气开始衰弱，会经常忧愁悲伤，血气已衰，运行不利，形体惰懈，所以好卧。人到七十岁，脾气虚弱，皮肤干枯。人到八十岁时，肺气衰弱，不能藏魄，言语也时常发生错误。人到九十岁，肾气也要枯竭了，其他四脏经脉的血气也都空虚了。到了百岁，五脏的经脉都已空虚，五脏所藏的神气都消失了，只有形骸存在而死亡。

【条文】帝曰：调此二者，奈何？岐伯曰：能知七损八益，则二者可调，不知用此，则早衰之节也。年四十，而阴气自半也，起居衰矣；年五十，体重，耳目不聪明矣；年六十，阴萎，气大衰，九窍不利，下虚上实，涕泣俱出矣。故曰：知之则强，不知则老，故同出而名异耳。智者察同，愚者察异。愚者不足，智者有余；有余而耳目聪明，身体轻强，老者复壮，壮者益治。是以圣人为无为之事,乐恬惔之能,从欲快志于虚无之守,故寿命无穷,与天地终。此圣人之治身也。

【出处】《素问·阴阳应象大论》

【释义】①二者:指阴阳。②同出而名异:生命同出于天地阴阳之精气,结果却强老之名不同。③智者察同,愚者察异:明智之人,通过观察知凡人之精气同源于天地;愚钝之人,通过观察只见到人有壮、老、寿、夭的不同现象。④从欲快志于虚无之守:乐于保持恬淡的情态,居守于快乐自如的虚无境界。

黄帝问:那么,怎样才能使阴阳得以调和呢? 岐伯答:能够知晓七损八益的道理,就可以做到阴阳调和。不能借用七损八益,就会早早衰弱。就一般人来说,年到四十,阴气已经减了一半,起居动作,就显得衰退了;到了五十岁,就身体笨重、耳不聪、目不明了;到了六十岁,阴痿,气大衰,九窍功能减退,阴虚于下,阳浮于上,流鼻涕,淌眼泪都出现了。所以说,懂的人,就强健;不懂的人,就衰老。同样都活在世上,结果却不相同。聪明的人洞察一般规律;愚蠢的人,却看到的仅是个别。愚蠢的人,常感到体力不足;聪明的人,却感到精力有余。精力有余,就会耳聪目明,身轻体壮。即使身体本已衰老,也可以焕发青春;本来就强壮的人,就更强壮了。所以圣人为无为之事,以恬静为快乐,在清虚的环境寻求最大的幸福,因此,他的寿命就无穷尽,与天地同寿。这就是圣人的养生方法啊!

【条文】升已而降,降者谓天;降已而升,升者谓地。天气下降,气流于地,地气上升,气腾于天。故高下相召,升降相因,而变作矣。

【出处】《素问·六微旨大论》

【释义】①更用:相互作用。②相召:相互召唤、配合。③相因:互为因果。

地气可以上升,但升到极点就要下降,而下降乃是天气的作用;天气可以下降,但降到极点就要上升,而上升乃是地气的作用。天气下降,其气乃流荡于地;地气上升,其气乃蒸腾于天。由于天气和地气的相互招引,上升和下降的相互为因,天气和地气才能不断地发生变化。

【条文】食气入胃,散精于肝,淫气于筋。食气入胃,浊气归心,淫精于脉。脉气流经,经气归于肺,肺朝百脉,输精于皮毛。毛脉合精,行气于府,府精神明,留于四藏,气归于权衡。权衡以平,气口成寸,以决死生。

【出处】《素问·经脉别论》

【释义】①淫气于筋:肝主筋,谷食之气散于肝而濡养于筋。②浊气:指谷食之气中的浓稠的部分。③淫精于脉:水谷精气中浓稠的部分归入于心,心中精气满溢，再将精气输入于血脉之中。④行气于府：即精气行于血脉之中的意思。⑤府精神明，留于四藏：指经脉中的精气，正常运行而不紊乱，流行输布于肝、心、脾、肾四脏。⑥气归于权衡：言精气化为血气入于血脉，精气的敷布要保持平衡的生理状态。⑦气口成寸，以决死生：肺朝百脉，脏腑之气皆显现于气口，故气口可诊脏腑之气血盛衰及病变。

五谷入胃，其所化生的一部分精微之气输散到肝脏，再由肝将此精微之气滋养于筋。五谷入胃，其所化生的精微之气，注入于心，再由心将此精气滋养于血脉。血气流行在经脉之中，到达于肺，肺又将血气输送到全身百脉中去，最后把精气输送到皮毛。皮毛和经脉的精气汇合，又还流归入于脉，脉中精微之气，通过不断变化，周流于四脏。这些正常的生理活动，都要取决于气血阴阳的平衡。气血阴阳平衡，则表现在气口的脉搏变化上，气口的脉搏，可以判断疾病的死生。

【条文】饮入于胃，游溢精气，上输于脾，脾气散精，上归于肺，通调水道，下输膀胱。水精四布，五经并行。合于四时五藏阴阳，揆度以为常也。

【出处】《素问·经脉别论》

【释义】①合于四时五藏阴阳：水谷精气在人体的输布、运行是同四时五脏的阴阳变化相适应的。②揆度以为常也：诊察人体时，要以上述原则作为常规大法。

水液入胃以后，游溢布散其精气，上行输送于脾，经脾对精微的布散转输，上归于肺，肺主清肃而司治节，肺气运行，通调水道，下输于膀胱。如此则水精四布，外而布散于皮毛，内而灌输于五脏之经脉，并能合于四时寒暑的变易和五脏阴阳的变化。做出适当的调节，这就是经脉的正常生理现象。

【条文】帝曰：脾病而四支不用，何也？岐伯曰：四支皆禀气于胃，而不得至经，必因于脾，乃得禀也。今脾病不能为胃行其津液，四支不得禀水谷气，气日以衰，脉道不利，筋骨肌肉，皆无气以生，故不用焉。

【出处】《素问·太阴阳明论》

【释义】黄帝问：脾病会引起四肢功能丧失，这是什么道理？岐伯说：四肢都要承受胃中水谷精气以濡养，但胃中精气不能直接到达四肢经脉，必须依赖脾气的传输，才能营养四肢。如今脾有病不能为胃输送水谷精气，四肢失去营养，则经气日渐衰减，经脉不能畅通，筋骨肌肉都得不到濡养，因此四肢便丧失正常的功能了。

【条文】帝曰：脾不主时，何也？岐伯曰：脾者土也，治中央，常以四时长四藏,各十八日寄治,不得独主于时也。脾藏者,常著胃土之精也。土者,生万物而法天地,故上下至头足,不得主时也。

【出处】《素问·太阴阳明论》

【释义】黄帝问:脾脏不能主旺一个时令,是什么道理? 岐伯说:脾在五行中属土,主管中央之位,分旺于四时以长养四脏,在四季之末各寄旺十八日,故脾不单独主旺于一个时令。由于脾脏经常为胃土传输水谷精气,譬如天地养育万物一样无时或缺的。所以它能从上到下,从头到足,输送水谷之精于全身各部分,而不专主旺于一时季。

【条文】帝曰:脾与胃以膜相连耳,而能为之行其津液,何也? 岐伯曰:足太阴者,三阴也,其脉贯胃属脾络嗌,故太阴为之行气于三阴。阳明者,表也,五藏六府之海也,亦为之行气于三阳。藏府各因其经而受气于阳明,故为胃行其津液。四支不得禀水谷气,日以益衰,阴道不利,筋骨肌肉无气以生,故不用焉。

【出处】《素问·太阴阳明论》

【释义】黄帝问:脾与胃仅以一膜相连,而脾能为胃转输津液,这是什么道理? 岐伯说:足太阴脾经,属三阴,它的经脉贯通到胃,连属于脾,环绕咽喉,故脾能把胃中水谷之精气输送到手足三阴经。足阳明胃经,为脾经之表,是供给五脏六腑营养之处,故胃也能将太阴之气输送到手足三阳经。五脏六腑各通过脾经以接受胃中的精气,所以说脾能为胃运行津液。如四肢得不到水谷精气的滋养,经气便日趋衰减,脉道不通,筋骨肌肉都失却营养,因而也就丧失正常的功用了。

【条文】天之在我者德也,地之在我者气也,德流气薄而生者也。故生之来谓之精,两精相搏谓之神,随神往来者谓之魂,并精而出入者谓之魄,所以任物者谓之心,心有所忆谓之意,意之所存谓之志,因志而存变谓之思,因思而远慕谓之虑,因虑而处物谓之智。故智者之养生也,必顺四时而适寒暑,和喜怒而安居处,节阴阳而调刚柔,如是则僻邪不至,长生久视。

【出处】《灵枢·本神》

【释义】①德:天地万物的运化规律,如四季更替、万物盛衰的自然变化。②德流气薄而生者也:天德下流,地气上交,阴阳相错,升降相因,始有生化之机,产生生命。这是古人的自然观和生命观。③随神往来者谓之魂:魂是神支配下的意识活动,如梦寐恍惚,变幻游行之境皆是。④并精而出入者谓之魄:魄是以精为物质基础的生理本能,如感知和动作等。⑤任物:主管认识事物和处理事物。⑥僻邪:即致病的邪气。

天所赋予人的是"德"(如自然界的气候、日光雨露等),地所赋予人的是"气"(如地面上的物产)。因此,由于天之德下行与地之气上交,阴阳相结合,使万物化生,人才能生存。人之生命的原始物质,叫精;男女交媾,两精结合而成的生机,叫神;随从神气往来的精神活动,叫魂;从乎精的先天本能,叫魄;脱离母体之后,主宰生命活动的,叫心;心里忆念而未定的,叫意;主意已考虑决定,叫志;根据志而反复思考,叫思;思考范围由近及远,叫虑;通过考虑后而毅然处理,叫智。所以聪明的人保养身体,必定是顺从四时节令变化,来适应气候的寒暑,不让喜怒过度,注意正常的饮食起居,节制阴阳的偏颇,调剂刚柔的活动。这样,四时不正的邪气也难以侵袭,从而能够获得长寿而不易衰老。

【条文】心怵惕思虑则伤神,神伤则恐惧自失。破䐃脱肉,毛悴色夭,死于冬。脾愁忧而不解则伤意,意伤则悗乱,四支不举,毛悴色夭,死于春。肝悲哀动中则伤魂,魂伤则狂忘不精,不精则不正,当人阴缩而挛筋,两胁骨不举,毛悴色夭,死于秋。肺喜乐无极则伤魄,魄伤则狂,狂者意不存人,皮革焦,毛悴色夭,死于夏。肾盛怒而不止则伤志,志伤则喜忘其前言,腰脊不可以俯仰屈伸,毛悴色夭,死于季夏;恐惧而不解则伤精,精伤则骨痠痿厥,精时自下。是故五藏主藏精者也,不可伤,伤则失守而阴虚,阴虚则无气,无气则死矣。是故用针者,察观病人之态,以知精神魂魄之存亡,得失之意,五者以伤,针不可以治之也。

【出处】《灵枢·本神》

【释义】①怵惕:惊恐不安。流淫:指滑精。②动中:动摇内脏使其不安。③自失:精神不能自控。④破䐃脱肉:形容肌肉极度消瘦。⑤死于冬:按五行配属,心属火,冬季为水,而水克火,心气在冬季受克更为虚弱,属于心的病症就会加重,如果不能耐受将会死亡。以下的"死于春""死于秋""死于夏"也为同理。⑥悗乱:心胸郁闷烦乱之意。⑦狂忘不精,不精则不正:即狂妄、愚钝,言行举止失常。⑧意不存人:精神失常,旁若无人状。

心因恐惧和思虑太过而伤及所藏之神,神伤便会时时恐惧,不能自主,久而大肉瘦削,皮毛憔悴,气色枯夭,死亡在冬季。脾因忧愁不解而伤及所藏之意,意伤便会胸膈烦闷,手足无力举动,皮毛憔悴,气色枯夭,死亡在春季。肝因悲哀太过而伤及所藏的魂,魂伤便会狂妄而不能精明,举动失常,同时使人前阴萎缩,筋脉拘挛,两胁不能舒张,皮毛憔悴,气色枯夭,死亡在秋季。肺因喜乐太过而伤及所藏的魄,魄伤便会形成癫狂,语无伦次,皮毛肌肤憔悴,气色枯夭,死亡在夏季。肾因大怒不止而伤及所藏的志,志伤便会记忆力衰退,腰脊不能俯仰转动,皮毛憔悴,气色枯夭,死亡在季夏。又因恐惧不解而伤精，精伤则骨节酸软痿弱，四肢发冷，精液时时外流。所以说，五脏都主藏精，不能损伤，伤则所藏之精失守而为阴不足，阴不足则正气的化源断绝，人无正气则死。因此，用针治病，应当仔细察看病人的神情与病态，从而了解其精、神、魂、魄、意、志有无得失的情况，如果五脏之精已经耗伤，就不可以妄用针刺治疗。

【条文】两神相搏，合而成形，常先身生，是谓精。何谓气？岐伯曰：上焦开发，宣五谷味，熏肤，充身，泽毛，若雾露之溉，是谓气。何谓津？岐伯曰：腠理发泄，汗出溱溱，是谓津。何谓液？岐伯曰：谷入气满，淖泽注于骨，骨属屈伸，泄泽补益脑髓，皮肤润泽，是谓液。何谓血？岐伯曰：中焦受气取汁，变化而赤，是谓血。何谓脉？岐伯曰：壅遏营气，令无所避，是谓脉。

【出处】《灵枢·决气》

【释义】①宣五谷味：宣发布散水谷之精微。②溱，音"真"，这里形容汗出很多的样子。③淖泽：淖，音"闹"，泥沼，这里引申为满溢的意思。泽，即润泽之意。④壅遏：指约束营血，使之行于一定的路径。

岐伯说：男女交合之后，可以产生新的生命体，在形体出现以前，构成人体的基本物质，就叫精。黄帝问：什么是气？岐伯说：上焦把饮食精微物质宣发布散到全身，可以温煦皮肤、充实形体、滋润毛发，就像雾露灌溉各种生物一样，这就叫气。黄帝问：什么是津？岐伯说：肌腠疏泄太过，汗出过多。这样的汗就叫津。黄帝问：什么是液？岐伯说：饮食入胃，水谷精微充满于周身，外溢部分输注于骨髓中，使关节屈伸灵活；渗出的部分可以补益脑髓，散布到皮肤，保持皮肤润泽的物质，就叫液。黄帝问：什么是血？岐伯说：位于中焦的脾胃接纳饮食物，吸收其中的精微物质，经过气化变成红色的液体，这就叫血。黄帝问：什么是脉？岐伯说：约束营血，使之不能向外流溢，就叫脉。

【条文】黄帝曰：六气者，有余不足，气之多少，脑髓之虚实，血脉之清浊，何以知之？岐伯曰：精脱者，耳聋；气脱者，目不明；津脱者，腠理开，汗大泄；液脱者，骨属屈伸不利，色夭，脑髓消，胫痠，耳数鸣；血脱者，色白，夭然不泽，其脉空虚，此其候也。黄帝曰：六气者，贵贱何如？岐伯曰：六气者，各有部主也，其贵贱善恶，可为常主，然五谷与胃为大海也。

【出处】《灵枢·决气》

【释义】①脱：夺失、耗散。②色夭：指皮肤面色枯槁无华。③各有部主：即六气各有所主之部，如肾主精、脾主津液、肺主气、心主脉等。④五谷与胃为大海：饮食水谷与胃是六气化生之源。

黄帝问：上述精、气、津、液、血、脉六气的有余和不足各有什么表现？如何才能了解气的多少、脑髓的虚实、血脉的清浊呢？岐伯说：精的大量耗损，会使人耳聋；气虚脱的，可使人的眼睛看不清东西；津虚的，腠理开泄，使人大量汗出；液虚的，四肢关节屈伸不利，面色枯槁没有光泽，脑髓不充满，小腿酸软，经常耳鸣；血虚的，面色苍白而不润泽；脉虚的，脉管空虚下陷，从这些就可以了解六气异常的表现。黄帝问：六气对人体作用的重要性有何不同？岐伯说：六气分别统领于各自的脏器，它们在人体中的重要性及功能的正常与否，都取决于其所归属的脏器的情况。但是，六气都是五谷精微所化生的，而这些精微物质又化生于胃，因此胃是六气化生的源泉。

【条文】五谷入于胃也，其糟粕、津液、宗气分为三隧。故宗气积于胸中，出于喉咙，以贯心脉，而行呼吸焉。营气者，泌其津液，注之于脉，化以为血，以荣四末，内注五藏六府，以应刻数焉。卫气者，出其悍气之慓疾，而先行于四末分肉皮肤之间而不休者也。昼日行于阳，夜行于阴，常从足少阴之分间，行于五藏六府。

【出处】《灵枢·邪客》

【释义】①隧：隧，地下暗道，这里指通道。糟粕、津液、宗气分行于下焦、中焦、上焦三隧。②以应刻数：指营气运行节律。古代用铜壶滴漏计时，一昼夜分为一百刻，营气一昼夜运行人身五十周，每周用时两刻。③常从足少阴之分间：卫气昼行于阳，夜行于阴，各五十周，每周均交汇于足少阴肾经，所以说常从足少阴之分。

食物入胃消化后，其糟粕、津液、宗气分为三路。宗气积聚在胸中，出于喉咙，贯通心脉，推动肺的呼吸；它所化生的营气，分泌津液，灌注于脉中，变化为血，在外则营养四肢，在内而灌注脏腑，循脉流行，与昼夜刻数相应；卫气是一种比较滑利剽悍的水谷之气，首先运行在四肢的末端、分肉、皮肤之间，而没有休止。白天行于阳分之属，夜间行于阴分之属，常以足少阴肾经为起点，循行于五脏六腑。

【条文】黄帝曰：积之始生，至其已成，奈何？岐伯曰：积之始生，得寒乃生，厥乃成积也。黄帝曰：其成积奈何？岐伯曰：厥气生足悗，悗生胫寒，胫寒则血脉凝涩，血脉凝涩则寒气上入于肠胃，入于肠胃则䐜胀，䐜胀则肠外之汁沫迫聚不得散，日以成积。卒然多食饮则肠满，起居不节，用力过度则络脉伤。阳络伤则血外溢，血外溢则衄血；阴络伤则血内溢，血内溢则后血。肠胃之络伤，则血溢于肠外，肠外有寒，汁沫与血相抟，则并合凝聚不得散，而积成矣。卒然外中于寒，若内伤于忧怒，则气上逆，气上逆则六输不通，温气不行，凝血蕴里而不散，津液涩渗，著而不去，而积皆成矣。

【出处】《灵枢·百病始生》

【释义】①厥乃成积：寒气上逆，气机不畅，逐渐形成积。②足悗：指足部出现酸疼，活动不利的一种症状。③凝血蕴里：凝结之血聚积包裹在一起而不能消散。

黄帝说：积病开始发生到形成，其原因是怎样的？岐伯说：积病的开始，是受到寒邪的侵犯而产生的，寒邪逆而上行，于是产生积病。黄帝说：寒邪造成积病的病理过程是怎样的呢？岐伯说：寒邪造成的厥逆之气，首先便是足部痛滞不利，继而由足部的痛滞而发展到胫部亦寒凉，足胫发生寒凉后，就使得其脉凝涩，血脉凝涩不通则寒气进而向上侵犯到肠胃，肠胃受寒则发生胀满，肠胃胀满就迫使肠胃之外的汁沫聚留不能消散，这样日复一日，就逐渐发展形成积病。又因突然的暴饮暴食，使肠胃过于充满，或因生活起居不能节慎，或因用力过度，均可使络脉损伤。如果上部的络脉受到损伤，则血随伤处外溢，而出现衄血；若下部的络脉受到损伤，则血随伤处内溢，而出现便血。若肠外之络脉受到损伤，则血流散到肠外，适逢肠外有寒邪，则肠外的汁沫与外溢之血相凝聚，则两者合在一起，凝聚不能消散而发展成积病。如果突然外感寒邪，内伤忧思、郁怒，则气机上逆，气机上逆致使六经的气血运行不畅，阳气温煦的作用受到影响，血液得不到阳气的温煦而形成凝血，凝血蕴里不得消散，津液亦干涩不能渗灌，留著而不得消散，于是积病就形成了。

【条文】伤寒一日，巨阳受之，故头项痛，腰脊强。二日，阳明受之，阳明主肉，其脉侠鼻络于目，故身热，目疼而鼻干，不得卧也。三日，少阳受之，少阳主胆，其脉循胁络于耳，故胸胁痛而耳聋。三阳经络皆受其病，而未入于藏者，故可汗而已。四日，太阴受之，太阴脉布胃中，络于嗌，故腹满而嗌干。五日，少阴受之，少阴脉贯肾络于肺，系舌本，故口燥舌干而渴。六日，厥阴受之，厥阴脉循阴器而络于肝，故烦满而囊缩。三阴三阳，五藏六府皆受病，荣卫不行，五藏不通则死矣。

【出处】《素问·热论》

【释义】①不得卧：阳明受邪，经气壅滞，影响到腑，使胃不安和，所以不得卧。②未入于脏：人体的经脉，阳经属腑，阴经连于脏。未入于脏，说明邪气还在肌表，未及于三阴。③烦满而囊缩：指烦闷、阴囊抽缩。足厥阴经经脉环绕阴器、络于肝，所以厥阴受病就会感到烦满而囊缩。

伤寒病一日，为太阳经感受寒邪，足太阳经脉从头下项，夹脊抵腰中，所以头项痛，腰脊强直不舒。二日，阳明经受病，阳明主肌肉，足阳明经脉挟鼻络于目，下行入腹，所以身热目痛而鼻干，不能安卧。三日，少阳经受病，少阳主胆，足少阳经脉，循胁肋而上络于耳，所以胸胁痛而耳聋。若三阳经络皆受病,尚未入里入阴的,都可以发汗而愈。四日,太阴经受病,足太阴经脉散布于胃中,上络于咽,所以腹中胀满而咽干。五日,少阴经受病,足少阴经脉贯肾,络肺,上系舌本,所以口燥舌干而渴。六日,厥阴经受病,足厥阴经脉环阴器而络于肝,所以烦闷而阴囊收缩。如果三阴三阳经脉和五脏六腑均受病,以致营卫不能运行,五脏之气不通,人就要死亡了。

【条文】帝曰:其病两感于寒者,其脉应与其病形何如?岐伯曰:两感于寒者,病一日,则巨阳与少阴俱病,则头痛口干而烦满。二日,则阳明与太阴俱病,则腹满身热,不欲食,谵言。三日,则少阳与厥阴俱病,则耳聋囊缩而厥,水浆不入,不知人,六日死。帝曰:五藏已伤,六府不通,荣卫不行,如是之后,三日乃死,何也?岐伯曰:阳明者,十二经脉之长也,其血气盛,故不知人三日,其气乃尽,故死矣。

凡病伤寒而成温者,先夏至日者为病温,后夏至日者为病暑,暑当与汗皆出,勿止。

【出处】《素问·热论》

【释义】①厥:指四肢逆冷。②暑当与汗皆出,勿止:因为出汗,暑邪就能随汗出而解,如果此时止汗只能让暑邪郁于体内,所以不应当止汗。

黄帝说:表里同伤于寒邪的两感症,其脉和症状是怎样的呢?岐伯说:阴阳两经表里同时感受寒邪的两感症,第一日为太阳与少阴两经同时受病,其症状既有太阳的头痛,又有少阴的口干和烦闷;二日,为阳明与太阴两经同时受病,其症状既有阳明的身热谵言妄语,又有太阴的腹满不欲食;三日,为少阳与厥阴两经同时受病,其症状既有少阳之耳聋,又有厥阴的阴囊收缩和四肢发冷。如果病势发展至水浆不入,神昏不知人事的程度,到第六天便死亡了。黄帝说:病已发展至五脏已伤,六腑不通,营卫不行,像这样的病,要三天以后死亡,是什么道理呢?岐伯说:阳明为十二经之长,此经脉的气血最盛,所以病人容易神识昏迷。三天以后,阳明的气血已经竭尽,所以就要死亡。

大凡伤于寒邪而成为温热病的,病发于夏至日以前的就称之为温病,病发于夏至日以后的就称之为暑病。暑病汗出,可使暑热从汗散泄,所以暑病汗出,不要制止。

【条文】黄帝问曰:五藏使人痿,何也?岐伯对曰:肺主身之皮毛,心主身之血脉,肝主身之筋膜,脾主身之肌肉,肾主身之骨髓。故肺热叶焦,则皮毛虚弱急薄,著则生痿躄也。心气热,则下脉厥而上,上则下脉虚,虚则生脉痿,枢折挈,胫纵而不任地也。肝气热,则胆泄口苦,筋膜干,筋膜干则筋急而挛,发为筋痿。脾气热,则胃干而渴,肌肉不仁,发为肉痿。肾气热,则腰脊不举,骨枯而髓减,发为骨痿。

【出处】《素问·痿论》

【释义】①肺热叶焦:形容肺叶受热灼伤,津液损伤的一种病理状态。②急薄:皮肤干枯不润,肌肉消瘦。③痿躄:指四肢萎废,不能行走,包括下文的各种痿病。④枢折挈:枢,指关节;折,指断;挈,提举的意思;枢折挈,形容关节迟缓,不能做提举活动,像是枢轴折断不能活动的样子。

黄帝问:五脏都能使人发生痿病,是什么道理呢?岐伯回答说:肺主全身皮毛,心主全身血脉,肝主全身筋膜,脾主全身肌肉,肾主全身骨髓。所以肺脏有热,灼伤津液,则枯焦,皮毛也呈虚弱、干枯不润的状态,热邪不去,则变生痿躄;心脏有热,可使气血上逆,气血上逆就会引起在下的血脉空虚,血脉空虚就会变生脉痿,使关节如折而不能提举,足胫弛缓而不能着地行路;肝脏有热,可使胆汁外溢而口苦,筋膜失养而干枯,以至筋脉挛缩拘急,变生筋痿;脾有邪热,则灼耗胃津而口渴,肌肉失养而麻木不仁,变生不知痛痒的肉痿;肾有邪热,热灼精枯,致使髓减骨枯,腰脊不能举动,变生骨痿。

【条文】黄帝问于岐伯曰:水与肤胀、鼓胀、肠覃、石瘕、石水,何以别之?岐伯答曰:水始起也,目窠上微肿,如新卧起之状,其颈脉动,时咳,阴股间寒,足胫瘇,腹乃大,其水已成矣。以手按其腹,随手而起,如裹水之状,此其候也。

黄帝曰:肤胀何以候之?岐伯曰:肤胀者,寒气客于皮肤之间,𪔀𪔀然不坚,腹大,身尽肿,皮厚,按其腹,窅而不起,腹色不变,此其候也。

鼓胀何如?岐伯曰:腹胀,身皆大,大与肤胀等也,色苍黄,腹筋起,此其候也。

【出处】《灵枢·水胀》

【释义】①窠:指眼睑。②颈脉动:颈脉,指喉结旁的人迎脉。颈脉动,是因水湿内停,内犯血脉,脉中水气涌动,所以可见颈脉异常明显的搏动。③腹筋起:筋,指脉。指腹壁有脉络显现。

黄帝问岐伯道:对水胀与肤胀、鼓胀、肠覃、石瘕、石水,应当怎样进行区别呢?岐伯回答说:病人的下眼睑微肿,就像刚刚睡醒的样子,颈部动脉搏动明显,时时咳嗽,两大腿内侧感到寒冷,足胫部肿胀,腹部胀大,若出现上述症状,说明水胀病已经形成了。若以手按压病人的腹部,放手后即随手而起,不留凹陷,就像按压充水的皮袋子一样,就是水胀病的症候。

黄帝说:肤胀病应如何诊断呢?岐伯说:所谓肤胀病,是由寒邪侵入皮肤之间形成的。病人腹部胀大,叩击时发出鼓音,按压时感觉空而不坚硬,病人全身浮肿,皮肤较厚,按压病人腹部,放手后不能随手而起,留有凹陷,腹部的皮色无异常变化,这就是肤胀的症候。

黄帝问:鼓胀病的表现是怎样的呢? 岐伯说:鼓胀病人的腹部与全身都肿胀,这与肤胀病一样,但患鼓胀病的人皮肤青黄,腹部青筋高起暴露,这就是鼓胀病的症候特点。

【条文】夫脉者,血之府也。长则气治,短则气病;数则烦心,大则病进;上盛则气高,下盛则气胀;代则气衰,细则气少,涩则心痛;浑浑革至如涌泉,病进而色弊,绵绵其去如弦绝,死。

【出处】《素问·脉要精微论》

【释义】①脉者,血之府:言经脉为血与气的汇聚之处。②浑浑:滚滚之义,指脉象混乱。

脉是血液汇聚的所在。长脉为气血流畅和平,故为气治;短脉为气不足,故为气病;数脉为热,热则心烦;大脉为邪气方张,病势正在向前发展;上部脉盛,为邪壅于上,可见呼吸急促,喘满之症;下部脉盛,是邪滞于下,可见胀满之病;代脉为元气衰弱;细脉为正气衰少;涩脉为血少气滞,主心痛之症。脉来大而急速如泉水上涌者,为病势正在进展,且有危险;脉来隐约不现,微细无力,或如弓弦猝然断绝而去,为气血已绝,生机已断,故主死。

【条文】黄帝问曰:医之治病也,一病而治各不同,皆愈何也? 岐伯对曰:地势使然也。故东方之域,天地之所始生也。鱼盐之地,海滨傍水,其民食鱼而嗜咸,皆安其处,美其食。鱼者使人热中,盐者胜血,故其民皆黑色疏理,其病皆为痈疡,其治宜砭石。故砭石者,亦从东方来。

西方者,金玉之域,沙石之处,天地之所收引也。其民陵居而多风,水土刚强,其民不衣而褐荐,其民华食而脂肥,故邪不能伤其形体,其病生于内,其治宜毒药。故毒药者,亦从西方来。

北方者,天地所闭藏之域也。其地高陵居,风寒冰冽,其民乐野处而乳食,藏寒生满病,其治宜灸焫。故灸焫者,亦从北方来。

南方者,天地所长养,阳之所盛处也。其地下,水土弱,雾露之所聚也。其民嗜酸而食胕,故其民皆致理而赤色,其病挛痹,其治宜微针。故九针者,亦从南方来。

中央者,其地平以湿,天地所以生万物也众。其民食杂而不劳,故其病多痿厥寒热,其治宜导引按跷。故导引按跷者,亦从中央出也。

故圣人杂合以治,各得其所宜。故治所以异而病皆愈者,得病之情,知治之大体也。

【出处】《素问·异法方宜论》

【释义】①褐荐：穿粗布，铺草席。②毒药：泛指治病的药物。③食胕：以经过发酵制成的鱼肉、豉酱之类物品为主食。④杂合以治：根据五方病人及其所患疾病不同，综合五方各种治疗手段或方法予以治疗。

黄帝问：医生治疗疾病，同病而采取各种不同的治疗方法，但结果都能痊愈，这是什么道理？岐伯说：这是地理形式不同，而治法各有所宜的缘故。例如，东方的天地始生之气，气候温和，是出产鱼和盐的地方。由于地处海滨而接近于水，所以该地方的人们多吃鱼类而喜欢咸味，他们安居在这个地方，以鱼盐为美食。但由于多吃鱼类，鱼性属火会使人热积于中，过多的吃盐，因为咸能走血，又会耗伤血液，所以该地的人们，大都皮肤色黑，肌理疏松，该地多发痈疡之类的疾病。对其治疗，大都宜用砭石刺法。因此，砭石的治病方法，也是从东方传来的。

西方地区，多山旷野，盛产金玉，遍地沙石，这里的自然环境，像秋令之气，有一种收敛引急的现象。该地的人们，依山陵而住，其地多风，水土的性质又属刚强，而他们的生活，不堪考究衣服，穿粗布，睡草席，但饮食都是鲜美酥酪骨肉之类，因此体肥，外邪不容易侵犯他们的形体，他们发病，大都属于内伤类疾病。对其治疗，宜用药物，所以药物疗法，是从西方传来的。

北方地区，自然气候如同冬天的闭藏气象，地形较高。人们依山陵而居住，经常处在风寒冰冽的环境中。该地的人们，喜好游牧生活，四野临时住宿，吃的是牛羊乳汁，因此内脏受寒，易生胀满的疾病。对其治疗，宜用艾火灸灼。所以艾火灸灼的治疗方法，是从北方传来的。

南方地区，像自然界万物长养的气候，阳气最盛的地方，地势低下，水土薄弱，因此雾露经常聚集。该地的人们，喜欢吃酸类和腐熟的食品，其皮肤腠理致密而带红色，易发生筋脉拘急、麻木不仁等疾病。对其治疗，宜用微针针刺。所以九针的治病方法，是从南方传来的。

中央之地，地形平坦而多潮湿，物产丰富，所以人们的食物种类很多，生活比较安逸，这里发生的疾病，多是痿弱、厥逆、寒热等病，这些病的治疗，宜用导引按跷的方法。所以导引按跷的治法，是从中央地区推广出去的。

从以上情况来看，一个高明的医生，是能够将这许多治病方法综合起来，根据具体情况，随机应变，灵活运用，使患者得到适宜治疗。所以治法尽管各有不同，而结果是疾病都能痊愈。这是由于医生能够了解病情，并掌握了治疗大法的缘故。

二、《伤寒论》选读

【条文】太阳病，项背强几几，反汗出恶风者，桂枝加葛根汤主之。（14）

【出处】《伤寒论·辨太阳病脉证并治》

【释义】几几：紧固拘挛不柔和貌。

太阳中风加经气不舒，项背拘紧不适，转动不灵活，自汗，恶风，用桂枝加葛根汤。

附：桂枝加葛根汤方

桂枝二两（去皮）　芍药二两　甘草二两（炙）　生姜三两（切）　大枣十二枚（擘）　葛根四两　麻黄三两（去节）

注：条文后括号内数字为原条文顺序编号（下同）。

【条文】太阳病，下之微喘者，表未解故也，桂枝加厚朴杏子汤主之。（43）

【出处】《伤寒论·辨太阳病脉证并治》

【释义】太阳病下后表不解兼喘，用桂枝加厚朴杏子汤。

附：桂枝加厚朴杏子汤方

桂枝三两（去皮）　芍药三两　甘草二两（炙）　生姜三两（切）　大枣十二枚（擘）　厚朴二两（炙，去皮）　杏仁五十枚（去皮尖）

【条文】太阳病，发汗，遂漏不止，其人恶风，小便难，四肢微急，难以屈伸者，桂枝加附子汤主之。（20）

【出处】《伤寒论·辨太阳病脉证并治》

【释义】①漏不止：一直小量出汗。②小便难：小便量少而不畅。③微急：轻度拘紧。

太阳病过汗后，出汗不止，阳虚，恶风，小便量少而不畅，四肢拘紧不利，活动不畅，用桂枝加附子汤。

附：桂枝加附子汤方

桂枝三两（去皮）　芍药三两　甘草三两（炙）　生姜三两（切）　大枣十二枚（擘）　附子一枚（炮，去皮，破八片）

【条文】太阳病，下之后，脉促胸满者，桂枝去芍药汤主之。（21）

　　　　若微寒者，桂枝去芍药加附子汤主之。（22）

【出处】《伤寒论·辨太阳病脉证并治》

【释义】脉促：脉象急促有力，或急中一止，止无定数。

太阳病误下后胸阳不振，脉促胸胀满，用桂枝去芍药汤。如果脉微恶寒者，用桂枝去芍药加附子汤。

附：桂枝去芍药加附子汤方

桂枝三两（去皮）　甘草二两（炙）　生姜三两（切）　大枣十二枚（擘）　附子一枚（炮，去皮，破八片）

【条文】发汗后,身疼痛,脉沉迟者,桂枝加芍药生姜各一两人参三两新加汤主之。(62)

【出处】《伤寒论·辨太阳病脉证并治》

【释义】太阳病误过汗后,气营不和,经脉失养,恶寒、发热等表证加身痛,汗出后痛不减,脉沉迟。用桂枝加芍药生姜各一两人参三两新加汤。

附:桂枝新加汤方

桂枝三两(去皮)　芍药四两　甘草二两(炙)　生姜四两(切)　大枣十二枚(擘)　人参三两

【条文】伤寒若吐、若下后,心下逆满,气上冲胸,起则头眩,脉沉紧,发汗则动经,身为振振摇者,茯苓桂枝白术甘草汤主之。(67)

【出处】《伤寒论·辨太阳病脉证并治》

【释义】①头眩:头晕目眩。②动经:扰动经脉。③振振:动摇不定貌。

邪在太阳,该用汗法,却用吐下法,损伤脾阳,脾阳虚弱,痰饮内阻。胃脘部(心下)逆满,气上冲胸,心悸头眩,舌淡苔白,脉沉紧,用茯苓桂枝白术甘草汤。

附:茯苓桂枝白术甘草汤方

茯苓四两　桂枝三两(去皮)　白术　甘草各二两(炙)

【条文】太阳病,项背强几几,无汗恶风,葛根汤主之。(31)

太阳与阳明合病者,必自下利,葛根汤主之。(32)

【出处】《伤寒论·辨太阳病脉证并治》

【释义】太阳伤寒表实证兼经脉不利,出现项背强硬,活动不利,无汗,怕风,用葛根汤。太阳病和阳明病合病,必然出现泄泻,用葛根汤。

附:葛根汤方

葛根四两　麻黄三两(去节)　桂枝二两(去皮)　生姜三两(切)　甘草二两(炙)　芍药二两　大枣十二枚(擘)

【条文】伤寒脉结代,心动悸,炙甘草汤主之。(177)

【出处】《伤寒论·辨太阳病脉证并治》

【释义】外感病引起的心阴阳两虚,脉结代,心动悸,用炙甘草汤。

附:炙甘草汤方

甘草四两(炙)　生姜三两(切)　人参二两　生地黄(一斤)　桂枝三两(去皮)　阿胶二两　麦门冬半升(去心)　麻仁半升　大枣三十枚(擘)

【条文】太阳中风,脉浮紧,发热恶寒,身疼痛,不汗出而烦躁者,大青龙

汤主之。若脉微弱,汗出恶风者,不可服之。服之则厥逆,筋惕肉瞤,此为逆也。(38)

伤寒脉浮缓,身不疼但重,乍有轻时,无少阴证者,大青龙汤发之。(39)

【出处】《伤寒论·辨太阳病脉证并治》

【释义】筋惕肉瞤:肌肉跳动。

太阳中风病,脉浮紧,发热,恶寒,身疼痛,无汗并且烦躁,用大青龙汤。假如脉微弱,自汗,恶风,表里俱虚,不能饮用,使用后会出现亡阳损阴,晕倒,肌肉跳动。伤寒证,脉浮缓,无汗,身不疼但沉重,腠理水液代谢不佳,有好转的时候,排除少阴的证候,也可用大青龙汤。

附:大青龙汤方

麻黄六两(去节) 桂枝二两(去皮) 甘草二两(炙) 杏仁四十枚(去皮尖) 生姜三两(切) 大枣十枚(擘) 石膏(如鸡子大,碎)

【条文】伤寒表不解,心下有水气,干呕,发热而咳,或渴,或利,或噎,或小便不利,少腹满,或喘者,小青龙汤主之。(40)

【出处】《伤寒论·辨太阳病脉证并治》

【释义】①心下:胃脘部。②水气:水饮之邪,水饮病理之邪。③噎(yē,音耶):咽喉部有气逆梗阻感。

太阳伤寒兼水饮,表邪不缓解,胃脘部有水饮,干呕,发热,咳嗽,或者有口渴,或有泄泻,或有咽部梗阻感,或有小便不畅、小腹或者下腹胀满,或有喘息,用小青龙汤。

附:小青龙汤方

麻黄(去节) 芍药 细辛 干姜 甘草(炙) 桂枝各三两(去皮) 五味子半升 半夏半升(洗)

【条文】发汗后,不可更行桂枝汤,汗出而喘,无大热者,可与麻黄杏子甘草石膏汤。(63)

下后,不可更行桂枝汤;若汗出而喘,无大热者,可与麻黄杏子甘草石膏汤。(162)

【出处】《伤寒论·辨太阳病脉证并治》

【释义】汗法后外邪内陷入里化热,邪热壅肺,不可用桂枝汤,汗出而喘息,无表热,用麻黄杏子甘草石膏汤。

附:麻黄杏子甘草石膏方

麻黄四两(去节) 杏仁五十个(去皮尖) 甘草二两(炙) 石膏半斤(碎,绵裹)

【条文】太阳病，桂枝证，医反下之，利遂不止，脉促者，表未解也；喘而汗出者，葛根黄芩黄连汤主之。（34）

【出处】《伤寒论·辨太阳病脉证并治》

【释义】太阳病，桂枝汤证，医生误用下法，出现泻不止，仍有表证，但正气未伤，脉促，表邪未解，下迫邪热大肠，影响肺胃之气，上逆而喘，外蒸于体表而出汗，用葛根黄芩黄连汤。

附：葛根黄芩黄连汤方

葛根半斤　甘草二两（炙）　黄芩三两　黄连三两

【条文】发汗后，水药不得入口为逆，若更发汗，必吐下不止。发汗吐下后，虚烦不得眠，若剧者，必反复颠倒，心中懊憹，栀子豉汤主之；若少气者，栀子甘草豉汤主之；若呕者，栀子生姜豉汤主之。（76）

发汗，若下之，而烦热、胸中窒者，栀子豉汤主之。（77）

伤寒五六日，大下之后，身热不去，心中结痛者，未欲解也，栀子豉汤主之。（78）

【出处】《伤寒论·辨太阳病脉证并治》

【释义】①虚烦：由无形之邪引起心烦。②心中懊憹：心中烦闷。③胸中窒：胸中有堵塞不适感。④心中结痛：心中因热邪郁结而疼痛。

汗吐下后热扰胸膈，水和药一吃就吐，若继续发汗，必呕吐不止。汗吐下后，心烦不能睡觉，如果剧烈者必然反复辗转颠倒，心中烦闷，用栀子豉汤，如果尚有气少，不足呼吸，用栀子甘草豉汤，如果尚有呕吐，用栀子生姜豉汤。发汗或用泻下，热邪不能为汗下缓解，胸中出现更重的堵塞感，用栀子豉汤。伤寒五六日，表证未解，若误用泻下之剂，身热不去，心中热邪郁结而疼痛，不能缓解，用栀子豉汤。

附：栀子豉汤方

栀子十四个（擘）　香豉四合（绵裹）

【条文】伤寒下后，心烦腹满，卧起不安者，栀子厚朴汤主之。（79）

【出处】《伤寒论·辨太阳病脉证并治》

【释义】伤寒下后，燥实已去，但余热未尽除则心烦，气机阻滞于腹则腹满，卧起不安。用栀子厚朴汤。

附：栀子厚朴汤方

栀子十四个（擘）　厚朴四两（炙，去皮）　枳实四枚（水浸，炙令黄）

【条文】伤寒，医以丸药大下之，身热不去，微烦者，栀子干姜汤主之。（80）

【出处】《伤寒论·辨太阳病脉证并治》

【释义】太阳伤寒医生误用丸药下法，伤及脾胃之阳，中焦虚寒，身热不去，微烦，或有腹满时痛、食少等，用栀子干姜汤。

附：栀子干姜汤方

栀子十四个（擘）　干姜二两

【条文】发汗过多，其人叉手自冒心，心下悸，欲得按者，桂枝甘草汤主之。（64）

【出处】《伤寒论·辨太阳病脉证并治》

【释义】为解表邪，发汗过度，伤及心阳，心阳虚心下悸，欲得按（叉手自冒心），用桂枝甘草汤。

附：桂枝甘草汤方

桂枝四两（去皮）　甘草二两（炙）

【条文】火逆下之，因烧针烦躁者，桂枝甘草龙骨牡蛎汤主之。（118）

【出处】《伤寒论·辨太阳病脉证并治》

【释义】太阳病火逆之法误治后，损伤心阳，心悸，烦躁，使用桂枝甘草龙骨牡蛎汤。

附：桂枝甘草龙骨牡蛎汤方

桂枝一两（去皮）　甘草二两（炙）　牡蛎二两（熬）　龙骨二两

【条文】伤寒脉浮，医以火迫劫之，亡阳，必惊狂，卧起不安者，桂枝去芍药加蜀漆牡蛎龙骨救逆汤主之。（112）

【出处】《伤寒论·辨太阳病脉证并治》

【释义】伤寒证，脉浮，误用以火劫汗法，强取汗，心阳随之损伤，心阳虚，心神不敛，复被痰扰出现惊狂，卧起不安，还可见心悸、胸闷，用桂枝去芍药加蜀漆牡蛎龙骨救逆汤。

附：桂枝去芍药加蜀漆牡蛎龙骨救逆汤方

桂枝三两（去皮）　甘草二两（炙）　生姜三两（切）　大枣十二枚（擘）牡蛎五两（熬）　蜀漆三两（洗，去腥）　龙骨四两

【条文】烧针令其汗，针处被寒，核起而赤者，必发奔豚。气从少腹上冲心者，灸其核上各一壮，与桂枝加桂汤更加桂二两也。（117）

【出处】《伤寒论·辨太阳病脉证并治》

【释义】奔豚：证候名，豚即猪，以猪奔跑的样子来形容患者自觉有气从

少腹上冲胸咽之证,时发时止,发作时难受异常。

伤寒脉浮,误用以火劫汗法,强取汗,腠理开,寒邪从针处进入,气血凝滞,并且损伤心阳,下焦水寒之气乘虚上犯心胸,发作时烦闷殊甚,可伴有心悸、胸闷等症,用桂枝加桂汤。

附:桂枝加桂汤方

桂枝五两(去皮) 芍药三两 生姜三两(切) 甘草二两(炙) 大枣十二枚(擘)

【条文】发汗后,其人脐下悸者,欲作奔豚,茯苓桂枝甘草大枣汤主之。(65)

【出处】《伤寒论·辨太阳病脉证并治》

【释义】伤寒过汗后损伤心阳,致心火不能下传肾,蒸腾气化,水气不能调心火,心肾不交,水火不济,肾水蛰伏于下,不得心阳蒸腾,复因上虚而欲乘之,故欲作奔豚,用茯苓桂枝甘草大枣汤。

附:茯苓桂枝甘草大枣汤方

茯苓半斤 桂枝四两(去皮) 甘草二两(炙) 大枣十五枚(擘)

【条文】伤寒二三日,心中悸而烦者,小建中汤主之。(102)

【出处】《伤寒论·辨太阳病脉证并治》

【释义】心脾两虚,又被邪扰,伤寒二三日未经误治,出现心悸、神烦不宁,用小建中汤。

附:小建中汤方

桂枝三两(去皮) 甘草二两(炙) 大枣十二枚(擘) 芍药(六两) 生姜三两(切) 胶饴一升

【条文】下之后,复发汗,昼日烦躁不得眠,夜而安静,不呕,不渴,无表证,脉沉微,身无大热者,干姜附子汤主之。(61)

【出处】《伤寒论·辨太阳病脉证并治》

【释义】下法后再次用汗法,昼日烦躁不得眠,夜而安静(昼烦夜静),不呕吐,不口渴,无表证,身无大热,脉沉微,用干姜附子汤。

附:干姜附子汤方

干姜一两 附子一枚(生用,去皮,切八片)

【条文】发汗,若下之,病仍不解,烦躁者,茯苓四逆汤主之。(69)

【出处】《伤寒论·辨太阳病脉证并治》

【释义】汗下后阴阳两虚烦躁,肢厥,脉微细或沉微等。病机是少阴阳虚,心神不宁,阴液不继,用茯苓四逆汤。

附:茯苓四逆汤方

茯苓四两　人参一两　附子一枚(生用,去皮,破八片)　甘草二两(炙)
干姜一两半

【条文】太阳病,发汗后,大汗出,胃中干,烦躁不得眠,欲得饮水者,少少
与饮之,令胃气和则愈。若脉浮,小便不利,微热消渴者,五苓散主之。(71)

发汗已,脉浮数,烦渴者,五苓散主之。(72)

中风发热,六七日不解而烦,有表里证,渴欲饮水,水入则吐者,名曰水
逆,五苓散主之。(74)

【出处】《伤寒论·辨太阳病脉证并治》

【释义】太阳病发汗不当,表邪循经入腑,大汗出,胃中津液不足,烦躁不
能睡觉,可以少饮水自救,令胃气和则痊愈。如果脉浮,小便不利,微微发热,
消渴,用五苓散。说明太阳蓄水证症状,小便不利,消渴或烦渴,微热,脉浮
数。中风发热,六七日不能缓解而且烦躁,太阳蓄水重症表现,外有表邪,内
有蓄水,小便不利,口渴欲饮,随入随吐,曰水逆。均用五苓散。

附:五苓散方

猪苓十八铢(去皮)　泽泻一两六铢　白术十八铢　茯苓十八铢　桂枝半
两(去皮)

【条文】心下痞,按之濡,其脉关上浮者,大黄黄连泻心汤主之。(154)

【出处】《伤寒论·辨太阳病脉证并治》

【释义】心下痞:心下有窒塞感症状。

无形邪热壅聚心下,致气机痞塞,是属于热痞,心下痞,脉按之濡,其脉见
于关上浮,用大黄黄连泻心汤。

附:大黄黄连泻心汤方

大黄二两　黄连一两

【条文】心下痞,而复恶寒汗出者,附子泻心汤主之。(155)

【出处】《伤寒论·辨太阳病脉证并治》

【释义】无形邪热壅滞于中焦,兼阳虚出现心下痞,按之濡,恶寒,汗出,
或伴心烦,口苦,舌红苔黄,脉微数。用附子泻心汤。

附:附子泻心汤方

大黄二两　黄连一两　黄芩一两　附子一枚(炮,去皮,破,别煮取汁)

【条文】伤寒五六日,呕而发热者,柴胡汤证具,而以他药下之,柴胡证仍在者,复与柴胡汤。此虽已下之,不为逆,必蒸蒸而振,却发热汗出而解。若心下满而硬痛者,此为结胸也,大陷胸汤主之。但满而不痛者,此为痞,柴胡不中与之,宜半夏泻心汤。(149)

【出处】《伤寒论·辨太阳病脉证并治》

【释义】本文辨析少阳证,大结胸证和痞证,病在表,经五六日,邪有内传之向,呕吐伴有发热,仍给柴胡汤,此虽已经下法,未因误治而出现坏病,正气奋起抗邪,出现战汗而缓解,如果心下胀满有硬痛,这是结胸症状,用大陷胸汤,只是满而不痛,是痞证,柴胡汤不对证,用半夏泻心汤。

附:半夏泻心汤方

半夏半升(洗) 黄芩 干姜 人参 甘草(炙)各三两 黄连一两 大枣十二枚(擘)

【条文】伤寒汗出,解之后,胃中不和,心下痞硬,干噫食臭,胁下有水气,腹中雷鸣,下利者,生姜泻心汤主之。(157)

【出处】《伤寒论·辨太阳病脉证并治》

【释义】①干噫:嗳气。②食臭:食物的气味。③腹中雷鸣:肠鸣音频繁。

伤寒汗出缓解后,寒热错杂,水饮食滞,虚实夹杂,脾胃升降失司引起心下痞硬,嗳气带着食物的味道,胁肋下有水饮,肠鸣音较频繁,泄泻,用生姜泻心汤。

附:生姜泻心汤方

生姜四两(切) 甘草三两(炙) 人参三两 干姜一两 黄芩三两 半夏半升(洗) 黄连一两 大枣十二枚(擘)

【条文】伤寒中风,医反下之,其人下利日数十行,谷不化,腹中雷鸣,心下痞硬而满,干呕,心烦不得安。医见心下痞,谓病不尽,复下之,其痞益甚。此非结热,但以胃中虚,客气上逆,故使硬也,甘草泻心汤主之。(158)

【出处】《伤寒论·辨太阳病脉证并治》

【释义】伤寒或者中风,医生本应用汗法反而用下法,下后损伤中气,外邪乘虚内陷,致寒热结于心下,病人泄泻每日十多次,完谷不化,腹中肠鸣音频繁,心下痞硬而且胀满,干呕、心烦、不舒服,医生见心下痞症状,觉得病情没有完全好转,又用下法,痞满更重,这不是热郁结,是因为胃气虚弱,邪气上逆,故硬满,用甘草泻心汤。

附:甘草泻心汤方

甘草四两(炙) 黄芩三两 干姜三两 半夏半升(洗) 大枣十二枚

（擘）　黄连一两

【条文】伤寒发汗,若吐若下,解后心下痞硬,噫气不除者,旋覆代赭汤主之。(161)

【出处】《伤寒论·辨太阳病脉证并治》

【释义】伤寒汗法,如果用吐法、下法,缓解后中气不足,肝气犯胃,痰气交阻,胃气上逆。心下痞硬,噫气不除。用旋覆代赭汤。

附:旋覆代赭汤方

旋覆花三两　人参二两　生姜五两　代赭一两　甘草三两(炙)　半夏半升(洗)　大枣十二枚(擘)

【条文】伤寒,胸中有热,胃中有邪气,腹中痛,欲呕吐者,黄连汤主之。(173)

【出处】《伤寒论·辨太阳病脉证并治》

【释义】邪气:寒邪。

伤寒表邪伴有胸中有热,胃中有寒邪,机体上热下寒,升降失调引起腹中痛,欲呕吐,用黄连汤。

附:黄连汤方

黄连三两　甘草三两(炙)　干姜三两　桂枝三两(去皮)　人参二两半夏半升(洗)　大枣十二枚(擘)

【条文】太阳病不解,热结膀胱,其人如狂,血自下,下者愈。其外不解者,尚未可攻,当先解其外。外解已,但少腹急结者,乃可攻之,宜桃核承气汤。(106)

【出处】《伤寒论·辨太阳病脉证并治》

【释义】①热结膀胱:邪热与瘀血互结于下焦。②如狂:形容心神不宁的发狂。

太阳病不缓解,邪热和瘀血互结于下焦,此人神志如狂,血自下,邪热随瘀而去,病证自愈。其外邪不解的人,尚不能攻下,当先缓解其表证,外邪如果已经散尽,但小腹拘急,仍可用攻里,用桃核承气汤。

附:桃核承气汤方

桃仁五十个(去皮尖)　大黄四两　桂枝二两(去皮)　甘草二两(炙)芒硝二两

【条文】太阳病六七日,表证仍在,脉微而沉,反不结胸,其人发狂者,以

热在下焦,少腹当硬满,小便自利者,下血乃愈。所以然者,以太阳随经,瘀热在里故也。抵当汤主之。(124)

太阳病身黄,脉沉结,少腹硬,小便不利者,为无血也。小便自利,其人如狂者,血证谛也,抵当汤主之。(125)

伤寒有热,少腹满,应小便不利,今反利者,为有血也。当下之,不可余药,宜抵当丸。(126)

【出处】《伤寒论·辨太阳病脉证并治》

【释义】①结胸:痰水等邪实互结于胸膈脘腹。②无血:无蓄血证候。③谛:确实无误。

太阳病六七日,表证还在,脉微沉,不是结胸证,此人神志发狂,其热结于下焦,小腹硬满,小便自利,血下流则痊愈,因此,太阳病随经络传,郁热在里,用抵当汤。

太阳病身发黄,脉沉结,小腹硬满,小便不利,这不是蓄血症。小便自利,其人神志发狂,蓄血证确实,用抵当汤。

伤寒有邪热,小腹满胀,应该小便不利,现在反而小便自利,是有蓄血证候,当泄下,不可用其他药(或不可剩药渣全部服下),用抵当丸。

附:抵当汤、丸方

水蛭(熬)　虻虫各三十个(去翅足,熬)　桃仁二十个(去皮尖)　大黄三两(酒洗)

【条文】结胸者,项亦强,如柔痉状,下之则和,宜大陷胸丸。(131)

【出处】《伤寒论·辨太阳病脉证并治》

【释义】痉,当为痉,表现为颈项强直,角弓反张,汗出为柔痉,无汗为刚痉。

水热或痰热互结于胸膈使胸膈硬满疼痛,颈项强直,转动不利,伴有汗出。泻热逐水则症状解除。用大陷胸丸。

附:大陷胸丸方

大黄半斤　葶苈子半升(熬)　芒硝半升　杏仁半升(去皮尖,熬黑)

【条文】太阳病,脉浮而动数,浮则为风,数则为热,动则为痛,数则为虚,头痛发热,微盗汗出,而反恶寒者,表未解也。医反下之,动数变迟,膈内拒痛,胃中空虚,客气动膈,短气躁烦,心中懊忄农,阳气内陷,心下因硬,则为结胸,大陷胸汤主之。若不结胸,但头汗出,余处无汗,剂颈而还,小便不利,身必发黄。(134)

伤寒六七日,结胸热实,脉沉而紧,心下痛,按之石硬者,大陷胸汤主之。(135)

伤寒十余日，热结在里，复往来寒热者，与大柴胡汤；但结胸，无大热者，此为水结在胸胁也，但头微汗出者，大陷胸汤主之。(136)

太阳病，重发汗而复下之，不大便五六日，舌上燥而渴，日晡所小有潮热，从心下至少腹硬满而痛不可近者，大陷胸汤主之。(137)

【出处】《伤寒论·辨太阳病脉证并治》

【释义】①动：指脉象，见于关上，应指滑利，无头无尾，形如豆粒，多见于疼痛。②客气：指外邪。③阳气：表邪，热邪，不是正气之阳。④剂颈而还：剂通齐，汗出齐颈而止。

134条文为结胸证的形成机制及发黄的变证，太阳病表邪未解，当用汗法，医生却用攻下，使表邪内陷，与水饮互结于胸，结胸成因，用大陷胸汤。太阳病误用下法，另一种结局为形成湿热发黄，小便不利，身发黄，但头汗出。

135条为大结胸证的证治，脉沉紧，心下痛，按之石硬为三个典型脉证。又叫"结胸三证"。

136条为大结胸证与大柴胡汤鉴别，137条为大结胸证与阳明腑实证鉴别。

附：大陷胸汤方

大黄六两(去皮) 芒硝一升 甘遂一钱匕

【条文】小结胸病，正在心下，按之则痛，脉浮滑者，小陷胸汤主之。(138)

【出处】《伤寒论·辨太阳病脉证并治》

【释义】太阳表邪入里化热，痰热互结于心下引起心下痞硬，按之则痛，或胸闷喘满，脉浮滑。用小陷胸汤。

附：小陷胸汤方

黄连一两 半夏半升(洗) 栝蒌实大者一枚

【条文】太阳中风，下利呕逆，表解者，乃可攻之。其人𣊫𣊫汗出，发作有时，头痛，心下痞硬满，引胁下痛，干呕短气，汗出不恶寒者，此表解里未和也，十枣汤主之。(152)

【出处】《伤寒论·辨太阳病脉证并治》

【释义】𣊫𣊫：一种微微出汗的状态。

外感风寒，内有悬饮，心下痞硬满，引胁下痛，干呕短气，可伴汗出不恶寒、头痛等症。用十枣汤。

附：十枣汤方

芫花(熬) 甘遂 大戟

【条文】服桂枝汤，大汗出后，大烦渴不解，脉洪大者，白虎加人参汤主

之。(26)

伤寒若吐若下后,七八日不解,热结在里,表里俱热,时时恶风,大渴,舌上干燥而烦,欲饮水数升者,白虎加人参汤主之。(168)

伤寒无大热,口燥渴,心烦,背微恶寒者,白虎加人参汤主之。(169)

伤寒,脉浮,发热,无汗,其表不解,不可与白虎汤。渴欲饮水,无表证者,白虎加人参汤主之。(170)

【出处】《伤寒论·辨阳明病脉证并治》

【释义】阳明里热炽盛,气津两伤。多有壮热、烦渴、大汗、舌红少津、脉洪大等症状。本方是在白虎汤的基础上加人参,既可益气生津,又可扶正祛邪,防病传变。

附:白虎加人参汤方

知母六两　石膏一斤(碎)　甘草二两(炙)　人参二两　粳米六合

【条文】若脉浮发热,渴欲饮水,小便不利者,猪苓汤主之。(223)

少阴病,下利六七日,咳而呕渴,心烦不得眠者,猪苓汤主之。(319)

【出处】《伤寒论·辨阳明、少阴病脉证并治》

【释义】223条阳明热证,误用攻下,热未除尽,津液又损伤,热水互结于下焦,津伤水热互结证,故发热、口渴、小便不利、脉浮,用猪苓汤。少阴阴虚有热,水热互结,病机相同,病名不同,同用猪苓汤方,清热利水,滋阴润燥。

附:猪苓汤方

猪苓(去皮)　茯苓　泽泻　阿胶　滑石各一两(碎)

【条文】阳明病,其人多汗,以津液外出,胃中燥,大便必硬,硬则谵语,小承气汤主之。若一服谵语止者,更莫复服。(213)

【出处】《伤寒论·辨阳明病脉证并治》

【释义】阳明里热,肠胃有实邪结聚,较大承气汤证轻而不典型。小承气汤证的主症是潮热,心烦或微烦,谵语,不大便或大便硬,或热结旁流。用小承气汤。

附:小承气汤方

大黄四两　厚朴二两(去皮,炙)　枳实三枚(大者,炙)

【条文】阳明病,不吐不下,心烦者,可与调胃承气汤。(207)

太阳病三日,发汗不解,蒸蒸发热者,属胃也,调胃承气汤主之。(248)

伤寒吐后,腹胀满者,与调胃承气汤。(249)

【出处】《伤寒论·辨阳明病脉证并治》

【释义】调胃承气汤证的主症是蒸蒸发热,心烦,甚或谵语,腹胀满。病机是阳明里热盛,肠胃有实邪结聚,实热重于结聚。用调胃承气汤。

附:调胃承气汤方

甘草二两(炙) 芒硝半斤 大黄四两(清酒洗)

【条文】趺阳脉浮而涩,浮则胃气强,涩则小便数,浮涩相搏,大便则硬,其脾为约,麻子仁丸主之。(247)

【出处】《伤寒论·辨阳明病脉证并治》

【释义】①趺阳脉:属于阳明胃经,足背动脉,在冲阳穴处。②浮涩相搏:胃热盛、脾阴亏并相见。

胃强而脾弱,脾津液输布功能被制约,津液不能入肠道,造成肠燥便干,名脾约。一个意思是津液匮乏,一个意思是脾的津液输布功能被胃之强阳所约束。大便干结如羊屎,用麻子仁丸。

附:麻子仁丸方

麻子仁二升 芍药半斤 枳实半斤(炙) 大黄一斤(去皮) 厚朴一尺(炙,去皮) 杏仁一升(去皮尖,熬,别作脂)

【条文】阳明病,发热汗出者,此为热越,不能发黄也。但头汗出,身无汗,剂颈而还,小便不利,渴引水浆者,此为瘀热在里,身必发黄,茵陈蒿汤主之。(236)

伤寒七八日,身黄如橘子色,小便不利,腹微满者,茵陈蒿汤主之。(260)

【出处】《伤寒论·辨阳明病脉证并治》

【释义】①热越:热邪消散。②水浆:流质食物。③瘀热:郁积的热邪。

湿热蕴结中焦,熏蒸肝胆,兼腑气壅滞引起身目发黄,黄色鲜明如橘子色,无汗或但头汗出、身无汗,小便不利而尿色深黄,腹满,发热,口渴,舌红,苔黄腻,脉滑数或弦数,可伴有纳呆、厌食油腻、便秘等症。用茵陈蒿汤。

附:茵陈蒿汤方

茵陈蒿六两 栀子十四枚(擘) 大黄二两(去皮)

【条文】伤寒身黄发热,栀子柏皮汤主之。(261)

【出处】《伤寒论·辨阳明病脉证并治》

【释义】湿热蕴结中焦,熏蒸肝胆,兼腑气壅滞引起湿热发黄轻证,热多于湿,身目发黄,色黄鲜明如橘子色,舌红,苔黄,脉滑数或濡数,可伴有发热、口渴、小便短赤等症。用栀子柏皮汤。

附:栀子柏皮汤方

肥栀子十五个(擘) 甘草一两(炙) 黄柏二两

【条文】伤寒瘀热在里,身必黄,麻黄连轺赤小豆汤主之。(262)

【出处】《伤寒论·辨阳明病脉证并治》

【释义】本条文说的是伤寒湿热在里郁结,外有表邪,三焦气化不利,小便不利,熏蒸肝胆而身发黄,用麻黄连轺赤小豆汤。

附:麻黄连轺赤小豆汤方

麻黄二两(去节) 连轺二两 杏仁四十个(去皮尖) 赤小豆一升 大枣十二枚(擘) 生梓白皮一升(切) 生姜二两(切) 甘草二两(炙)

【条文】太阳病,过经十余日,反二三下之,后四五日,柴胡证仍在者,先与小柴胡。呕不止,心下急,郁郁微烦者,为未解也,与大柴胡汤,下之则愈。(103)

伤寒发热,汗出不解,心中痞硬,呕吐而下利者,大柴胡汤主之。(165)

【出处】《伤寒论·辨少阳病脉证并治》

【释义】大柴胡汤证由少阳证与阳明证两部分症状组成,症见发热,汗出不解,或往来寒热,胃脘部或胁腹部拘急疼痛、痞硬,呕不止,不大便或热结旁流、下利不畅。病机为少阳邪热,兼阳明里实。用大柴胡汤。

附:大柴胡汤方

柴胡半斤 黄芩三两 芍药三两 半夏半升(洗) 生姜五两(切) 枳实四枚(炙) 大枣十二枚(擘)

【条文】伤寒八九日,下之,胸满烦惊,小便不利,谵语,一身尽重,不可转侧者,柴胡加龙骨牡蛎汤主之。(107)

【出处】《伤寒论·辨少阳病脉证并治》

【释义】邪犯少阳,枢机不利,心神不宁,胸胁满闷,心烦惊惕,甚或谵语,可伴小便不利、一身尽重、不可转侧、大便干结等症。用柴胡加龙骨牡蛎汤。

附:柴胡加龙骨牡蛎汤方

柴胡四两 龙骨 黄芩 生姜(切) 铅丹 人参 桂枝(去皮) 茯苓各一两半 半夏二合半(洗) 大黄二两 牡蛎一两半(熬) 大枣六枚(擘)

【条文】伤寒六七日,发热微恶寒,支节烦疼,微呕,心下支结,外证未去者,柴胡桂枝汤主之。(146)

【出处】《伤寒论·辨少阳病脉证并治》

【释义】①支节:通肢,四肢关节。②心下支结:心下感觉有物支撑结聚。少阳兼有表证或者太阳少阳并病,发热微恶寒,四肢关节疼痛,微呕,心下支结等。用柴胡桂枝汤。

附：柴胡桂枝汤方

桂枝一两半（去皮）　黄芩一两半　人参一两半　甘草一两（炙）　半夏二合半（洗）　芍药一两半　大枣六枚（擘）　生姜一两半（切）　柴胡四两

【条文】伤寒五六日，已发汗而复下之，胸胁满微结，小便不利，渴而不呕，但头汗出，往来寒热，心烦者，此为未解也，柴胡桂枝干姜汤主之。（147）

【出处】《伤寒论·辨少阳病脉证并治》

【释义】少阳胆火邪热内郁，枢机不利，三焦水道不通，水饮内停。往来寒热，但头汗出，小便不利，心烦口渴等。用柴胡桂枝干姜汤。

附：柴胡桂枝干姜汤方

柴胡半斤　桂枝三两（去皮）　干姜二两　栝蒌根四两　黄芩三两　牡蛎二两（熬）　甘草二两（炙）

【条文】少阴病，始得之，反发热，脉沉者，麻黄细辛附子汤主之。（301）

少阴病，得之二三日，麻黄附子甘草汤微发汗。以二三日无证，故微发汗也。（302）

【出处】《伤寒论·辨少阴病脉证并治》

【释义】少阴寒化证兼有表证，表里双解，用麻黄细辛附子汤，麻黄附子甘草汤治法同上方，但症状较轻。

附：麻黄细辛附子汤方

麻黄二两（去节）　细辛二两　附子一枚（炮，去皮，破八片）

【条文】少阴病，四逆，其人或咳，或悸，或小便不利，或腹中痛，或泄利下重者，四逆散主之。（318）

【出处】《伤寒论·辨少阴病脉证并治》

【释义】气机不畅，阳气内郁，导致厥逆。本证的四逆和阳虚阴盛的四逆不同，肝胃气滞，阳郁于内，不能达于四肢，此四逆并不见其他虚寒，是阳郁不是阳衰。手足逆冷程度范围都较轻，常伴有腹痛、泄利下重，或伴有咳嗽、心悸、小便不利。用四逆散。

附：四逆散方

甘草（炙）　枳实（破，水渍，炙干）　柴胡　芍药各十分

【条文】少阴病，得之一二日，口中和，其背恶寒者，当灸之，附子汤主之。（304）

少阴病,身体痛,手足寒,骨节痛,脉沉者,附子汤主之。(305)

【出处】《伤寒论·辨少阴病脉证并治》

【释义】口中和:口中不苦、不燥、不渴。

少阴病阳虚,口中和提示排除热证,督脉循行于背,统督诸脉,肾阳亏虚,寒湿困扰筋肉骨节。身体痛,骨节痛,背恶寒,手足寒,口中和,脉沉。用附子汤。

附:附子汤方

附子二枚(炮,去皮,破八片)　茯苓三两　人参二两　白术四两　芍药三两

【条文】食谷欲呕,属阳明也,吴茱萸汤主之;得汤反剧者,属上焦也。(243)

少阴病,吐利,手足逆冷,烦躁欲死者,吴茱萸汤主之。(309)

干呕吐涎沫,头痛者,吴茱萸汤主之。(378)

【出处】《伤寒论·辨阳明、少阴病脉证并治》

【释义】肝胃虚寒,寒浊中阻或上逆。呕吐,下利,吐涎沫,头痛,或伴有胃脘疼痛、喜温喜按、烦躁、肢冷等症。用吴茱萸汤。243条为阳明寒证,所谓"虚在太阴,实在阳明",309条症状鉴别于少阴寒化证。

附:吴茱萸汤方

吴茱萸一升(洗)　人参三两　生姜六两(切)　大枣十二枚(擘)

【条文】少阴病,下利便脓血者,桃花汤主之。(306)

少阴病,二三日至四五日,腹痛,小便不利,下利不止,便脓血者,桃花汤主之。(307)

【出处】《伤寒论·辨少阴病脉证并治》

【释义】脾肾阳虚,寒湿凝滞,滑脱不禁。下利便脓血,血色暗,伴腹痛,小便不利,舌淡苔白,脉沉弱。用桃花汤。

附:桃花汤方

赤石脂一斤(一半全用,一半筛末)　干姜一两　粳米一升

【条文】少阴病,下利,白通汤主之。(314)

【出处】《伤寒论·辨少阴病脉证并治》

【释义】脾肾阳虚,阴寒内盛。少阴病,下利清谷,伴恶寒蜷卧,四肢厥冷,但欲寐,脉微细或沉微。用白通汤。

附:白通汤方

葱白四茎　干姜一两　附子一枚(生,去皮,破八片)。

【条文】少阴病,下利,脉微者,与白通汤。利不止,厥逆无脉,干呕,烦者,白通加猪胆汁汤主之。服汤,脉暴出者死,微续者生。(315)

【出处】《伤寒论·辨少阴病脉证并治》

【释义】阳脱阴竭,寒热格拒。少阴病,下利清谷不止,四肢厥冷,脉微弱似无,伴干呕心烦。用白通加猪胆汁汤。

附:白通加猪胆汁汤方

葱白四茎　干姜一两　附子一枚(生,去皮,破八片)　人尿五合　猪胆汁一合

【条文】少阴病,下利清谷,里寒外热,手足厥逆,脉微欲绝,身反不恶寒,其人面色赤,或腹痛,或干呕,或咽痛,或利止脉不出者,通脉四逆汤主之。(317)

【出处】《伤寒论·辨少阴病脉证并治》

【释义】阳衰阴盛,格阳于外。少阴病,下利清谷、手足厥逆、脉微欲绝、身反不恶寒、其人面色赤,或伴有腹痛、干呕、咽痛、汗出,或利止脉不出。用通脉四逆汤。

附:通脉四逆汤方

甘草二两(炙)　附子大者一枚(生用,去皮,破八片)　干姜三两(强人可四两)

【条文】少阴病,咽中痛,半夏散及汤主之。(313)

【出处】《伤寒论·辨少阴病脉证并治》

【释义】风寒客于咽喉,痰湿阻络。少阴病,咽痛,多不红肿,可伴痰涎壅喉、气逆欲呕、苔白滑润等症。用半夏散及汤。

附:半夏散及汤方

半夏(洗)　桂枝(去皮)　甘草(炙)等分

【条文】热利下重者,白头翁汤主之。(371)

下利欲饮水者,以有热故也,白头翁汤主之。(373)

【出处】《伤寒论·辨少阴病脉证并治》

【释义】肝经湿热热毒下迫大肠,壅滞肠道,气滞血瘀。导致下利便脓血,里急后重,肛门灼热,口渴欲饮,舌红苔黄。用白头翁汤。

附:白头翁汤方

白头翁二两　黄柏三两　黄连三两　秦皮三两

三、《金匮要略》选读

【条文】厥阳独行,何谓也? 师曰:此为有阳无阴,故称厥阳。

【出处】《金匮要略·藏府经络先后病脉证第一》

【释义】本条论述厥阳的病机。厥阳独行应该怎样解释? 老师说:就是单有阳而无阴,阳有升无降,独行于上,所以称厥阳。

【条文】五藏病各有所得者愈,五藏病各有所恶,各随其所不喜者为病。病者素不应食,而反暴思之,必发热也。

【出处】《金匮要略·藏府经络先后病脉证第一》

【释义】本条论述临床应根据五脏喜恶进行治疗和护理。五脏的疾病,能够得到适合病情需要的饮食、居住场所,病就可以好;同样,五脏的病,如果遇到病人所不喜欢的、厌恶的饮食、居处,疾病就会加重。假使病人突然想吃平素不爱吃的食物,食后会助长病邪,引起发热。

【条文】太阳病,发汗太多,因致痉。

夫风病,下之则痉,复发汗,必拘急。

疮家,虽身疼痛,不可发汗,汗出则痉。

【出处】《金匮要略·痉湿暍病脉证治第二》

【释义】以上三条论述误治而成的痉病。太阳病,发汗过多,损伤津液,可导致痉病;外感风邪之病,治疗应当调和营卫,若误用攻下法,损伤津液,可致痉病;如果再用汗法发其汗,竭其津液,筋脉失养而拘挛;久患疮疡流血、流脓的病人,虽然有身体疼痛的表证,也不能用发汗的方法治疗,误用汗法伤其津液,可导致痉病的发生。

【条文】湿家之为病,一身尽疼(一云疼烦),发热,身色如熏黄也。

【出处】《金匮要略·痉湿暍病脉证治第二》

【释义】本条论述湿病发黄的症候。患湿病的人,全身都疼痛,发热,皮肤颜色好像烟熏一样的暗黄。

【条文】风湿相搏,一身尽疼痛,法当汗出而解。值天阴雨不止,医云此可发汗,汗之病不愈者,何也? 盖发其汗,汗大出者,但风气去,湿气在,是故不愈也。若治风湿者,发其汗,但微微似欲出汗者,风湿俱去也。

【出处】《金匮要略·痉湿暍病脉证治第二》

【释义】本条论述风湿病的发汗方法。风邪与湿邪相合侵袭人体肌肉和关节,周身都疼痛,本当用汗法治疗,使风湿之邪随汗出而病愈,如果正当天气阴雨不止,医生说还是可以用发汗的方法治疗。然而发汗以后,病却未愈,这是为什么呢?这是因为发汗太过,出汗太多,只是风邪随汗而出,而湿邪仍在,所以病不愈。凡治风湿病,用汗法只宜微微汗出,风湿二邪才能都排出去。

【条文】湿家身烦疼,可与麻黄加术汤发其汗为宜,慎不可以火攻之。

【出处】《金匮要略·痉湿暍病脉证治第二》

【释义】本条论述寒湿在表的证治和禁忌。患湿病的人,身体疼痛而心烦不宁的,用麻黄加术汤发汗治疗比较适宜,千万不可用火熏、温针等火攻的方法治疗。

附:麻黄加术汤方

麻黄三两(去节) 桂枝二两(去皮) 甘草一两(炙) 杏仁七十个(去皮尖)白术四两

【条文】病者一身尽疼,发热,日晡所剧者,名风湿。此病伤于汗出当风,或久伤取冷所致也,可与麻黄杏仁薏苡甘草汤。

【出处】《金匮要略·痉湿暍病脉证治第二》

【释义】本条论述风湿在表的成因和证治。病人一身烦疼、发热,傍晚的时候加重,叫做风湿病。此病是由于出汗时感受风邪,或经常贪凉所致。用麻黄杏仁薏苡甘草汤主治。

附:麻黄杏仁薏苡甘草汤方

麻黄(去节)半两(汤泡) 杏仁十个(去皮尖,炒) 薏苡仁半两 甘草一两(炙)

【条文】风湿,脉浮,身重,汗出恶风者,防己黄芪汤主之。

【出处】《金匮要略·痉湿暍病脉证治第二》

【释义】本条论述风湿表虚的证治。风湿伤于肌表,脉浮,身体困重,出汗怕风,用防己黄芪汤主治。

附:防己黄芪汤方

防己一两 甘草半两(炒) 白术七钱半 黄芪一两一分(去芦)

【条文】伤寒八九日,风湿相搏,身体疼烦,不能自转侧,不呕不渴,脉浮虚而涩者,桂枝附子汤主之;若大便坚,小便自利者,去桂加白术汤主之。

【出处】《金匮要略·痉湿暍病脉证治第二》

【释义】本条论述风湿而见表阳虚的证治。伤寒表证八九日不解,风邪与湿邪相合侵袭人体,出现身体疼痛而心烦不安,不能自由转侧,不呕吐,口也不渴,脉浮虚涩,用桂枝附子汤治疗;如果大便干结,小便通利的,可用前方去桂枝加白术汤治疗。

附:桂枝附子汤方

桂枝四两(去皮) 生姜三两(切) 附子三枚(炮去皮,破八片) 甘草二两(炙) 大枣十二枚(擘)

白术附子汤方

白术二两 附子一枚半(炮,去皮) 甘草一两(炙) 生姜一两半(切) 大枣六枚

【条文】风湿相搏,骨节疼烦,掣痛不得伸屈,近之则痛剧,汗出短气,小便不利,恶风不欲去衣,或身微肿者,甘草附子汤主之。

【出处】《金匮要略·痉湿暍病脉证治第二》

【释义】本条论述风湿表里阳气俱虚的证治。风与湿邪相合侵袭人体肌肉、关节,出现疼痛难忍,四肢抽掣,关节屈伸不利,用手触摸则疼痛加剧,出汗,气短,小便不通利,怕风,不愿脱减衣服,或出现轻度水肿的,用甘草附子汤治疗。

附:甘草附子汤方

甘草二两(炙) 白术二两 附子二枚(炮,去皮) 桂枝四两(去皮)

【条文】太阳中暍,身热疼重,而脉微弱,此以夏月伤冷水,水行皮中所致也。一物瓜蒂汤主之。

【出处】《金匮要略·痉湿暍病脉证治第二》

【释义】本条论述伤暑夹湿的证治。太阳伤暑夹湿,出现发热,身体疼痛而沉重,脉象微弱,这是因为夏季贪凉饮冷,或者汗出用冷水淋浴,水湿之邪行于皮肤中所引起的。用一物瓜蒂汤主治。

附:一物瓜蒂汤方

瓜蒂二十个

【条文】百合病,发汗后者,百合知母汤主之。

【出处】《金匮要略·百合狐惑阴阳毒病证治第三》

【释义】本条论述百合病误汗后的治法。百合病虚热不能发汗,误用汗法后用百合知母汤主治。

附:百合知母汤方

百合七枚(擘) 知母三两(切)

【条文】百合病,下之后者,滑石代赭汤主之。

【出处】《金匮要略·百合狐惑阴阳毒病证治第三》

【释义】本条论述百合病误下后的治法。百合病因误用攻下法,用滑石代赭汤治疗。

附:滑石代赭汤方

百合七枚(擘) 滑石三两(碎,绵裹) 代赭石如弹丸大一枚(碎,绵裹)

【条文】百合病,吐之后者,用后方主之。

【出处】《金匮要略·百合狐惑阴阳毒病证治第三》

【释义】本条论述百合病误吐后的治法。百合病因误用吐法以后,用下面的方药治疗。

附:百合鸡子汤方

百合七枚(劈) 鸡子黄一枚

【条文】百合病,不经吐、下、发汗,病形如初者,百合地黄汤主之。

【出处】《金匮要略·百合狐惑阴阳毒病证治第三》

【释义】本条论述百合病的正治法。百合病没有用吐法、下法、汗法等治法,日虽久而病情如初,用百合地黄汤治疗。

附:百合地黄汤

百合七枚(擘) 生地黄汁一升

【条文】百合病一月不解,变成渴者,百合洗方主之。

【出处】《金匮要略·百合狐惑阴阳毒病证治第三》

【释义】本条论述百合病经久变渴的外治法。百合病若经一个月之久仍不愈,反而出现口渴,应用百合洗方治疗。

附:百合洗方

以百合一升,以水一斗,渍之一宿,以洗身,洗已,食煮饼,勿以盐豉也。

【条文】百合病,渴不差者,用后方主之。

【出处】《金匮要略·百合狐惑阴阳毒病证治第三》

【释义】本条论述百合病渴不差的治法。百合病经用内服外洗两法治疗后仍口渴的,用栝蒌牡蛎散治疗。

附:栝蒌牡蛎散方

栝蒌根 牡蛎(熬)等分

【条文】百合病变发热者(一作发寒热),百合滑石散主之。

【出处】《金匮要略·百合狐惑阴阳毒病证治第三》

【释义】本条论述百合病变发热的治法。百合病本无发热,若出现发热的,用百合滑石散治疗。

附:百合滑石散方

百合一两(炙)　滑石三两

【条文】狐惑之为病,状如伤寒,默默欲眠,目不得闭,卧起不安,蚀于喉为惑,蚀于阴为狐,不欲饮食,恶闻食臭,其面目乍赤、乍黑、乍白。蚀于上部则声喝(一作嗄),甘草泻心汤主之。

【出处】《金匮要略·百合狐惑阴阳毒病证治第三》

【释义】本条论述狐惑病的证治。狐惑病的主要表现症状形如伤寒,病人常沉默不语,只想睡觉,但又不能闭目安睡,睡下又想起来,反复不安,腐蚀于咽喉为惑,腐蚀于前后二阴为狐,病人常不欲饮食,甚至不愿闻饮食的气味,面色也变化无常,一会赤、一会黑、一会白。上部咽喉被腐蚀,伤及声门,则说话声音噎塞,用甘草泻心汤。

附:甘草泻心汤方

甘草四两　黄芩三两　人参三两　干姜三两　黄连一两　大枣十二枚
半夏半升

【条文】蚀于下部则咽干,苦参汤洗之。

【出处】《金匮要略·百合狐惑阴阳毒病证治第三》

【释义】本条论述狐惑前阴蚀烂的证治。腐蚀于前阴部,就会出现咽喉干燥,用苦参汤外洗。

【条文】蚀于肛者,雄黄熏之。

【出处】《金匮要略·百合狐惑阴阳毒病证治第三》

【释义】本条论述狐惑后阴蚀烂的治法。腐蚀于肛门的,用雄黄熏患处。

【条文】病者脉数,无热,微烦,默默但欲卧,汗出,初得之三四日,目赤如鸠眼;七八日,目四眦(一本此有黄字)黑。若能食者,脓已成也,赤豆当归散主之。

【出处】《金匮要略·百合狐惑阴阳毒病证治第三》

【释义】本条论述狐惑酿脓的证治。病人脉数,没有表证,稍微有点烦躁,沉默无语,只想睡觉,出汗。开始得病的三四天,两眼红得像斑鸠的眼睛一样,到七八天,两眼的内、外眦变黑,表明瘀血内积,脓已成熟,病人能食,用赤豆当归散治疗。

附:赤豆当归散方

赤小豆三升(浸令芽出,曝干)　当归三两

【条文】阳毒之为病,面赤斑斑如锦纹,咽喉痛,唾脓血。五日可治,七日不可治,升麻鳖甲汤主之。

阴毒之为病,面目青,身痛如被杖,咽喉痛。五日可治,七日不可治,升麻鳖甲汤去雄黄、蜀椒主之。

【出处】《金匮要略·百合狐惑阴阳毒病证治第三》

【释义】以上两条论述阴阳毒的证治及预后。阳毒病的临床表现:面部有红色斑点,像织绵上的花纹一样,咽喉疼痛,吐脓血,得病在五天内可以治疗,若超过七天,就很难治愈。用升麻鳖甲汤治疗。

阴毒病的临床表现:面部及眼睛发青,遍身疼痛如同被棍棒打了一样难忍,咽喉疼痛。这种病在病初的五天内容易治疗,若超过七天以上,就难治愈了。用升麻鳖甲汤去雄黄、蜀椒治疗。

附:升麻鳖甲汤方

升麻二两　当归一两　蜀椒(炒去汗)一两　甘草二两　雄黄半两(研)　鳖甲手指大一片(炙)

【条文】疟脉自弦,弦数者多热,弦迟者多寒。弦小紧者下之差,弦迟者可温之,弦紧者可发汗、针灸也。浮大者可吐之,弦数者风发也,以饮食消息止之。

【出处】《金匮要略·疟病脉证并治第四》

【释义】本条从脉象论述疟病的病机和治则。疟病其脉多弦,属热重者多见弦数;属寒盛者多见弦迟,脉弦小而紧,是病偏于里,多兼有食滞,可酌用下法,脉弦迟则为里寒,可用温法,脉弦紧者可用汗法、针灸治疗。脉象浮大者可用吐法治疗,脉弦数而有阳邪动风象的宜用饮食调理。

【条文】阴气孤绝,阳气独发,则热而少气烦冤,手足热而欲呕,名曰瘅疟。若但热不寒者,邪气内藏于心,外舍分肉之间,令人消铄脱肉。

【出处】《金匮要略·疟病脉证并治第四》

【释义】本条论述瘅疟的病机和症状。素体阴虚阳盛的人,患疟病后则津液愈亏而邪热独盛,表现为高热、气短、心中烦闷不舒,手足心热而想吐,名叫瘅疟。如果只有发热而不怕冷的,这是邪热侵扰内脏和体表,内外热盛、表里皆炽所致,所以容易使人消瘦。

【条文】温疟者,其脉如平,身无寒但热,骨节疼烦,时呕,白虎加桂枝汤主之。

【出处】《金匮要略·疟病脉证并治第四》

【释义】本条论述温疟的证治。温疟的脉象像平时常见的脉一样,身体但热不寒,关节疼痛剧烈,时时呕吐,用白虎加桂枝汤治疗。

附:白虎加桂枝汤方

知母六两　甘草二两(炙)　石膏一斤　粳米二合　桂(去皮)三两

【条文】疟多寒者,名曰牝疟,蜀漆散主之。

【出处】《金匮要略·疟病脉证并治第四》

【释义】本条论述牝疟的证治。疟病寒多热少的,名叫牝疟,用蜀漆散治疗。

附:蜀漆散方

蜀漆(洗去腥)　云母(烧二日夜)　龙骨等分

【条文】寸口脉迟而缓,迟则为寒,缓则为虚;营缓则为亡血,卫缓则为中风。邪气中经,则身痒而瘾疹;心气不足,邪气入中,则胸满而短气。

【出处】《金匮要略·中风历节病脉证并治第五》

【释义】本条论述中风与瘾疹的病机。寸口脉象迟缓,迟脉为有寒,缓脉为营卫气血不足。营虚是由于失血于内,卫虚则是由于风伤于外。风寒之邪乘虚侵入经脉,就可出现全身瘙痒而伴发瘾疹;如果心气不足,又受邪气侵害,就会发生胸闷烦躁和呼吸气短。

【条文】趺阳脉浮而滑,滑则谷气实,浮则自汗出。

【出处】《金匮要略·中风历节病脉证并治第五》

【释义】趺阳脉见浮滑,滑脉为胃热盛,浮脉为风象,风性疏泄腠理易于升发,内热盛而腠理开泄,故而汗出。

【条文】少阴脉浮而弱,弱则血不足,浮则为风,风血相搏,即疼痛如掣。

【出处】《金匮要略·中风历节病脉证并治第五》

【释义】本条论述血虚历节病的证候。少阴脉浮而弱,弱脉为阴血虚少,浮脉为外感风邪,风邪搏结于血虚之经脉,致经脉痹阻,故出现关节牵掣疼痛。

【条文】盛人脉涩小,短气,自汗出,历节疼,不可屈伸,此皆饮酒汗出当风所致。

【出处】《金匮要略·中风历节病脉证并治第五》

【释义】本条论述盛人历节病的病机及证候。肥胖人的脉象涩小,症见气短,自汗,全身关节游走性疼痛,屈伸不利,这是由于饮酒以后汗出感受风邪所致。

【条文】病历节不可屈伸,疼痛,乌头汤主之。

【出处】《金匮要略·中风历节病脉证并治第五》

【释义】本条论述寒湿历节病的证治。患历节病,关节剧烈疼痛,不能屈伸,用乌头汤主治。

附:乌头汤方

麻黄 芍药 黄芪各三两 甘草三两(炙) 川乌五枚(㕮咀,以蜜二升,煎取一升,即出乌头)

【条文】男子面色薄者,主渴及亡血,卒喘悸,脉浮者,里虚也。

【出处】《金匮要略·血痹虚劳病脉证并治第六》

【释义】本条论述阴血不足的虚劳脉证。男子面色苍白无华的,应当见口渴和失血症状;如果突然出现气喘,心悸,脉象浮大无力,这是里虚的缘故。

【条文】男子脉虚沉弦,无寒热,短气里急,小便不利,面色白,时目瞑,兼衄,少腹满,此为劳使之然。

【出处】《金匮要略·血痹虚劳病脉证并治第六》

【释义】本条论述气血两虚的虚劳脉证。男子的脉象沉取弦而无力,不恶寒发热,有呼吸急促,少腹拘急,小便不通利,面色㿠白,经常有两眼昏花,鼻腔出血,少腹胀满等症状,这是虚劳病引起的。

【条文】劳之为病,其脉浮大,手足烦,春夏剧,秋冬瘥,阴寒精自出,酸削不能行。

【出处】《金匮要略·血痹虚劳病脉证并治第六》

【释义】本条论述阴虚的虚劳证与季节的关系。虚劳病的表现:脉象浮大无力,手足烦热,春夏两季加重,秋冬季节减轻,外阴寒冷,精关不固而精液自动滑出,两腿酸痛瘦削不能行走。

【条文】男子脉浮弱而涩,为无子,精气清冷(一作泠)。

【出处】《金匮要略·血痹虚劳病脉证并治第六》

【释义】本条从脉象论虚劳无子证。男子的脉象浮弱兼涩，这是真阳不足，精少清冷，不能授胎，故无子。

【条文】夫失精家，少腹弦急，阴头寒，目眩(一作目眶痛)，发落，脉极虚芤迟，为清谷、亡血、失精。脉得诸芤动微紧，男子失精，女子梦交，桂枝加龙骨牡蛎汤主之。

【出处】《金匮要略·血痹虚劳病脉证并治第六》

【释义】本条论述遗精的证治。素有亡失精液的患者，少腹部拘急，阴茎龟头寒凉，眩晕，头发脱落，脉象极虚弱兼芤迟，多出现下利清谷、亡血、失精的症状；若脉象芤动或微紧，则男子患遗精，女子患梦交，用桂枝加龙骨牡蛎汤治疗。

附：桂枝加龙骨牡蛎汤方

桂枝　芍药　生姜各三两　甘草二两　大枣十二枚　龙骨　牡蛎各三两

【条文】男子平人，脉虚弱细微者，喜盗汗也。

【出处】《金匮要略·血痹虚劳病脉证并治第六》

【释义】本条论述虚劳盗汗的脉象。男子从外表上看没有病，但脉却呈现虚弱或细微之象，容易发生盗汗。

【条文】人年五六十，其病脉大者，痹侠背行，若肠鸣、马刀侠瘿者，皆为劳得之。

【出处】《金匮要略·血痹虚劳病脉证并治第六》

【释义】本条论述虚寒与虚热之脉大的区别。人的年龄到了五六十岁的时候，脉象大而按之无力的，脊柱两旁有麻木感，如果腹中肠鸣，或腋下、颈旁生瘰疬的，都由虚劳所致。

【条文】脉沉小迟，名脱气，其人疾行则喘喝，手足逆寒，腹满，甚则溏泄，食不消化也。

【出处】《金匮要略·血痹虚劳病脉证并治第六》

【释义】本条论述脾肾阳气虚衰的脉证。脉象沉兼小迟，叫做脱气。病人走快了就会气喘，手足逆冷，腹部胀满，严重的出现大便稀溏，饮食不消化。

【条文】脉弦而大，弦则为减，大则为芤，减则为寒，芤则为虚，虚寒相搏，此名为革。妇人则半产漏下，男子则亡血失精。

【出处】《金匮要略·血痹虚劳病脉证并治第六》

【释义】本条论述精血亏损之虚劳的脉象。脉象弦而兼大，弦脉重按则衰减，大脉中空如芤脉，弦脉主寒证，芤脉主虚证，弦、芤两脉相合，称为革脉。妇人见革脉是半产或漏下，男子见革脉是亡血或遗精。

【条文】虚劳里急，诸不足，黄芪建中汤主之。

【出处】《金匮要略·血痹虚劳病脉证并治第六》

【释义】本条论述阴阳两虚之虚劳的证治。虚劳病，少腹挛急，阴阳气血俱不足，用黄芪建中汤治疗。

附：黄芪建中汤方

小建中汤内加黄芪一两半

【条文】五劳虚极羸瘦，腹满不能饮食，食伤、忧伤、饮伤、房室伤、饥伤、劳伤、经络营卫气伤，内有干血，肌肤甲错，两目黯黑。缓中补虚，大黄䗪虫丸主之。

【出处】《金匮要略·血痹虚劳病脉证并治第六》

【释义】本条论述虚劳有干血的证治。由于五劳而致身体极度虚弱，肌肉消瘦而腹部胀满，不能吃东西，究其原因是由于饮食失节、忧伤过度、饮酒过量及房事、饥饿、疲劳过度等引起。经络、营卫气血受到邪气损伤，致使瘀血内留，出现皮肤粗糙如鱼鳞状，两眼周围呈黯黑色等症状。治法宜缓消瘀血，调补体虚，用大黄䗪虫丸治疗。

附：大黄䗪虫丸方

大黄十分（蒸）　黄芩二两　甘草三两　桃仁一升　杏仁一升　芍药四两　干地黄十两　干漆一两　虻虫一升　水蛭百枚　蛴螬一升　䗪虫半升

【条文】寸口脉微而数，微则为风，数则为热；微则汗出，数则恶寒。风中于卫，呼气不入；热过于营，吸而不出。风伤皮毛，热伤血脉。风舍于肺，其人则咳，口干喘满，咽燥不渴，多唾浊沫，时时振寒。热之所过，血为之凝滞，蓄结痈脓，吐如米粥。始萌可救，脓成则死。

【出处】《金匮要略·肺痿肺痈咳嗽上气病脉证治第七》

【释义】本条论述肺痈的病因病机、脉证及预后。寸口脉象微而数，微脉是风邪所致，数脉是有热；脉微则汗出，脉数则恶寒。风邪初伤卫分时，邪气可随呼气排出体外而不吸入；热邪进入营分，邪气就随吸气深入到体内而不易排出；风邪易伤皮毛，热邪易伤血脉；风邪滞留于肺部，病人就咳嗽，口中干燥，气喘，胸中满闷，咽喉干燥而不渴，多咳吐稠痰或泡沫痰，时时寒战。热邪进一步深入营血,致血液凝滞,热甚则肉腐,肉腐则蓄结成脓,吐出像米粥样腥臭脓痰。病在初起阶段尚可治疗,到了痈脓已成的时候,治疗就困难了。

【条文】咳逆上气,时时吐浊,但坐不得眠,皂荚丸主之。

【出处】《金匮要略·肺痿肺痈咳嗽上气病脉证治第七》

【释义】本条论述痰浊壅肺之喘咳的证治。咳嗽、气喘,时时吐出稠痰,只能坐而不能平卧的,用皂荚丸治疗。

附:皂荚丸方

皂荚八两(刮去皮,用酥炙)

【条文】咳而胸满,振寒脉数,咽干不渴,时出浊唾腥臭,久久吐脓如米粥者,为肺痈,桔梗汤主之。

【出处】《金匮要略·肺痿肺痈咳嗽上气病脉证治第七》

【释义】本条论述肺痈成脓的证治。咳嗽而胸部胀满,寒战,脉象数,咽喉干燥而不渴,时常吐出黏稠腥臭脓痰,病久吐出米粥样脓痰的,是肺痈病,用桔梗汤治疗。

附:桔梗汤方

桔梗一两 甘草二两

【条文】咳而上气,此为肺胀,其人喘,目如脱状,脉浮大者,越婢加半夏汤主之。

【出处】《金匮要略·肺痿肺痈咳嗽上气病脉证治第七》

【释义】本条论述饮热郁肺之咳喘的证治。咳嗽气逆,这是肺胀。病人喘气,两眼突出好像要脱出眼眶一样,脉象浮大的,用越婢加半夏汤治疗。

附:越婢加半夏汤方

麻黄六两 石膏半斤 生姜三两 大枣十五枚 甘草二两 半夏半升

【条文】肺胀,咳而上气,烦躁而喘,脉浮者,心下有水,小青龙加石膏汤主之。

【出处】《金匮要略·肺痿肺痈咳嗽上气病脉证治第七》

【释义】本条论述寒饮夹热之咳喘的证治。肺胀病人,出现咳嗽而气逆,烦躁,气喘,脉象浮的,为心下有水饮,用小青龙加石膏汤治疗。

附:小青龙加石膏汤方

麻黄 芍药 桂枝 细辛 甘草 干姜各三两 五味子 半夏各半升 石膏二两

【条文】胸痹心中痞,留气结在胸,胸满,胁下逆抢心,枳实薤白桂枝汤主之;人参汤亦主之。

【出处】《金匮要略·胸痹心痛短气病脉证治第九》

【释义】本条论述胸痹虚实不同的证治。胸痹胃脘部有痞塞不通之感,是有气郁结在胸部,因而胸部满闷,胁下气逆上冲心胸,用枳实薤白桂枝汤主治。也可以用人参汤主治。

附:枳实薤白桂枝汤方

枳实四枚　厚朴四两　薤白半斤　桂枝一两　瓜蒌一枚(捣)

人参汤方

人参　甘草　干姜　白术各三两

【条文】胸痹,胸中气塞,短气,茯苓杏仁甘草汤主之;橘枳姜汤亦主之。

【出处】《金匮要略·胸痹心痛短气病脉证治第九》

【释义】本条论述胸痹轻证的治法。胸痹病,症见心胸满闷,呼吸气短,用茯苓杏仁甘草汤治疗,亦可用橘枳姜汤治疗。

附:茯苓杏仁甘草汤方

茯苓三两　杏仁五十个　甘草一两

橘枳姜汤方

橘皮一斤　枳实三两　生姜半斤

【条文】胸痹缓急者,薏苡附子散主之。

【出处】《金匮要略·胸痹心痛短气病脉证治第九》

【释义】本条论述胸痹急症的治法。胸痹病情急迫的,可用薏苡附子散治疗。

【条文】心中痞,诸逆心悬痛,桂枝生姜枳实汤主之。

【出处】《金匮要略·胸痹心痛短气病脉证治第九》

【释义】本条论述痰饮气逆的心痛证治。胃脘部痞闷不通,胃气上逆,心下之寒饮亦随之上逆,致心窝部向上牵引疼痛,用桂枝生姜枳实汤治疗。

附:桂枝生姜枳实汤方

桂枝三两　生姜三两　枳实五枚

【条文】心痛彻背,背痛彻心,乌头赤石脂丸主之。

【出处】《金匮要略·胸痹心痛短气病脉证治第九》

【释义】本条论述阴寒痼结的心痛证治。心窝部疼痛牵连到背部,背部疼痛又牵连到心窝部,用乌头赤石脂丸治疗。

附:乌头赤石脂丸方

蜀椒一两(一法二分)　乌头一分(炮)　附子半两(炮)(一法一分)
干姜一两(一法一分)　赤石脂一两(一法二分)

【条文】病者腹满,按之不痛为虚,痛者为实,可下之;舌黄未下者,下之
黄自去。

【出处】《金匮要略·腹满寒疝宿食病脉证治第十》

【释义】本条论述腹满虚实的辨证和实证腹满的治法。病人有腹部胀满
的症状,按之不痛的为虚证;按之痛的为实证。实证当用泻下法治疗。如果
腹满而舌苔黄厚而燥,没有用泻下法的,用泻下药后黄苔消退而病愈。

【条文】病腹满,发热十日,脉浮而数,饮食如故,厚朴七物汤主之。

【出处】《金匮要略·腹满寒疝宿食病脉证治第十》

【释义】本条论述腹满兼表证的证治。病人腹部胀满,伴发热十天,脉象
浮而数,饮食正常的,用厚朴七物汤治疗。

附:厚朴七物汤方

厚朴半斤　甘草三两　大黄三两　大枣十枚　枳实五枚　桂枝二两
生姜五两

【条文】腹中寒气,雷鸣切痛,胸胁逆满,呕吐,附子粳米汤主之。

【出处】《金匮要略·腹满寒疝宿食病脉证治第十》

【释义】本条论述腹满痛之属于脾胃虚寒、水湿内停的证治。腹部受寒邪
侵袭,出现肠鸣腹痛,胸胁胀满,呕吐,用附子粳米汤治疗。

附:附子粳米汤方

附子一枚(炮)　半夏半升　甘草一两　大枣十枚　粳米半升

【条文】痛而闭者,厚朴三物汤主之。

【出处】《金匮要略·腹满寒疝宿食病脉证治第十》

【释义】本条论述腹满之胀重于积的证治。腹部疼痛而见大便秘结不通
的,用厚朴三物汤治疗。

附:厚朴三物汤方

厚朴八两　大黄四两　枳实五枚

【条文】按之心下满痛者,此为实也,当下之,宜大柴胡汤。

【出处】《金匮要略·腹满寒疝宿食病脉证治第十》

【释义】本条论述胀满疼痛在心下病属少阳、阳明的证治。用手按心下胃脘部位,感觉胀满疼痛的,这是实证,应当用攻下法,宜用大柴胡汤治疗。

附:大柴胡汤方

柴胡半斤　黄芩三两　芍药三两　半夏半升(洗)　枳实四枚(炙)　大黄二两　大枣十二枚　生姜五两

【条文】腹满不减,减不足言,当须下之,宜大承气汤。

【出处】《金匮要略·腹满寒疝宿食病脉证治第十》

【释义】本条论述积、胀俱重的证治。腹部胀满没有减轻的时候,即使有时减轻,也微乎其微,当须用泻下法,可考虑用大承气汤治疗。

附:大承气汤方

大黄四两(酒洗)　厚朴半斤(去皮,炙)　枳实五枚(炙)　芒硝三合

【条文】心胸中大寒痛,呕不能饮食,腹中寒,上冲皮起,出见有头足,上下痛而不可触近,大建中汤主之。

【出处】《金匮要略·腹满寒疝宿食病脉证治第十》

【释义】本条论述腹满痛之属脾胃虚寒的证治。心胸中大寒痛,呕吐,不能饮食,腹中寒气攻冲,致使腹壁隆起像头足样肿块,上下攻冲疼痛而不可触摸的症状,用大建中汤治疗。

附:大建中汤方

蜀椒二合(去汗)　干姜四两　人参二两　胶饴一升

【条文】胁下偏痛,发热,其脉紧弦,此寒也,以温药下之,宜大黄附子汤。

【出处】《金匮要略·腹满寒疝宿食病脉证治第十》

【释义】本条论述寒湿内结的证治。胁下一侧疼痛,兼有发热,脉象紧而弦的,这是寒实证,应当用温下法治疗,宜用大黄附子汤。

附:大黄附子汤方

大黄三两　附子三枚(炮)　细辛二两

【条文】腹痛,脉弦而紧,弦则卫气不行,即恶寒,紧则不欲食,邪正相搏,即为寒疝。寒疝绕脐痛,若发则白汗出,手足厥冷,其脉沉弦者,大乌头煎主之。

【出处】《金匮要略·腹满寒疝宿食病脉证治第十》

【释义】本条论述寒疝的病机与证治。腹痛病人,脉弦紧,弦脉为卫阳之气虚弱,不能运行全身,故怕冷,紧脉主胃中有寒,故不思饮食,内外寒盛与人之正气相搏结,就形成了寒疝。寒疝发作时,绕脐疼痛,因疼痛剧烈有冷汗

出,甚至手足厥冷,脉象沉紧的,用大乌头煎主治。

　　附:乌头煎方:

　　乌头大者五枚(熬,去皮,不咬咀)

　　【条文】其脉数而紧乃弦,状如弓弦,按之不移。脉数弦者,当下其寒;脉紧大而迟者,必心下坚;脉大而紧者,阳中有阴,可下之。

　　【出处】《金匮要略·腹满寒疝宿食病脉证治第十》

　　【释义】本条论述寒实可下证的脉象及治法。病人脉数兼紧的是弦脉,像弓弦那样按之挺直不移。脉数兼弦的,应当用温下法祛其寒邪;脉紧大而迟的,一定会出现心下胃脘部坚实痞硬之症;脉大兼紧的,为阳中有阴,可用下法。

　　【条文】肝着,其人常欲蹈其胸上,先未苦时,但欲饮热,旋覆花汤主之。

　　【出处】《金匮要略·五藏风寒积聚病脉证并治第十一》

　　【释义】本条论述肝着病的证治。患肝着病的人,胸胁痞闷不舒,或者胀痛、刺痛,以手按揉或捶打其胸部才稍微舒适,在疾病初起,只想喝热汤,用旋覆花汤治疗。

　　附:旋覆花汤方

　　旋覆花三两　葱十四茎　新绛少许

　　【条文】邪哭使魂魄不安者,血气少也;血气少者属于心,心气虚者,其人则畏,合目欲眠,梦远行而精神离散,魂魄妄行。阴气衰者为癫,阳气衰者为狂。

　　【出处】《金匮要略·五藏风寒积聚病脉证并治第十一》

　　【释义】本条论述血气虚少,发生精神错乱的病证。病人悲伤哭泣,好像邪鬼作怪似的,使人心神不安定,这是气血虚少的缘故。气血虚少是属于心的疾病;心气不足的人,时常有恐惧感,闭起眼睛想睡觉,梦见自己走得很远,致使精神分散,心神不安。如果阴气衰弱的就成为癫病,阳气衰弱的就成为狂病。

　　【条文】水在心,心下坚筑,短气,恶水不欲饮。

　　　　　　水在肺,吐涎沫,欲饮水。

　　　　　　水在脾,少气身重。

　　　　　　水在肝,胁下支满,嚏而痛。

　　　　　　水在肾,心下悸。

　　【出处】《金匮要略·痰饮咳嗽病脉证并治第十二》

【释义】以上五条论述水饮在五脏得症状。水饮停滞在心,见心下悸动,胃脘部痞满,呼吸气短,厌恶水,不想饮水;水饮停留在肺,见吐清稀痰涎,想喝水;水饮停滞在脾,见气短乏力,身体沉重;水饮停滞在肝,见胁下支撑胀满,打喷嚏时牵引胸胁疼痛;水饮停滞在肾,则见心下悸动。

【条文】夫心下有留饮,其人背寒冷如手大。

留饮者,胁下痛引缺盆,咳嗽则辄已(一作转甚)。

胸中有留饮,其人短气而渴,四肢历节痛。脉沉者,有留饮。

【出处】《金匮要略·痰饮咳嗽病脉证并治第十二》

【释义】以上三条论述留饮的症候。水饮留在心下胃脘部,病人感到背部寒冷,冷处约有手掌大;留饮在胁下,则两胁下疼痛牵引到缺盆部位,咳嗽时则疼痛加剧;水饮留在胸中,病人出现短气和口渴,四肢关节疼痛,脉沉为有留饮。

【条文】膈上病痰,满喘咳吐,发则寒热,背痛腰疼,目泣自出,其人振振身瞤剧,必有伏饮。

【出处】《金匮要略·痰饮咳嗽病脉证并治第十二》

【释义】本条论述膈上伏饮发作的症状。膈上有痰饮的人,可见胸部胀满,气喘,咳嗽,吐痰涎,病发作的时候,恶寒发热,腰背部疼痛,咳喘剧烈时,两眼流泪,身体颤抖得很严重,不能坐立,这必然是有伏饮。

【条文】夫短气有微饮,当从小便去之,苓桂术甘汤主之;肾气丸亦主之。

【出处】《金匮要略·痰饮咳嗽病脉证并治第十二》

【释义】本条论述微饮的证治。有轻微的饮邪停留,出现呼吸短促的,应当用健脾利小便的方法,使水饮从小便排出,用苓桂术甘汤治疗。若属肾气不足的,应当用肾气丸温肾化气利小便。

【条文】病者脉伏,其人欲自利,利反快,虽利,心下续坚满,此为留饮欲去故也,甘遂半夏汤主之。

【出处】《金匮要略·痰饮咳嗽病脉证并治第十二》

【释义】本条论述留饮的证治。病人脉象沉伏,没有服泻下药,自己想要泻泄,泻后反而觉得舒畅,虽然下利,心下继续痞坚胀满,这是留饮有欲去之势,用甘遂半夏汤治疗。

附:甘遂半夏汤方

甘遂(大者)三枚 半夏十二枚(以水一升,煮取半升,去滓) 芍药五枚

甘草如指大一枚(炙)(一本作无)

【条文】病悬饮者,十枣汤主之。

【出处】《金匮要略·痰饮咳嗽病脉证并治第十二》

【释义】本条论述悬饮的治法。患悬饮病的,用十枣汤治疗。

附:十枣汤方

芫花(熬) 甘遂 大戟各等分

【条文】病溢饮者,当发其汗,大青龙汤主之,小青龙汤亦主之。

【出处】《金匮要略·痰饮咳嗽病脉证并治第十二》

【释义】本条论述溢饮的证治。患溢饮病的,应当用发汗的方法治疗,用大青龙汤主治;亦可用小青龙汤治疗。

附:大青龙汤方

麻黄六两(去节) 桂枝二两(去皮) 甘草二两(炙) 杏仁四十个(去皮尖) 生姜三两(切) 大枣十二枚 石膏如鸡子大(碎)

小青龙汤方

麻黄三两(去节) 芍药三两 五味子半升 干姜三两 甘草三两(炙) 细辛三两 桂枝三两(去皮) 半夏半升(洗)

【条文】膈间支饮,其人喘满,心下痞坚,面色黧黑,其脉沉紧,得之数十日,医吐下之不愈,木防己汤主之。虚者即愈,实者三日复发,复与不愈者,宜木防己汤去石膏加茯苓芒硝汤主之。

【出处】《金匮要略·痰饮咳嗽病脉证并治第十二》

【释义】本条论述支饮的证治。支饮停留在膈间,病人气喘胸满,心下痞塞坚硬,面色暗黑,脉象沉紧,患病已数十天,医生曾用吐法、攻下法病不愈的,用木防己汤治疗;服药后如果心下痞塞坚硬变软,病属虚结的,则病即时痊愈;如果心下仍坚实痞结的,三天以后可复发,宜用木防己汤去石膏加茯苓芒硝汤治疗。

附:木防己汤方

木防己三两 石膏十二枚(鸡子大) 桂枝二两 人参四两

木防己去石膏加茯苓芒硝汤方

木防己二两 桂枝二两 人参四两 芒硝三合 茯苓四两

【条文】心下有支饮,其人苦冒眩,泽泻汤主之。

【出处】《金匮要略·痰饮咳嗽病脉证并治第十二》

【释义】本条论述支饮眩冒的证治。支饮停滞在心下胃脘部,病人感到头目昏眩,用泽泻汤治疗。

附:泽泻汤方

泽泻五两　白术二两

【条文】支饮胸满者,厚朴大黄汤主之。

【出处】《金匮要略·痰饮咳嗽病脉证并治第十二》

【释义】本条论述支饮兼有腹满的证治。支饮病而见腹部胀满者,用厚朴大黄汤治疗。

附:厚朴大黄汤方

厚朴一尺　大黄六两　枳实四枚

【条文】支饮不得息,葶苈大枣泻肺汤主之。

【出处】《金匮要略·痰饮咳嗽病脉证并治第十二》

【释义】本条论述支饮在肺的证治。支饮病人,喘息、呼吸困难的,用葶苈大枣泻肺汤治疗。

【条文】呕家本渴,渴者为欲解。今反不渴,心下有支饮故也,小半夏汤主之。

【出处】《金匮要略·痰饮咳嗽病脉证并治第十二》

【释义】本条论述支饮呕吐的预后及治法。经常呕吐的病人,因津液受伤,本来应该有口渴症,口渴是饮邪随呕吐而去、病欲痊愈的象征;现在反而口不渴,这是心下胃脘有支饮的缘故。用小半夏汤治疗。

附:小半夏汤方

半夏一升　生姜半斤

【条文】腹满,口舌干燥,此肠间有水气,己椒苈黄丸主之。

【出处】《金匮要略·痰饮咳嗽病脉证并治第十二》

【释义】本条论述痰饮水走肠间的证治。腹部胀满,口舌干燥,这是肠间有水饮停留所引起,用己椒苈黄丸治疗。

附:己椒苈黄丸方

防己　椒目　葶苈(熬)　大黄各一两

【条文】卒呕吐,心下痞,膈间有水,眩悸者,小半夏加茯苓汤主之。

【出处】《金匮要略·痰饮咳嗽病脉证并治第十二》

【释义】本条论述痰饮呕吐眩悸的证治。病人突然呕吐,心下胃脘痞满,这是膈间有停水,头眩心悸的,用小半夏加茯苓汤治疗。

附:小半夏加茯苓汤方

半夏一升　生姜半斤　茯苓三两(一法四两)

【条文】假令瘦人脐下有悸,吐涎沫而癫眩,此水也,五苓散主之。

【出处】《金匮要略·痰饮咳嗽病脉证并治第十二》

【释义】本条论述下焦水逆的证治。假如身体消瘦的人,脐下有悸动感,口吐涎沫而头晕目眩,这是水饮之证,用五苓散治疗。

附:五苓散方

泽泻一两一分　猪苓三分(去皮)　茯苓三分　白术三分　桂枝二分(去皮)

【条文】咳逆倚息,不得卧,小青龙汤主之。

【出处】《金匮要略·痰饮咳嗽病脉证并治第十二》

【释义】本条论述外寒引动内饮之支饮的证治。病人咳嗽气喘,呼吸困难,不能平卧,用小青龙汤治疗。

【条文】先渴后呕,为水停心下,此属饮家,小半夏加茯苓汤主之。

【出处】《金匮要略·痰饮咳嗽病脉证并治第十二》

【释义】本条论述痰饮作呕的证治。病人先有口渴,饮水多,而后又发生呕吐,这是水停心下胃脘所致,属于饮病,用小半夏加茯苓汤治疗。

【条文】厥阴之为病,消渴,气上冲心,心中疼热,饥而不欲食,食即吐,下之不肯止。

【出处】《金匮要略·消渴小便不利淋病脉证并治第十三》

【释义】本条论述厥阴病的消渴不可用下法。厥阴病的表现:口渴喜饮无度,气逆向上冲心,心中疼痛灼热,有饥饿感而又不想进食,食后即吐,如果用下法治疗,就会腹泻不止。

【条文】小便不利者,有水气,其人若渴,栝蒌瞿麦丸主之。

【出处】《金匮要略·消渴小便不利淋病脉证并治第十三》

【释义】本条论述小便不利、下寒上燥的证治。小便不通利的,是体内有水饮停留,病人若口渴,用栝蒌瞿麦丸治疗。

附:栝蒌瞿麦丸方

栝蒌根二两　茯苓三两　薯蓣三两　附子一枚(炮)　瞿麦一两

【条文】渴欲饮水,口干舌燥者,白虎加人参汤主之。

【出处】《金匮要略·消渴小便不利淋病脉证并治第十三》

【释义】本条论述热盛伤津之消渴的证治。口渴想喝水,口干舌燥的,用白虎加人参汤治疗。

【条文】脉浮发热,渴欲饮水,小便不利者,猪苓汤主之。

【出处】《金匮要略·消渴小便不利淋病脉证并治第十三》

【释义】本条论述水热互结、郁热伤阴之小便不利的证治。脉浮,发热,口渴想喝水,小便不通利的,用猪苓汤治疗。

附:猪苓汤方

猪苓(去皮) 茯苓 阿胶 滑石 泽泻各一两

【条文】脉浮而洪,浮则为风,洪则为气,风气相搏。风强则为隐疹,身体为痒,痒为泄风,久为痂癞;气强则为水,难以俯仰。风气相击,身体洪肿,汗出乃愈。恶风则虚,此为风水;不恶风者,小便通利,上焦有寒,其口多涎,此为黄汗。

【出处】《金匮要略·水气病脉证并治第十四》

【释义】本条论述风水病的病机。脉象浮而洪,浮脉为有风,洪脉为水气盛,风与水气相搏击,风邪强于水气,就会发生瘾疹,而且身体发痒,痒是风邪外透的表现,称为泄风,日久不愈,成为痂癞;水气强于风邪,就会发生水气病,出现身体俯仰困难。风邪与水气互相搏击,就会出现全身浮肿,用发汗的方法治疗则愈,怕风是卫气虚,这是风水病;不怕风的,小便通利,这是上焦有寒,病人口中涎沫多,这是黄汗病。

【条文】寸口脉沉滑者,中有水气,面目肿大,有热,名曰风水。视人之目窠上微拥,如蚕新卧起状,其颈脉动,时时咳,按其手足上,陷而不起者,风水。

【出处】《金匮要略·水气病脉证并治第十四》

【释义】本条论述风水的脉证。寸口部的脉象沉滑,为体内有水气,面目浮肿,发热,名叫风水;望诊可见病人两眼泡微肿,像睡眠后刚醒的一样,颈部的脉管跳动,时常咳嗽,用手按压病人的手脚皮肤凹陷不起的,这是风水病。

【条文】里水者,一身面目黄肿,其脉沉,小便不利,故令病水。假如小便自利,此亡津液,故令渴也。越婢加术汤主之。

【出处】《金匮要略·水气病脉证并治第十四》

【释义】本条论述皮水的证治。患皮水病的人,面目及全身其他部位都浮肿,脉象沉,小便不通利,导致水湿潴留,所以患水气病。如果小便通利,这是水去而津液损伤,所以病人出现口渴的症状,用越婢加术汤治疗。

附:越婢加术汤方

为越婢汤加白术四两

【条文】寸口脉浮而迟,浮脉则热,迟脉则潜,热潜相搏,名曰沉;趺阳脉浮而数,浮脉即热,数脉即止,热止相搏,名曰伏。沉伏相搏,名曰水。沉则脉络虚,伏则小便难,虚难相搏,水走皮肤,即为水矣。

【出处】《金匮要略·水气病脉证并治第十四》

【释义】本条论述水气病的病机。寸口的脉象浮而迟,浮脉为有邪热,迟脉为潜藏,热与潜相合,名叫沉;趺阳部位的脉象浮而数,浮脉是有热,数脉为水谷精微停滞于中,不能运化,热与止相合,名叫伏;沉与伏相合,名叫水;沉为络脉空虚,伏为小便困难,虚与难相合,水邪泛溢肌肤,就会形成水气病。

【条文】风水,脉浮身重,汗出恶风者,防己黄芪汤主之。腹痛加芍药。

【出处】《金匮要略·水气病脉证并治第十四》

【释义】本条论述风水表虚的证治。风水病,脉象浮,身体沉重,汗出怕风的,用防己黄芪汤治疗。腹痛者加芍药以通血闭,疼痛即止。

附:防己黄芪汤方

防己一两　黄芪一两一分　白术三分　甘草半两(炙)

【条文】风水,恶风,一身悉肿,脉浮不渴,续自汗出,无大热,越婢汤主之。

【出处】《金匮要略·水气病脉证并治第十四》

【释义】本条论述风水夹热的证治。风水病,怕风,全身都浮肿,脉象浮,口不渴,不断地出汗,全身没有大热,用越婢汤治疗。

附:越婢汤方

麻黄六两　石膏半斤　生姜三两　大枣十五枚　甘草二两

【条文】黄汗之为病,身体肿(一作重),发热汗出而渴,状如风水,汗沾衣,色正黄如柏汁,脉自沉,何从得为之?师曰:以汗出入水中浴,水从汗孔入得之,宜芪芍桂酒汤主之。

【出处】《金匮要略·水气病脉证并治第十四》

【释义】本条论述黄汗的病机及证治。黄汗这种病,身体浮肿,发热汗出而口渴,病状像风水,汗出沾衣,颜色正黄如黄柏汁一样,脉象沉,这种病是怎样得的呢? 老师回答说:这是因为出汗以后,进入水中洗浴,水湿从汗孔渗入肌肤而得病,宜用芪芍桂酒汤治疗。

附:黄芪芍桂苦酒汤方

黄芪五两　芍药三两　桂枝三两　苦酒一升

【条文】寸口脉迟而涩,迟则为寒,涩为血不足。趺阳脉微而迟,微则为气,迟则为寒。寒气不足,则手足逆冷;手足逆冷则营卫不利;营卫不利,则腹满肠鸣相逐,气转膀胱,荣卫俱劳;阳气不通即身冷,阴气不通即骨疼;阳前通则恶寒,阴前通则痹不仁;阴阳相得,其气乃行,大气一转,其气乃散;实则矢气,虚则遗尿,名曰气分。

【出处】《金匮要略·水气病脉证并治第十四》

【释义】本条论述气分病的病机、脉证及治则。寸口的脉象迟而涩,脉迟为有寒,脉涩是血虚。趺阳部位的脉象微而迟,脉微主脾阳不足,脉迟为寒气内盛,寒盛阳虚,不暖四肢,故而手足逆冷,手足逆冷,则说明营卫运行不利,营卫运行不通利,就会出现腹部胀满、肠鸣;寒气转入膀胱,使营卫之气都很虚弱;阳气不通,不能温暖肌肤,则觉身冷,阴气不通,就觉骨痛;阳气先通而阴气不跟着流行,就怕冷,阴气先通而阳气不跟着流行,不能濡养肌肉,则觉麻木不仁,阴气和阳气相互协调,营卫之气才能正常运行,胸中宗气就会流转,寒气就能自然消散;实证的邪气,就会从后阴矢气而排泄,虚证的邪气,就会从前阴由小便排出,这叫气分病。

【条文】气分,心下坚,大如盘,边如旋杯,水饮所作,桂枝去芍药加麻辛附子汤主之。

【出处】《金匮要略·水气病脉证并治第十四》

【释义】本条指出气分病的治法。气分病,心下胃脘坚硬,用手触摸如盘如杯,这是水饮寒邪停积心下胃脘所致,用桂枝去芍药加麻辛附子汤治疗。

附:桂枝去芍药加麻辛附子汤方

桂枝三两　生姜三两　甘草二两　大枣十二枚　麻黄二两　细辛二两　附子一枚(炮)

【条文】趺阳脉紧而数,数则为热,热则消谷,紧则为寒,食即为满。尺脉浮为伤肾,趺阳脉紧为伤脾。风寒相搏,食谷即眩,谷气不消,胃中苦浊,浊气下流,小便不通,阴被其寒,热流膀胱,身体尽黄,名曰谷疸。

额上黑,微汗出,手足中热,薄暮即发,膀胱急,小便自利,名曰女劳疸;腹如水状不治。

心中懊恼而热,不能食,时欲吐,名曰酒疸。

【出处】《金匮要略·黄疸病脉证并治第十五》

【释义】本条论述黄疸的病机、分类及主症。趺阳部位的脉象紧而数,数脉是有热,胃热盛则能消食善饥,紧脉是有寒,寒伤脾阳,运化失职,而出现食后腹部胀满。尺部的脉象浮,是风热伤肾;趺阳部位的脉象紧,是寒邪伤脾。风寒相合,进食后即感到头部眩晕,食物不能消化,内酿湿热,胃为湿热侵扰,湿热浊气下流膀胱,就会出现小便不通利。由于足太阴脾感受寒湿,加之胃热流入膀胱,所以全身发黄,这种病名叫谷疸。额部的颜色变黑,微汗出,手足心发热,每到傍晚时分就发病,膀胱拘急,小便通畅,这种病叫女劳疸。如果腹部胀满、好像有水的样子,这是不治之症。病人感觉心中郁闷而又燥热不安,不能进食,时常恶心想吐,这种病叫酒疸。

【条文】酒黄疸,心中懊恼,或热痛,栀子大黄汤主之。

【出处】《金匮要略·黄疸病脉证并治第十五》

【释义】本条论述酒疸的证治。患酒黄疸的病人,出现心中郁闷不宁,或发热,或疼痛的,用栀子大黄汤治疗。

附:栀子大黄汤方

栀子十四枚　大黄一两　枳实五枚　豉一升

【条文】寸口脉动而弱,动即为惊,弱则为悸。

【出处】《金匮要略·惊悸吐血下血胸满瘀血病脉证治第十六》

【释义】本条从脉象论述惊、悸的病因病机。寸口的脉象动而弱,脉动主惊证,脉弱主悸证。

【条文】寸口脉弦而大,弦则为减,大则为芤,减则为寒,芤则为虚,寒虚相搏,此名曰革,妇人则半产漏下,男子则亡血。

【出处】《金匮要略·惊悸吐血下血胸满瘀血病脉证治第十六》

【释义】本条论述亡血虚寒的脉象。寸口脉弦而大,脉弦主阳气衰减,脉大中空如葱管;阳气衰减因为有寒,大而中空的为血虚,寒与虚相合,这叫革,妇人患小产和漏下,男子则失血。

【条文】亡血不可发其表,汗出即寒栗而振。

【出处】《金匮要略·惊悸吐血下血胸满瘀血病脉证治第十六》

【释义】本条论述亡血误汗伤阳的变证。失血的病人,不可乱用发汗解表药,若误用汗法,不仅阴血受伤,而且阳气亦虚损,故出现怕冷、寒战的症状。

【条文】病人胸满,唇痿舌青,口燥,但欲漱水不欲咽,无寒热,脉微大来迟,腹不满,其人言我满,为有瘀血。

【出处】《金匮要略·惊悸吐血下血胸满瘀血病脉证治第十六》

【释义】本条论述瘀血的脉证。病人胸部胀满,口唇枯萎而不润泽,舌质青紫,口中干燥,只想漱水而不想吞咽,没有恶寒发热,脉象浮大而迟,从外形看,腹部并不胀满,但病人自觉腹部胀满,这是体内有瘀血。

【条文】病者如热状,烦满,口干燥而渴,其脉反无热,此为阴伏,是瘀血也,当下之。

【出处】《金匮要略·惊悸吐血下血胸满瘀血病脉证治第十六》

【释义】本条论述瘀血化热的脉证及治法。病人自觉有热,心烦胸满,口咽干燥而渴,诊其脉并无热象,这是热伏于血分,是有瘀血,应当用攻下法逐瘀血。

【条文】下血,先便后血,此远血也,黄土汤主之。

【出处】《金匮要略·惊悸吐血下血胸满瘀血病脉证治第十六》

【释义】本条论述虚寒便血的证治。下血,如果先有大便,而后下血的,这称为远血,用黄土汤治疗。

附:黄土汤方

甘草 干地黄 白术 附子(炮) 阿胶 黄芩各三两 灶中黄土半斤

【条文】下血,先血后便,此近血也,赤小豆当归散主之。

【出处】《金匮要略·惊悸吐血下血胸满瘀血病脉证治第十六》

【释义】本条论述湿热便血的证治。下血,如果先下血,而后有大便的,这称为近血,用赤小豆当归散主治。

【条文】先呕却渴者,此为欲解;先渴却呕者,为水停心下,此属饮家。

呕家本渴,今反不渴者,以心下有支饮故也,此属支饮。

【出处】《金匮要略·呕吐哕下利病脉证治第十七》

【释义】本条论述水饮致呕的辨证。病人先有呕吐,而后有口渴的,这是邪去正复,病将痊愈之征;病人先有口渴,而后呕吐的,这是由于水饮停于心下胃脘,属饮病;经常呕吐的病人,本来有口渴,现在反而不渴的,这是心下有支饮停滞的缘故,属支饮病。

【条文】病人脉数,数为热,当消谷引食,而反吐者,何也? 师曰:以发其汗,令阳微,膈气虚,脉乃数,数为客热,不能消谷,胃中虚冷故也。

【出处】《金匮要略·呕吐哕下利病脉证治第十七》

【释义】本条论述虚寒胃反的病机。病人的脉呈数象,数脉为有热,应当消谷善饥,而反出现呕吐的,这是为什么呢?老师回答说:这是因为误用发汗法,致使阳气损伤,正气虚弱,故脉数,此数为假热的象征,故不能消化水谷,这是胃阳不足,胃中虚冷的缘故。

【条文】趺阳脉浮而涩,浮则为虚,涩则伤脾,脾伤则不磨,朝食暮吐,暮食朝吐,宿谷不化,名曰胃反。脉紧而涩,其病难治。

【出处】《金匮要略·呕吐哕下利病脉证治第十七》

【释义】本条论述胃反脾胃两虚的病机、脉证及预后。趺阳部位的脉象浮而涩,脉浮为胃阳虚弱,脉涩是脾阳受损,脾伤则不能运化水谷,所以导致早晨进食,晚上吐出,晚上进食,早晨吐出,停留在胃脘的食物不能消化,这是胃反病。病人脉象紧而涩,其病难治。

【条文】下利便脓血者,桃花汤主之。

【出处】《金匮要略·呕吐哕下利病脉证治第十七》

【释义】下利病人,大便带脓血的,用桃花汤治疗。

附:桃花汤方

赤石脂一斤(一半封、一半筛末)　干姜一两　粳米一升

【条文】诸浮数脉,应当发热,而反洒淅恶寒,若有痛处,当发其痈。

【出处】《金匮要略·疮痈肠痈浸淫病脉证并治第十八》

【释义】本条论述痈肿初起时的脉证和病机。凡是浮数的脉象,应当有发热的症状,但是病人反而怕冷,冷得像被冷水浇在身上一样,如果身体某处疼痛,此处将要发生痈肿。

【条文】诸痈肿,欲知有脓无脓,以手掩肿上,热者为有脓,不热者为无脓。

【出处】《金匮要略·疮痈肠痈浸淫病脉证并治第十八》

【释义】本条以触诊的热感辨别痈肿之有脓无脓。辨别各种痈肿是否有脓的方法:用手按在痈肿的部位上,有热感的,为有脓;没有热感的,为无脓。

【条文】肠痈之为病,其身甲错,腹皮急,按之濡,如肿状,腹无积聚,身无热,脉数,此为肠内有痈脓,薏苡附子败酱散主之。

【出处】《金匮要略·疮痈肠痈浸淫病脉证并治第十八》

【释义】本条论述肠痈脓已成的辨证和治法。肠痈病人，出现全身肌肤干燥粗糙得像鳞甲一样，腹部皮肤紧急，但按之则柔软如肿状，腹部没有肿块，全身不发热，脉呈数象，这是肠内有痈脓，用薏苡附子败酱散治疗。

附：薏苡附子败酱散方

薏苡仁十分　附子二分　败酱五分

【条文】蛔厥者，当吐蛔，今病者静而复时烦，此为藏寒，蛔上入膈，故烦。须臾复止，得食而呕，又烦者，蛔闻食臭出，其人当自吐蛔。

蛔厥者，乌梅丸主之。

【出处】《金匮要略·趺蹶手指臂肿转筋阴狐疝蛔虫病脉证治第十九》

【释义】本条论述蛔厥的证治。患蛔厥病的人，应当吐出蛔虫，现在病人安静而又时常烦躁，其烦躁是内脏虚寒，蛔虫上扰入膈所致；一会儿，烦躁又停止，进食后就呕吐；又发烦的，这是蛔虫闻到饮食的气味后上窜，以致病人自行吐出蛔虫。蛔厥病人，用乌梅丸治疗。

附：乌梅丸方

乌梅三百枚　细辛六两　干姜十两　黄连一斤　当归四两　附子六两（炮）　川椒四两（去汗）　桂枝六两　人参六两　黄柏六两

【条文】妇人得平脉，阴脉小弱，其人渴，不能食，无寒热，名妊娠，桂枝汤主之。于法六十日当有此证，设有医治逆者，却一月加吐下者，则绝之。

【出处】《金匮要略·妇人妊娠病脉证并治第二十》

【释义】本条论述妊娠恶阻的证治。妇人的脉象平和，只是尺部的脉象稍弱，口渴，不能进食，没有恶寒发热，这是妊娠反应，用桂枝汤治疗。上述这些症状通常在妊娠六十天左右出现，如果在停经一个月医生误诊，治疗不当，使病人又添加上吐下泻等症状，应当停止用药。

附：桂枝汤方

桂枝三两（去皮）　芍药三两　炙甘草二两　生姜三两　大枣十二枚

【条文】妇人宿有癥病，经断未及三月，而得漏下不止，胎动在脐上者，为癥痼害。妊娠六月动者，前三月经水利时，胎也。下血者，后断三月衃也。所以血不止者，其癥不去故也。当下其癥，桂枝茯苓丸主之。

【出处】《金匮要略·妇人妊娠病脉证并治第二十》

【释义】本条论述癥病与妊娠的鉴别及癥病的治法。妇人素有癥积之病，停经不足三个月，又有子宫出血断续不止，自觉胎动在脐上的，这是由于癥病造成的。如果停经六个月，感觉有胎动的，而且在停经前三个月的月经正常，这是胎儿。假如停经前三个月，月经紊乱，月经停止三个月后，又漏下紫色晦暗的瘀血，这是癥病而不是胎儿。之所以出血不止，是癥积未去的缘故，应当用下法攻其癥积，用桂枝茯苓丸治疗。

附：桂枝茯苓丸方

桂枝　茯苓　牡丹（去心）　桃仁（去皮尖，熬）　芍药各等分

【条文】妇人有漏下者，有半产后因续下血都不绝者，有妊娠下血者。假令妊娠腹中痛，为胞阻，胶艾汤主之。

【出处】《金匮要略·妇人妊娠病脉证并治第二十》

【释义】本条论述妇人三种下血的证治。妇人子宫出血有三种情况：一是月经淋漓不断的下血；二是小产后继续出血不止；三是怀孕期间阴道出血。假如怀孕而又腹部疼痛的，这是胞阻病，用胶艾汤治疗。

附：芎归胶艾汤方

芎劳二两　阿胶二两　甘草二两　艾叶三两　当归三两　芍药四两　干地黄四两

【条文】妇人怀妊，腹中疞痛，当归芍药散主之。

【出处】《金匮要略·妇人妊娠病脉证并治第二十》

【释义】本条论述妊娠肝脾不和所致腹痛的治法。妇人怀孕后，腹中拘急，绵绵而痛，用当归芍药散治疗。

附：当归芍药散方

当归三两　芍药一斤　茯苓四两　白术四两　泽泻半斤　芎劳半斤（一作三两）

【条文】妇人妊娠，宜常服当归散主之。

【出处】《金匮要略·妇人妊娠病脉证并治第二十》

【释义】本条论述胎动不安之属血虚湿热的治法。这种情况妇人怀孕后宜常服当归散以养胎。

附：当归散方

当归　黄芩　芍药　芎劳各一斤　白术半斤

【条文】妊娠养胎，白术散主之。

【出处】《金匮要略·妇人妊娠病脉证并治第二十》

【释义】本条论述胎动不安之属脾虚寒湿的治法。在遇到这种情况时，妇

人怀孕后可用白术散来养胎。

附：白术散方

白术四分　芎䓖四分　蜀椒三分（去汗）　牡蛎二分

【条文】新产妇人有三病，一者病痉，二者病郁冒，三者大便难，何谓也？师曰：新产血虚，多汗出，喜中风，故令病痉；亡血复汗、寒多，故令郁冒；亡津液，胃燥，故大便难。

【出处】《金匮要略·妇人产后病脉证治第二十一》

【释义】本条论述妇人产后病痉、郁冒及大便难三类证候的病机。刚生了小孩的产妇有三种病：一是痉病，二是郁冒，三是大便困难，这是为什么？老师回答说：由于刚生小孩以后血虚，出汗多，容易感受风邪而患痉病；产后失血多，加之汗多亡阳，容易感受寒邪，所以发生郁冒；产后失血、汗多，津液耗损而胃中干燥，所以大便困难。

【条文】产后腹痛，烦满不得卧，枳实芍药散主之。

【出处】《金匮要略·妇人产后病脉证治第二十一》

【释义】本条论述妇人产后腹痛属气血郁滞成实的证治。产后腹部疼痛，心烦，胸满，不能安卧，用枳实芍药散治疗。

附：枳实芍药散方

枳实（烧令黑，勿太过）　芍药等分

【条文】产妇腹痛，法当以枳实芍药散，假令不愈者，此为腹中有干血着脐下，宜下瘀血汤主之；亦主经水不利。

【出处】《金匮要略·妇人产后病脉证治第二十一》

【释义】本条论述妇人产后腹痛属瘀血内结所致之证治。产妇腹部疼痛，按理应当用枳实芍药散治疗。假如用药后腹痛病不愈，这是腹中有瘀血凝结肚脐下部，宜用下瘀血汤治疗。此方亦可治疗瘀血所致月经不调。

附：下瘀血汤方

大黄二两　桃仁二十枚　䗪虫二十枚（熬，去足）

【条文】妇人伤寒发热，经水适来，昼日明了，暮则谵语，如见鬼状者，此为热入血室，治之无犯胃气及上二焦，必自愈。

【出处】《金匮要略·妇人杂病脉证并治第二十二》

【释义】本条论述热入血室的证候及治疗禁忌。妇人感受寒邪而发热，恰逢月经来潮，白天神志清楚，夜晚则神昏谵语，说胡话，精神错乱，好像见了鬼一样,这是热入血室。治疗时不要伤害胃气及上、中二焦,病必然会自愈。

【条文】妇人中风,发热恶寒,经水适来,得七八日,热除脉迟,身凉和,胸胁满,如结胸状,谵语者,此为热入血室也,当刺期门,随其实而取之。

【出处】《金匮要略·妇人杂病脉证并治第二十二》

【释义】本条论述热入血室、表证已罢的证治。妇人感受风邪,发热、怕冷,恰逢月经来潮,到了七八天时,热退,脉迟,身体不热,胸胁胀满,像得了结胸证一样,胡言乱语的,这是热入血室,治疗应当用针刺法刺期门穴,以泻肝胆实热。

【条文】阳明病,下血谵语者,此为热入血室,但头汗出,当刺期门,随其实而泻之,濈然汗出者愈。

【出处】《金匮要略·妇人杂病脉证并治第二十二》

【释义】本条论述阳明病热入血室的证治。妇人患阳明病,出现下血和神昏谵语的,这是热入血室。如果仅见头部出汗,治疗应当针刺期门穴,以泻肝胆实热,使周身微汗出而病愈。

【条文】妇人之病,因虚、积冷、结气,为诸经水断绝。至有历年,血寒积结,胞门寒伤,经络凝坚。

在上呕吐涎唾,久成肺痈,形体损分;在中盘结,绕脐寒疝,或两胁疼痛,与藏相连;或结热中,痛在关元,脉数无疮,肌若鱼鳞,时着男子,非止女身;在下未多,经候不匀,冷阴掣痛,少腹恶寒,或引腰脊,下根气街,气冲急痛,膝胫疼烦,奄忽眩冒,状如厥癫,或有忧惨,悲伤多嗔,此皆带下,非有鬼神。久则羸瘦,脉虚多寒,三十六病,千变万端,审脉阴阳,虚实紧弦,行其针药,治危得安,其虽同病,脉各异源,子当辨记,勿谓不然。

【出处】《金匮要略·妇人杂病脉证并治第二十二》

【释义】本条总论妇人杂病的病因、证候及治则。妇人患病,常因虚损、积冷和结气所引起,致使月经失调,甚至闭经,历经数年以后,血寒积结在子宫,寒邪损伤经络,凝结在上焦,影响于肺,则见咳吐涎沫,日久不愈,寒郁化热,损伤肺络,即形成肺痈病而致形体消瘦。若积冷结气盘结于中焦,则可形成绕脐疼痛的寒疝病;或导致肝失疏泄,发生腹痛及两胁疼痛;若病从热化,热结于中焦,则见脐下关元处疼痛,脉象数,周身肌肤虽无疮疡之变,但可见皮肤枯燥,状如鳞甲,此病有时也能见于男子,不只发生于女性。若积冷结气在下焦,则为肝肾受病。如妇女虽然下血并不太多,但往往可见月经不调,前阴掣痛,少腹怕冷,或疼痛牵引到腰脊部,下连气街,发生冲气急痛,且两腿膝部及两小腿疼痛而烦扰不宁,甚至突然出现眩晕昏厥,神志失常,类似厥逆癫痫的症状,或者忧愁凄惨或者悲伤怒骂,这些都是由于妇女疾病所致,并非鬼神作祟。日久则见身体消瘦,脉象虚弱,畏寒。妇人三十六种疾病,千变万化,医者应当仔细诊察脉象的变化,认真辨别阴阳虚实紧弦,根据病情,或用针或用药物治疗,使病情转危为安。虽然某些疾病症状相同,但脉象不同,应当详加辨脉审证,并做好记录,不要认为以上这些话是多余的。

【条文】妇人年五十所,病下利数十日不止,暮即发热,少腹里急,腹满,手掌烦热,唇口干燥,何也?师曰:此病属带下。何以故?曾经半产,瘀血在少腹不去,何以知之?其证唇口干燥,故知之。当以温经汤主之。

【出处】《金匮要略·妇人杂病脉证并治第二十二》

【释义】本条论述崩漏证属冲任虚寒兼有瘀血所致者。妇人年已五十岁左右,患阴道下血数十天不止,傍晚发热,少腹部拘急,腹部胀满,手掌心发热,口干唇燥,这是什么原因呢?老师回答说:这是属于妇科月经不调方面的疾病。有什么根据呢?因为病人曾经小产,有瘀血停留在少腹还未去尽的缘故。怎么知道瘀血还没有去呢?从病人所表现的唇口干燥之症,可以推知。应当用温经汤治疗。

附:温经汤方

吴茱萸三两　当归二两　芎劳二两　芍药二两　人参二两　桂枝二两　阿胶二两　生姜二两　牡丹皮二两(去心)　甘草二两　半夏半斤　麦门冬一升(去心)

【条文】寸口脉弦而大,弦则为减,大则为芤,减则为寒,芤则为虚,寒虚相搏,此名曰革,妇人则半产漏下,旋覆花汤主之。

【出处】《金匮要略·妇人杂病脉证并治第二十二》

【释义】本条论述半产漏下的脉象和治法。病人寸口的脉象弦而大,脉弦主衰减,脉大重按中空为芤脉,衰减的为寒证,芤为虚证,寒与虚相合,这叫革脉。妇人则见小产或者漏下,用旋覆花汤治疗。

附:旋覆花汤方

旋覆花三两　葱十四茎　新绛少许

四、温病经典选读

【条文】前言辛凉散风,甘淡驱湿,若病仍不解,是渐欲入营也。营分受热,则血液受劫,心神不安,夜甚无寐,或斑点隐隐,即撤去气药。如从风热陷入者,用犀角、竹叶之属;如从湿热陷入者,犀角、花露之品,参入凉血清热方

中。若加烦躁,大便不通,金汁亦可加入,老年或平素有寒者,以人中黄代之,急急透斑为要。(4)

【出处】叶天士《温热论》

【释义】按照前面所说的,医生运用辛凉散风或甘淡祛湿的治法后,如果患者病情仍未好转,就有可能发展到营分。邪热进入营分,就会耗伤血液,出现心神不安、夜间难以入睡或皮肤上有隐隐的斑点。这时的治疗就不能只用清卫分、气分邪热的药物,其治疗要用凉营清热的方剂。如属风热之邪传入营分的,主用犀角、竹叶之类的药物;如属湿热之邪传入营分的,主用犀角、花露之类药物;如果有烦躁、大便不通等症状,可以加入金汁以泻火解毒。但对老年人或平素肠胃虚寒者,可用人中黄代替。这时的治疗应注意急予凉营清热,使营分邪热在斑疹外发的同时能向外透达。

【条文】若斑出热不解者,胃津亡也,主以甘寒,重则如玉女煎,轻则如梨皮、蔗浆之类。或其人肾水素亏,虽未及下焦,先自彷徨矣,必验之于舌,如甘寒之中加入咸寒,务在先安未受邪之地,恐其陷入易易耳。(5)

【出处】叶天士《温热论》

【释义】如斑疹已透发而热势未能随之解除,往往是邪热灼伤胃津太甚之故,此时的治疗当以甘寒药物生津清热为主。病情较重者可用玉女煎加减清气凉营,退热生津,病情较轻者则用生梨皮、甘蔗浆之类甘寒养阴之品。如果病人素禀肾水亏虚,病邪虽然还未传入下焦肝肾,但应及时考虑到病情有可能进一步发展而传入肝肾。判断是否会传入肝肾的主要依据是舌象,即舌表现为干绛枯萎。这时的治疗应在甘寒药物之中加入咸寒的药物,不仅可以滋养肝肾,而且兼可清除营血之邪热。此即"务在先安未受邪之地,恐其陷入易易耳"。必须预先保护好尚未受邪的脏腑,恐怕病邪深陷到一些容易侵犯的部位。

【条文】若其邪始终在气分流连者,可冀其战汗透邪,法宜益胃,令邪与汗并,热达腠开,邪从汗出。解后胃气空虚,当肤冷一昼夜,待气还自温暖如常矣。盖战汗而解,邪退正虚,阳从汗泄,故渐肤冷,未必即成脱证。此时宜令病者,安舒静卧,以养阳气来复,旁人切勿惊惶,频频呼唤,扰其元神,使其烦躁。但诊其脉,若虚软和缓,虽倦卧不语,汗出肤冷,却非脱证;若脉急疾,躁扰不卧,肤冷汗出,便为气脱之证矣。更有邪盛正虚,不能一战而解,停一二日再战汗而愈者,不可不知。(6)

【出处】叶天士《温热论》

【释义】如果病邪长期在气分阶段停留不解,可以期待通过战汗而使邪热外透。治疗的大法是益胃，即益胃之津液，清胃之邪热，使正气积聚力量后能奋起抗争病邪而作战汗，这样就可使邪热能通过腠理开泄汗液大出而向外透达。战汗热解以后，皮肤会在一昼夜左右凉而不温，这是病邪外解后，阳气也因大汗出而受伤所致，并不一定就会形成正气外脱之证。这时应让病人安静地卧床休息，以使阳气逐渐得到恢复。周围的人切勿惊慌，频频呼唤，否则反而会扰乱病人的精神，使病人烦躁不安，不利于正气的恢复。诊病人脉时，如果脉象虚软而和缓，虽然蜷卧不语，汗出后身凉欠温，但不是脱证。但如果脉象急疾而病人烦躁不安，不能安睡，皮肤冷后仍开出不止，这就是正气外脱的病证了。另外还有因病邪太盛而正气较虚，一次战汗病邪不能外解，必须过1~2日再作战汗才得解，这种情况也不可不知。

【条文】再论气病有不传血分，而邪留三焦，亦如伤寒中少阳病也。彼则和解表里之半，此则分消上下之势，随证变法，如近时杏、朴、苓等类，或如温胆汤之走泄。因其仍在气分，犹可望其战汗之门户，转疟之机括。（7）

【出处】叶天士《温热论》

【释义】再讨论一种温病气分病变未向营血分发展而久留于三焦的病证，与伤寒的少阳病相似。但治疗伤寒少阳病是用和解半表半里的方法，而邪留三焦则要分消上中下三焦的湿热之邪，根据病邪湿与热之偏甚、上中下病位的侧重等不同具体情况采取相应的治法，如现在常用的杏仁、厚朴、茯苓等药物，或如温胆汤等，都有疏通气机、祛除湿邪的作用。因这时的病变仍在气分，所以还可以期待通过发生战汗或转成如疟一样而病邪得解。

【条文】且吾吴湿邪害人最广，如面色白者，须要顾其阳气，湿胜则阳微也，法应清凉，然到十分之六七，即不可过于寒凉，恐成功反弃，何以故耶？湿热一去，阳亦衰微也；面色苍者，须要顾其津液，清凉到十分之六七，往往热减身寒者，不可就云虚寒，而投补剂，恐炉烟虽熄，灰中有火也，须细察精详，方少少与之，慎不可直率而往也。又有酒客里湿素盛，外邪入里，里湿为合。在阳旺之躯，胃湿恒多；在阴盛之体，脾湿亦不少，然其化热则一。热病救阴犹易，通阳最难，救阴不在血，而在津与汗；通阳不在温，而在利小便，然较之杂证，则有不同也。（9）

【出处】叶天士《温热论》

【释义】我们江南地区湿邪致病较为常见。如病人面色较白，往往本身阳气不足，湿邪侵犯后，更容易伤及阳气，所以在治疗过程中应特别注意顾护阳气。治疗时如果使用寒凉药物，也只能用到十分之六七的程度，切不可过用寒凉，否则会导致不良的后果。什么道理呢？因过用寒凉，虽然湿热之邪可去，但也会造成人身阳气的衰微。如病人呈青苍面色，往往属阴虚火旺的体质，在治疗过程中应特别注意顾护津液。在使用寒凉药物治疗时，往往见到热势已退而身凉者，不可贸然认为是虚寒之证而投用温补之品，恐怕犹如炉中火焰虽熄，在烟灰中还有火。这时应认真细致的辨察，确属需用补药者，方可少量用一些，千万不要草率地滥用补法。还有一种平时嗜好饮酒的人，素体里湿就较盛，如果再感受外来的湿热之邪，就会与里湿相结合，形成湿热疾病。素体阳气偏旺的人，在感受了湿热之邪后，易化热而病位侧重于胃，称为"胃湿"；素体阴盛者，在感受了湿热之邪后，湿邪更易伤阳而病位侧重于脾，称为"脾湿"。不论"胃湿"还是"脾湿"最后都会化热的趋势是一样的。温病救阴，并不在于滋补阴血，而是在于生津养液与防治汗泄过多而损津液；温病通阳，并不在于运用温药温补阳气，而在于化气利湿通利小便。

【条文】湿热证，寒热如疟，湿热阻遏膜原。宜柴胡、厚朴、槟榔、草果、藿香、苍术、半夏、干菖蒲、六一散等味。（8）

【出处】薛雪《湿热病篇》

【释义】湿热病如出现寒热交替而如疟疾状，同时伴见舌苔白厚腻、胸脘痞满者，多属湿热阻遏膜原所致。治疗当用柴胡、厚朴、槟榔、草果、藿香、苍术、半夏、干菖蒲、六一散等药物以宣透膜原、辟秽化浊。

本证是因邪在少阳而夹湿邪内阻所致，除寒热如疟之外，尚可有舌苔白滑而腻，脘腹满闷等湿浊内阻的见症。故仿吴又可达原饮，宣透膜原，辟秽化浊。柴胡透达少阳之邪；厚朴苦温燥湿，下气宽中；草果燥脾祛湿，芳香辟秽；槟榔疏利壅滞；半夏散逆降气；苍术燥湿健脾；藿香、菖蒲芳香化浊；六一散清利湿热。

【条文】湿热证，初起发热，汗出胸痞，口渴舌白，湿伏中焦。宜藿梗、蔻仁、杏仁、枳壳、桔梗、郁金、苍术、厚朴、草果、半夏、干菖蒲、佩兰叶、六一散等味。（10）

【出处】薛雪《湿热病篇》

【释义】湿热病在初期见发热汗出、胸脘痞满、口渴、苔白腻，属湿邪伏于中焦，气机不宣，虽有湿中蕴热，仍为湿重热轻。湿热蕴阻，气机不宣，用杏仁、桔梗、枳壳等轻宣上焦肺气，以气化则湿亦化。郁金、菖蒲、藿梗、佩兰、豆蔻仁等芳香化浊；苍术、厚朴、草果、半夏以燥中焦之湿。因湿重热轻，故少用六一散以清利湿热。

【条文】湿热证，舌根白，舌尖红，湿渐化热，余湿犹滞。宜辛泄佐清热。

如蔻仁、半夏、干菖蒲、大豆黄卷、连翘、绿豆衣、六一散等味。(13)

【出处】薛雪《湿热病篇》

【释义】湿热病出现舌根部苔白腻，而舌尖已红，提示湿邪已渐化热，但湿邪仍在。湿未化热，可重用辛开；湿已化热，便不得专以辛开。所以用蔻仁、半夏、干菖蒲、大豆黄卷、连翘等辛泄佐以清湿热。

【条文】白虎本为达热出表，若其人脉浮弦而细者，不可与也；脉沉者，不可与也；不渴者，不可与也，汗不出者，不可与也；常须识此，勿令误也。(上焦篇9)

【出处】吴瑭《温病条辨》

【释义】白虎汤的作用是使气分的邪热外达于表而得解。如见到病人脉象浮、或弦、或细，就不能用白虎汤；如见到沉脉，也不能用白虎汤；如病人没有口渴的表现，不能用白虎汤；如身体无汗的，也不能用白虎汤。医生在临床上必须牢记使用白虎汤的这几点禁忌，不要误用白虎汤。

【条文】太阴温病，血从上溢者，犀角地黄汤合银翘散主之。其中焦病者，以中焦法治之。若吐粉红血水者，死不治；血从上溢，脉七、八至以上，面反黑者，死不治，可用清络育阴法。(上焦篇11)

【出处】吴瑭《温病条辨》

【释义】手太阴肺经的温病，如邪热深入血分而使血液从上部溢出，或表现为吐血，或表现为鼻、齿龈出血，当用犀角地黄汤配合银翘散治疗。如见中焦病证的表现，则按邪在中焦的病证治疗。如果出现吐粉红色血水，或血液从上部溢出而脉搏动甚快，一呼一吸脉跳7~8次以上，或面色反而发黑等症状，都是病情凶险的表现，难于救治。对于邪热在肺而已入血分的，用清热安络、养阴生津法治疗。

【条文】太阴温病，寸脉大，舌绛而干，法当渴，今反不渴者，热在营中也，清营汤去黄连主之。(上焦篇15)

【出处】吴瑭《温病条辨》

【释义】手太阴肺经的温病，如见到寸脉大，舌质红绛而舌面干燥，理应口渴，现反而不渴，是因为邪热已深入到营分的缘故。此时当用清营汤去黄连来治疗。

【条文】太阴温病，不可发汗，发汗而汗不出者，必发斑疹；汗出过多者，必神昏谵语。发斑者，化斑汤主之；发疹者，银翘散去豆豉，加细生地、丹皮、大青叶,倍元参主之。禁升麻、柴胡、当归、防风、羌活、白芷、葛根、三春柳。神昏谵语者,清宫汤主之,牛黄丸、紫雪丹、局方至宝丹亦主之。(上焦篇 16)

【出处】吴瑭《温病条辨》

【释义】温病初起如误用辛温,一是易于导致"逆传",即本节所说心阴不能济阳,则心阳独亢,而为谵语不休之证候;同时,如果其人表疏,一经发汗而汗出不止,导致亡阳,心阳伤而神明乱,中无所主,也可以出现神昏等变证。再就是如果其人热甚血燥,不能蒸汗,温邪内郁,伤及血络,逼血外窜于肌表,就可以外发斑疹。发斑者,与化斑汤;发疹者银翘散去豆豉、加细生地、丹皮、大青叶,倍玄参主之;如神昏谵语,与清宫汤,并可选用牛黄丸、紫雪丹或至宝丹以清心开窍。

【条文】邪入心包,舌謇肢厥,牛黄丸主之,紫雪丹亦主之。(上焦篇 17)

【出处】吴瑭《温病条辨》

【释义】温热病如果邪热力闭于心包,就会出现舌体转动不灵,四肢厥冷等症状。用安宫牛黄丸治疗,也可用紫雪丹治疗。

【条文】手太阴暑温,或已经发汗,或未发汗,而汗不止,烦渴而喘,脉洪大有力者,白虎汤主之;脉洪大而芤者,白虎加人参汤主之;身重者,湿也,白虎加苍术汤主之;汗多脉散大,喘喝欲脱者,生脉散主之。(上焦篇 26)

【出处】吴瑭《温病条辨》

【释义】暑温手太阴病证,有的已用过发汗的方法,有的尚未发汗,病人表现为汗出不止,心烦口渴,呼吸粗大如喘,脉象洪大而有力,这是阳明里热亢盛之证,用白虎汤治疗。如脉象表现为洪大而中空无力的芤脉,是里热盛而津气已大伤,用白虎加人参汤治疗。如兼有身体困重见症的,是夹有湿邪困于足太阴脾,用白虎加苍术汤。如见到身热虽退而汗出不止,脉象散大,呼吸急促如喘,为津气将脱,用生脉散治疗。

【条文】脉虚夜寐不安,烦渴舌赤,时有谵语,目常开不闭,或喜闭不开,暑入手厥阴也。手厥阴暑温,清营汤主之;舌白滑者,不可与也。(上焦篇 30)

【出处】吴瑭《温病条辨》

【释义】病人脉虚弱,夜间睡眠不安宁,心中烦乱,口渴,舌红赤,偶尔还说胡话,两目或是常睁开而不闭,或是常闭而不睁开。这是暑邪已深入到手厥阴心包经的病证。对这类暑温手厥阴心包经的病证,用清营汤治疗。但是如见舌苔白腻而滑的,就不可用清营汤。

【条文】小儿暑温，身热，卒然痉厥，名曰暑痫，清营汤主之，亦可少与紫雪丹。（上焦篇33）

【出处】吴瑭《温病条辨》

【释义】小儿脏腑娇嫩，阴气不充，感邪后，极易过卫入营，灼烁津液，而为动风痉厥之变。此时治法，审其为邪热在营，可以清营汤为基本方，透营泄热，并加紫雪丹之属以清心开窍。

【条文】大人暑痫，亦同上法。热初入营，肝风内动，手足瘛疭，可于清营汤中，加钩藤、丹皮、羚羊角。（上焦篇34）

【出处】吴瑭《温病条辨》

【释义】成人患暑痫，治疗方法与上条小儿暑痫相同。如邪热初入营分，引起肝风内动，出现手足抽搐的，可在清营汤中加入钩藤、丹皮、羚羊角。

【条文】伏暑、暑温、湿温，证本一源，前后互参，不可偏执。（上焦篇42）

【出处】吴瑭《温病条辨》

【释义】伏暑、暑温、湿温，这三种病的致病原因都与暑、热、湿有关，所以这三种病的证治内容可以前后相互参照，不必拘执一端。

【条文】燥伤肺胃阴分，或热或咳者，沙参麦冬汤主之。（上焦篇56）

【出处】吴瑭《温病条辨》

【释义】如燥邪灼伤了肺胃阴液，或表现为身热不退，或表现为干咳不止的，用沙参麦冬汤治疗。

【条文】燥气化火，清窍不利者，翘荷汤主之。（上焦篇57）

【出处】吴瑭《温病条辨》

【释义】燥热之邪化火而引起头面清窍不利的，用翘荷汤治疗。

【条文】阳明温病，无上焦证，数日不大便，当下之。若其人阴素虚，不可行承气者，增液汤主之。服增液汤已，周十二时观之，若大便不下者，合调胃承气汤微和之。（中焦篇11）

【出处】吴瑭《温病条辨》

【释义】阳明温病，没有上焦症状，几日不大便，应使用攻下治疗。如果病人素体阴液亏虚，尽管大便不通也不可用承气汤，宜投增液汤治疗。服增液汤之后，观察24小时，假如仍然不解大便，说明肠道尚有结热，可配合调胃承气汤加强攻逐热结之力。吴氏在本节之末总结了阳明用下三法：热结液干之大实证,用大承气汤;偏于热结旁流,用调胃承气汤;偏于液干,热结不甚的,用增液汤。

【条文】阳明温病,下后汗出,当复其阴,益胃汤主之。(中焦篇 12)

【出处】吴瑭《温病条辨》

【释义】阳明温病,使用攻下法后见有汗出,应当滋补阴液,用益胃汤治疗。热病后期,余邪未清,胃阴耗伤者,每以胃药收功。宜用益胃汤甘凉生津,养阴益胃。

【条文】阳明温病,干呕口苦而渴,尚未可下者,黄连黄芩汤主之。不渴而舌滑者属湿温。(中焦篇 19)

【出处】吴瑭《温病条辨》

【释义】阳明温病,出现作呕而没有胃内容物吐出,口中有苦味而渴,此时如果没有可以用攻下法的适应证,宜用黄连黄芩汤治疗。如口不渴,舌苔滑润的,属于湿温病。

【条文】阳明温病,舌黄燥,肉色绛,不渴者,邪在血分,清营汤主之。若滑者,不可与也,当于湿温中求之。(中焦篇 20)

【出处】吴瑭《温病条辨》

【释义】阳明温病,舌苔呈黄色而干燥,舌质深红,口不渴的,是邪在营血分的表现,可用清营汤治疗。如舌苔滑润的,不能投用清营汤,应当按湿温病治疗。

【条文】斑疹,用升提则衄,或厥,或呛咳,或昏痉,用壅补则瞀乱。(中焦篇 23)

【出处】吴瑭《温病条辨》

【释义】温病外发斑疹,如果用具有升散提举作用的方药进行治疗,就会引起衄血,有的会导致肢体厥冷,有的会发生呛咳,有的甚至会造成神昏痉厥。如果用滋补壅滞的方药进行治疗,就会导致神志昏乱。此治斑疹之禁也。

【条文】斑疹阳明证悉具,外出不快,内壅特甚者,调胃承气汤微和之,得通则已,不可令大泄,大泄则内陷。(中焦篇 24)

【出处】吴瑭《温病条辨》

【释义】温病出现斑疹,并且阳明证的证候表现皆已具备,但斑疹的透发却不畅快,热结内阻,里气壅滞较为严重的,可用调胃承气汤缓下热结,调和胃气。一旦大便通畅就不可再用攻下,尤其是不能下泄太过,过分下泄必然损伤正气,病邪就会乘虚内陷。

【条文】阳明温病,无汗,实证未剧,不可下,小便不利者,甘苦合化,冬地三黄汤主之。(中焦篇29)

【出处】吴瑭《温病条辨》

【释义】大凡小便不通,有责之膀胱不开者,有责之上游结热者,有责之肺气不化者。温病之小便不通,无膀胱不开证,皆上游(指小肠而言)热结,与肺气不化而然也。小肠火腑,故以三黄苦药通之;热结则液干,故以甘寒润之;金受火刑,化气艰难,故倍用麦冬以化之。

【条文】温病小便不利者,淡渗不可与也,忌五苓、八正辈。(中焦篇30)

【出处】吴瑭《温病条辨》

【释义】温病病人出现小便不利的症状,不可使用淡渗利尿的药物,忌用五苓散、八正散之类的方剂。

【条文】温病燥热,欲解燥者,先滋其干,不可纯用苦寒也,服之反燥甚。(中焦篇31)

【出处】吴瑭《温病条辨》

【释义】温病病人出现燥热的症状,要想解除这些症状,必须先滋润将要干涸的津液,千万不可仅仅使用苦寒的药物,如果单纯投用苦寒药,反而会使燥热症状更加严重。此用苦寒之禁也。

【条文】暑温蔓延三焦,舌滑微黄,邪在气分者,三石汤主之;邪气久留,舌绛苔少,热搏血分者,加味清宫汤主之;神识不清,热闭内窍者,先与紫雪丹,再与清宫汤。(中焦篇41)

【出处】吴瑭《温病条辨》

【释义】暑温病,病邪蔓延到上、中、下三焦,如果见舌苔滑润而色淡黄的,表示病邪在三焦气分,可以用三石汤治疗;如果病邪在三焦存留日久,出现了舌质红绛而少苔的症状,则提示热邪已搏结于血分,可以用加味清宫汤治疗;如果病人神志昏迷,说明邪热蒙闭心窍,应当先投用紫雪丹,然后再给服清宫汤。

【条文】三焦湿郁,升降失司,脘连腹胀,大便不爽,一加减正气散主之。

（中焦篇58）

【出处】吴瑭《温病条辨》

【释义】湿邪郁阻三焦，气机升降失常，出现脘腹胀满，大便不爽快等症状，可用一加减正气散治疗。

【条文】少阴温病，真阴欲竭，壮火复炽，心中烦，不得卧者，黄连阿胶汤主之。（下焦篇11）

【出处】吴瑭《温病条辨》

【释义】温病邪热传入下焦足少阴肾经，真阴耗损将要枯竭，而邪火仍然炽盛，症见心烦不宁，不能入睡的，用黄连阿胶汤治疗。

【条文】夜热早凉，热退无汗，热自阴来者，青蒿鳖甲汤主之。（下焦篇12）

【出处】吴瑭《温病条辨》

【释义】吴瑭（鞠通）云："夜行阴分而热，日行阳分而凉。邪气深伏阴分可知；热退无汗，邪不出表而仍归阴分更可知矣，故曰热自阴分而来，非上中焦之阳热也。"邪气深伏阴分，混处气血之中，不能纯用养阴，又非壮火，更不得任用苦燥。故以鳖甲蠕动之物，入肝经至阴分之分，既能养阴，又能入络搜邪；以青蒿芳香透络，从少阳领邪外出，细生地清阴络之热，丹皮泻血中之伏火，知母者，知病之母也，佐鳖甲、青蒿而成搜剔之功焉。

【条文】热邪深入下焦，脉沉数，舌干齿黑，手指但觉蠕动，急防痉厥，二甲复脉汤主之。（下焦篇13）

【出处】吴瑭《温病条辨》

【释义】热邪深入下焦肝肾，脉象沉数，舌面干燥，牙齿焦黑，只觉手指蠕动，急需防止痉厥的发生，用二甲复脉汤治疗。

【条文】下焦温病，热深厥甚，脉细促，心中憺憺大动，甚则心中痛者，三甲复脉汤主之。（下焦篇14）

【出处】吴瑭《温病条辨》

【释义】温病温邪传入下焦肝肾，由于邪热入里很深，以致四肢厥冷的症状也非常严重，脉象细小而短促，心中剧烈跳动，甚至出现心前区疼痛的，用三甲复脉汤治疗。

【条文】热邪久羁，吸烁真阴，或因误表，或因妄攻，神倦瘛疭，脉气虚弱，舌绛苔少，时时欲脱者，大定风珠主之。（下焦篇16）

【出处】吴瑭《温病条辨》

【释义】温病迁延日久,邪热灼伤肝肾,消耗阴精,或误治重劫伤阴,以致真阴大亏,虚风内动证,临床可见病人精神委靡困倦,手足抽搐,脉象虚弱无力,舌质红绛而舌苔很少,随时都会出现虚脱症状的,治宜厚味滋填救脱,潜阳息风,用大定风珠治疗。

第三章
应背的方剂歌诀

第一节　入门应背（代表方剂）

一、补 益 方 剂

【方名】四君子汤

【歌诀】四君子汤中和义，参术茯苓甘草比，

益以夏陈名六君，祛痰补益气虚饵。

除却半夏名异功，或加香砂气滞使。

【出处】《太平惠民和剂局方》

【释义】补气代表方。由人参、白术、茯苓、炙甘草组成，功能健脾益气，主治脾胃气虚证。以面色发白无血色，气短乏力，食少，舌淡苔白，脉虚弱为辨证要点。本方是补气剂的基本方，可用于慢性胃炎、胃及十二指肠溃疡等属脾胃气虚者。

【方名】四物汤

【歌诀】四物地芍与归芎，血家百病此方通，

经带胎产俱可治，加减运用在胸中。

【出处】《太平惠民和剂局方》

【释义】补血代表方。由当归、川芎、白芍、熟地黄组成，功能补血和血，主治血虚证。以心悸失眠，头晕目眩，面色无华，舌淡，唇白，脉细弦或细涩为辨证要点。本方是补血的基本方，又是调经的基础方，对妇女月经不调、功能失调子宫出血、盆腔炎、习惯性流产、荨麻疹以及过敏性紫癜等属营血虚滞证者，均可应用。使用注意事项：对于阴虚发热以及血崩气脱之证，并不适用；湿盛中满，大便溏泄者忌用。

【方名】六味地黄丸

【歌诀】六味地黄益肝肾，萸薯丹泽地苓专，

更加知柏成八味，阴虚火旺自可煎。

养阴明目加杞菊，滋阴都气五味先，

肺肾两调金水生，麦冬加入长寿丸。

【出处】《小儿药证直诀》

【释义】补阴代表方。由熟地黄、山萸肉、山药、泽泻、牡丹皮、茯苓组成，功能滋阴补肾，主治肾阴虚证。以腰膝酸软，头晕目眩，咽干口燥，舌红少苔，脉细数为辨证要点。本方是补肾阴的基础方，对于慢性肾炎、糖尿病、高血压病、肺结核、肾结核、甲状腺功能亢进、中心性视网膜炎及功能性子宫出血、更年期综合征等属肾阴虚弱为主者，可加减应用。使用注意事项：脾虚食少便溏者慎用。

【方名】肾气丸

【歌诀】金匮肾气治肾虚，熟地淮药及山萸，

丹皮苓泽加桂附，引火归原热下趋。

【出处】《金匮要略》

【释义】补阳代表方。由干地黄、山药、山茱萸、泽泻、茯苓、牡丹皮、桂枝、炮附子组成，功能补肾助阳，主治肾阳不足证。以腰痛脚软，身半以下常有冷感，少腹拘急，小便不利，或小便反多，舌淡而胖，脉虚弱，尺部沉细为辨证要点。常用于慢性肾炎、醛固酮增多症、甲状腺功能减退、糖尿病、神经衰弱、肾上腺皮质功能减退、慢性支气管炎、支气管哮喘、更年期综合征等属肾阳不足者。使用注意事项：有咽干口燥，舌红少苔，属肾阴不足，虚火上炎者，不宜使用；阴虚火旺之遗精滑泄者，忌用本方。

二、和 解 方 剂

【方名】小柴胡汤

【歌诀】小柴胡汤和解功，半夏人参甘草从，

更用黄芩加姜枣，少阳百病此为宗。

【出处】《伤寒论》

【释义】和解少阳代表方。由柴胡、黄芩、人参、炙甘草、生姜、半夏、大枣组成，功能和解少阳，主治伤寒少阳证、妇人热入血室证。以往来寒热，胸胁苦满，默默不欲饮食，心烦喜呕，口苦，咽干，目眩，苔白，脉弦，或妇人经水不当断而断，寒热发作有时为辨证要点。常用于治疗感冒、流行性感冒、慢性肝炎、肝硬化、急慢性胆囊炎、胆结石、疟疾、急性胰腺炎、胸膜炎、中耳炎、产褥热、急性乳腺炎、胃炎、胃溃疡等辨证属少阳证者。使用注意事项：因方中柴胡升散、黄芩、半夏性燥，故对于阴虚血少及脾胃虚寒的患者忌用。

【方名】四逆散

【歌诀】四逆散里用柴胡，芍药枳实甘草须，

　　　　此是阳郁成厥逆，疏肝理脾奏效奇。

【出处】《伤寒论》

【释义】调和肝脾代表方。由柴胡、芍药、枳实、炙甘草组成，功能透邪解郁、疏肝理气。本方原主治阳郁厥逆证，后世多用作疏肝理脾的通用方剂。以手足不温，或胁肋疼痛，或腹痛、泄泻，脉弦者为辨证要点。对于慢性肝炎、胆囊炎、胆石症、肋间神经痛、胃炎、胃溃疡、胃肠神经官能症、输卵管阻塞、附件炎、急性乳腺炎等辨证属肝胆气郁或肝脾不和者，均可以本方加减治之。

【方名】半夏泻心汤

【歌诀】半夏泻心黄连芩，干姜甘草与人参，

　　　　大枣合之治虚痞，法在降阳而和阴。

【出处】《伤寒论》

【释义】调和肠胃代表方。由半夏、干姜、黄芩、黄连、人参、大枣、炙甘草组成，功能平调寒热、消痞散结，主治寒热互结之痞证。以胃脘满闷，按之柔软不痛，呕吐泻利，舌苔腻而微黄为辨证要点。为治疗急慢性胃肠炎、慢性结肠炎、慢性肝炎、肝硬化早期等证属中气虚弱，寒热互结，有痞、呕、下利症状者的常用方剂。使用注意事项：因气滞或食积所致的胃腹痞满，不宜使用；脾胃阴虚证者忌用。

三、理气方剂

【方名】越鞠丸

【歌诀】越鞠丸治六般郁，气血痰火湿食因，

　　　　芎苍香附兼栀曲，气畅郁舒痛闷伸。

【出处】《丹溪心法》

【释义】理气代表方。由香附、川芎、苍术、栀子、神曲组成，功能行气解郁，主治气、血、痰、火、食、湿相因成郁之六郁证。以胸膈痞闷，脘腹胀痛，饮食不消等为辨证要点。常用治慢性胃炎、胃及十二指肠溃疡、胃神经官能症、胆囊炎、肝炎、胆石症、肋间神经痛等而六郁见证者。

【方名】苏子降气汤

【歌诀】苏子降气半夏归，前胡桂朴草姜随，

　　　　上实下虚痰嗽喘，或加沉香去肉桂。

【出处】《太平惠民和剂局方》

【释义】降气代表方。由紫苏子、半夏、当归、炙甘草、前胡、厚朴、肉桂组成,功能降气平喘、祛痰止咳,主治痰涎壅盛、上实下虚之喘证。以痰涎壅盛、胸膈满闷,喘咳短气,痰多稀白,舌苔白滑或白腻,脉弦滑为辨证要点。可用治慢性支气管炎、肺气肿、支气管哮喘等辨证属肺气壅实者。使用注意事项:方中药性多温燥,故肺肾两虚的喘咳或肺热痰喘,均不宜使用。

四、理 血 方 剂

【方名】桃核承气汤

【歌诀】桃核承气五般施,甘草硝黄并桂枝,
　　　　瘀热互结小腹胀,如狂蓄血功最奇。

【出处】《伤寒论》

【释义】活血祛瘀代表方。由桃仁、大黄、桂枝、炙甘草、芒硝组成,功能破血逐瘀,主治下焦蓄血证。以少腹急结,小便自利,其人如狂,脉沉实而涩为辨证要点。常用于急性盆腔炎、胎盘滞留、附件炎、子宫内膜异位症、肠梗阻等瘀热互结下焦者。使用注意事项:孕妇禁用;兼表证未解者,当先解表,而后用本方。

【方名】十灰散

【歌诀】十灰散用十般灰,柏茅茜荷丹棕煨,
　　　　二蓟栀黄各炒黑,上部出血势能摧。

【出处】《十药神书》

【释义】止血代表方。由大蓟、小蓟、荷叶、侧柏叶、白茅根、茜草、山栀子、大黄、牡丹皮、棕榈皮组成,功能凉血止血,主治血热妄行之上部出血证。以呕血、吐血、咯血、衄血等,血色鲜红,舌红,脉数为辨证要点。常用于上消化道出血、支气管扩张及肺结核咯血等辨证血热妄行者。使用注意事项:方中诸药均烧炭存性,研细末,以藕汁或萝卜汁磨京墨调服,以加强凉血止血之功;对于虚寒性出血忌用。

五、祛 湿 方 剂

【方名】平胃散

【歌诀】平胃散用朴陈皮,苍术甘草姜枣齐,
　　　　燥湿运脾除胀满,调胃和中此方宜。

【出处】《太平惠民和剂局方》

【释义】芳香化湿代表方。由苍术、厚朴、陈皮、甘草组成,功能燥湿运

脾、行气和胃,主治湿滞脾胃证。以脘腹胀满,不思饮食,口淡无味,肢体沉重,怠惰嗜卧,舌苔白腻而厚,脉缓为辨证要点。可用于慢性胃炎、消化道功能紊乱、胃及十二指肠溃疡等辨证属湿滞脾胃者。使用注意事项:阴虚及脾胃弱者,不宜应用。

【方名】茵陈蒿汤
【歌诀】茵陈蒿汤治阳黄,栀子大黄组成方,
　　　　栀子柏皮加甘草,茵陈四逆治阴黄。
【出处】《伤寒论》
【释义】清热祛湿代表方。由茵陈、栀子、大黄组成,功能清热、利湿、退黄,主治湿热黄疸。以一身面目俱黄,黄色鲜明,舌红苔黄腻,脉沉数或滑数有力为辨证要点。适用于急性黄疸型传染性肝炎、胆囊炎、胆结石等所引起的黄疸辨证属湿热内蕴者。

【方名】五苓散
【歌诀】五苓散治太阳腑,泽泻白术与二苓,
　　　　温阳化气添桂枝,利便解表治水停。
【出处】《伤寒论》
【释义】利水渗湿代表方。由猪苓、泽泻、白术、茯苓、桂枝组成,功能利水渗湿、温阳化气,主治蓄水、水肿、痰饮证。以小便不利,或水肿,或脐下动悸,吐涎沫而头目眩晕,舌苔白,脉浮为辨证要点。常用于急慢性肾炎、肝硬化腹水、心源性水肿以及急性肠炎、尿潴留、脑积水等辨证属水湿或痰饮内停者。使用注意事项:湿热者忌用。

【方名】苓桂术甘汤
【歌诀】苓桂术甘化饮剂,温阳化饮又健脾,
　　　　饮邪上逆胸胁满,水饮下行悸眩去。
【出处】《金匮要略》
【释义】温阳化饮代表方。由茯苓、桂枝、白术、炙甘草组成,功能温阳化饮、健脾利湿,主治中阳不足之痰饮证。以胸胁支满,目眩心悸,舌苔白滑,脉弦滑或沉紧为辨证要点。用于慢性支气管炎、支气管哮喘、心源性水肿、慢性肾小球肾炎水肿、梅尼埃病、神经官能症等辨证属脾阳虚者。使用注意事项:痰饮夹热者,本方不宜。

六、祛痰方剂

【方名】二陈汤

【歌诀】二陈汤用半夏陈，益以茯苓甘草臣，
　　　　利气和中燥湿痰，煎加生姜与乌梅。

【出处】《太平惠民和剂局方》

【释义】燥湿化痰代表方。由半夏、橘红、茯苓、炙甘草组成，功能燥湿化痰、理气和中，主治湿痰咳嗽。以咳嗽痰多，色白易咯，舌苔白滑或腻，脉缓、滑为辨证要点。常用于治疗慢性支气管炎、肺气肿、神经性呕吐、妊娠呕吐、梅尼埃病等辨证属痰湿或湿阻气机者。使用注意事项：方中药物性燥，故对阴虚咳嗽及咯血者忌用；燥痰者慎用。

【方名】清气化痰丸

【歌诀】清气化痰星夏橘，杏仁枳实瓜蒌实，
　　　　芩苓姜汁糊为丸，气顺火消痰自失。

【出处】《医方考》

【释义】清热化痰代表方。由陈皮、杏仁、枳实、黄芩、瓜蒌仁、茯苓、胆南星、制半夏组成，功能清热化痰、理气止咳，主治痰热咳嗽。以咳嗽气喘，咯痰黄稠，舌红，苔黄腻，脉滑数为辨证要点。对于肺炎、急性支气管炎、慢性支气管炎急性发作等辨证属痰热内结者，可加减治之。

【方名】贝母瓜蒌散

【歌诀】贝母瓜蒌花粉研，橘红桔梗茯苓添，
　　　　呛咳咽干痰难咯，润燥化痰病自安。

【出处】《医学心悟》

【释义】润燥化痰代表方。由贝母、瓜蒌、天花粉、茯苓、橘红、桔梗组成，功能润肺清热、理气化痰，主治燥痰咳嗽。以咳嗽呛急，咯痰不爽，涩而难出，咽喉干燥，苔白而干为辨证要点。对于肺结核、肺炎等见有燥痰证者，可以加减治之。使用注意事项：对于虚火上炎及温燥伤肺治咳嗽，本方并不适用。

【方名】止嗽散

【歌诀】止嗽散内用桔梗，紫菀荆芥百部陈，
　　　　白前甘草共为末，姜汤调服止嗽频。

【出处】《医学心悟》

【释义】治风化痰代表方。由桔梗、荆芥、紫菀、百部、白前、甘草、陈皮组成,功能宣利肺气、疏风止咳,主治风邪犯肺、肺气失宣证。以咳嗽咽痒,微有发热恶风,苔薄白,脉浮缓为辨证要点。常用于上呼吸道感染、急慢性支气管炎、百日咳等辨证属风邪犯肺者。使用注意事项:阴虚干咳者不宜使用本方。

七、消 导 方 剂

【方名】保和丸
【歌诀】保和神曲与山楂,苓夏陈翘菔子加,
　　　　炊饼为丸白汤下,消食和胃效堪夸。
【出处】《丹溪心法》
【释义】消积导滞代表方。由山楂、神曲、半夏、茯苓、陈皮、连翘、莱菔子组成,功能消食和胃,主治食滞胃脘证。以脘腹胀满,嗳腐吞酸,恶食呕逆,舌苔厚腻,脉滑为辨证要点。对于急慢性胃炎、急慢性肠炎、消化不良、婴儿腹泻等属食积内停者,均可加减用之。使用注意事项:脾虚食滞者不宜。

八、治 风 方 剂

【方名】消风散
【歌诀】消风散内有荆防,蝉蜕胡麻苦参苍,
　　　　石膏蒡通归地草,风疹湿疹服之康。
【出处】《外科正宗》
【释义】疏散外风代表方。由当归、生地、防风、蝉蜕、知母、苦参、胡麻、荆芥、苍术、牛蒡子、石膏、甘草、木通组成,功能疏风除湿、清热养血,主治风疹、湿疹。以皮肤瘙痒,疹出色红,或遍身云片斑点,脉浮数为辨证要点。常用于急性荨麻疹、湿疹、过敏性皮炎、稻田性皮炎、药物性皮炎、神经性皮炎等属辨证属风湿热毒者。使用注意事项:服药期间,忌食辛辣、鱼腥、烟酒、浓茶等,以免影响疗效;气血虚弱本方不宜。

【方名】镇肝熄风汤
【歌诀】镇肝熄风芍天冬,玄参牡蛎赭茵供,
　　　　麦龟膝草龙川楝,肝风内动有奇功。
【出处】《医学衷中参西录》
【释义】平息内风代表方。由怀牛膝、代赭石、生龙骨、生牡蛎、生龟板、生杭芍、玄参、天冬、川楝子、生麦芽、茵陈、甘草组成,功能镇肝息风、滋阴潜阳,主治类中风证。以头目眩晕,目胀耳鸣,脑部热痛,面色如醉,心中烦热,

脉弦长有力为辨证要点。常用于治疗高血压、脑血栓形成、脑出血、血管神经性头痛等属肝肾阴亏,肝阳上亢者。使用注意事项:本方热极动风者不宜使用;脾胃虚弱者慎用。

九、治 燥 方 剂

【方名】杏苏散

【歌诀】杏苏散内夏陈前,枳桔苓草姜枣研,

　　　　轻宣温润治凉燥,咳止痰化病自瘥。

【出处】《温病条辨》

【释义】清宣凉燥代表方。由苏叶、半夏、茯苓、前胡、桔梗、枳壳、甘草、杏仁、橘皮、生姜、大枣组成,功能轻宣凉燥、理肺化痰,主治外感凉燥证。以恶寒无汗,咳嗽痰稀,鼻塞咽干,苔白,脉弦为辨证要点。可用治上呼吸道感染、慢性支气管炎等辨证属外感凉燥,肺气不宣者。使用注意事项:外感温燥证,本方不宜。

【方名】桑杏汤

【歌诀】桑杏汤中象贝宜,沙参栀豉与梨皮,

　　　　干咳鼻燥右脉大,辛凉甘润燥能医。

【出处】《温病条辨》

【释义】清宣温燥代表方。由桑叶、杏仁、沙参、浙贝、香豉、栀子、梨皮组成,功能清宣温燥、润肺止咳,主治外感温燥之咳嗽。以身热不甚,干咳无痰或少痰,咽干鼻燥,脉浮数而右脉大者。可用治上呼吸道感染、急慢性支气管炎、支气管扩张、百日咳等辨证属外感温燥,灼伤肺津者。

十、解 表 方 剂

【方名】麻黄汤

【歌诀】麻黄汤中用桂枝,杏仁甘草四般施,

　　　　发热恶寒头项痛,喘而无汗服之宜。

【出处】《伤寒论》

【释义】辛温解表代表方。由麻黄、桂枝、杏仁、炙甘草组成,功能发汗解表、宣肺平喘,为治外感风寒表实证之主方。以风寒在表,恶寒发热,无汗而喘,脉浮紧为辨证要点。适用于外感风寒表实证之感冒、哮喘、肺气肿、肺心病与风寒湿痹等辨证属风寒表实证者。使用注意事项:表虚自汗、衄血、疮疡、尿血、阳虚等患者不宜使用本方。

【方名】桂枝汤

【歌诀】桂枝汤治太阳风，芍药甘草姜枣同，

解肌发表调营卫，表虚有汗此为功。

【出处】《伤寒论》

【释义】调和营卫代表方。由桂枝、芍药、炙甘草、生姜、大枣组成，功能解肌发表、调和营卫，主治外感风寒表虚证。以发热、汗出恶风、鼻鸣干呕、脉浮缓或脉弱为主要辨证要点。常用于治疗上呼吸道感染、流行性感冒、荨麻疹、皮肤瘙痒症及妊娠呕吐、产后病后低热等辨证属于营卫不和者。使用注意事项：风温病初起，但发热不恶寒，有汗而渴，咽红肿痛，舌红苔黄，脉数者禁用；服药期间禁食生冷、油腻。

【方名】银翘散

【歌诀】银翘散主上焦疴，竹叶荆牛豉薄荷，

甘桔芦根凉解法，清疏风热煮无过。

【出处】《温病条辨》

【释义】辛凉解表平剂。由连翘、银花、桔梗、薄荷、竹叶、生甘草、荆芥穗、淡豆豉、牛蒡子组成，功能辛凉透表、清热解毒，主治风热感冒、温病初起。以发热，微恶风寒，口渴咽痛，苔薄白或薄黄，脉浮数为主要辨证要点。常用于治疗上呼吸道感染、流行性感冒、急性扁桃体炎、流行性脑膜炎、乙型脑炎等属温病初起，邪郁肺卫者。使用注意事项：方中多为芳香轻宣之品，不宜久煎；对于外感风寒者禁用。

【方名】桑菊饮

【歌诀】桑菊饮中桔杏翘，芦根甘草薄荷饶，

清疏肺卫轻宣剂，风温咳嗽服之消。

【出处】《温病条辨》

【释义】辛凉解表轻剂。由桑叶、菊花、杏仁、连翘、薄荷、桔梗、甘草、芦根组成，功能疏风清热、宣肺止咳，主治风温初起、表热轻证。以咳嗽，口微渴，脉浮数为辨证要点。常用于上呼吸道感染、急性支气管炎、肺炎、急性结膜炎等属风热犯肺之轻证者的治疗。使用注意事项：本方中药物均是轻宣之品，不宜久煎；对于风寒咳嗽，不宜使用。

【方名】败毒散

【歌诀】人参败毒茯苓草，枳桔柴前羌独芎，

薄荷少许姜三片，时行感冒有奇功。

【出处】《太平惠民和剂局方》

【释义】扶正解表代表方。由柴胡、前胡、川芎、枳壳、羌活、独活、茯苓、桔梗、人参、甘草组成,功能散寒祛湿、益气解表,主治气虚外感风寒湿表证。以憎寒壮热,肢体酸楚疼痛,无汗,脉浮按之无力为辨证要点。常用于感冒、流行性感冒、支气管炎、风湿性关节炎、痢疾、过敏性皮炎、湿疹等属风寒湿邪兼气虚者。使用注意事项:风热感冒、有里热之证者及阴虚外感者,忌用本方;若湿温、湿热蕴结肠中而成之痢疾切不可用。

十一、清 热 方 剂

【方名】白虎汤

【歌诀】白虎膏知甘草粳,气分大热此方清,
　　　　热渴汗出脉洪大,加入人参气津生。

【出处】《伤寒论》

【释义】清气分热代表方。由石膏、知母、甘草、粳米组成,功能清热生津,主治阳明气分热盛证。以身大热,汗大出,口大渴,脉洪大有力为辨证要点。可用于治疗感染性疾病,如大叶性肺炎、流行性乙型脑炎、流行性出血热等辨证属气分热盛者。使用注意事项:有表证者,脉浮细或沉者,血虚发热者,以及真寒假热的阴盛格阳证等均禁用本方。

【方名】清营汤

【歌诀】清营汤是鞠通方,热入心包营血伤,
　　　　角地银翘玄连竹,丹麦清热佐之良。

【出处】《温病条辨》

【释义】清营凉血代表方。由水牛角、生地黄、麦冬、玄参、丹参、竹叶心、黄连、银花、连翘组成,功能清营解毒、透热养阴,主治热入营分证。以发热夜间为甚,神烦少寐,隐约可见发斑出疹,舌红绛而干,脉细数为辨证要点。以本方加减应用于乙型脑炎、流行性脑脊髓膜炎、败血症、肠伤寒等或其他热性病,具有高热烦躁,舌绛而干等营分见症者有良效。使用注意事项:使用本方应注意舌象,舌苔白滑有湿郁之象,禁用本方。

【方名】黄连解毒汤

【歌诀】黄连解毒汤四味,黄芩黄柏栀子备,
　　　　躁狂大热呕不眠,吐衄斑黄均可为。

【出处】《外台秘要》

【释义】清热解毒代表方。由黄连、黄芩、黄柏、栀子组成,功能泻火解

毒,主治三焦火毒热盛证。以高热烦躁,口燥咽干,舌红苔黄,脉数有力为辨证要点。常应用于肺炎、泌尿系感染、败血症、脓毒血症、痢疾、流行性脑脊髓膜炎、乙型脑炎以及感染性炎症等属热毒为患者。使用注意事项:方中药物性均为大寒大苦,久服或过量易伤脾胃,非火盛者不宜使用。

【方名】导赤散
【歌诀】导赤生地与木通,草梢竹叶四般攻,
　　　　口糜淋痛小肠火,引热同归小便中。
【出处】《小儿药证直诀》
【释义】清心经热代表方。由生地黄、木通、淡竹叶、生甘草组成,功能清心利水养阴,主治心经火热证。以心胸烦热,口渴,口舌生疮,或小便赤涩刺痛,舌红,脉数为辨证要点。本方加减常应用于口腔炎、鹅口疮、急性泌尿系感染等心经有热者;小儿急性泌尿系统感染属下焦湿热者,亦可加减用之。使用注意事项:方中木通、生地寒凉,故脾胃虚弱者慎用。

【方名】龙胆泻肝汤
【歌诀】龙胆泻肝栀芩柴,生地车前泽泻偕,
　　　　木通甘草当归合,肝经湿热力能排。
【出处】《医方集解》
【释义】清肝胆实火代表方。由龙胆、柴胡、黄芩、栀子、泽泻、木通、车前子、当归、生地黄、生甘草组成,功能清泻肝胆实火、清利肝经湿热,主治肝胆实火上炎与肝经湿热下注证。以胁痛,口苦尿赤,或头痛,或阴肿,阴痒,或带下黄臭,舌红苔黄,脉弦数有力为辨证要点。本方常用于治疗偏头痛、头面湿疹、高血压、急性黄疸型肝炎、急性胆囊炎、急性结膜炎、虹膜睫状体炎、外耳道疖肿、鼻炎,以及泌尿生殖系炎症、急性肾盂肾炎、急性膀胱炎、尿道炎、外阴炎、睾丸炎、腹股沟淋巴结炎、急性盆腔炎、带状疱疹等病证属肝经实火、湿热者。使用注意事项:方中药性多为苦寒,易伤脾胃,故脾胃虚弱者慎用。

【方名】青蒿鳖甲汤
【歌诀】青蒿鳖甲知地丹,热自阴来细察辨,
　　　　夜热早凉无汗出,养阴透热服之安。
【出处】《温病条辨》
【释义】清虚热代表方。由青蒿、鳖甲、生地、知母、牡丹皮组成,功能养阴透热,主治温病后期、邪伏阴分证。以夜热早凉,热退无汗,舌红苔少,脉细数为辨证要点。常用于原因不明的发热、各种传染病恢复期低热、慢性肾盂

肾炎、肾结核等证属阴虚内热，低热不退者。使用注意事项：有抽搐症状者不宜用。

十二、泻 下 方 剂

【方名】大承气汤

【歌诀】大承气汤用硝黄，配伍枳朴泻力强，

　　　　痞满燥实四证见，峻下热结宜此方；

　　　　去硝名曰小承气，便硬痞满泻热良；

　　　　调胃承气硝黄草，便秘口渴急煎尝。

【出处】《伤寒论》

【释义】寒下代表方。由大黄、厚朴、枳实、芒硝组成，功能峻下热结，主治阳明腑实证。以大便数日不解，脘腹胀满，舌苔老黄或焦黑燥裂，脉滑而疾为辨证要点。本方加减可用于治疗急性单纯性肠梗阻、粘连性肠梗阻、蛔虫性肠梗阻、急性胆囊炎、急性胰腺炎、幽门梗阻，以及某些热性病过程中出现高热、神昏谵语、惊厥、发狂而见大便不通，苔黄脉实者。使用注意事项：年老、体弱等应慎用；孕妇禁用；注意中病即止，以免损耗正气。

【方名】麻子仁丸

【歌诀】麻子仁丸治脾约，大黄枳朴杏仁芍，

　　　　胃热津枯便难解，润肠通便功效高。

【出处】《伤寒论》

【释义】润下代表方。由麻子仁、杏仁、芍药、大黄、枳实、厚朴组成，功能润肠泄热、行气通便，主治肠胃燥热证。以大便干结，小便频数，苔微黄少津为辨证要点。常用于治疗老人肠燥便秘、习惯性便秘、产后便秘、痔疮术后便秘等属胃肠燥热证者。使用注意事项：孕妇及血虚者应慎用。

【方名】黄龙汤

【歌诀】黄龙枳朴与硝黄，参归甘桔枣生姜，

　　　　阳明腑实气血弱，攻补兼施效力强。

【出处】《伤寒六书》

【释义】扶正攻下代表方。由大黄、芒硝、枳实、厚朴、人参、当归、甘草组成，功能攻下热结、益气养血，主治阳明腑实、气血不足之便秘。以泻下清水，或大便秘结，脘腹胀满、疼痛，身热口渴，神疲少气，舌苔焦黄，脉虚为辨证要点。常用于治疗老年性肠梗阻、伤寒、副伤寒、乙型脑炎、流行性脑脊髓膜炎等属阳明腑实，而兼气血不足者。

十三、温 里 方 剂

【方名】理中丸

【歌诀】理中丸主理中乡，甘草人参术干姜，

呕利腹痛阴寒盛，或加附子总扶阳。

【出处】《伤寒论》

【释义】温中祛寒代表方。由人参、干姜、白术、炙甘草组成，功能温中祛寒、补气健脾，主治脾胃虚寒证。以畏寒肢冷，脘腹疼痛，喜温喜按，呕吐腹泻，口不渴，舌淡苔白，脉沉细为辨证要点。常用于治疗急慢性胃肠炎、胃痉挛、胃及十二指肠溃疡、胃下垂、胃扩张、慢性结肠炎等属脾胃虚寒者。使用注意：方中药性偏于温燥，外感发热或阴虚者忌用。

【方名】四逆汤

【歌诀】四逆汤中附草姜，四肢厥冷急煎尝，

腹痛吐泻脉微细，急投此方可回阳。

【出处】《伤寒论》

【释义】回阳救逆代表方。由炙甘草、干姜、附子组成，功能回阳救逆，主治心肾阳衰寒厥证。以四肢厥冷，恶寒蜷卧，神衰欲寐，舌淡苔白，脉微为辨证要点。本方常作为心肌梗死、心力衰竭、休克等属亡阳虚脱的急救方剂。使用注意事项：方中附子先煎30分钟；真热假寒者忌用。

【方名】当归四逆汤

【歌诀】当归四逆桂芍枣，细辛甘草与通草，

血虚肝寒手足冷，煎服此方乐陶陶。

【出处】《伤寒论》

【释义】温经散寒代表方。由当归、桂枝、芍药、细辛、炙甘草、通草、大枣组成，功能温经散寒、养血通脉，主治营血虚弱、寒凝经脉之厥证。以手足厥冷，脉细或细而欲绝为辨证要点。本方常用于治疗血栓闭塞性脉管炎、无脉症、雷诺病、小儿麻痹、冻疮、妇女痛经、肩周炎、风湿性关节炎等属血虚寒凝者。

十四、安 神 方 剂

【方名】朱砂安神丸

【歌诀】朱砂安神东垣方，归连甘草合地黄，

怔忡不寐心烦乱，清热养阴可复康。

【出处】《内外伤辨惑论》

【释义】重镇安神代表方。由朱砂、黄连、炙甘草、生地黄、当归组成,功能镇心安神、清热养血,主治心火亢盛、阴血不足证。以失眠,惊悸,舌尖红,脉细数为辨证要点。可用治神经衰弱症、精神忧郁症、心律失常等属心火上炎,阴血不足者。使用注意事项:阴虚、脾弱者忌用;方中朱砂含硫化汞,不宜多服、久服,以防引起汞中毒。

【方名】酸枣仁汤

【歌诀】酸枣二升先煮汤,茯知二两用之良,
　　　　芎二甘一相调剂,服后安然入梦乡。

【出处】《金匮要略》

【释义】滋养安神代表方。由酸枣仁、甘草、知母、茯苓、川芎组成,功能养血安神、清热除烦,主治肝血不足之虚烦失眠证。以失眠,心悸,咽干口燥,舌红,脉弦细为辨证要点。可用治神经衰弱、心脏神经官能症、更年期综合征等属肝血不足,虚热内扰者。

十五、固 涩 方 剂

【方名】牡蛎散

【歌诀】牡蛎散内用黄芪,小麦麻根合用宜,
　　　　卫虚自汗或盗汗,固表收敛见效奇。

【出处】《太平惠民和剂局方》

【释义】固表止汗代表方。由黄芪、麻黄根、牡蛎组成,功能益气固表、敛阴止汗,主治体虚卫外不固之自汗、盗汗证。以常自汗出,心悸,短气,舌淡,脉细弱为辨证要点。常用于病后、手术后或产后身体虚弱、自主神经功能失调及肺结核等属卫外不固,阴液外泄者。

【方名】桑螵蛸散

【歌诀】桑螵蛸散治便数,参苓龙骨同龟壳,
　　　　菖蒲远志当归入,补肾宁心健忘却。

【出处】《本草衍义》

【释义】涩精止遗代表方。由桑螵蛸、远志、石菖蒲、龙骨、人参、茯神、当归、龟甲组成,功能调补心肾、涩精止遗,主治心肾两虚之尿频、遗尿证。以小便频数,或尿如米泔色,或遗尿,或遗精,心神恍惚,舌淡苔白,脉细弱为辨证要点。常用于功能性遗尿、糖尿病、神经衰弱等属心肾不交者。使用注意事项:由下焦湿热而致的尿频、尿赤涩痛,或由脾胃阳虚所致的尿频失禁,均非本方适应证。

【方名】固冲汤

【歌诀】固冲汤中用术芪，龙牡芍萸茜草施，

倍子海蛸棕榈炭，崩中漏下总能医。

【出处】《医学衷中参西录》

【释义】固崩止带代表方。由白术、生黄芪、煅龙骨、煅牡蛎、山萸肉、生杭芍、海螵蛸、茜草、棕榈炭、五倍子组成，功能益气健脾、固冲摄血，主治脾气亏虚、冲脉不固之崩漏证。以月经过多，色淡质稀，腰膝酸软，舌淡，脉微弱为辨证要点。可用治功能性子宫出血、产后出血过多属脾气虚弱与冲任不固者。使用注意事项：血热妄行者忌用。

第二节 提高应背（常用方剂）

一、补 益 方 剂

【方名】补中益气汤

【歌诀】补中益气芪术陈，升柴参草当归身，

虚劳内伤功独擅，亦治阳虚外感因。

【出处】《脾胃论》

【释义】补气方。由黄芪、炙甘草、人参、当归、橘皮、升麻、柴胡、白术组成，功能补中益气、升阳举陷，主治脾胃气虚证、气虚下陷证及气虚发热证。以乏力，少气懒言，面色㿠白，或脱肛，或子宫脱垂，或久泻久痢，或崩漏，或身热，自汗，脉大而虚软无力为辨证要点。本方在临床应用范围甚广，对于内脏下垂、重症肌无力、久泻、脱肛、乳糜尿、慢性肝炎、子宫脱垂、月经过多、胎动不安、妊娠及产后癃闭、眼睑下垂、麻痹性斜视等，属脾胃气虚或中气下陷者，均可加减应用。使用注意事项：阴虚发热及内热炽盛者忌用。

【方名】参苓白术散

【歌诀】参苓白术扁豆陈，山药甘莲砂薏仁，

桔梗上浮兼保肺，枣汤调服益脾神。

【出处】《太平惠民和剂局方》

【释义】补气方。由莲子、薏苡仁、砂仁、桔梗、白扁豆、白茯苓、人参、炙甘草、白术、山药组成，功能益气健脾、渗湿止泻，主治脾虚湿盛证。以泄泻，四肢乏力，面色萎黄，舌淡苔白腻，脉虚缓为辨证要点。常用于慢性胃肠炎、贫血、慢性支气管炎、慢性肾炎等脾虚夹湿者。

【方名】生脉散

【歌诀】生脉麦味与人参，保肺清心治暑淫，

气少汗多兼口渴，病危脉绝急煎斟。

【出处】《医学启源》

【释义】补益气阴方。由人参、麦冬、五味子组成，功能益气生津、敛阴止汗，主治气阴两虚证。以体倦乏力，气短，或干咳少痰，咽干口渴，舌红少苔，脉虚数为辨证要点。对于慢性支气管炎、肺结核、神经衰弱所致咳嗽和心烦失眠，以及心律失常属气阴两虚者，均可加减应用。使用注意事项：外感表证未解，或热盛而气阴未伤者均不宜应用本方。

【方名】当归补血汤

【歌诀】当归补血东垣笺，黄芪一两归二钱，

血虚发热口烦渴，脉大而虚宜此煎。

【出处】《内外伤辨惑论》

【释义】补血方。由黄芪、当归组成，功能补气生血，主治血虚阳浮发热证。以肌热面赤，烦渴欲饮，脉洪大而虚，重按无力为辨证要点。对于经期、产后血虚发热，以及各种贫血、过敏性紫癜等属血虚气弱者，可加减用之。使用注意事项：阴虚潮热者慎用。

【方名】归脾汤

【歌诀】归脾汤用术参芪，归草茯神远志随，

酸枣木香龙眼肉，煎加姜枣益心脾，

怔忡健忘俱可却，肠风崩漏总能医。

【出处】《济生方》

【释义】补血养心方。由白术、当归、茯苓、黄芪、远志、龙眼肉、酸枣仁、人参、木香、炙甘草组成，功能益气补血、健脾养心，主治心脾气血两虚及脾不统血证。以心悸失眠，体倦食少，面色萎黄，便血及崩漏，舌淡，苔薄白，脉细弱为辨证要点。常用于胃及十二指肠溃疡出血、再生障碍性贫血、血小板减少性紫癜、功能性子宫出血、神经衰弱、心脏病等属心脾气血两虚及脾不统血者。

【方名】炙甘草汤（复脉汤）

【歌诀】炙甘草汤参姜桂，麦冬生地大麻仁，

大枣阿胶加酒服，虚劳肺痿效如神。

【出处】《伤寒论》

【释义】气血双补方。由炙甘草、生姜、桂枝、人参、生地黄、阿胶、麦冬、

麻子仁、大枣组成,功能滋阴养血、益气温阳、复脉止悸,主治阴血不足、阳气虚弱之惊悸、怔忡、肺痿。以脉结代,心动悸,虚羸少气,舌光少苔,脉虚为辨证要点。常用于功能性心律失常、冠心病、风湿性心脏病、病毒性心肌炎、甲状腺功能亢进等属阴血不足,心气虚弱者,并可用于气阴两伤之虚劳干咳等。

【方名】一贯煎

【歌诀】一贯煎中用地黄,沙参杞子麦冬襄,
　　　　当归川楝水煎服,阴虚肝郁是妙方。

【出处】《续名医类案》

【释义】补阴方。由北沙参、麦冬、当归身、生地黄、枸杞子、川楝子组成,功能滋阴疏肝,主治肝肾阴虚、肝气郁滞证。以胁肋疼痛,吞酸吐苦,咽干口燥,舌红少津,脉虚弦为辨证要点。常用治慢性肝炎、慢性胃炎、胃及十二指肠溃疡、肋间神经痛、神经官能症等属阴虚气滞者。使用注意事项:方中滋腻药物较多,故有停痰积饮而舌苔白腻,脉沉弦者不宜使用。

二、和　解　方　剂

【方名】逍遥散

【歌诀】逍遥散用归芍柴,苓术甘草姜薄偕,
　　　　疏肝养血兼理脾,丹栀加入热能排。

【出处】《太平惠民和剂局方》

【释义】调和肝脾方。由柴胡、白芍、当归、白术、茯苓、生姜、薄荷、炙甘草组成,功能疏肝解郁、养血健脾,本方为调肝养血的代表方,又是妇科调经的常用方,主治肝郁血虚脾弱证。以两胁疼痛,神疲食少,或月经不调,脉弦而虚为辨证要点。本方加减常用于慢性肝炎、肝硬化、更年期综合征、经前期紧张综合征、盆腔炎等属肝郁血虚脾弱者的治疗。

【方名】痛泻要方

【歌诀】痛泻要方用陈皮,术芍防风共成剂,
　　　　肠鸣泄泻又腹痛,治在抑肝与扶脾。

【出处】《丹溪心法》

【释义】调和肝脾方。由白术、白芍、陈皮、防风组成,功能补脾柔肝、祛湿止泻,主治脾虚肝旺之痛泻。以肠鸣腹痛,大便泄泻,泻必腹痛,泻后痛缓,脉弦而缓为辨证要点。本方加减常用于急性肠炎、慢性结肠炎、肠易激综合征等属肝木乘脾者的治疗。

三、理 气 方 剂

【方名】半夏厚朴汤

【歌诀】半夏厚朴痰气疏,茯苓生姜共紫苏,
　　　　加枣同煎名四七,痰凝气滞皆能除。

【出处】《金匮要略》

【释义】行气方。由半夏、厚朴、茯苓、生姜、苏叶组成,功能行气散结、降逆化痰,主治痰气互结而致的梅核气。以咽中如有物阻,咯吐不出,吞咽不下,苔白润或白滑,脉弦缓或弦滑为辨证要点。常用治癔证、胃神经官能症、慢性咽炎、慢性支气管炎、食道痉挛等属气滞痰瘀者。使用注意事项:因本方药物多苦温辛燥,故津伤或阴虚者不宜使用。

【方名】瓜蒌薤白白酒汤

【歌诀】瓜蒌薤白白酒汤,胸痹胸闷痛难当,
　　　　喘息短气时咳嗽,难卧仍加半夏良。

【出处】《金匮要略》

【释义】行气方。由瓜蒌、薤白、白酒(适量)组成,功能通阳散结、祛痰下气,主治胸阳不振、气滞痰阻之胸痹证。以胸满而痛,喘息短气,舌苔白腻,脉弦紧为辨证要点。常用治冠心病心绞痛、肋间神经痛、非化脓性肋软骨炎等属胸阳不振,痰浊内阻证者。

【方名】旋覆代赭汤

【歌诀】旋覆代赭用人参,半夏姜甘大枣临,
　　　　重以镇逆咸软痞,痞硬噫气力能禁。

【出处】《伤寒论》

【释义】降气方。由旋覆花、人参、生姜、代赭石、炙甘草、半夏、大枣组成,功能降逆化痰、益气和胃,主治胃虚痰阻气逆证。以呕吐或嗳气频作(胃气上逆突出),或呃逆,兼心下痞硬,苔白滑,脉弦而虚为辨证要点。对于胃神经官能症、慢性胃炎、胃及十二指肠溃疡、神经性呃逆、膈肌痉挛等属胃虚痰阻者,均可用之。使用注意事项:方中代赭石用小量,生姜用大剂量。

【方名】暖肝煎

【歌诀】暖肝煎中杞茯归,茴沉乌药合肉桂,
　　　　下焦虚寒疝气痛,温补肝肾此方推。

【出处】《景岳全书》

【释义】理气方。由当归、枸杞子、小茴香、肉桂、乌药、沉香、茯苓组成，功能温补肝肾、行气止痛，主治肝肾不足、寒滞肝脉证。以睾丸或小腹疼痛，畏寒喜暖，舌淡苔白，脉沉迟为辨证要点。可用于治疗精索静脉曲张、睾丸炎、附睾炎、鞘膜积液、腹股沟疝等属肾虚寒者。使用注意事项：阴囊红肿热痛者，切勿使用。

【方名】定喘汤
【歌诀】定喘白果与麻黄，款冬半夏白皮桑，
　　　　苏杏黄芩兼甘草，外寒痰热喘哮尝。
【出处】《摄生众妙方》
【释义】降气方。由白果、麻黄、苏子、甘草、款冬花、杏仁、桑白皮、黄芩、法半夏组成，功能宣降肺气、清热化痰，主治风寒外束、痰热内蕴证。以咳喘痰多气急，质稠色黄，或微恶风寒，舌苔黄腻，脉滑数为辨证要点。用于慢性支气管炎、支气管哮喘等属痰热蕴肺者的治疗。使用注意事项：若新感风寒，虽恶寒发热、无汗而喘，但内无痰热者；或哮喘日久，肺肾阴虚者，不宜使用。

四、理血方剂

【方名】血府逐瘀汤
【歌诀】血府当归生地桃，红花甘草壳赤芍，
　　　　柴胡芎桔牛膝等，血化下行不作劳。
【出处】《医林改错》
【释义】活血祛瘀方。由桃仁、红花、当归、生地黄、川芎、赤芍、牛膝、桔梗、柴胡、枳壳、甘草组成，功能活血化瘀、行气止痛，主治胸中血瘀证。以胸痛，痛如针刺而有定处，舌质暗红或有瘀斑，脉涩或弦紧为辨证要点。常用于冠心病心绞痛、风湿性心脏病、胸部挫伤、脑血栓形成等之头痛、头晕、精神抑郁属血瘀气滞者的治疗。使用注意事项：方中活血药物较多，故孕妇忌用。

【方名】复元活血汤
【歌诀】复元活血汤柴胡，花粉当归山甲俱，
　　　　桃仁红花大黄草，损伤瘀血酒煎去。
【出处】《医学发明》
【释义】活血祛瘀方。由柴胡、瓜蒌根、当归、红花、甘草、炮山甲、酒大黄、桃仁、组成，功能活血祛瘀、疏肝通络，主治跌打损伤、瘀血阻滞证。以胁肋瘀肿，痛不可忍为辨证要点。可用于肋间神经痛、肋软骨炎、胸胁部挫伤、乳腺增生症等属瘀血停滞者。使用注意事项：服药后应"以利为度"；孕妇忌用。

【方名】补阳还五汤

【歌诀】补阳还五赤芍芎，归尾通经佐地龙，

四两黄芪为主药，血中瘀滞用桃红。

【出处】《医林改错》

【释义】补气活血方。由黄芪、当归、赤芍、地龙、川芎、桃仁、红花组成，功能补气、活血、通络，主治中风证。以半身不遂，口眼㖞斜，苔白脉缓为辨证要点。常用于脑血管意外后遗症、小儿麻痹后遗症以及其他原因引起的偏瘫、截瘫，或上肢或下肢痿软属气虚血瘀者。使用注意事项：使用本方需久服缓治，方显疗效。愈后还应继续服用一段时间，以巩固疗效，防止复发。

【方名】温经汤

【歌诀】温经汤用吴萸芎，归芍丹皮姜夏冬，

参草益脾胶养血，调经重在暖胞宫。

【出处】《金匮要略》

【释义】活血祛瘀方。由吴茱萸、当归、芍药、川芎、人参、桂枝、阿胶、牡丹皮、生姜、甘草、半夏、麦冬组成，功能温经散寒、祛瘀养血，主治冲任虚寒、瘀血阻滞证。以月经不调，小腹冷痛，经有瘀块，时发烦热，脉细而涩为辨证要点。本方为妇科调经常用方，主要用于功能性子宫出血、慢性盆腔炎等属冲任虚寒，瘀血阻滞者。

【方名】失笑散

【歌诀】失笑灵脂蒲黄同，等量为散酽醋冲，

瘀滞心腹时作痛，祛瘀止痛有奇功。

【出处】《太平惠民和剂局方》

【释义】活血祛瘀方。由五灵脂、蒲黄组成，功能活血祛瘀、散结止痛，主治瘀血停滞证。以心腹刺痛，或产后恶露不行，或月经不调，少腹急痛等为辨证要点。常用于痛经、宫外孕、慢性胃炎、冠心病等属瘀血停滞者。使用注意事项：方中均是具有活血散瘀作用的药物，故孕妇忌用；五灵脂易伤胃，胃弱者慎用。

【方名】桂枝茯苓丸

【歌诀】金匮桂枝茯苓丸，桃仁芍药和牡丹，

等分为末蜜丸服，缓消癥块胎可安。

【出处】《金匮要略》

【释义】活血祛瘀方。由桂枝、茯苓、牡丹皮、桃仁、芍药组成，功能活血化瘀、缓消癥块，主治瘀阻胞宫证。以宫有癥块，或妊娠漏下不止，或胎动不安，血色紫黑晦暗，腹痛拒按，或经闭腹痛，或产后恶露不尽而腹痛拒按者，舌质紫暗或有瘀点，脉沉涩为辨证要点。常用于子宫肌瘤、子宫内膜异位症、卵巢囊肿、附件炎、慢性盆腔炎等属瘀血阻滞者。使用注意事项：对妇女妊娠而有瘀血癥块者，只能渐消缓散，不可峻猛攻破。原方对其用量、用法规定甚严，临床使用切当注意。

【方名】小蓟饮子

【歌诀】小蓟饮子藕蒲黄，木通滑石生地裹，
　　　　归草黑栀淡竹叶，血淋热结服之良。

【出处】《济生方》

【释义】止血方。由生地黄、小蓟、滑石、木通、蒲黄、藕节、淡竹叶、当归、山栀子、甘草组成，功能凉血止血、利水通淋，主治下焦湿热之血淋、尿血证。以尿中带血，小便频数，赤涩热痛，舌红，脉数为辨证要点。常用于急性泌尿系感染、泌尿系结石等属下焦瘀热，损伤膀胱血络者。使用注意事项：方中药物多属寒凉通利之品，只宜于实热证。

【方名】槐花散

【歌诀】槐花散用治肠风，侧柏荆芥枳壳充，
　　　　为末等分米饮下，宽肠凉血逐风功。

【出处】《普济本事方》

【释义】止血方。由槐花、侧柏叶、荆芥穗、枳壳组成，功能清肠凉血、疏风行气，主治热证便血。以便前出血，血色鲜红或晦暗，舌红苔黄，脉数为辨证要点。常用于痔疮出血或其他大便出血属血热者。肠癌、结肠炎便血亦可用本方治之。使用注意事项：由于方中药性寒凉，只宜暂服，不宜久服；便血日久，已有气虚或阴伤者不宜使用。

【方名】咳血方

【歌诀】咳血方中诃子收，瓜蒌海粉山栀投，
　　　　青黛蜜丸口噙化，咳嗽痰血服之瘳。

【出处】《丹溪心法》

【释义】止血方。由青黛、瓜蒌仁、海蛤粉、山栀子、诃子组成，功能清肝宁肺、凉血止血，主治肝火犯肺之咳血证。以咳痰带血，胸胁作痛，咽干口苦，舌红苔黄，脉弦数。常用于支气管扩张、肺结核等病辨证属肝火犯肺者。使

用注意事项：方中药性寒凉,故肺肾阴虚及脾虚便溏者,不宜使用。

【方名】黄土汤

【歌诀】黄土汤用芩地黄,术附阿胶甘草尝,

　　　　温阳健脾能摄血,便血崩漏服之康。

【出处】《金匮要略》

【释义】止血方。由甘草、干地黄、白术、炮附子、阿胶、黄芩、灶心黄土组成,功能温阳健脾、养血止血,主治阳虚便血。以大便下血,或妇人崩漏,血色暗淡,舌淡苔白,脉沉细无力为辨证要点。常用于消化道出血、功能性子宫出血等属脾阳不足者。使用注意事项：凡热迫血妄行所致出血者忌用。

五、祛湿方剂

【方名】八正散

【歌诀】八正木通与车前,萹蓄大黄滑石研,

　　　　草梢瞿麦兼栀子,煎加灯草痛淋蠲。

【出处】《太平惠民和剂局方》

【释义】清热利水方。由车前子、瞿麦、萹蓄、滑石、山栀子、炙甘草、木通、大黄组成,功能清热泻火、利水通淋,主治湿热淋证。以尿频尿急,溺时涩痛,淋沥不畅,舌苔黄腻,脉滑数为辨证要点。常用于泌尿系感染、急性前列腺炎、泌尿系结石、肾盂肾炎、尿潴留等属湿热者。使用注意事项：淋证日久,肾气虚者不宜使用。

【方名】三仁汤

【歌诀】三仁杏蔻薏苡仁,朴夏白通滑竹伦,

　　　　水用甘澜扬百遍,湿温初起法堪遵。

【出处】《温病条辨》

【释义】清热祛湿方。由杏仁、飞滑石、通草、白蔻仁、竹叶、厚朴、生薏苡仁、半夏组成,功能宣畅气机、清利湿热,主治湿温、暑温,湿重于热证。以头痛恶寒,身重疼痛,午后身热,苔白不渴,脉弦细而濡为辨证要点。适用于肠伤寒、胃肠炎、肾盂肾炎、布氏杆菌病、肾小球肾炎以及关节炎等属湿重于热者。使用注意事项：舌苔黄腻,热重于湿证,不宜使用。

【方名】二妙散

【歌诀】二妙散中苍柏兼,若云三妙牛膝添,

　　　　四妙再加薏苡仁,湿热下注痿痹瘳。

【出处】《丹溪心法》

【释义】清热祛湿方。由黄柏、苍术组成，功能清热燥湿，主治湿热下注证。以筋骨疼痛，或两足痿软，或足膝红肿疼痛，或湿热带下，或下部湿疮、湿疹，小便短赤，舌苔黄腻为辨证要点。适用于阴囊湿疹、阴道炎、风湿性关节炎等属湿热者。

【方名】藿香正气散

【歌诀】藿香正气大腹苏，甘桔陈苓术朴俱，
　　　　夏曲白芷加姜枣，感伤岚瘴并能驱。

【出处】《太平惠民和剂局方》

【释义】芳香化湿方。由大腹皮、白芷、紫苏、茯苓、半夏曲、白术、陈皮、厚朴、苦桔梗、藿香、炙甘草组成，功能解表化湿、理气和中，主治外感风寒、内伤湿滞证。以上吐下泻，恶寒发热，舌苔白为辨证要点。适用于急性胃肠炎、上呼吸道感染属湿滞脾胃，外感风寒者。使用注意事项：本方重在化湿和胃，解表散寒之力较弱，故服后宜温覆以助解表；湿热霍乱非本方所宜。

【方名】防己黄芪汤

【歌诀】防己黄芪金匮方，白术甘草枣生姜，
　　　　汗出恶风兼身重，表虚湿盛服之康。

【出处】《金匮要略》

【释义】利水渗湿方。由防己、黄芪、炙甘草、白术组成，功能益气祛风、健脾利水，主治表虚不固、风水相搏之水肿证。以汗出恶风，身重微肿，小便不利，舌淡苔白，脉浮为辨证要点。适用于肾炎水肿、心源性水肿、风湿性关节炎等属表虚湿盛者。使用注意事项：水湿壅盛，汗不出者，虽脉浮恶风，亦不宜用本方治疗。

【方名】实脾散

【歌诀】实脾苓术与木瓜，甘草木香大腹加，
　　　　草果附姜兼厚朴，虚寒阴水效堪夸。

【出处】《重订严氏济生方》

【释义】温化水湿方。由厚朴、白术、木瓜、木香、草果仁、大腹子（槟榔）、炮附子、白茯苓、炮干姜、炙甘草组成，功能温阳健脾、行气利水，主治阳虚水肿。以下半身肿甚，胸腹胀满，舌苔白腻，脉沉迟为辨证要点。常用于慢性肾小球肾炎、肝硬化腹水、心源性水肿等属脾肾阳虚者。

【方名】萆薢分清饮

【歌诀】萆薢分清石菖蒲，萆薢乌药益智俱，

或益茯苓盐煎服，通心固肾浊精驱。

【出处】《杨氏家藏方》

【释义】温化水湿方。由益智仁、萆薢、石菖蒲、乌药组成，功能温肾利湿、分清化浊，主治下焦虚寒、湿浊不化之膏淋、白浊证。以小便浑浊频数，舌淡苔白，脉沉为辨证要点。适用于乳糜尿、慢性前列腺炎、慢性肾盂肾炎、慢性肾炎、慢性盆腔炎等属于下焦虚寒证者。使用注意事项：属下焦湿热之膏淋证者，非本方所宜。

【方名】独活寄生汤

【歌诀】独活寄生芄防辛，芎归地芍桂苓均，

杜仲牛膝人参草，冷风顽痹屈能伸。

【出处】《备急千金要方》

【释义】祛风胜湿方。由独活、桑寄生、杜仲、牛膝、细辛、秦芄、茯苓、肉桂、防风、川芎、人参、甘草、白芍、熟地黄组成，功能祛风湿、止痹痛、益肝肾、补气血，主治肝肾两虚、气血不足之痹证、腰痛证。以腰膝疼痛，肢节屈伸不利，或麻木不仁，心悸气短，舌淡苔白，脉细弱为辨证要点。对于慢性关节炎、腰肌劳损、骨质增生症、风湿性坐骨神经痛等属肝肾两虚，气血不足者，均可加减用之。使用注意事项：本方不适用于痹证属于湿热实证者。

六、祛 痰 方 剂

【方名】半夏白术天麻汤

【歌诀】半夏白术天麻汤，苓草橘红大枣姜，

眩晕头痛风痰证，热盛阴亏切莫尝。

【出处】《医学心悟》

【释义】治风化痰方。由半夏、天麻、茯苓、橘红、白术、甘草组成，功能化痰息风、健脾祛湿，主治风痰上扰之眩晕、头痛证。以眩晕，头痛，恶心呕吐，舌苔白腻，脉弦滑为辨证要点。随证加减可用于治疗耳源性眩晕、高血压病、神经性眩晕、癫痫、面神经瘫痪等属风痰而见上述证候者。使用注意：肝肾阴虚，气血不足之头晕，非本方所宜。

【方名】温胆汤

【歌诀】温胆汤中苓半草，枳竹陈皮加姜枣，

虚烦不眠证多端，此系胆虚痰热扰。

【出处】《三因极一病证方论》

【释义】燥湿化痰方。由半夏、竹茹、枳实、陈皮、炙甘草、茯苓组成,功能理气化痰、和胃利胆,主治胆郁痰扰证。以胆怯易惊,头眩心悸,心烦不眠,或呕恶呃逆,眩晕,癫痫,苔白腻,脉弦滑为辨证要点。适用于神经官能症、急慢性胃炎、慢性支气管炎、梅尼埃病、更年期综合征、癫痫等属痰热内扰证与胆胃不和者。

【方名】小陷胸汤

【歌诀】小陷胸汤连夏蒌,宽胸开结涤痰优,
　　　　膈上热痰痞满痛,舌苔黄腻服之休。

【出处】《伤寒论》

【释义】清化热痰方。由黄连、半夏、瓜蒌组成,功能清热化痰、宽胸散结,主治痰热互结之痞满证。以胸脘痞闷,按之则痛,舌苔黄腻,脉滑数为辨证要点。对于急性胃炎、胆囊炎、肝炎、冠心病、肺心病、急性支气管炎、胸膜炎、胸膜粘连等属痰热者,均可加味用之。

七、消 导 方 剂

【方名】健脾丸

【歌诀】健脾参术苓草陈,肉蔻香连合砂仁,
　　　　楂肉山药曲麦炒,消补兼施此方寻。

【出处】《证治准绳》

【释义】消食方。由白术、木香、黄连、甘草、茯苓、人参、神曲、陈皮、砂仁、麦芽、山楂、山药、肉豆蔻组成,功能健脾和胃、消食止泻,主治脾虚食积证。以食少难消,脘腹痞闷,大便溏薄,脉虚弱者。可用治慢性胃炎、慢性肠炎、消化不良等属脾虚食滞者。

八、治 风 方 剂

【方名】川芎茶调散

【歌诀】川芎茶调散荆防,辛芷薄荷甘草羌,
　　　　目昏鼻塞风攻上,偏正头痛悉能康,

【出处】《太平惠民和剂局方》

【释义】疏散外风方。由薄荷、川芎、荆芥、细辛、防风、白芷、羌活、炙甘草组成,功能疏风止痛,主治风邪头痛。以偏正头痛,或巅顶作痛,鼻塞,或恶风发热,舌苔薄白,脉浮为辨证要点。对于上呼吸道感染、偏头痛、血管神经性头痛、慢性鼻炎引起的头痛等,属风邪为患者均可应用。使用注意事项:服

用后以清茶调下；对于气虚、血虚，或因肝肾亏虚、肝阳上亢、肝风内动引起的头痛，不宜使用。

【方名】大秦艽汤

【歌诀】大秦艽汤羌独防，芎芷辛芩二地黄，

　　　　石膏归芍苓甘术，风邪散见可通尝。

【出处】《素问病机气宜保命集》

【释义】疏散外风方。由秦艽、甘草、川芎、当归、白芍、细辛、羌活、防风、黄芩、石膏、白芷、白术、生地黄、熟地黄、茯苓、独活组成，功能疏风清热、养血活血，主治风邪初中经络证。以口眼㖞斜，舌强不能言语，手足不能运动，苔白或黄，脉浮数或弦细为辨证要点。对于颜面神经麻痹、缺血性脑卒中而致的语言謇涩、半身不遂等属于风邪初中经络者均可加减应用，风湿热痹亦可斟酌加减用之。使用注意事项：本品辛温发散之品较多，若属内风所致者，不宜使用。

【方名】牵正散

【歌诀】牵正散是杨家方，全蝎僵蚕白附裹，

　　　　服用少量热酒下，口眼㖞斜疗效彰。

【出处】《杨氏家藏方》

【释义】疏散外风方。由白附子、白僵蚕、全蝎组成，功能祛风化痰、通络止痉，主治风中头面经络所致面瘫。以口眼㖞斜，舌淡红，苔白为辨证要点。可用治面神经麻痹、三叉神经痛、偏头痛等属风痰闭阻经络者。使用注意事项：方中白附子和全蝎均为有毒之品，用量宜慎。

【方名】天麻钩藤饮

【歌诀】天麻钩藤石决明，杜仲牛膝桑寄生，

　　　　栀子黄芩益母草，茯神夜交安神宁。

【出处】《杂病证治新义》

【释义】平息内风方。由天麻、钩藤、生决明、山栀、黄芩、川牛膝、杜仲、益母草、桑寄生、夜交藤、茯神组成，功能平肝息风、清热活血、补益肝肾，主治肝阳偏亢，肝风上扰证。以头痛，眩晕，失眠，舌红苔黄，脉弦数为辨证要点。常用于高血压病、急性脑血管病、内耳性眩晕等属肝阳上亢者。

【方名】大定风珠

【歌诀】大定风珠鸡子黄，再合加减复脉汤，

　　　　三甲并同五味子，滋阴熄风是妙方。

【出处】《温病条辨》

【释义】平息内风方。由生白芍、阿胶、生龟板、熟地黄、麻子仁、五味子、生牡蛎、麦冬、炙甘草、生鳖甲、鸡子黄组成，功能滋阴息风，主治阴虚风动证。以手足瘛疭，形消神倦，舌绛少苔，脉气虚弱，时时欲脱为辨证要点。常用于流行性乙型脑炎后遗症、放疗后舌萎缩、甲状腺功能亢进及甲状腺功能亢进术后手足搐搦症、神经性震颤等属阴虚动风者。

【方名】地黄饮子

【歌诀】地黄饮子山茱斛，麦味菖蒲远志茯，
　　　　苁蓉桂附巴戟天，少入薄荷姜枣服。

【出处】《圣济总录》

【释义】平息内风方。由熟地黄、巴戟天、山茱萸、石斛、附子、五味子、肉桂、茯苓、麦冬、菖蒲、远志组成，功能滋肾阴、补肾阳、开窍化痰，主治喑痱证。以舌强不能言，足废不能用，脉沉细弱为辨证要点。可用治高血压病晚期、中风后遗症、脑动脉硬化、脊髓炎等慢性疾病过程中出现阴阳两虚者。使用注意事项：本方之药性偏于温补，对属肝阳偏亢之证者不宜使用。

九、治燥方剂

【方名】麦门冬汤

【歌诀】麦门冬汤用人参，枣草粳米半夏存，
　　　　肺痿咳逆因虚火，益胃生津此方珍。

【出处】《金匮要略》

【释义】滋润内燥方。由麦冬、半夏、人参、甘草、粳米、大枣组成，功能滋养肺胃、降逆下气，主治肺痿。以咳唾涎沫，短气喘促，咽喉干燥，舌干红少苔，脉虚数为辨证要点。可用治慢性支气管炎、慢性咽喉炎、矽肺、支气管扩张、肺结核等，属肺胃阴虚，气火上逆者，也可治慢性萎缩性胃炎、胃及十二指肠溃疡，属胃阴不足，气逆呕吐者。

【方名】增液汤

【歌诀】增液玄参与地冬，热病津枯便不通，
　　　　补药之体作泻剂，但非重用不为功。

【出处】《温病条辨》

【释义】滋润内燥方。由玄参、麦冬、生地组成，功能增液润燥，主治津亏便秘证。以大便秘结，口渴，舌干红，脉细数为辨证要点。常用于习惯性便秘、慢性咽喉炎、复发性口腔溃疡、糖尿病、皮肤干燥综合征、肛裂、慢性牙周

炎等属阴津不足者,可以本方加减治之。

【方名】百合固金汤

【歌诀】百合固金二地黄,玄参贝母桔甘藏,

麦冬芍药当归配,喘咳痰血肺家伤。

【出处】《慎斋遗书》

【释义】滋润内燥方。由熟地、生地、当归、白芍、甘草、桔梗、玄参、贝母、麦冬、百合组成,功能滋肾保肺、止咳化痰,主治肺肾阴亏,虚火上炎之咳嗽痰血证。以咳嗽,痰中带血,咽喉燥痛,舌红少苔,脉细数。可用于肺结核、慢性支气管炎、慢性咽喉炎、支气管扩张咳血、自发性气胸属肺肾阴虚者。使用注意事项:方中药物多属甘寒滋润,对脾虚便溏者慎用或忌用。

【方名】清燥救肺汤

【歌诀】清燥救肺参草杷,石膏胶杏麦胡麻,

经霜收下冬桑叶,清燥润肺效可夸。

【出处】《医门法律》

【释义】清宣外燥方。由桑叶、煅石膏、甘草、人参、胡麻仁、真阿胶、麦冬、杏仁、炙枇杷叶组成,功能清燥润肺、养阴益气,主治温燥伤肺、气阴两伤证。以干咳无痰,气逆而喘,舌干少苔,脉虚大而数为辨证要点。适用于肺炎、急慢性支气管炎、支气管哮喘、支气管扩张、肺癌等,属燥热壅肺,气阴两伤者。

十、解 表 方 剂

【方名】小青龙汤

【歌诀】小青龙汤最有功,风寒束表饮停胸,

辛夏甘草和五味,姜桂麻黄芍药同。

【出处】《伤寒论》

【释义】辛温解表方。由麻黄、芍药、细辛、干姜、炙甘草、桂枝、五味子、半夏组成,功能解表散寒、温肺化饮,主治风寒束表、水饮内停证。以恶寒发热,无汗,咳喘,痰多而稀,苔白滑,脉浮为主要辨证要点。常用于治疗慢性支气管炎、支气管哮喘、老年性肺气肿等病属外寒内饮证者。使用注意事项:阴虚干咳无痰或痰热,症见咳痰黄稠、苔黄脉数者不宜使用。

【方名】九味羌活汤

【歌诀】九味羌活用防风,细辛苍芷与川芎,

黄芩生地同甘草,分经论治宜变通。

【出处】《此事难知》

【释义】辛温解表方。由羌活、防风、苍术、细辛、川芎、白芷、生地、黄芩、甘草组成，功能发汗祛湿、兼清里热，主治外感风寒湿邪，兼有里热证。以发热恶寒，头痛无汗，肢体酸楚疼痛，口苦微渴，舌苔白或微黄，脉浮为辨证要点。用于治疗感冒、风湿性关节炎、偏头痛、急性肌炎等病属外感湿邪，兼有里热证候者。使用注意事项：本方属辛温燥烈之剂，风热感冒及阴虚内热的患者不宜使用。

【方名】香薷散

【歌诀】三物香薷豆朴先，散寒化湿功效兼，

若益银翘豆易花，新加香薷祛暑煎。

【出处】《太平惠民和剂局方》

【释义】辛温解表方。由香薷、白扁豆、厚朴组成，功能祛暑解表、化湿和中，主治暑湿感冒证。以恶寒发热，头重身痛，无汗，胸脘痞闷，苔白腻，脉浮为辨证要点。适用于夏季感冒、急性胃肠炎等属暑湿外感风寒者。使用注意事项：发热汗出者则不宜使用本方。

【方名】麻黄杏仁甘草石膏汤

【歌诀】伤寒麻杏甘石汤，汗出而喘法度良，

辛凉宣泄能清肺，定喘除热效力彰。

【出处】《伤寒论》

【释义】辛凉解表方。由麻黄、杏仁、炙甘草、石膏组成，功能辛凉宣肺、清热平喘，主治外感风邪、邪热壅肺证。以发热，咳喘气急，舌苔薄黄，脉数者。常用于治疗急性支气管炎、支气管肺炎、大叶性肺炎、支气管哮喘、麻疹合并肺炎等，属邪热壅肺，表邪未解者。使用注意事项：风寒咳喘，痰白清稀者不宜使用本方。

【方名】葛根黄芩黄连汤

【歌诀】葛根黄芩黄连汤，再加甘草合煎尝，

邪陷阳明成热利，清里解表保安康。

【出处】《伤寒论》

【释义】清里解表方。由葛根、炙甘草、黄芩、黄连组成，功能解表清里，主治协热下利证。以身热下利，舌红苔黄，脉数为辨证要点。本方加减常应用于急性肠炎、胃肠型感冒、细菌性痢疾、肠伤寒等属表证未解，里热甚者。使用注意事项：虚寒泻利的患者不宜使用。

十一、清 热 方 剂

【方名】竹叶石膏汤

【歌诀】竹叶石膏汤人参，麦冬半夏甘草临，

再加粳米同煎服，清热益气养阴津。

【出处】《伤寒论》

【释义】清气分热方。由石膏、竹叶、人参、麦冬、半夏、甘草、粳米组成，功能清热生津、益气和胃，主治伤寒、温病、暑病余热未清、气津两伤证。以身热多汗，心胸烦闷，气逆欲呕，口干喜饮，或虚烦不寐，舌红苔少，脉虚数为辨证要点。可用于中暑、夏季热、脑炎后期等发热后气津已伤者的治疗。糖尿病有干渴多饮属胃热阴伤者，也可应用。

【方名】犀角地黄汤

【歌诀】犀角地黄芍药丹，血热妄行吐衄斑，

蓄血发狂舌质绛，凉血散瘀病可痊。

【出处】《备急千金要方》

【释义】清营凉血方。由水牛角、生地黄、芍药、牡丹皮组成，功能清热解毒、凉血散瘀，主治热入血分之出血证。以各种出血，斑色紫黑，或症见喜忘如狂，舌绛，脉细数为辨证要点。常用于重症肝炎、肝性脑病、弥散性血管内凝血、尿毒症、过敏性紫癜、急性白血病、败血症等属血分热盛者，可以本方加减治之。使用注意事项：本方寒凉清滋，对于阳虚失血，脾胃虚弱者忌用。

【方名】仙方活命饮

【歌诀】仙方活命金银花，防芷归陈草芍加，

贝母花粉兼乳没，穿山角刺酒煎佳。

【出处】《校注妇人良方》

【释义】清热解毒方。由白芷、贝母、防风、赤芍、当归尾、甘草、皂角刺、穿山甲、天花粉、乳香、没药、陈皮、金银花组成，功能清热解毒、消肿溃坚、活血止痛，主治痈疡肿毒初起。以患处红肿疼痛，或兼身热怕冷，苔薄白或黄，脉数有力为辨证要点。可用于治疗化脓性炎症，如化脓性扁桃体炎、蜂窝织炎、乳腺炎、脓疱疮、疖肿、深部脓肿等属实热证者。使用注意事项：仅可用于痈肿未化脓溃破时，若已溃则禁用；此外，气血虚者慎用。

【方名】普济消毒饮

【歌诀】普济消毒芩连鼠，玄参甘桔蓝根侣，

　　　　升柴马勃连翘陈，僵蚕薄荷为末咀。

【出处】《东垣试效方》

【释义】清热解毒方。由黄芩、黄连、牛蒡子、连翘、薄荷、僵蚕、玄参、马勃、板蓝根、桔梗、甘草、陈皮、柴胡、升麻组成，功能清热解毒、疏风散邪，主治大头瘟。以恶寒发热，头面红肿疼痛，舌红苔白兼黄，脉浮数有力为辨证要点。多用于治疗腮腺炎、丹毒、急性扁桃体炎、淋巴结炎伴淋巴管回流障碍等属风热毒邪为患者。

【方名】芍药汤

【歌诀】芍药汤中用大黄，芩连归桂槟草香，

　　　　清热燥湿调气血，里急腹痛自安康。

【出处】《素问病机气宜保命集》

【释义】清脏腑热方。由大黄、芍药、当归、槟榔、木香、黄芩、黄连、肉桂、甘草组成，功能清热燥湿、调气和血，主治湿热痢疾。以便脓血，腹痛里急，痢下赤白相兼，苔腻微黄，脉弦数为辨证要点。常用于治疗细菌性痢疾、阿米巴痢疾、急性肠炎、过敏性结肠炎等见有泻下不畅，腹痛里急等症状，证属湿热患者。使用注意事项：有发热恶寒等表证者忌用。

【方名】左金丸

【歌诀】左金连茱六一丸，肝火犯胃吐吞酸，

　　　　再加芍药名戊己，热泻热痢服之安。

【出处】《丹溪心法》

【释义】清脏腑热方。由黄连、吴茱萸组成，功能清泻肝火、降逆止呕，主治肝火犯胃证。以胁肋疼痛，吞酸呕吐，舌红苔黄，脉弦数为辨证要点。可用于胃炎、胃溃疡、食管炎等见有肝火犯胃证者。

【方名】泻白散

【歌诀】泻白桑皮地骨皮，甘草粳米四般宜，

　　　　参茯知芩皆可入，肺热喘嗽此方施。

【出处】《小儿药证直诀》

【释义】清脏腑热方。由地骨皮、桑白皮、炙甘草、粳米组成，功能清泻肺热、止咳平喘，主治伏热郁肺证。以咳喘气急，午后发热甚，有汗，舌红苔黄，脉细数为辨证要点。可用于小儿麻疹初期、肺炎或支气管炎等属肺热者。

【方名】玉女煎

【歌诀】玉女煎用熟地黄，膏知牛膝麦冬襄，

　　　　胃火阴虚相因病，牙痛齿松宜煎尝。

【出处】《景岳全书》

【释义】清脏腑热方。由石膏、知母、熟地、麦冬、牛膝组成，功能清胃热、滋肾阴，主治胃热阴虚证。以牙痛，齿松牙衄，烦热干渴，舌红苔黄而干为辨证要点。本方可用于治疗牙龈炎、急性口腔炎、舌炎、糖尿病等属胃热阴虚证者。

【方名】清胃散

【歌诀】清胃散用升麻连，当归生地牡丹全，

　　　　或加石膏清胃热，口疮吐衄与牙宣。

【出处】《兰室秘藏》

【释义】清脏腑热方。由生地黄、当归、牡丹皮、黄连、升麻组成，功能清胃凉血，主治胃火牙痛。以牙痛牵引头疼，口气热臭，口干舌燥，舌红苔黄，脉滑数为辨证要点。对于牙周炎、口腔炎、三叉神经痛等属胃火上攻者，可以本方治疗。

【方名】苇茎汤

【歌诀】苇茎汤方出千金，桃仁薏苡冬瓜仁，

　　　　肺痈痰热兼瘀血，化浊排脓病自宁。

【出处】《备急千金要方》

【释义】清脏腑热方。由苇茎、薏苡仁、瓜子、桃仁组成，功能清肺化痰、逐瘀排脓，主治肺痈。以咳吐腥臭痰或吐脓血，胸中作痛，舌红苔黄腻，脉滑数为辨证要点。本方加减可用于治疗肺脓肿、大叶性肺炎、支气管炎等属肺热痰瘀互结者。

【方名】白头翁汤

【歌诀】白头翁汤治热痢，黄连黄柏与秦皮，

　　　　味苦性寒能凉血，解毒坚阴功效奇。

【出处】《伤寒论》

【释义】清脏腑热方。由白头翁、黄柏、黄连、秦皮组成，功能清热解毒、凉血止痢，主治热毒痢疾。以下痢脓血，赤多白少，里急后重，舌红苔黄，脉弦数为辨证要点。本方加减可用于阿米巴痢疾、细菌性痢疾等属热毒偏盛者。

【方名】清暑益气汤

【歌诀】王氏清暑益气汤,善治中暑气阴伤,

洋参冬斛荷瓜翠,连竹知母甘粳襄。

【出处】《温热经纬》

【释义】清热祛暑方。由西洋参、西瓜翠衣、荷梗、石斛、麦冬、黄连、知母、竹叶、甘草、粳米组成,功能清暑益气、养阴生津,主治暑热气津两伤证。以口渴汗多,体倦少气,脉虚数为辨证要点。可用于小儿夏季久热不退,烦渴体倦,属气津不足者的治疗。

十二、泻 下 方 剂

【方名】大黄牡丹汤

【歌诀】金匮大黄牡丹汤,桃仁瓜子芒硝襄,

肠痈初起腹按痛,苔黄脉数服之康。

【出处】《金匮要略》

【释义】寒下方。由大黄、桃仁、牡丹、冬瓜仁、芒硝组成,功能泻热破瘀、散结消肿,主治肠痈初起由湿热瘀滞而成者。以右少腹疼痛拒按,右足屈而不伸,舌苔黄,脉滑数为辨证要点。可用于治疗急性单纯性阑尾炎、急性盆腔炎等属血分瘀热证者。使用注意事项:对于重型急性化脓性或坏疽性阑尾炎、婴儿急性阑尾炎、阑尾炎合并腹膜炎,禁用本方;老人、孕妇、产后忌用本方。

【方名】凉膈散

【歌诀】凉膈硝黄栀子翘,黄芩甘草薄荷饶,

竹叶蜜煎疗膈上,中焦燥实服之消。

【出处】《太平惠民和剂局方》

【释义】寒下方。由大黄、芒硝、炙甘草、栀子、薄荷、黄芩、连翘组成,功能泻火通便、清上泄下,主治上中焦火热证。以烦躁口渴,面赤唇焦,胸膈烦热,舌红苔黄,脉滑数为辨证要点。以本方加减常用于治疗咽炎、急性扁桃体炎、口腔炎、急性黄疸型肝炎、急性胆管炎等属上、中二焦火热者。使用注意事项:方中药物多为苦寒之性,易伤脾胃,故脾胃虚弱者慎用。

【方名】济川煎

【歌诀】济川归膝肉苁蓉,泽泻升麻枳壳从,

肾虚津亏肠中燥,寓通于补法堪宗。

【出处】《景岳全书》

【释义】温润通便方。由肉苁蓉、当归、牛膝、枳壳、升麻、泽泻组成,功能

温肾益精、润肠通便,主治肾虚精亏之便秘。以大便秘结,小便清稀频数,腰膝酸软,脉沉迟为辨证要点。常用于治疗老年便秘、习惯性便秘及产后便秘等属肾津不足证者。使用注意事项:孕妇热邪伤津及阴虚患者忌用。

【方名】温脾汤

【歌诀】温脾参附与干姜,甘草当归硝大黄,
　　　　寒热并行治寒积,脐腹绞结痛非常。

【出处】《备急千金要方》

【释义】温补攻下方。由附子、大黄、当归、芒硝、干姜、人参、甘草组成,功能攻下寒积、温补脾阳,主治寒积便秘。以腹痛便秘,脐下绞结,手足不温,苔白,脉沉弦而迟为辨证要点。可用于治疗急性单纯性肠梗阻或不全梗阻等,属寒积内停者。使用注意事项:孕妇及阴血亏虚者应慎用。

十三、温 里 方 剂

【方名】小建中汤

【歌诀】小建中汤芍药多,姜桂甘草大枣和,
　　　　更加饴糖补中脏,虚劳腹冷服之瘥。

【出处】《伤寒论》

【释义】温中缓急方。由饴糖、芍药、桂枝、炙甘草、大枣、生姜组成,功能温中补虚、和里缓急,主治中焦虚寒、肝脾不和证(虚劳里急证)。以腹痛喜温喜按,或心悸,虚烦不宁,或伴四肢酸楚,手足烦热,舌淡苔白,脉细弦为辨证要点。常用于治疗胃及十二指肠溃疡、慢性肝炎、慢性胃炎、神经衰弱、再生障碍性贫血、功能性发热等属中虚阴阳不和者。使用注意事项:阴虚火旺者忌用;呕吐、脘腹胀满及有蛔虫者禁用。

【方名】真武汤

【歌诀】真武汤壮肾中阳,茯苓术芍附生姜,
　　　　少阴腹痛有水气,悸眩瞬惕保安康。

【出处】《伤寒论》

【释义】温阳利水方。由茯苓、芍药、白术、生姜、炮附子组成,功能温阳利水,主治阳虚水泛证。以小便不利,四肢沉重疼痛,浮肿,腰以下为甚,苔白滑,脉沉细为辨证要点。适用于慢性肾小球肾炎、甲状腺功能低下、心源性水肿、慢性支气管炎、慢性肠炎、肠结核等,属脾肾阳虚,水湿内盛者。

【方名】回阳救急汤

【歌诀】回阳救急用六君,桂附干姜五味寻,

　　　　加麝三厘或胆汁,三阴寒厥建奇勋。

【出处】《伤寒六书》

【释义】回阳救逆方。由熟附子、干姜、肉桂、人参、白术、茯苓、陈皮、甘草、五味子、半夏组成,功能回阳救急、益气生脉,主治寒邪直中三阴、真阳衰微证。以恶寒蜷卧,四肢厥冷,吐泻腹痛,口不渴,神衰欲寐,脉沉微,甚或无脉等为辨证要点。常用于治疗急性胃肠炎吐泻过多、休克、心力衰竭等属亡阳欲脱者。使用注意事项:本方为辛热峻剂,不宜过量,服药后,手足温和即止。

【方名】阳和汤

【歌诀】阳和汤法解寒凝,贴骨流注鹤膝风,

　　　　熟地鹿胶姜炭桂,麻黄白芥甘草从。

【出处】《外科证治全生集》

【释义】温经散寒方。由熟地黄、麻黄、鹿角胶、白芥子、肉桂、生甘草、炮姜炭组成,功能温阳补血、散寒通滞,主治阴疽证。以患处漫肿无头,皮色不变,酸痛无热,脉沉细或迟细为辨证要点。本方可用于治疗骨结核、腹膜结核、慢性淋巴结炎、慢性骨髓炎、骨膜炎、类风湿关节炎、血栓闭塞性脉管炎、肌肉深部脓肿等属血虚寒凝者。使用注意事项:本方药物偏温燥,阳证禁用。

十四、安 神 方 剂

【方名】天王补心丹

【歌诀】补心丹用柏枣仁,二冬生地当归身,

　　　　三参桔梗朱砂味,远志茯苓共养神。

【出处】《摄生秘剖》

【释义】滋养安神方。由人参、茯苓、玄参、丹参、桔梗、远志、当归、五味子、麦冬、天冬、柏子仁、酸枣仁、生地黄组成,功能滋阴养血、补心安神,主治阴虚血少、神志不安证。以失眠心悸,手足心热,舌红少苔,脉细数为辨证要点。常用治神经衰弱、冠心病、精神分裂症、甲状腺功能亢进症等属心经阴亏血少者。

十五、固 涩 方 剂

【方名】玉屏风散

【歌诀】玉屏风散最有灵,芪术防风鼎足形,

　　　　表虚汗多易感冒,药虽相畏效相成。

【出处】《医方类聚》

【释义】固表止汗方。由防风、炙黄芪、白术组成,功能益气固表止汗,主治表虚自汗证。以汗出恶风,面色㿠白,舌淡,脉虚为辨证要点。对于过敏性鼻炎、上呼吸道感染、肾小球肾炎易于伤风感冒而诱致病情反复者,均可加减用之。使用注意事项:外感自汗,阴虚盗汗,不宜使用本方。

【方名】四神丸

【歌诀】四神故纸与吴萸,肉蔻五味四般须,
　　　　大枣生姜为丸服,五更肾泄最相宜。

【出处】《内科摘要》

【释义】涩肠固脱方。由肉豆蔻、补骨脂(故纸)、五味子、吴茱萸组成,功能温肾暖脾、固肠止泻,主治脾肾阳虚证之五更泄。以五更泄泻,不思饮食,神疲乏力,舌淡苔白,脉沉迟无力为辨证要点。常用治慢性结肠炎、肠结核、肠易激综合征等属脾肾虚寒者。

【方名】真人养脏汤

【歌诀】真人养脏诃粟壳,肉蔻当归桂木香,
　　　　术芍参甘为涩剂,脱肛久痢早煎尝。

【出处】《太平惠民和剂局方》

【释义】固涩方。由人参、当归、肉豆蔻、肉桂、甘草、白芍、木香、诃子、罂粟壳组成,功能涩肠止泻、温中补虚,主治脾肾虚寒之久泻久痢证。以泻痢无度,脐腹疼痛,喜温喜按,倦怠食少,舌淡苔白,脉迟细为辨证要点。对于慢性肠炎、慢性结肠炎日久不愈,肠结核等属脾胃虚寒者,可随证加减用之。使用注意事项:泻痢初起,湿热积滞未去者忌用本方。

十六、经 带 方 剂

【方名】生化汤

【歌诀】生化汤是产后方,归芎桃草酒炮姜,
　　　　消瘀活血功偏擅,止痛温经效亦彰。

【出处】《傅青主女科》

【释义】活血祛瘀方。由当归、川芎、桃仁、炮干姜、炙甘草组成,功能化瘀生新、温经止痛,主治产后瘀血阻滞之腹痛。以产后恶露不行,小腹冷痛为辨证要点。本方常用于治疗产后子宫复旧不良、产后宫缩疼痛、胎盘残留。使用注意事项:产后血热而有瘀滞者,则不宜使用。

【方名】完带汤

【歌诀】完带汤中用白术，山药人参白芍辅，

　　　　苍术车前黑芥穗，陈皮甘草与柴胡。

【出处】《傅青主女科》

【释义】固本止带方。由白术、山药、人参、白芍、车前子、苍术、炙甘草、陈皮、黑芥穗、柴胡组成，功能补脾疏肝、化湿止带，主治脾虚肝郁、湿浊带下证。以带下色白，清稀如涕，舌淡苔白，脉缓或濡弱为辨证要点。可用于阴道炎、宫颈糜烂、盆腔炎等属肝脾不和，湿浊下注者。

【方名】固经丸

【歌诀】固经丸用龟板君，黄柏椿皮香附群，

　　　　黄芩芍药酒丸服，漏下崩中色黑殷。

【出处】《丹溪心法》

【释义】固经止血方。由炒黄芩、炒白芍、炙龟板、炒黄柏、椿皮、香附组成，功能滋阴清热、固经止血，主治阴虚血热之崩漏证。以经水血色深红或紫黑黏稠，舌红，脉弦数为辨证要点。可用治功能性子宫出血、慢性附件炎而致经行量多、淋漓不止，属阴虚血热者。

【方名】易黄汤

【歌诀】易黄白果与芡实，车前黄柏加薯蓣，

　　　　能消带下黏稠秽，补肾清热又祛湿。

【出处】《傅青主女科》

【释义】固本止带方。由炒山药、炒芡实、盐水炒黄柏、酒炒车前子、白果组成，功能固肾清热、祛湿止带，主治湿热带下证。以带下色黄，其气腥秽，舌红，苔黄腻为辨证要点。对于宫颈炎、阴道炎等属湿热下注者，可用本方加减治疗。

第三节　其　他　方　剂

一、开　窍　方　剂

【方名】安宫牛黄丸

【歌诀】安宫牛黄开窍方，芩连栀郁朱雄黄，

　　　　牛角珍珠冰麝箔，热闭心包功效良。

【出处】《温病条辨》

【释义】凉开剂。由牛黄、郁金、水牛角、黄芩、黄连、雄黄、山栀子、朱砂、麝香、珍珠、金箔衣组成，功能清热解毒、豁痰开窍，主治热闭证。以高热烦躁，神昏谵语为辨证要点。适用于温热病，热邪内陷心包，痰热壅闭心窍，以及中风窍闭、小儿惊厥属痰热内闭者。现临床常用于乙型脑炎、流行性脑脊髓膜炎、中毒性肝炎、中毒性痢疾、尿毒症等属痰热昏厥者。使用注意事项：本方含有麝香，有损胎气，故孕妇慎用；本方中的朱砂、雄黄，不宜过量久服，肝肾功能不全者慎服；运动员慎用；忌食辛辣油腻。

【方名】紫雪丹
【歌诀】紫雪羚牛朱朴硝，硝磁寒水滑石膏，
　　　　丁沉木麝升玄草，不用赤金法亦超。
【出处】《外台秘要》
【释义】凉开剂。由石膏、寒水石、磁石、滑石、水牛角粉、羚羊角屑、木香、沉香、玄参、升麻、甘草、芒硝、硝石、麝香、朱砂、黄金、丁香组成，功能清热解毒、镇痉开窍，主治热陷心包、热盛动风证。以高热痉厥，神昏谵语，口渴唇焦，尿闭便赤为辨证要点。适用于"乙脑""流脑"、猩红热等热性疾病，以及小儿高热惊搐属热盛风动者，小儿麻疹属热毒内盛等病。使用注意事项：使用本方中病即止，不宜过用；孕妇慎用；运动员慎用；忌食辛辣油腻。

【方名】至宝丹
【歌诀】至宝朱砂麝香息，雄黄牛角与牛黄，
　　　　金银二箔兼龙脑，琥珀还同玳瑁良。
【出处】《太平惠民和剂局方》
【释义】凉开剂。由水牛角粉、生玳瑁屑、琥珀、朱砂、雄黄、龙脑、麝香、牛黄、安息香、金箔、银箔组成，功能化浊开窍、清热解毒，主治热邪内扰、痰浊蒙闭心包证。以神昏不语，痰盛气粗，舌红苔黄垢腻，脉滑数为辨证要点。适用于中暑、中恶、中风及温病因于痰浊内闭，脑血管意外、肝性脑病、癫痫等属于痰迷心窍而见昏厥者。使用注意事项：本方芳香辛燥之药较多，虽善于开窍，但有耗阴劫液之弊，故凡中风昏厥由于肝阳上亢所致的不宜用。

二、驱 虫 方 剂

【方名】乌梅丸
【歌诀】乌梅丸用细辛桂，黄连黄柏及当归，
　　　　人参椒姜加附子，清上温下又安蛔。
【出处】《伤寒论》

【释义】驱虫方。由乌梅、细辛、干姜、黄连、当归、附子、蜀椒、桂枝、人参、黄柏组成,功能温脏安蛔,主治蛔厥证。以脘腹阵痛,烦闷呕吐,时发时止,得食则吐,甚则吐蛔,手足厥冷为辨证要点。可用于治疗胆道蛔虫症、慢性菌痢、慢性肠炎等属寒热错杂而正虚者。使用注意事项:空腹服用,忌油腻;年老体弱以及孕妇要慎用。

三、涌 吐 方 剂

【方名】瓜蒂散

【歌诀】瓜蒂散中赤小豆,豆豉汁调酸苦凑,

　　　　逐邪涌吐功最捷,胸脘痰食服之廖。

【出处】《伤寒论》

【释义】涌吐方。由瓜蒂、赤小豆组成,功能涌吐痰涎宿食。本方为涌吐法之首要方剂。以痰涎宿食填塞膈上,胸中痞硬,懊恼不安,气上冲咽喉不得息为辨证要点,常用于痰涎壅塞胸中,或宿食停于上脘之证,及误食毒物停留于胃脘。使用注意事项:本方之瓜蒂苦寒有毒,易伤正气,须用之得当。若宿食已离胃入肠,或痰涎不在胸膈,或体虚患者,均须禁用。

四、逐 水 方 剂

【方名】十枣汤

【歌诀】十枣逐水效甚夸,大戟甘遂与芫花,

　　　　悬饮内停胸胁痛,大腹肿满用无差。

【出处】《伤寒论》

【释义】逐水方。由大戟、甘遂、芫花、大枣组成,功能功逐水饮,主治悬饮、水肿。以咳唾胸胁引痛,或胸背掣痛不得息,或水肿腹胀,二便不利,舌苔滑,脉沉弦者为辨证要点。本方可应用于渗出性胸膜炎、肝硬化腹水、晚期血吸虫病所致的腹水及肾炎水肿等属形气俱实者。服用方法:①大戟、甘遂、芫花三药为散,大枣煎汤送服。②从小剂量开始,于清晨空腹服用,每日一次,各等分,每次0.5~1克,服后下水量少,次日加量,最多至1.5克。③服药泻利之后,宜食糜粥以保养脾胃。使用注意事项:孕妇忌服;禁与甘草及含甘草的药物同用。

第四章
应知的基本概念

第一节 入门应知

一、中医基本特点

【概念】整体观念

【释义】整体观念是指人体本身是一个统一的整体，即人体是一个由各组织、器官形成的有机整体；以及人与自然、社会也是统一的整体，即人与自然、社会是相互影响的。

【概念】辨证论治

【释义】辨证论治是指将四诊所收集的有关疾病的所有资料（包括病史、症状、体征等），运用中医理论进行综合分析，判断疾病病因、病位、病性，确立相应的治则、治法，选择适当的治疗手段，付诸实施的过程。

二、中医哲学基础

【概念】精气

【释义】精气是指一种存在于宇宙中无形的并且运动不息的精微物质，是构成宇宙万物的本原。

【概念】精气学说

【释义】精气学说是研究精气的内容及其变化规律，并用以说明构成宇宙万物的基础及其发展变化的一种古代哲学理论。

【概念】阴阳

【释义】阴阳是中国古代哲学的一对范畴，是对自然界相互关联的某些事物或现象对立双方属性的概括，既可以表示一对相互关联又对立相反的事物或现象,如热为阳,寒为阴;又可以表示同一事物或现象内部对立相反的两个方面,如手背为阳,手心为阴。

【概念】阴阳学说
【释义】阴阳学说研究阴阳的内涵及其变化规律,并用以说明宇宙万物的发生、发展和变化的一种古代哲学理论。

【概念】五行
【释义】五行即是木、火、土、金、水五种物质的运动。

【概念】五行学说
【释义】五行学说是指研究木、火、土、金、水五行的概念、特性、规律及五行之间生、克关系,并用以说明宇宙万物发生、发展、变化规律的一种古代哲学思想。

【概念】木曰曲直
【释义】木曰曲直是指凡具有生长、条达、舒畅等性质的事物和现象,归属于木。

【概念】火曰炎上
【释义】火曰炎上是指凡具有火热、光明、上升等性质的事物和现象,归属于火。

【概念】土爰稼穑
【释义】土爰稼穑是指凡具有生化、承载、受纳等性质的事物和现象,归属于土。

【概念】金曰从革
【释义】金曰从革是指凡具有沉降、收敛、肃杀等性质的事物和现象,归属于金。

【概念】水曰润下
【释义】水曰润下是指凡具有滋润、寒凉、下行等性质的事物和现象,归属于水。

三、精气血津液神

【概念】精

【释义】精是构成人体和维持人体生命活动的基本物质，包括先天之精和后天之精。

【概念】先天之精

【释义】先天之精是指遗传父母的与生俱来的精气，是构成胚胎的原始物质。

【概念】后天之精

【释义】后天之精是指来自于饮食水谷消化吸收的精气，是维持生命的必要条件。

【概念】气

【释义】气是指人体内运行不息的精微物质，是构成人体和维持人体生命活动的基础。

【概念】元气

【释义】元气是指人体最根本、最重要的气，是人体生命活动的原动力。

【概念】宗气

【释义】宗气是指水谷所化精气与自然界清气聚集于胸中的气。

【概念】营气

【释义】营气是指行于脉中具有营养作用的气。

【概念】卫气

【释义】卫气是指行于脉外具有保护作用的气。

【概念】血

【释义】血是循行于脉中而富有营养作用的红色液态物质，是构成人体和维持人体活动的基础。

【概念】津液

【释义】津液是机体一切正常水液的总称,是构成人体和维持人体活动的基础。

【概念】神
【释义】神是人体生命活动的主宰及其外在总体表现的统称。

四、藏象及经络

【概念】藏
【释义】藏是指藏于体内的内脏,包括五脏(肝、心、脾、肺、肾),六腑(胆、胃、小肠、大肠、膀胱、三焦),奇恒之腑(脑、髓、骨、脉、胆、女子胞)。

【概念】象
【释义】象一是指内脏表现于外的生理病理征象;二是指内脏与自然界相通应的事物和现象。

【概念】藏象学说
【释义】藏象学说是指研究脏腑的形态结构、生理功能、病理变化等之间的相互关系,以及脏腑与机体其他组织的相互关系。

【概念】心主血脉
【释义】心主血脉是指心气能推动和调节血液在脉道中运行,灌注全身,营养滋润全身组织器官。

【概念】心主神志
【释义】心主神志又称心主神明,或称心藏神,是指心能统帅全身组织器官的生理活动,主司意识、情志、思维等精神活动。

【概念】肺主气、司呼吸
【释义】肺主气、司呼吸一是指肺主呼吸之气,是体内外气体交换的场所;二是指肺主一身之气,肺主司全身之气的生成和运行。

【概念】肺主宣发和肃降
【释义】肺主宣发即是宣发和布散,也就是肺气向上的升宣和向外周的布散;肃降即是清肃、洁净和下降,也就是肺气向下的通降和使呼吸道保持洁净的作用;两者相互依存和相互制约。

【概念】肺朝百脉，主治节

【释义】肺朝百脉，主治节是指全身的血液经过血道，流注到肺脏，经肺的呼吸，将体内浊气与体外清气进行交换，然后将清气输布全身。

【概念】肺通调水道

【释义】肺通调水道，通，即疏通；调，即调节；水道，是水液运行和排泄的道路，肺通调水道功能，是指肺的宣发和肃降对体内水液的输布、运行和排泄起着疏通和调节的作用。

【概念】脾主运化

【释义】脾主运化是指脾能将受纳饮食和水液转化为人体所需的水谷精微和津液之物，输布到全身各个脏腑器官，营养机体。

【概念】脾主统血

【释义】脾主统血是指脾气能统摄、控制血液在脉道中正常运行，不至于逸出脉外。

【概念】脾主升清

【释义】脾主升清是指脾气的运动特点以升为主，能将水谷精微上行营养心肺，又能维持内脏的固定位置。

【概念】肝主疏泄

【释义】肝主疏泄是指肝气能疏通、畅达全身气机，促进气血津液在体内正常输布，脾气的升清，胆汁的分泌以及情志的舒畅。

【概念】肝主藏血

【释义】肝主藏血是指肝脏能贮藏血液、调节血量、防止出血。

【概念】肾藏精

【释义】肾藏精是指肾脏具有贮藏、封藏精气的功能，肾精化为肾气，并能主司人体的生长发育和生殖。

【概念】肾主水

【释义】肾主水是指肾气能主司和调节全身的水液代谢，主要表现为促进水液在脏腑的代谢，以及肾气主司尿液的形成和排泄。

【概念】肾主纳气

【释义】肾主纳气是指肾气能摄纳肺吸入的自然界清气,保持呼吸的深度,防止肺呼吸表浅。

【概念】胃主受纳水谷

【释义】胃主受纳水谷是指胃能接受和容纳饮食和水液。

【概念】胃主腐熟水谷

【释义】胃主腐熟水谷是指胃气能将饮食和水谷进行初步消化,将食物磨化腐熟后使水谷精微吸收入脾,未被消化的食物传到小肠进一步消化。

【概念】小肠主受盛化物

【释义】小肠主受盛化物是指小肠能受纳胃下传的腐熟食物,进行进一步消化。

【概念】小肠主泌别清浊

【释义】小肠主泌别清浊是指小肠将腐熟食物进一步消化后,分为精微和糟粕两部分,并将精微传由脾气输布全身,将糟粕下传至大肠。

【概念】大肠主传化糟粕

【释义】大肠主传化糟粕是指大肠受纳小肠下传的食物残渣,吸收其中多余的水液,形成粪便。

【概念】大肠主津

【释义】大肠主津是指大肠吸收水液,参与全身津液的输布。

【概念】膀胱贮存尿液

【释义】膀胱贮存尿液是指膀胱将全身代谢后的浊液,形成尿液,并贮存。

【概念】膀胱排泄尿液

【释义】膀胱排泄尿液是指肾气与膀胱之气协同作用,将尿液排出体外。

【概念】三焦通行诸气

【释义】三焦通行诸气是指三焦是全身气机运行的通道。

【概念】三焦运行水液

【释义】三焦运行水液是指三焦是全身水液输布的通道。

【概念】经络

【释义】经络是指循行于机体能运行气血、联系组织器官、沟通上下内外、传导信息的通路系统。

【概念】经络学说

【释义】经络学说是指研究人体经络的概念、循行、生理功能、病理变化等以及其与组织器官、气血津液之间的相互关系。

【概念】十二经脉

【释义】十二经脉即手足三阴经和手足三阳经,合称"十二经脉",是气血运行的通道。十二经脉有一定的起止、一定的循行部位和交接顺序,在肢体的分布和走向有一定的规律,同体内脏腑有直接的络属关系。

【概念】手太阴肺经

【释义】手太阴肺经是指起于中焦,上行循胃,通过膈肌,横行至胸部外上方,从腋下出,沿上肢内侧前缘下行,至拇指桡侧端的一条通路。

【概念】手阳明大肠经

【释义】手阳明大肠经是指起于食指桡侧端,经手背部上行于上肢外侧前缘,上至肩关节前缘,向后到第七颈椎棘突下,再向下进入锁骨上窝,进入胸腔,通过膈肌,下行至大肠的一条通路。

【概念】足阳明胃经

【释义】足阳明胃经是指起于鼻翼旁,上行经过鼻根,至目内眦,并与足太阳经相交,再沿鼻柱外侧下行,入上齿,环绕口唇,至下颌角下缘;分支沿喉咙向下后至大椎,折向前,入缺盆;从缺盆出体表,沿乳头中线下行,从脐旁2寸,下行至腹股沟;从幽门出分支,沿腹腔下行与前分支汇合,沿大腿前侧下行,直至足大趾内侧端。

【概念】足太阴脾经

【释义】足太阴脾经起于足大趾内侧,沿内侧上行过内踝前缘,沿小腿内侧正中线上行,在内踝尖上8寸处,行于足厥阴肝经前,上行沿大腿内侧前缘,进入腹中,穿过膈肌,沿食道,至舌下。

【概念】手少阴心经

【释义】手少阴心经起于心中,行走于心与其他脏腑相连的脉络,向下穿过膈肌,至小肠;分支从心系出,经食道上行至目系;从心系出,上行经过肺,向下出于腋下,沿上肢内侧后缘下行,入掌中,出于小指桡侧端。

【概念】手太阳小肠经

【释义】手太阳小肠经起于小指尺侧端,沿手背尺侧上行腕部,经上肢外侧后缘,至肩关节后,绕行肩胛部,前行入缺盆,深入胸腔,下行至小肠。

【概念】足太阳膀胱经

【释义】足太阳膀胱经起于目内眦,向上达到额部,上交汇于头顶部;分支从头顶出,到耳上角;分支从头顶出,向后行至枕骨,进入颅腔,出于颈部交于大椎,再左右沿脊柱旁 1.5 寸下行,进入肌肉,深入体腔;分支从腰部分出,沿脊柱两旁下行,至臀部,从大腿后侧外缘下行至腘窝;分支从项部分出下行,经肩胛内侧下行,经大腿后侧至腘窝中,与前支会合,然后下行穿过腓肠肌,出于足外踝后,沿足背外侧缘至小趾外侧端。

【概念】足少阴肾经

【释义】足少阴肾经起于足小趾下,斜行于足心,出于舟骨粗隆下,沿内踝后,进入足跟,上行沿小腿内侧后缘,至腘窝内侧,上行至股内侧后缘入脊柱,穿过脊柱至腰部,入肾。

【概念】手厥阴心包经

【释义】手厥阴心包经起于胸中,向下穿过膈肌,通过上、中、下三焦;分支从胸中分出,斜出于胁部,从腋下三寸,至腋下,沿上肢内侧中线入肘部,过腕部,至掌中,出于中指桡侧端。

【概念】手少阳三焦经

【释义】手少阳三焦经起于无名指尺侧端,行至手背面,上行前臂外侧尺骨、桡骨之间,过肘尖,行至肩部,向前进入缺盆,行于胸中,穿过膈肌,通行上、中、下三焦。

【概念】足少阳胆经

【释义】足少阳胆经起于目内眦,上至额角,到耳后,上行经额至眉上,向后折行至风池穴,下行颈部至肩上,交汇于大椎,前行入缺盆;分支从耳后,进入耳中,行至目外眦后方;分支从目外眦出,下行至下颌部,同面部手少阳经交合,至眼眶下,经下颌部下行,与前脉会合于缺盆,进入胸腔,穿过膈肌,下行;从缺盆下行至腋下,沿侧胸部,下行至髋关节与前脉会合,再向下沿大腿外侧,下行,沿足背,止于第四趾外侧端。

【概念】足厥阴肝经
【释义】足厥阴肝经起于足大趾,向上沿足背至内踝前1寸,向上沿胫骨内缘,在内踝尖上8寸行于足太阴脾经之后,上行过膝内侧,沿大腿内侧进入阴毛中,绕阴器,至小腹,向上穿过膈肌,行于胁肋部,沿喉咙后边,向上入鼻咽部,至目系,并与督脉会于头顶。

【概念】奇经八脉
【释义】奇经有八条,即督脉、任脉、冲脉、带脉、阴跷脉、阳跷脉、阴维脉、阳维脉,合称"奇经八脉",有统率、联络和调节的作用。

【概念】督脉
【释义】督脉起于胞中,下出会阴,沿脊柱上行,入颅脑,沿头部正中线,经过头顶、额部、鼻部、上唇。

【概念】任脉
【释义】任脉起于胞中,下出会阴,沿腹部、胸部正中线上行,至咽喉,上行至下颌部,环绕口唇,沿面颊,至眼眶下。

【概念】冲脉
【释义】冲脉起于胞中,下出会阴,从气街部与足少阴经并行,经脐上行至胸中,再向上行,经咽喉,环绕口唇,到眼眶下。

五、病 因 病 机

【概念】六气
【释义】六气即正常情况下的风、寒、暑、湿、燥、火,是自然界六种不同的气候变化。

【概念】六淫

【释义】六淫,即风、寒、暑、湿、燥、火六种外感病邪的统称。

【概念】风邪

【释义】风邪是指具有善动不居、游走不定、轻扬开泄等特性的邪气,临床可见痛无定处、皮肤瘙痒、头痛恶风等症状。

【概念】寒邪

【释义】寒邪是指具有寒冷、凝结、收引等特性的邪气,临床可见小腹冷痛、下利清谷、手足厥冷、小便清长等症状。

【概念】湿邪

【释义】湿邪是指具有重浊、黏腻、向下等特性的邪气,临床可见头重如裹、大便黏腻、四肢困倦等症状。

【概念】燥邪

【释义】燥邪是指具有干燥、收敛等特性的邪气,临床可见干咳少痰、咽干口燥、肌肤甲错、毛发不荣等症状。

【概念】火(热)邪

【释义】火(热)邪是指具有炎热、升腾、火热等特性的邪气,临床可见口舌生疮、牙龈肿痛、大便干、小便短赤等症状。

【概念】暑邪

【释义】暑邪是指具有炎热、上升、黏腻等特性的邪气,临床可见壮热、大汗、面赤、脉洪大等症状。

【概念】疠气

【释义】疠气是指具有强烈致病性和传染性的一类邪气,临床可见于疫毒痢、白喉、流感、猩红热等疾病。

【概念】七情

【释义】七情即喜、怒、忧、思、悲、恐、惊七种情志变化,是机体的精神状态,是人体对客观事物的不同反应。

【概念】七情内伤

【释义】是指喜、怒、忧、思、悲、恐、惊七种诱发疾病的情志活动,临床常见怒则气上、喜则气缓、悲则气消、思则气结、恐则气下、惊则气乱。

【概念】痰饮
【释义】痰和饮都是水液代谢障碍形成的病理产物。一般以较稠浊的称为痰,清稀的称为饮。痰饮多由外感六淫,或饮食及七情内伤等,使肺、脾、肾及三焦等脏腑气化功能失常,水液代谢障碍,以致水津停滞而成,由于停滞部位不同,临床表现不一样,临床可见水肿、痰多、头晕目眩、神昏谵语等症状。

【概念】瘀血
【释义】瘀血是指机体内血液停聚所形成的病理产物,临床可见出血、刺痛、肌肤甲错、月经血块等症状。

【概念】结石
【释义】结石是指机体某些部位形成砂石样的病理产物,临床可见疼痛、小便伴砂石等症状。

【概念】虚
【释义】虚是指正气虚,以正气不足为主要表现的病理状态,临床可见肢体倦怠、气短、自汗、脉虚无力等症状。

【概念】实
【释义】实是指邪气盛,以邪气亢盛为主要表现的病理状态,临床可见壮热、烦躁不安、大便干结、腹胀等症状。

【概念】阳偏胜
【释义】阳偏胜是指由于机体阳气偏盛,阴气未虚形成的实热证,如临床可见烦躁、面赤、壮热、便干等症状。

【概念】阴偏胜
【释义】阴偏胜是指由于机体阴气偏盛,阳气未虚形成实寒证,临床可见形寒肢冷、蜷卧、痰白等症状。

【概念】阳偏衰
【释义】阳偏衰是指由于机体阳气不足,阳无力制约阴,阴气相对偏盛形成的虚寒证,临床可见恶寒喜暖、小便清长、下利清谷等症状。

【概念】阴偏衰
【释义】阴偏衰是指由于机体阴气不足,阴无力制约阳,阳气相对偏盛形成的虚热证,临床可见潮热、五心烦热、盗汗、舌红少津等症状。

【概念】亡阳
【释义】亡阳是指机体阳气突然大量丢失,导致全身组织器官衰退的病理状态,临床可见冷汗淋漓、面色苍白、四肢厥冷、畏寒蜷卧等危重症状。

【概念】亡阴
【释义】亡阴是指机体阴气突然大量丢失,导致全身组织器官衰退的病理状态,临床可见大汗淋漓、烦躁不安、心悸气喘、脉数疾等危重症状。

【概念】气机失调
【释义】气机失调是指气机的升降出入运动失常引起的病理状态,临床可见气滞、气逆、气陷、气闭、气脱。

【概念】气虚
【释义】气虚是指一身之气虚损的病理状态,临床可见倦怠乏力、自汗、易于感冒、脉虚等症状。

【概念】血虚
【释义】血虚是指机体血液不足,组织器官不能濡养的病理状态,临床可见面色苍白、爪色无华、头晕目眩等症状。

【概念】血瘀
【释义】血瘀是指机体血液瘀滞,流通不畅的病理状态,临床可见刺痛、皮肤瘀斑、舌暗等症状。

六、防治原则

【概念】寒者热之
【释义】寒者热之是指寒邪所致的寒证,要用温热药治疗。

【概念】热者寒之

【释义】热者寒之是指热邪所致的热证,要用寒凉药治疗。

【概念】虚则补之

【释义】虚则补之是指虚损性疾病,要用具有补益作用的药物治疗。

【概念】实则泻之

【释义】实则泻之是指邪盛性疾病,要用具有攻逐邪气作用的药物治疗。

第二节　提 高 应 会

一、阴阳之间的相互关系

【概念】阴阳对立制约

【释义】阴阳对立制约是指阴阳双方在一个统一体中是相互斗争、相互制约和相互排斥的。

【概念】阴阳互根互用

【释义】阴阳互根互用是指阴阳双方在一个统一体中是相互依存,互为根本的。阴和阳任何一方都不能脱离另一方而单独存在,每一方都是对方存在和发展的前提和条件。

【概念】阴阳交感互藏

【释义】阴阳交感互藏是指阴和阳在运动中相互感应,相互发生作用,是宇宙万物生成和变化的根源。

【概念】阴阳消长

【释义】阴阳消长是指阴阳双方不是一成不变的,而是处于不断增长和消减的变化之中的。临床常见阳长阴消,阴长阳消;阳消阴长,阴消阳长;阴随阳长,阳随阴长;阴随阳消,阳随阴消。

【概念】阴阳转化

【释义】阴阳转化是指阴阳双方可在一定条件下相互转化,即阴转阳或阳转阴。

二、五行之间的相互关系

【概念】五行相生

【释义】五行相生是指木、火、土、金、水之间相互资生、助长和促进的关系，即木生火，火生土，土生金，金生水，水生木。"生我"者为母行，"我生"者为子行。

【概念】五行相克

【释义】五行相克是指木、火、土、金、水之间相互制约、克制的关系，即木克土，土克水，水克火，火克金，金克木。

【概念】五行相乘

【释义】五行相乘是指五行中一行对其所克一行过度制约或克制，又称"倍克"。

【概念】五行相侮

【释义】五行相侮指五行中一行对克制自己一行的反向制约或克制，又称"反克"。

【概念】母病及子

【释义】母病及子是指五行中一行异常，累及子行，导致两行皆异常。

【概念】子病及母

【释义】子病及母是指五行中一行异常，累及母行，导致两行皆异常。

【概念】滋水涵木

【释义】滋水涵木是指以滋养肾阴之法滋养肝阴，常用于治疗因肾阴虚而致肝阴虚及肝阳上亢的证候。

【概念】益火补土

【释义】益火补土是指以温补肾阳之法温补脾阳，常用于治疗因肾阳虚而致脾阳虚的证候。

【概念】培土生金

【释义】培土生金是指以益气健脾之法补益肺气，常用于治疗因脾气虚而致肺气虚的证候。

【概念】金水相生

【释义】滋养肺肾阴虚,肺肾同治的方法,适用于肺虚不能输布津液以滋肾,或肾阴不足,精气不能上滋于肺,而致肺肾阴虚者。

【概念】抑木扶土

【释义】抑木扶土是指以疏肝健脾、平肝和胃之法治疗肝脾不和或肝气犯胃的证候。

【概念】培土制水

【释义】培土制水是指以补气健脾、利水渗湿之法治疗脾虚湿盛的证候。

【概念】佐金平木

【释义】佐金平木是指以滋养肺阴、清泻肝火之法治疗肝火犯肺的证候。

【概念】泻南补北

【释义】泻南补北是指以清泻心火、温补肾水之法治疗心肾不交的证候。

三、精气血津液神之间的相互关系

【概念】气能生血

【释义】气能生血是指气是血液化生的动力,气充盛则血液充足,气亏虚则血液减少。

【概念】气能行血

【释义】气能行血是指气能推动血液的运行,血液运行有赖于心气、肺气的推动及肝气的疏泄作用。

【概念】气能摄血

【释义】气能摄血是指气能固摄血液,使其行于脉中,不致逸出脉外。

【概念】血能养气

【释义】血能养气是指气的充盈及其发挥功能离不开血液的濡养作用。

【概念】血能载气

【释义】血能载气是指气存在于血中,使气依附于血液不至于散失,并以血液为载体运行全身。

【概念】气能生津
【释义】气能生津是指气是津液生成的动力，气能推动津液的生成。

【概念】气能行津
【释义】气能行津是指气的升降出入运动推动津液的输布、排泄等代谢活动。

【概念】气能摄津
【释义】气能摄津是指气能固摄津液防止其流失，维持体内津液的相对恒定。

【概念】津能生气
【释义】津能生气是指水谷精微所化生的津液在输布过程中受到脏腑阳气的蒸腾气化，可化生为气。

【概念】津能载气
【释义】津能载气是指津液是气运行的载体，气的运行依附于津液，不至于气漂浮失散。

【概念】精血同源
【释义】精血同源是指精和血都是饮食水谷精微所化生和充养，两者之间又可互相化生，互相转化。

【概念】津血同源
【释义】津血同源是指津和血都是饮食水谷精微所化生和充养，两者之间又可相互化生，相互转化。

【概念】气能生精摄精
【释义】气能生精摄精是指气的运行促进了精的化生，同时又能固摄精，使精聚而充盈。

【概念】精能化气
【释义】精能化气是指人体精气在气的推动作用下化生为气，精气足则气旺，精气亏则气衰。

【概念】精气化神

【释义】精气化神是指神必须得到精气的滋养才能发挥作用。精气充盛则神明,精气亏虚则神疲。

【概念】神驭精气

【释义】神驭精气是指神能驾驭统摄精气,神安则精气固。

四、病 因 病 机

【概念】怒则气上

【释义】怒则气上是指情志过度恼怒易导致肝气疏泄太过,气机舒畅不利,临床可见面红目赤、胁肋胀痛、昏厥等症状。

【概念】喜则气缓

【释义】喜则气缓是指情志过度喜乐易导致心气涣散,心神不守,临床可见神志异常、大汗、气息低微等症状。

【概念】悲则气消

【释义】悲则气消是指情志过度忧伤易导致肺气消耗过多,临床可见精神不振、胸闷气短、乏力等症状。

【概念】思则气结

【释义】思则气结是指情志过度思虑易导致脾气郁滞不舒,临床可见不思饮食、腹胀、便溏、四肢痿软等症状。

【概念】恐则气下

【释义】恐则气下是指情志过度惊恐易导致肾气不固,临床可见二便失禁、遗精、遗尿等症状。

【概念】惊则气乱

【释义】惊则气乱指情志过度惊吓易导致心神不安、气机紊乱,临床可见心慌、心悸、神志错乱等症状。

【概念】虚实错杂

【释义】虚实错杂是指在疾病发展过程中,邪气盛和正气虚同时存在的病理状态。

【概念】虚实转化

【释义】虚实转化是指在疾病发展过程中，邪气伤正或正虚而邪气积聚，疾病性质由实转虚或由虚转实的变化过程。

【概念】虚实真假

【释义】虚实真假是指在某些情况时，疾病的临床表现与其本质病机不符合，临床常见真虚假实和真实假虚两种情况。

【概念】阴损及阳

【释义】阴损及阳是指阴气亏损，累及阳气化生不足，导致在阴虚基础上又形成了阳虚之阴阳两虚证候。

【概念】阳损及阴

【释义】阳损及阴是指阳气亏损，累及阴气无以化生，导致在阳虚基础上又形成了阴虚之阴阳两虚证候。

【概念】阴盛格阳

【释义】阴盛格阳是指体内阴气极度偏盛，闭塞于里，阳气虚浮于外的病理状态，故在四肢厥冷、畏寒蜷卧、脉微欲绝的基础上，又可出现面红、烦热、口渴等假热症状，又称为"真寒假热证"。

【概念】阳盛格阴

【释义】阳盛格阴是指体内阳气极度偏盛，深藏于里，阴气不能散发于外的病理状态，故在壮热、气粗、烦躁不安、脉大有力的基础上，又可出现四肢厥冷、脉沉等假寒症状，又称为"真热假寒证"。

【概念】气滞

【释义】气滞是指机体局部气机舒畅不利，郁滞不通的病理状态，临床常见胀满、疼痛等症状。

【概念】气逆

【释义】气逆是指机体气机上逆，不能正常下降的病理状态，临床常见恶心、嗳气、呃逆、易怒等症状。

【概念】气陷

【释义】气陷是指机体气机上升不足，下降太过的病理状态，临床常见胃下垂、子宫脱垂、脱肛等症状。

【概念】气闭
【释义】气闭是指机体部分气机闭阻，舒畅不通的病理症状，临床常见突然昏厥、不省人事等危重症状。

【概念】气脱
【释义】气脱是指机体气不固摄，亡失于外的病理症状，临床常见面色苍白、汗出不止、全身瘫软等症状。

【概念】津液不足
【释义】津液不足是指津液亏虚，组织器官得不到滋润、濡养的病理状态，临床常见口渴引饮、唇舌皮肤干燥等症状。

【概念】湿浊困阻
【释义】湿浊困阻是指脾气虚衰，津液不能输布，停聚为湿浊的病理状态，临床常见便溏、脘腹痞闷、腹胀、苔腻等症状。

【概念】痰饮凝聚
【释义】痰饮凝聚是指机体组织器官功能失调，津液停聚为饮，饮凝为痰的病理状态，临床常见停留于胸胁和停留于肺。

【概念】水液贮留
【释义】水液贮留是指机体组织器官功能失调，津液代谢障碍，贮存于体内或肌表的病理状态，临床常见水肿、少汗、少尿等症状。

【概念】风气内动
【释义】风气内动是指机体内阳气盛，或阴气虚不能制约阳气，阳气升举不受限，出现动摇、抽搐、震颤等症状为特征的病理状态，常见肝阳化风、热极生风、阴虚风动、血虚生风。

【概念】寒从中生
【释义】寒从中生是指机体阳气虚衰，不能温煦，虚寒内生的病理状态，临床常见小便清长、便溏、水肿等症状。

【概念】湿浊内生

【释义】湿浊内生是指脾气虚损,运化功能障碍,内生湿浊的病理状态,临床常见腹胀、便溏、食欲不振、水肿等症状。

【概念】津伤化燥

【释义】津伤化燥是指体内津液不足,组织器官失于濡养,出现干燥枯涩的病理状态,临床常见大汗、呕吐、大便干燥、小便短赤等症状。

【概念】火热内生

【释义】火热内生是指机体阳气偏盛,或阴虚阳气相对亢盛的病理状态,临床常见烦热、口渴、面红等症状。

五、防 治 原 则

【概念】热因热用

【释义】热因热用是指用热性作用的药物治疗假热的病症,又称"以热治热"。

【概念】寒因寒用

【释义】寒因寒用是指用寒性作用的药物治疗假寒的病症,又称"以寒治寒"。

【概念】塞因塞用

【释义】塞因塞用是指用补益作用的药物治疗因正气虚弱,组织器官出现闭塞不通的真虚假实证候,又称"以补开塞"。

【概念】通因通用

【释义】通因通用是指用通利作用的药物治疗因实邪内阻出现通泄症状的真实假虚证候,又称"以通治通"。

第五章
应知的中药常识

第一节　入门须知

一、中药性能

中药性能又称药性,是对中药作用的基本性质和特征的高度概括。药性理论是中药理论的核心,主要包括四气五味、升降浮沉、归经、有毒无毒等。药物之所以可以针对病情发挥它们的治疗作用,是因为它们各自具有特有的性能。

(一) 四气五味

四气:指药物具有寒、热、温、凉四种特性,古时也称四性。四气反映了药物在影响人体阴阳盛衰,寒热变化方面的作用倾向。它是从药物作用于机体所发生的反应概括出来的,是与所治疾病的寒热性质相对应的。此外,除四性以外还有一类平性药,它是指寒热界限不很明显、药性平和、作用较缓和的一类药,如党参、山药、甘草等。称其性平是相对而言,其实仍未超出四性的范围。故四性从本质而言,实际上是寒热二性。一般来讲,能够减轻或消除热证的药物属于寒性或凉性,寒凉药分别具有清热泻火、凉血解毒、滋阴除蒸、泻热通便、清热利尿、清化热痰、清心开窍、凉肝息风等作用;而能够减轻或消除寒证的药物属于热性或温性,温热药则分别具有温里散寒、暖肝散结、补火助阳、温阳利水、温经通络、引火归原、回阳救逆等作用。

五味:指药物有酸、苦、甘、辛、咸五种不同的味道,有些中药还具有淡味或涩味,因而实际上不止五种。但是,五味是最基本的五种滋味,所以仍然称为五味。五味的产生,首先是通过口尝,即用人的感觉器官辨别出来的,它是药物真实味道的反映。然而和四气一样,五味更重要的则是通过长期的临床实践观察,不同味道的药物作用于人体,产生了不同的反应,获得了不同的治疗效果,从而总结归纳出五味的理论。

酸:具有收敛、固涩的作用,如乌梅、五味子、山茱萸等药物具有酸味。

苦:具有清热泻火、降泄气逆、燥湿、泻火存阴、通泄大便的作用,如黄连、栀子、大黄等药物具有苦味。

甘:具有补益、和中、缓急止痛、调和药性的作用,如人参、甘草、熟地等药物具有甘味。

辛:具有发散、行气的作用,如苏叶、木香、生姜等药物具有辛味。

咸:具有泻下通便、软坚散结的作用,如芒硝、鳖甲、牡蛎等药物具有咸味。

(二)升降浮沉

升降浮沉反映药物作用于人体的趋向性。是说明药物作用性质的概念之一。

升:即上升提举,趋向于上。

降:即下达降逆,趋向于下。

浮:即向外发散,趋向于外。

沉:即向内收敛,趋向于内。

升降浮沉也就是指药物对机体有向上、向下、向外、向内四种不同趋向的作用。它是对疾病所表现的趋向性相对而言的。由于各种疾病在病机和证候上,常常表现出向上(如呕吐、喘咳)、向下(如泻利、崩漏、脱肛)、向外(如自汗、盗汗)、向内(如表证不解)等病势趋向,因此,能够针对病情,改善或消除这此病证的药物,相对说来也就分别具有升降浮沉的趋向作用。

(三)药物归经

药物归经是药物作用的定位概念,表示药物的作用部位,即我们将药物对于机体某经络或脏腑所起的特殊或主要治疗作用的性能称为归经。中药的归经是阐明药物作用机制,指导临床用药的药性理论基本内容之一。

归:指药物作用部位的归属。

经:指人体的脏腑经络。

药物的归经不同,其治疗部位也不同。归经指明了药物治病的适用范围,即药效所在。归经是以中医理论指导下的经络学说为基础,以所治具体病证为依据的。经络能沟通人体内外表里,一旦机体发生病变,体表病变可以通过经络影响到内在脏腑;反之,内在脏腑病变也可以通过经络反映到体表上来。如黄柏、知母、枸杞、菊花等归属肝、肾经的药物对肾阴不足、肝火上炎、水不涵木等证具有很好的疗效。

(四)毒性

毒性是指药物对机体产生的不良影响及损害,临床常分为大毒、有毒、小毒三种。如砒石、巴豆、川乌等为大毒药物；生附子、轻粉、千金子等为有毒药物；川楝子、吴茱萸、蛇床子等为小毒药物。产生中药中毒常见的原因有服用剂量过大，误服伪品，炮制不当，制剂服用方法不当，配伍不当等。

二、中 药 炮 制

药物炮制是我国医药学的一个重要环节。大部分药物在用于治病之前，需要经过炮制。中药材大部分为植物，地下的根茎部分，多黏附泥土；地面上的枝、叶、花、果，多附有灰尘或夹有杂质。有些药材还留着非药用部分；整块整枝的植物类药材和质地坚硬的矿物类药材，不利于制剂；有腥臭气味的动物类药材，不便于服用；具有毒性的药材，对机体有损害作用；有副作用和有刺激性的药材，服后对肠胃有影响；有的药材未经处理不能发挥某种作用。基于以上情况，采用各种相应的方法，对药材进行加工处理，使上述问题得到解决。这说明炮制是有意义和作用的。然而炮制的作用是要通过炮制加工，去粗取精的过程，提高疗效，扩大应用范围，以适应医疗的需要。

（一）炮制目的

炮制目的归纳起来有以下几个方面：①除去泥土、灰尘、杂质及非药用部分，使药物清洁纯净。②使药物容易粉碎和溶出有效成分，便于制剂。③矫臭、矫味，便于服用。④降低或清除毒性。⑤消除副作用。⑥缓和刺激性。⑦改变药物的性能。⑧增强或发挥药物的效用。⑨引药归经。

（二）炮制方法

修制：修制的范围很广，它包括对药物进行纯净、粉碎、切削等过程。原生药材，有的采来即可应用，但大部分还需要选取药物的有用部分，削除非药用部分，清除灰土杂质，使药物纯净，再进行粉碎、切削等简单的加工。

水制：药材用水或其他液体辅料处理的方法称为水制法。目的是使药材达到清洁，除去杂质及非药用部分，吸水变软，便于切制以及改变性能等要求。常用的水制法有淋、洗、浸、润、漂、水飞等几种。

切制：切制在中药炮制中，应用最为广泛。一般的中药都需用刀切成片、段、丝、块，使药物达到配方的要求。这些方法大多在修制和水制后进行。要求饮片清洁卫生，无尘土灰渣，无霉变，无虫蛀，无其他杂物。

火制：药物直接或间接用火加热，加入辅料或不加辅料处理药材的方法。火制法的目的是为了适应医疗的要求及制剂的需要以除去药物的毒性，改变药物的性能，增强疗效，缓和药物的烈性。火制法包括炒、炙、煨、煅等方法。

水火共制：既用水又用火，加入辅料或不加辅料共同处理药材的方法，称水火共制法。常用的方法有蒸、煮、焯、炖等。其目的是改变药物的性能、增强疗效、消除或降低药物的毒性及副作用,纯净药物,便于切制。

复制:是用多种制法反复地处理药材,复制的目的主要是减低或消除药物的毒性,增强疗效,使鲜品易于干燥。

发酵:药物在一定的温度和湿度下,利用真菌使其发泡、生霉的方法,称发酵法。发酵的目的为使药物经发酵处理,改变原有性能,产生新的作用,以适应临床治疗需要。

发芽:豆、谷、麦类种子经浸、淋水,保持一定湿度和温度,使其萌生幼芽的方法,称发芽法。发芽的目的主要是通过发芽,改变原有性能,产生新的作用,以适应治疗需要。

制霜:药物通过除去油分或析出结晶物等方法,制成结晶或粉末,形似寒霜,称为制霜。制霜的目的是为了除去部分油分、降低毒性及副作用,增强疗效,起到一定的治疗作用。制霜的方法主要有去油取霜和析出结晶两种。

取汁:鲜药用捣碎后压榨或火烤的方法,使药物所含的液体大量排出。取汁的目的是解除某些疾病,特别是热性病后期阴液大伤,或风痰阻塞经络窍道,多以甘凉多汁的药物为宜。

三、中药配伍

《神农本草经》中将中药的配伍概括为"有单行者,有相须者,有相使者,有相畏者,有相恶者,有相反者,有相杀者,凡此七情,合和视之"。具体阐述如下:

单行:是指单用一味药来治疗某病情单一的疾病,如益母草膏调经止痛。

相须:是指两种功效类似的药物相配伍,以增强原有药物的功效,如麻黄配桂枝能增强发汗解表的作用。

相使:是指一种药物为主,另一种药物为辅,辅药能提升主药的功效,如石膏配牛膝治疗胃火牙痛,牛膝引火下行,可增强石膏清胃降火的作用。

相畏:是指一种药物的毒副作用,能被另一种药物减轻或消除,如生姜可抑制半夏的毒副作用,半夏畏生姜。

相杀:是指一种药物能减轻或消除另一种药物的毒副作用,如金钱草可消除雷公藤的毒副作用。

相恶:是指一种药物能破坏另一种药物的功效,如莱菔子能破坏人参大补元气的作用。

相反:是指两种不同药物同时应用可产生毒副作用,如甘草不能与甘遂同用。

四、中药的用药禁忌

（一）配伍禁忌

指某些药物在复方中禁止或不宜配合运用。早在《本经·序例》的"七情"中就有"勿用相恶、相反者"的论述，这也是后世配伍禁忌的基本依据。

十八反：本草明言十八反，半蒌贝蔹及攻乌。

　　　　藻戟遂芫俱战草，诸参辛芍叛藜芦。

十九畏：硫黄原是火中精，朴硝一见便相争。

　　　　水银莫与砒霜见，狼毒最怕密陀僧。

　　　　巴豆性烈最为上，偏与牵牛不顺情。

　　　　丁香莫与郁金见，牙硝难合京三棱。

　　　　川乌草乌不顺犀，人参最怕五灵脂。

　　　　官桂善能调冷气，若逢石脂便相欺。

　　　　大凡修合看顺逆，炮爁炙煿莫相依。

（二）证候禁忌

由于药物药性不同，临床用药时也有一定的"证候禁忌"。如麻黄可以发汗解表，散风寒，特别适用于外感风寒表实无汗证，而对于表虚自汗证则禁止使用。

（三）妊娠用药禁忌

是指在妇女妊娠期间应该禁忌使用的药物。包括对孕妇和胎儿两方面的影响，即对母体不利和产程不利；对胎儿发育有影响及小儿生长不利。根据其对妊娠危害程度的不同，临床上应区别对待。一般分为禁用与慎用两类。属禁用的多系毒性剧烈、药性峻猛及堕胎作用较强的药物；慎用药则主要是活血祛瘀、行气、攻下、温里等类药中的部分药物。在临床上对于妊娠禁忌药，尤其是禁用药类，如无特殊必要，应尽量避免使用，以免医疗事故发生。对于慎用类的药物，孕妇若患病非用不可，也应注意辨证准确，掌握好剂量与疗程，并通过恰当的炮制和配伍，尽量减轻药物对妊娠的危害，做到临床用药的安全有效。

妊娠用药禁忌歌：

蚖斑水蛭及虻虫，乌头附子配天雄，野葛水银并巴豆，牛膝薏苡与蜈蚣，

三棱芫花代赭麝，大戟蝉蜕黄雌雄，牙硝芒硝牡丹桂，槐花牵牛皂角同，

半夏南星与通草，瞿麦干姜桃仁通，硇砂干漆蟹爪甲，地胆茅根与䗪虫。

（四）服药饮食禁忌

简称服食禁忌，是指服药期间对某些食物的禁忌，也就是通常所说的"禁口"或"忌口"。一般而言，在病人服药期间，均应忌食生冷、辛热、油腻、腥膻、有刺激性的食物。再者，根据患者病情的不同，饮食禁忌也有区别。如热性病应忌食辛辣、油腻、煎炸类食物；寒性病应忌食肥肉、脂肪、动物内脏及烟、酒；肝阳上亢、头晕目眩、烦躁易怒等应忌食胡椒、辣椒、大蒜、白酒等辛热助阳之品；脾胃虚弱者应忌食油炸黏腻、不易消化的食物；疮疡、皮肤病患者，应忌食鱼、虾、蟹等腥膻及辛辣刺激性食品。

五、用 法 用 量

（一）给药途径

中药的给药途径主要以内服和外用（口服和皮肤用药）为主。此外还有吸入、舌下给药、黏膜表面给药、直肠给药、皮下注射、肌内注射、穴位注射和静脉注射等。

（二）煎药器皿

最好用陶瓷器皿，如砂锅、砂罐。因其化学性质稳定，不易与药物成分发生化学反应，并且导热均匀，保暖性能好。其次可用白色搪瓷器皿或不锈钢锅。煎药器皿切忌用铁、铜、铝等金属器具，因这些金属元素易与药液中的成分发生化学反应，致使疗效降低，甚至还可产生毒副作用。

（三）煎煮方法

一般来说，凡人们在生活中可作饮用的水都可用来煎煮中药，但必须是无异味，洁净澄清，含矿物质及杂质少的水。煎煮之前多数药物宜用冷水浸泡，一般药物可浸泡 20~30 分钟，以种子、果实为主的药可浸泡 1 小时，夏天气温高，浸泡时间不宜过长，以免腐败变质。用水量为将饮片适当加压后，液面淹没饮片约 2 厘米为宜，若质地坚硬、黏稠，或需久煎的药物，加水量可比一般药物略多；而质地疏松，或有效成分容易挥发，煎煮时间较短的药物，则加水量可比一般药物略少。煎煮中药还应注意火候与煎煮时间的长短。一般药物宜先武火后文火，即未沸大火，沸后用小火保持微沸状态，以免药汁溢出或过快熬干。解表药及其他芳香性药物，一般用武火迅速煮沸，改用文火维持 10~15 分钟左右即可。有效成分不易煎出的矿物类、骨角类、贝壳类、甲壳类药及补益药，一般宜文火久煎，以使有效成分能充分溶出。为了充分利用药材,避免浪费,一剂药最好煎煮两次或三次,汤剂煎成后应榨渣取汁。

(四)入药方法

一般药物可以同时入煎,但部分药物因其性质、性能及临床用途不同,所需煎煮时间也不同。有的还需作特殊处理,甚至同一药物因煎煮时间不同,其性能与临床应用也存在差异。所以,煎制汤剂还应讲究入药方法。

先煎:如金石、矿物、贝壳类药物,因其有效成分不易煎出,应打碎先煎20~30分钟,然后与其他药物同煎;又如川乌、附子、制川乌、制附子等药,也宜先煎,因经久煎可以降低其毒性烈性,以确保用药的安全。

后下:一些容易挥散或破坏而不耐煎者,如薄荷、白豆蔻、大黄、番泻叶等药,入药宜后下,待他药煎煮将成时投入,煎沸几分钟即可。大黄、番泻叶等药甚至可以直接用开水泡服。

包煎:有些药物煎煮时易飘浮在药液面上,或成糊状,不便于煎煮及服用。如蒲黄、海金沙等,因药材质地过轻;车前子、葶苈子等药材较细,又含淀粉、黏液质较多,煎煮时容易粘锅、糊化、焦化;辛夷、旋覆花等药材有毛,对咽喉有刺激性,这几类药入药时宜用纱布包裹入煎。

另煎:一些贵重药物,如人参等宜另煎,以免煎出的有效成分被其他药渣所吸附,影响疗效,以致造成浪费。

烊化:胶类药物,如阿胶、龟胶、鹿胶等,容易黏附于其他药渣及锅底,既浪费药材,又容易熬焦,宜另行烊化,再与其他药汁兑服。

冲服:一些粉末状或液状类药物,如芒硝、竹沥等药,宜用煎好的其他药液或用开水冲服。

(五)服药时间

根据病情需要和药物特性,选择适当的服药时间,也是合理用药的要求。一般中药汤剂,每日早晚两次分服。具体服药时间应根据病情需要及药物特性来确定。

清晨空腹服:因胃中没有食物,所服药物可避免与食物混合,因此可以迅速到达肠中,充分发挥药效。峻下逐水药晨起空腹时服药,不仅有利于药物迅速入肠发挥作用,且可避免晚间频频起床影响睡眠。

饭前服:驱虫药、攻下药及其他治疗胃肠道疾病的药物宜饭前服用。因饭前服用,有利于药物的消化吸收,故宜饭前服用。

饭后服:胃中存在较多食物,药物与食物混合,可减轻其对胃肠的刺激,故对胃肠道有刺激性的药物宜于饭后服用。消食药亦宜饭后及时服用,以利充分发挥药效。一般药物,无论饭前或饭后服,服药与进食都应间隔1小时左右,以免影响药物与食物的消化吸收与药效的发挥。

特定的时间服:为了使药物能充分发挥作用,有的药还应在特定的时间服用。如安神药用于治失眠,宜在睡前30分钟至1小时服药;缓下剂亦宜睡前服用,以便翌日清晨排便;涩精止遗药也应晚间服一次药;截疟药应在疟疾发作前两小时服药,急性病则不拘时服。

（六）中药用量

中药的用药量,通称为剂量,一般是指成人在一日中每一味药的用量。但也可为一剂方药中每味药的分量,或药与药之间的比较分量。在方剂中则是指药与药之间的比较分量,即相对剂量。准确地掌握用药剂量,也是确保用药安全、有效的重要因素之一。中药的剂量不是一成不变的,主要依据药物因素、病人情况及季节环境来确定。

药材质地:一般来说,花叶类质轻的药,用量宜轻(一般用量为3~10g);金石、贝壳类质重的药物用量宜重(一般用量为10~30g);鲜品一般用量也较大。

药物性味:一般作用温和、药味较淡的药,用量可重;作用强烈,药味较浓的药,用量则宜轻。

毒性强弱:无毒或毒性较小者用量变化幅度可稍大;有毒药物,尤其毒性较强者均应严格按照药典控制剂量。

方药配伍:一般药物单味应用时,用量可较大;入复方应用时,用量宜小。在复方中做主药用量可大,做辅药时用量宜轻。

剂型:在汤剂中,用量可大;在丸、散剂中,用量宜轻。

用药目的:在临床用药时,有些药物,由于用药目的不同,同一药物的用量也应不同。如槟榔用作消积行气,可选常用剂量;用作杀虫,即须按要求重用。再如泻下药牵牛子,同是用于泻下,用于通便导滞,用量宜轻;若用于峻下逐水,则用量宜重。

病人情况:体质强壮者用量可重;体质虚弱者用量轻。新病患者正气损伤较小,用量可稍重;久病体虚,用量宜轻。病急病重者,用量宜重;病缓病轻者,用量宜轻。小儿及老年人,对药物的耐受力均较弱,药物的用量应低于青壮年的用药量。妇女在月经期、妊娠期,用活血祛瘀通经药用量一般不宜过大。另外,在患者方面还应考虑到职业、生活习惯等方面的差异,如体力劳动者的腠理一般较脑力劳动者的致密,使用发汗解表药时,对体力劳动者用量可较脑力劳动者稍重一些。

季节环境:春夏季节气候温和,肌肤疏松,发表、温热之品,用量宜轻,寒凉之品,用量可重;秋冬季节气候寒凉,肌肤致密,发表、温热之品,用量可重,寒凉之品,用量宜轻。所谓"因时制宜"也。

居住环境:居于高寒地区,温热发散之品用量可大;地处低洼潮湿地区,祛湿药物用量宜重。

（七）服药量

一般疾病服用汤剂,多为每日一剂,每剂分两次或三次服用。病情急重者,可每隔四小时左右服药一次,昼夜不停,使药力持续,利于顿挫病势。应用发汗药、泻下药时,因药力较强,服药应适可而止,一般以得汗、得下为度,不必尽剂,以免汗、下太过,损伤正气。呕吐病人服药宜小量频服,药量小则对胃的刺激性小,不致药入即吐,多次频服,方可保证一定的服药量。

（八）服药冷热

服药的冷热适度,应根据病情和药物性质来具体确定。服药的冷热,多指汤剂而言。一般汤剂,所谓"汤者荡也",故多宜温服。若治寒证用热药,更宜热服,特别是辛温发汗解表药用于外感风寒表实证,不仅药宜热服,还需服药后温覆取汗。若治热证用寒药,如热在胃肠,患者欲冷饮者可凉服;如热在其他脏腑,患者不欲冷饮者,寒药仍以温服为宜。另外,用从治法时,也有热药凉服,或凉药热服者。至于丸、散等固体药剂,除特别规定外,一般都宜用温开水送服。

第二节　提高应知

一、常用中药

（一）解表中药

【药名】麻黄

【简介】发散风寒药。味辛、微苦,性温。归肺、膀胱经。功能发汗解表,宣肺平喘,利水消肿。主治:①风寒感冒,用于外感风寒,恶寒发热,头、身疼痛,鼻塞,无汗,脉浮紧等表实证。②胸闷喘咳,用于风寒外束,肺气壅遏所致的喘咳证。③风水浮肿。④取麻黄温散寒邪的作用,配合其他相应药物可以治风湿痹痛、阴疽痰核等证。每日用量2~9克,水煎服。注意:凡表虚自汗、阴虚盗汗及肺肾气喘者均当慎用。

【药名】桂枝

【简介】发散风寒药。味辛、甘,性温。归心、肺、膀胱经。功能发汗解肌,温通经脉,助阳化气。主治:①表虚风寒感冒,不论有汗、无汗均可应用。②寒凝血滞诸痛症,用于风湿痹痛、胃寒腹痛、经闭、痛经、肩臂肢节冷痛。③可用于脾阳不运,水湿内停所致的痰饮、蓄水者。④用于阳虚不得温通之心悸证。每日用量 3~9 克,水煎服。注意:①热病高热,阴虚火旺,血热妄行者禁服桂枝。②孕妇及月经过多者慎用。

【药名】荆芥

【简介】发散风寒药。味辛,性微温。归肺、肝经。功能祛风解表,透疹消疮,止血。主治:①外感表证,对于外感表证,无论风寒、风热或寒热不明显者,均可广泛使用。②麻疹不透、风疹瘙痒。③疮疡初起兼有表证。④吐血、衄血、便血、崩漏等多种出血证。每日用量 4.5~9 克,水煎服。

【药名】防风

【简介】发散风寒药。味辛、甘,性微温。归膀胱、肝、脾经。功能祛风解表,胜湿止痛,止痉。主治:①外感风寒表证,头痛,身痛,恶风寒者。②风疹瘙痒。③适用于风寒湿痹,肢节疼痛、筋脉挛急者。④破伤风,角弓反张、牙关紧闭、抽搐痉挛等症。每日用量 4.5~9 克,水煎服。一般生用,止泻炒用,止血炒炭用。注意:血虚发痉及阴虚火旺者慎用。

【药名】薄荷

【简介】发散风热药。性味辛,凉。归肺、肝经。功能疏散风热,清利头目,利咽透疹,疏肝行气。主治:①风热感冒,温病初起。②风热头痛,目赤多泪,咽喉肿痛。③麻疹不透,风疹瘙痒。④肝郁气滞,胸闷胁痛。每日用量 3~6 克,水煎服,宜后下。注意:阴虚血燥,肝阳偏亢,表虚汗多者忌服。

【药名】桑叶

【简介】发散风热药。味苦、甘,性寒。归肺、肝经。功能疏散风热,清肺润燥,平抑肝阳,清肝明目。主治:①风热感冒、风温初起,发热、咽痒、咳嗽等症。②肺热咳嗽,燥热咳嗽。③肝阳上亢之眩晕,目赤昏花。每日用量 5~9 克,水煎服。

【药名】菊花

【简介】发散风热药。味辛、甘、苦,性微寒。归肺、肝经。功能疏散风热,平抑肝阳,清肝明目,清热解毒。主治:①风热感冒,温病初起,发热、头痛、咳嗽等症。②疮痈肿毒。③肝风实热证所致的目赤肿痛,目赤昏花。每日用量5~9克,水煎服。

【药名】柴胡

【简介】发散风热药。味苦、辛,性微寒。归肝、胆经。功能解表退热,疏肝解郁,升举阳气。主治:①透表泄热,邪入半表半里所致的寒热往来,表情淡漠,默默不欲饮食,胸胁苦满。②肝失疏泄气机郁阻所致的胸胁、少腹胀痛,情志抑郁。③气虚下陷,脏器脱垂。每日用量3~9克,水煎服。注意:阴虚阳亢、肝风内动、阴虚火旺及气机上逆者忌用或慎用。

（二）清热中药

【药名】石膏

【简介】清气分实热药。味甘、辛,性大寒。归肺、胃经。生用清热泻火,除烦止渴,煅用敛疮生肌,收湿止血。主治:①温热病气分实热证,可见壮热,烦渴,汗出,脉洪大。②肺热喘咳证。③胃火牙痛、头痛。④溃疡不敛湿疹,水火烫伤,外伤出血。每日用量15~60克,水煎服。内服宜先煎,煅石膏外用。注意:脾胃虚寒及血虚、阴虚发热者忌服。

【药名】知母

【简介】清气分实热药。味苦、甘,性寒。归肺、胃、肾经。功能清热泻火,滋阴润燥。主治:①温病气分实热证,可见壮热,烦渴。②肺热燥咳。③阴虚火旺所致骨蒸潮热、盗汗、心烦者。④内热消渴。⑤肠燥便秘。每日用量6~12克,水煎服。注意:脾虚便溏者不宜用。

【药名】黄连

【简介】清热燥湿药。味苦,性寒。归心、脾、胃、胆、大肠经。功能清热燥湿,泻火解毒。主治:①湿热痞满、呕吐吞酸。②湿热泻痢。③高热神昏,心烦不寐,血热吐衄。④痈肿疔疮,目赤牙痛。⑤消渴。⑥外治湿疹、湿疮、耳道流脓。每日用量2~5克,水煎服。外用适量。注意:①脾胃虚寒者忌用。②苦燥易伤阴津,阴虚津伤者慎用。

【药名】黄芩

【简介】清热燥湿药。味苦,性寒。归肺、胆、脾、胃、大肠、小肠经。功能清热燥湿,泻火解毒,止血,安胎。主治:①湿温、暑湿、胸闷呕恶,湿热痞满、黄疸泻痢。②肺热咳嗽、高热烦渴。③血热吐衄。④痈肿疮毒。⑤血热胎动不安。每日用量3~10克,水煎服。注意:脾胃虚寒者不宜使用。

【药名】玄参
【简介】清热凉血药。味甘、苦、咸,性微寒。归肺、胃、肾经。功能清热凉血,泻火解毒,滋阴。主治:①温热病邪入营分,内陷心包,温毒发斑。②热病伤阴、津伤便秘、骨蒸劳嗽。③目赤、咽痛、瘰疬、白喉、痈肿疮毒。每日用量10~15克,水煎服。注意:①脾胃虚寒,食少便溏者不宜服用。②反藜芦。

【药名】生地黄
【简介】清热凉血药。味甘、苦,性寒。归心、肝、肾经。功能清热凉血,养阴生津。主治:①热入营血,舌绛烦渴,斑疹吐衄。②阴虚内热,骨蒸劳热。③津伤口渴,内热消渴,肠燥便秘。每日用量10~15克,水煎服。注意:脾虚湿滞,腹满便溏者不宜使用。

【药名】金银花
【简介】主要用于温热病的清热解毒药。味甘,性寒。归肺、心、胃经。功能清热解毒,疏散风热。主治:①痈肿疔疮。②外感风热,温病初起。③热毒血痢。每日用量6~15克,水煎服。注意:脾胃虚寒及气虚者忌用。

【药名】连翘
【简介】主要用于温热病的清热解毒药。味苦,性寒。归肺、心、小肠经。功能清热解毒,消肿散结,疏散风热。主治:①痈肿疮毒,瘰疬痰核。②风热外感,温病初起。③热淋涩痛。每日用量6~15克,水煎服。注意:脾胃虚寒及气虚者不宜用。

【药名】蒲公英
【简介】主要用于疮痈肿毒的清热解毒药。味苦、甘,性寒。归肝、胃经。功能清热解毒,消肿散结,利湿通淋。主治:①痈肿疔毒,乳痈内痈。②热淋涩痛,湿热黄疸。每日用量9~15克,水煎服。注意:每日用量过大,可致缓泻。

【药名】紫花地丁
【简介】主要用于疮痈肿毒的清热解毒药。味苦、辛,性寒。归心、肝经。功能清热解毒,凉血消肿。主治:①疔疮肿毒,乳痈肠痈。②毒蛇咬伤。③还可用于肝热目赤肿痛以及外感热病。每日用量15~30克,水煎服。注意:体质虚寒者忌服。

（三）泻下中药

【药名】大黄

【简介】攻下药。味苦,性寒。归脾、胃、大肠、肝、心包经。功能泻下攻积,清热泻火,凉血解毒,活血祛瘀。主治:①积滞便秘。②血热吐衄,目赤咽肿。③热毒疮疡,烧烫伤。④瘀血证。⑤湿热痢疾、黄疸、淋证。每日用量5~15克,水煎服。外用适量。注意:①入汤剂应后下,或用开水泡服。②脾胃虚弱者慎用。③妇女怀孕、月经期、哺乳期应忌用。

【药名】芒硝

【简介】攻下药。味咸、苦,性寒。归胃、大肠经。功能泻下攻积,润燥软坚,清热消肿。主治:①积滞便秘。对实热积滞,大便燥结者尤为适宜。②咽痛、口疮、目赤及痈疮肿痛。本品外用有清热消肿作用。每日用量10~15克,冲入药汁内或开水溶化后服。外用适量。注意:孕妇及哺乳期妇女忌用或慎用。

【药名】番泻叶

【简介】攻下药。味甘、苦,性寒。归大肠经。功能泻下通便。主治:①热结便秘。亦可用于习惯性便秘及老年便秘。②腹水肿胀。每日用量1.5~3克温开水泡服;2~6克水煎服。注意:①宜后下。②妇女哺乳期、月经期及孕妇忌用。

【药名】芦荟

【简介】攻下药。味苦,性寒。归肝、胃、大肠经。功能泻下通便,清肝,杀虫。主治:①热结便秘。②烦躁惊痫。③小儿疳积。每日用量入丸、散服,每次1~2克。外用适量。注意:脾胃虚弱,食少便溏及孕妇忌用。

【药名】火麻仁

【简介】润下药。味甘,性平。归脾、胃、大肠经。功能润肠通便。主治肠燥便秘。本品质润多脂,能润肠通便,且又兼有滋养补虚作用。适用于老人、产妇及体弱津血不足的肠燥便秘证。每日用量10~15克,打碎入煎。

（四）祛风湿中药

【药名】独活

【简介】祛风湿止痹痛药。味辛、苦,性微温。归肾、膀胱经。功能祛风湿,止痛,解表。主治:①风寒湿痹。②风寒夹湿表证。③少阴头痛。每日用量 3~9 克,水煎服。外用适量。

【药名】威灵仙

【简介】祛风湿止痹痛药。味辛、咸,性温。归膀胱经。功能祛风湿,通络止痛,消骨鲠。主治:①风湿痹证。②骨鲠咽喉。每日用量 6~9 克,水煎服。外用适量。注意:本品辛散走窜,气血虚弱者慎服。

【药名】伸筋草

【简介】舒筋活络药。味微苦、辛,性温。归肝经。功能祛风湿,舒筋活络。主治:①风寒湿痹,肢软麻木。②跌打损伤。每日用量 3~12 克,水煎服。外用适量。注意:孕妇慎用。

【药名】秦艽

【简介】舒筋活络药。味辛、苦,性平。归胃、肝、胆经。功能祛风湿,通络止痛,退虚热,清湿热。主治:①风湿痹证。②中风不遂。③骨蒸潮热,疳积发热。④湿热黄疸。每日用量 3~9 克,水煎服。

【药名】防己

【简介】舒筋活络药。味苦、辛,性寒。归膀胱、肺经。功能祛风湿,止痛,利水消肿。主治:①风湿痹证。②水肿,小便不利,脚气。③湿疹疮毒。每日用量 4.5~9 克,水煎服。注意:本品大苦大寒易伤胃气,胃纳不佳及阴虚体弱者慎服。

【药名】路路通

【简介】舒筋活络药。味苦,性平。归肝、肾经。功能祛风活络,利水,通经。主治:①风湿痹痛,中风半身不遂。②跌打损伤。③水肿。④经行不畅,经闭。⑤乳少,乳汁不通。每日用量 5~9 克,水煎服。外用适量。注意:月经过多及孕妇忌服。

【药名】五加皮

【简介】祛风湿强筋骨药。味辛、苦,性温。归肝、肾经。功能祛风湿,补肝肾,强筋骨,利水。主治:①风湿痹证。②筋骨痿软,小儿行迟,体虚乏力。③水肿,脚气。每日用量 4.5~9 克,水煎服;或酒浸、入丸散服。

【药名】桑寄生

【简介】祛风湿强筋骨药。味苦、甘,性平。归肝、肾经。功能祛风湿,补肝肾,强筋骨,安胎。主治:①风湿痹证。②崩漏经多,妊娠漏血,胎动不安。每日用量9~15克,水煎服。

(五)化湿中药

【药名】藿香

【简介】芳香化湿药。味辛,性微温。归脾、胃、肺经。功能化湿,止呕,解暑。主治:①湿阻中焦所致的脘腹痞闷,少食作呕,神疲体倦等。②湿浊中阻所致之呕吐。③暑月外感风寒,内伤生冷而致恶寒发热,头痛脘闷,呕恶吐泻暑湿证者。每日用量5~10克,水煎服。鲜品加倍。注意:阴虚血燥者不宜用。

【药名】苍术

【简介】芳香化湿药。味辛,苦,性温。归脾、胃、肝经。功能燥湿健脾,祛风散寒。主治:①湿阻中焦,脾失健运而致脘腹胀闷,呕恶食少,吐泻乏力,舌苔白腻等。②风湿痹证,痹证湿胜者尤宜。③风寒夹湿表证。每日用量5~10克,水煎服。注意:阴虚内热、气虚多汗者忌用。

【药名】砂仁

【简介】芳香化湿药。味辛,性温。归脾、胃、肾经。功能化湿行气,温中止泻,安胎。主治:①湿阻中焦及脾胃气滞证。②脾胃虚寒吐泻。③气滞妊娠恶阻及胎动不安。每日用量3~6克,水煎服。注意:入汤剂宜后下;阴虚血燥者慎用。

【药名】白豆蔻

【简介】芳香化湿药。味辛,性温。归肺、脾、胃经。功能化湿行气,温中止呕。主治:①湿阻中焦及脾胃气滞证。②胃寒湿阻气滞呕吐。每日用量,3~6克,水煎服。注意:入汤剂宜后下;阴虚血燥者慎用。

(六)利水渗湿中药

【药名】茯苓

【简介】利水退肿药。味甘、淡,性平。归心、脾、肾经。功能利水消肿,渗湿,健脾,宁心。主治:①寒热虚实各种水肿。②痰饮所致之目眩心悸。③脾虚湿盛泄泻。④心脾两虚,气血不足之心悸、失眠、健忘。每日用量9~15克,水煎服。注意:虚寒精滑者忌服。

【药名】薏苡仁

【简介】利水退肿药。味甘、淡,性凉。归脾、胃、肺经。功能利水消肿,渗湿,健脾,除痹,清热排脓。主治:①脾虚湿盛之水肿腹胀,小便不利。②脾虚湿盛之泄泻。③湿痹而筋脉挛急疼痛者。④肺痈、肠痈。每日用量 9~30 克,水煎服。注意:清利湿热宜生用,健脾止泻宜炒用;津液不足者慎用。

【药名】猪苓

【简介】利水退肿药。味甘、淡,性平。归肾、膀胱经。功能利水消肿,渗湿。主治水肿,小便不利,泄泻。每日用量 6~12 克,水煎服。

【药名】泽泻

【简介】利水退肿药。味甘,性寒。归肾、膀胱经。功能利水消肿,渗湿,泄热。主治:①水肿、小便不利、泄泻。②淋证,遗精。每日用量 5~10 克,水煎服。

【药名】车前子

【简介】利水通淋药。味甘,性微寒。归肝、肾、肺、小肠经。功能利尿通淋,渗湿止泻,明目,祛痰。主治:①湿热下注于膀胱而致小便淋沥涩痛。②小便不利之水泻。③目赤肿痛、目暗昏花、翳障。④痰热咳嗽。每日用量 9~15 克,水煎服。注意:①宜包煎。②肾虚精滑者慎用。

【药名】滑石

【简介】利水通淋药。味甘、淡,性寒。归膀胱、肺、胃经。功能利尿通淋,清热解暑,收湿敛疮。主治:①热淋,石淋,尿热涩痛。②暑湿、湿温。③湿疮、湿疹、痱子。本品外用有清热收湿敛疮作用。每日用量 10~20 克,水煎服。外用适量。注意:①宜包煎。②脾虚、热病伤津及孕妇忌用。

【药名】木通

【简介】利水通淋药。味苦,性寒。有毒。归心、小肠、膀胱经。功能利尿通淋,清心火,通经下乳。主治:①热淋涩痛,水肿。②口舌生疮,心烦尿赤。本品能上清心经之火,下泄小肠之热。③经闭乳少。每日用量 3~6 克,水煎服。注意:本品有毒,故每日用量不宜过大,也不宜久服,肾功能不全者及孕妇忌服,内无湿热者、儿童与年老体弱者慎用。

【药名】茵陈

【简介】利湿退黄药。味苦、辛,性微寒。归脾、胃、肝、胆经。功能清热利湿,利胆退黄。主治:①黄疸。②湿疮瘙痒。每日用量6~15克,水煎服。外用适量。煎汤熏洗。注意:蓄血发黄者及血虚萎黄者慎用。

【药名】金钱草

【简介】利湿退黄药。味甘、咸,性微寒。归肝、胆、肾、膀胱经。功能利湿退黄,利尿通淋,解毒消肿。主治:①湿热黄疸。②石淋、热淋。③痈肿疔疮、毒蛇咬伤。每日用量15~60克,水煎服。鲜品加倍。外用适量。

【药名】虎杖

【简介】利湿退黄药。味微苦,性微寒。归肝、胆、肺经。功能利湿退黄,清热解毒,散瘀止痛,化痰止咳。主治:①湿热黄疸,淋浊,带下。②水火烫伤,痈肿疮毒,毒蛇咬伤。③经闭,癥瘕,跌打损伤。④肺热咳嗽。每日用量9~15克,水煎服。外用适量。注意:孕妇忌服。

（七）温里中药

【药名】附子

【简介】回阳救逆药。味辛、甘,性大热。有毒。归心、肾、脾经。功能回阳救逆,补火助阳,散寒止痛。主治:①亡阳证。②阳虚证。③寒痹证。每日用量3~15克,水煎服。注意:①本品有毒,宜先煎0.5~1小时,至口尝无麻辣感为度。②孕妇及阴虚阳亢者忌用。

【药名】干姜

【简介】温中散寒药。味辛,性热。归脾、胃、肾、心、肺经。功能温中散寒,回阳通脉,温肺化饮。主治:①腹痛,呕吐,泄泻。②心肾阳虚,阴寒内盛所致亡阳厥逆,脉微欲绝者。③寒饮喘咳。每日用量3~10克,水煎服。注意:本品辛热燥烈,阴虚内热、血热妄行者忌用。

【药名】肉桂

【简介】补火助阳药。味辛、甘,性大热。归肾、脾、心、肝经。功能补火助阳,散寒止痛,温经通脉,引火归原。主治:①阳痿,宫冷。②腹痛,寒疝。③腰痛,胸痹,阴疽,闭经,痛经。④虚阳上浮诸症。每日用量1~4.5克,水煎服,宜后下或焗服;研末冲服,每次1~2克。注意:①阴虚火旺,里有实热,血热妄行出血及孕妇忌用。②畏赤石脂。

【药名】吴茱萸

【简介】温中散寒药。味辛、苦,性热。有小毒。归肝、脾、胃、肾经。功能散寒止痛,降逆止呕,助阳止泻。主治:①寒凝疼痛。②胃寒呕吐。③虚寒泄泻。每日用量1.5~4.5克,水煎服。外用适量。注意:①本品辛热燥烈,易耗气动火,故不宜多用、久服。②阴虚有热者忌用。

【药名】小茴香

【简介】温中散寒药。味辛,性温。归肝、肾、脾、胃经。功能散寒止痛,理气和胃。主治:①寒疝腹痛,睾丸偏坠胀痛,少腹冷痛,痛经。②中焦虚寒气滞证。每日用量3~6克,水煎服。外用适量。注意:阴虚火旺者慎用。

【药名】丁香

【简介】温中散寒药。味辛,性温。归脾、胃、肺、肾经。功能温中降逆,散寒止痛,温肾助阳。主治:①胃寒呕吐、呃逆。②脘腹冷痛。③阳痿,宫冷。每日用量1~3克,水煎服。外用适量。注意:①热证及阴虚内热者忌用。②畏郁金。

(八)理气中药

【药名】陈皮

【简介】理气健脾药。味辛、苦,性温。归脾、肺经。功能理气健脾,燥湿化痰。主治:①寒湿阻中之气滞。②呕吐、呃逆证。③湿痰、寒痰咳嗽。④胸痹证。每日用量3~9克,水煎服。

【药名】青皮

【简介】疏肝理气药。味苦、辛,性温。归肝、胆、胃经。功能疏肝破气,消积化滞。主治:①肝郁气滞证。②气滞脘腹疼痛。③食积腹痛。④癥瘕积聚、久疟痞块。每日用量3~9克,水煎服。

【药名】枳实

【简介】破气消积药。味苦、辛、酸,性温。归脾、胃、大肠经。功能破气除痞,化痰消积。主治:①胃肠积滞,湿热泻痢。②胸痹、结胸。③气滞胸胁疼痛。④产后腹痛。每日用量3~9克,水煎服,大量可用至30克。炒后性较平和。注意:脾胃虚弱及孕妇慎用。

【药名】木香

【简介】理气止痛药。味辛、苦,性温。归脾、胃、大肠、胆、三焦经。功能行气止痛,健脾消食。主治:①脾胃气滞证。②泻痢里急后重。③腹痛胁痛,黄疸,疝气疼痛。④气滞血瘀之胸痹。每日用量1.5~6克,水煎服。生用行气力强,煨用行气力缓。

【药名】沉香

【简介】温中行气药。味辛、苦,性微温。归脾、胃、肾经。功能行气止痛,温中止呕,纳气平喘。主治:①胸腹胀痛。②胃寒呕吐。③虚喘证。每日用量1.5~4.5克,水煎服,宜后下;或磨汁冲服,或入丸、散剂,每次0.5~1克。

【药名】川楝子

【简介】理气止痛药。味苦,性寒。有小毒。归肝、胃、小肠、膀胱经。功能行气止痛,杀虫。主治:①肝郁化火所致诸痛证。②虫积腹痛。本品焙黄研末,以油调膏,外涂治头癣、秃疮。每日用量4.5~9克,水煎服,外用适量。炒用寒性降低。注意:①本品有毒,不宜过量或持续服用,以免中毒。②又因性寒,脾胃虚寒者慎用。

【药名】香附

【简介】疏肝理气药。味辛、微苦、微甘,性平。归肝、脾、三焦经。功能疏肝解郁,调经止痛,理气调中。主治:①肝郁气滞胁痛、腹痛。②月经不调,痛经,乳房胀痛。③气滞腹痛。每日用量6~9克,水煎服。醋炙止痛力增强。

【药名】薤白

【简介】通阳行气药。味辛、苦,性温。归肺、胃、大肠经。功能通阳散结,行气导滞。主治:①胸痹证。②脘腹痞满胀痛,泻痢里急后重。每日用量5~9克,水煎服。

【药名】厚朴

【简介】理气宽中药。味苦、辛,性温。归脾、胃、肺、大肠经。功能燥湿消痰,下气除满。主治:①湿阻中焦,脘腹胀满。②食积气滞,腹胀便秘。③痰饮喘咳。每日用量3~10克,水煎服。或入丸、散。注意:本品辛苦温燥,易耗气伤津,故气虚津亏者及孕妇当慎用。

（九）消食中药

【药名】山楂

【简介】消食化积药。味酸、甘,性微温。归脾、胃、肝经。功能消食化积, 行气散瘀。主治: ①油腻肉食之积滞。②泻痢腹痛, 疝气痛。③瘀阻胸腹痛, 痛经。每日用量 10~15 克, 大剂量 30 克, 水煎服。注意: 脾胃虚弱而无积滞者或胃酸分泌过多者均慎用。

【药名】神曲

【简介】消食和胃药。味甘、辛, 性温。归脾、胃经。功能消食和胃。主治饮食积滞证。每日用量 6~15 克, 水煎服。

【药名】麦芽

【简介】消食和胃药。味甘, 性平。归脾、胃、肝经。功能消食健胃, 回乳消胀。主治: ①米面薯芋食滞证。②断乳、乳房胀痛。③疏肝解郁。每日用量 10~15 克, 大剂量 30~120 克, 水煎服。注意: 哺乳期妇女不宜使用。

【药名】莱菔子

【简介】消食化痰药。味辛、甘, 性平。归肺、脾、胃经。功能消食除胀, 降气化痰。主治: ①食积气滞证。②咳喘痰多, 胸闷食少。每日用量 6~10 克, 水煎服。注意: ①本品辛散耗气, 故气虚及无食积、痰滞者慎用。②不宜与人参同用。

【药名】鸡内金

【简介】消食健胃药。味甘, 性平。归脾、胃、小肠、膀胱经。功能消食健胃, 涩精止遗。主治: ①饮食积滞, 小儿疳积。②肾虚遗精、遗尿。③砂石淋证, 胆结石。每日用量 3~10 克, 水煎服; 研末服, 每次 1.5~3 克。注意: 脾虚无积滞者慎用。

（十）止血中药

【药名】小蓟

【简介】凉血止血药。味甘、苦, 性凉。归心、肝经。功能凉血止血, 散瘀解毒消痈。主治: ①血热出血证。②热毒痈肿。每日用量 10~15 克, 鲜品加倍, 水煎服。

【药名】大蓟

【简介】凉血止血药。味甘、苦, 性凉。归心、肝经。功能凉血止血, 散瘀解毒消痈。主治: ①血热出血证。②热毒痈肿。每日用量 10~15 克, 鲜品可用 30~60 克, 水煎服, 外用适量, 捣敷患处。

【药名】地榆

【简介】凉血止血药。味苦、酸、涩，性微寒。归肝、大肠经。功能凉血止血，解毒敛疮。主治：①血热出血证。②烫伤、湿疹、疮疡痈肿。每日用量10~15克，大剂量可用至30克，水煎服，或入丸、散，外用适量。注意：①本品性寒酸涩，凡虚寒性便血、下痢、崩漏及出血有瘀者慎用。②对于大面积烧伤病人，不宜使用地榆制剂外涂，以防其所含鞣质被大量吸收而引起中毒性肝炎。

【药名】槐花

【简介】凉血止血药。味苦，性微寒。归肝、大肠经。功能凉血止血，清肝泻火。主治：①血热出血证。②肝火上炎所导致的目赤、头胀头痛及眩晕等证。每日用量10~15克，水煎服，外用适量。注意：脾胃虚寒及阴虚发热而无实火者慎用。

【药名】侧柏叶

【简介】凉血止血药。味苦、涩，性寒。归肺、肝、脾经。功能凉血止血，化痰止咳，生发乌发。主治：①血热出血证。②肺热咳嗽。③脱发、须发早白。每日用量10~15克，水煎服，外用适量。

【药名】白茅根

【简介】凉血止血药。味甘，性寒。归肺、胃、膀胱经。功能凉血止血，清热利尿，清肺胃热。主治：①清血分之热而凉血止血。②水肿、热淋、黄疸。③胃热呕吐、肺热咳喘。每日用量15~30克，水煎服，鲜品加倍，以鲜品为佳，可捣汁服。

【药名】三七

【简介】化瘀止血药。味甘、微苦，性温。归肝、胃经。功能化瘀止血，活血定痛。主治：①出血证，尤以有瘀滞者为宜。②跌打损伤，瘀血肿痛。每日用量1~1.5克，多研末吞服；3~10克，水煎服，亦入丸、散。注意：孕妇慎用。

【药名】茜草

【简介】化瘀止血药。味苦，性寒。归肝经。功能凉血化瘀止血，通经。主治：①血热妄行或血瘀脉络之出血证。②血瘀经闭，跌打损伤，风湿痹痛。每日用量10~15克，大剂量可用30克，水煎服。亦入丸、散。

【药名】蒲黄

【简介】化瘀止血药。味甘，性平。归肝、心包经。功能止血，化瘀，利尿。主治：①出血证。②瘀血痛证。③血淋尿血。每日用量 3~10 克, 水煎服, 包煎。外用适量, 研末外掺或调敷。

【药名】降香
【简介】化瘀止血药。味辛, 性温。归肝、脾经。功能化瘀止血, 理气止痛。主治：①跌打损伤所致的内外出血之证。②胸胁疼痛、跌损瘀痛。③呕吐腹痛。每日用量 3~6 克, 宜后下, 水煎服；每次 1~2 克, 研末吞服；外用适量, 研末外敷。

【药名】白及
【简介】收敛止血药。味苦、甘、涩, 性寒。归肺、胃、肝经。功能收敛止血, 消肿生肌。主治：①出血证。②痈肿疮疡、手足皲裂、水火烫伤。每日用量 3~10 克；大剂量可用至 30 克, 水煎服；亦可入丸、散。入散剂, 每次用 2~5 克；研末吞服, 每次 1.5~3 克。外用适量。注意：不宜于乌头类药材同用。

【药名】仙鹤草
【简介】收敛止血药。味苦、涩, 性平。归心、肝经。功能收敛止血, 止痢, 截疟, 补虚。主治：①出血证。②血痢及久病泻痢。③疟疾寒热。④脱力劳伤。此外, 本品尚能解毒杀虫, 可用治疮疖痈肿、阴痒带下。每日用量 3~10 克, 大剂量可用至 30~60 克, 水煎服。外用适量。

【药名】棕榈炭
【简介】收敛止血药。味苦、涩, 性平。归肝、肺、大肠经。功能收敛止血。主治：出血证, 多用于崩漏、出血而无瘀滞者。此外, 本品苦涩收敛, 且能止泻止带, 尚可用于久泻久痢, 妇人带下。每日用量 3~10 克, 水煎服；研末服 1~1.5 克。注意：出血兼有瘀滞, 湿热下痢初起者慎用。

【药名】血余炭
【简介】收敛止血药。味苦, 性平。归肝、胃经。功能收敛止血, 化瘀利尿。主治：①出血证。②小便不利。每日用量 6~10 克, 水煎服；研末服 1.5~3 克, 外用适量。

【药名】藕节
【简介】收敛止血药。味甘、涩, 性平。归肝、肺、胃经。功能收敛止血。主治：出血证, 对吐血、咯血等上部出血病证尤为多用。每日用量 10~15 克,大剂量可用至30克,水煎服;鲜品30~60克,捣汁饮用。亦可入丸、散。

【药名】艾叶

【简介】温经止血药。味辛、苦,性温。有小毒。归肝、脾、肾经。功能温经止血,散寒调经,安胎。主治:①虚寒性出血病证,尤宜于崩漏。②月经不调、痛经。③胎动不安。此外,将本品捣绒,制成艾条、艾炷等,用以熏灸体表穴位,能温煦气血,透达经络,为温灸的主要原料。每日用量3~10克,水煎服。外用适量。

【药名】炮姜

【简介】温经止血药。味苦、涩,性温。归脾、肝经。功能温经止血,温中止痛。主治:①脾胃虚寒,脾不统血之出血病证。②虚寒性腹痛、腹泻。每日用量3~6克,水煎服。

(十一)活血祛瘀中药

【药名】川芎

【简介】活血止痛药。味辛,性温。归肝、胆、心包经。功能活血行气,祛风止痛。主治:①血瘀气滞痛证。②头痛,风湿痹痛。本品辛散温通,能祛风通络止痛,又可治风湿痹痛。每日用量3~9克,水煎服。注意:阴虚火旺,多汗,热盛及无瘀之出血证和孕妇慎用。

【药名】延胡索

【简介】活血止痛药。味辛、苦,性温。归心、肝、脾经。功能活血,行气,止痛。主治:气血瘀滞之痛证。每日用量3~10克,水煎服;研粉吞服,每次1~3克。

【药名】郁金

【简介】活血止痛药。味辛、苦,性寒。归肝、胆、心经。功能活血止痛,行气解郁,清心凉血,利胆退黄。主治:①气滞血瘀之胸、胁、腹痛。②热病神昏,癫痫痰闭。③吐血、衄血、倒经、尿血、血淋。④肝胆湿热黄疸、胆石症。每日用量5~12克,水煎服;研末服,2~5克。注意:畏丁香。

【药名】姜黄

【简介】活血止痛药。味辛、苦,性温。归肝、脾经。功能活血行气,通经止痛。主治:①气滞血瘀所致的心、胸、胁、腹诸痛。②风湿痹痛。每日用量3~10克,水煎服。外用适量。注意:①血虚无气滞血瘀者慎用。②孕妇忌用。

【药名】乳香

【简介】活血止痛药。味辛、苦,性温。归心、肝、脾经。功能活血行气止痛,消肿生肌。主治:①跌打损伤、疮疡痈肿。②气滞血瘀之痛证。每日用量 3~10 克,水煎服,宜炒去油用。外用适量,生用或炒用,研末外敷。注意:①胃弱者慎用。②孕妇及无瘀滞者忌用。

【药名】丹参

【简介】活血调经药。味苦,性微寒。归心、心包、肝经。功能活血调经,祛瘀止痛,凉血消痈,除烦安神。主治:①月经不调,闭经痛经,产后瘀滞腹痛。②血瘀心痛,脘腹疼痛,癥瘕积聚,跌打损伤及风湿痹证。③疮痈肿毒。④热病烦躁神昏及心悸失眠。每日用量 5~15 克,水煎服。注意:①反藜芦。②孕妇慎用。

【药名】红花

【简介】活血调经药。味辛,性温。归心、肝经。功能活血通经、祛瘀止痛。主治:①血滞经闭、痛经、产后瘀滞腹痛。②癥瘕积聚。③胸痹心痛、血瘀腹痛、胁痛。④跌打损伤,瘀滞肿痛。⑤瘀滞斑疹色暗。每日用量 3~10 克,水煎服,外用适量。注意:①孕妇忌用。②有出血倾向者慎用。

【药名】桃仁

【简介】活血调经药。味苦、甘,性平。有小毒。归心、肝、大肠经。功能活血祛瘀,润肠通便,止咳平喘。主治:①瘀血阻滞病证。②肺痈、肠痈。③肠燥便秘。④咳嗽气喘。每日用量 5~10 克,捣碎用,煎服;桃仁霜入汤剂宜包煎。注意:①孕妇忌用。②便溏者慎用。③本品有毒,不可过量。

【药名】益母草

【简介】活血调经药。味辛、苦,性微寒。归心、肝、膀胱经。功能活血调经,利水消肿,清热解毒。主治:①血滞经闭、痛经、经行不畅、产后恶露不尽、瘀滞腹痛。②水瘀互阻的水肿,小便不利。③跌打损伤,疮痈肿毒,皮肤瘾疹。每日用量 10~30 克,水煎服;或熬膏,入丸剂。外用适量捣敷或煎汤外洗。注意:无瘀滞及阴虚血少者忌用。

【药名】泽兰

【简介】活血调经药。味苦、辛,性微温。归肝、脾经。功能活血调经,祛瘀消痈,利水消肿。主治:①血瘀经闭,痛经,产后瘀滞腹痛。②跌打损伤,瘀肿疼痛及疮痈肿毒。③瘀血阻滞、水瘀互结之水肿。每日用量 10~15 克,水煎服,外用适量。注意:血虚及无瘀滞者慎用。

【药名】牛膝

【简介】活血调经药。味苦、甘、酸,性平。归肝、肾经。功能活血通经,补肝肾,强筋骨,利水通淋,引火(血)下行。主治:①瘀血阻滞之经闭、痛经、经行腹痛、胞衣不下及跌扑伤痛。②腰膝酸痛、下肢痿软。③淋证,水肿,小便不利。④火热上炎,阴虚火旺之头痛、眩晕、齿痛、口舌生疮、吐血、衄血。每日用量 6~15 克,水煎服。注意:①本品为动血之品,性专下行,孕妇及月经过多者忌服。②中气下陷,脾虚泄泻,下元不固,多梦遗精者慎用。

【药名】鸡血藤

【简介】活血调经药。味苦、微甘,性温。归肝、肾经。功能行血补血,调经,舒筋活络。主治:①月经不调,痛经,闭经。②风湿痹痛,手足麻木,肢体瘫痪及血虚萎黄。每日用量 10~30 克,水煎服,或浸酒服,或熬膏服。

【药名】王不留行

【简介】活血调经药。味苦,性平。归肝、胃经。功能活血通经,下乳消痈,利尿通淋。主治:①血瘀经闭、痛经、难产。②产后乳汁不下,乳痈肿痛。③热淋,血淋,石淋。每日用量 5~10 克,水煎服,外用适量。注意:孕妇慎用。

【药名】穿山甲

【简介】活血消癥药。味咸,性微寒。归肝、胃经。功能活血消癥,通经,下乳,消肿排脓。主治:①癥瘕,经闭。②风湿痹痛,中风瘫痪。③产后乳汁不下。④痈肿疮毒,瘰疬。每日用量 3~10 克,水煎服;研末吞服,每次 1~1.5克。注意:①孕妇慎用。②痈肿已溃者忌用。

(十二)化痰止咳中药

【药名】半夏

【简介】温化寒痰药。味辛,性温。有毒。归脾、胃、肺经。功能燥湿化痰,降逆止呕,消痞散结;外用消肿止痛。主治:①湿痰,寒痰证。②呕吐。③心下痞,结胸,梅核气。④瘿瘤,痰核,痈疽肿毒及毒蛇咬伤。每日用量3~10 克,水煎服,一般宜制过用。注意:①不宜与乌头类药材同用。②其性温燥,阴虚燥咳、血证、热痰、燥痰应慎用。

【药名】旋覆花

【简介】温化寒痰药。味苦、辛、咸,性微温。归肺、胃经。功能降气化痰,降逆止呕。主治:①咳喘痰多,痰饮蓄结,胸膈痞满。②噫气,呕吐。每日用量 3~10 克,水煎服,布包。注意:①阴虚劳嗽,津伤燥咳者忌用。②又因本品有绒毛,易刺激咽喉作痒而致呛咳呕吐,故须布包入煎。

【药名】川贝母

【简介】清化热痰药。味苦、甘,性微寒。归肺、心经。功能清热化痰,润肺止咳,散结消肿。主治:①虚劳咳嗽,肺热燥咳。②瘰疬,乳痈,肺痈。每日用量 3~10 克,水煎服;研末服 1~2 克。注意:①不宜与乌头类药材同用。②脾胃虚寒及有湿痰者不宜用。

【药名】浙贝母

【简介】清化热痰药。味苦,性寒。归肺、心经。功能清热化痰,散结消痈。主治:①风热、痰热咳嗽。②瘰疬,瘿瘤,乳痈疮毒,肺痈。每日用量 3~10 克,水煎服。注意:①不宜与乌头类药材同用。②脾胃虚寒及有湿痰者不宜用。

【药名】瓜蒌

【简介】清化热痰药。味甘、微苦,性寒。归肺、胃、大肠经。功能清热化痰,宽胸散结,润肠通便。主治:①痰热咳喘。②胸痹,结胸。③肺痈,肠痈,乳痈。④肠燥便秘。每日用量:全瓜蒌 10~20 克,水煎服,瓜蒌皮 6~12 克,瓜蒌仁 10~15 克打碎入煎。注意:①本品甘寒而滑,脾虚便溏者及寒痰、湿痰证忌用。②不宜与乌头类药材同用。

【药名】竹茹

【简介】清化热痰药。味甘,性微寒。归肺、胃经。功能清热化痰,除烦止呕。主治:①痰热、肺热咳嗽,痰热心烦不寐。②胃热呕吐、妊娠恶阻。③本品还有凉血止血作用,可用于吐血、衄血、崩漏等。每日用量 6~10 克,水煎服。

【药名】桔梗

【简介】清化热痰药。味苦、辛,性平。归肺经。功能宣肺,祛痰,利咽,排脓。主治:①咳嗽痰多,胸闷不畅。②咽喉肿痛,失音。③肺痈吐脓。每日用量 3~10 克,水煎服,或入丸、散。注意:①本品性升散,凡气机上逆,呕吐、呛咳、眩晕、阴虚火旺咯血等不宜用,胃、十二指肠溃疡者慎服。②每日用量过大易致恶心呕吐。

【药名】胖大海

【简介】清化热痰药。味甘,性寒。归肺、大肠经。功能清肺化痰,利咽开音,润肠通便。主治:①肺热声哑,咽喉疼痛,咳嗽。②燥热便秘,头痛目赤。每日用量2~4枚,沸水泡服或水煎服。

【药名】枇杷叶

【简介】止咳平喘药。味苦,性微寒。归肺、胃经。功能:清肺止咳,降逆止呕。主治:①肺热咳嗽,气逆喘急。本品味苦能降,性寒能清,具有清降肺气之功。②胃热呕吐,哕逆。本品能清胃热,降胃气而止呕吐、呃逆。每日用量5~10克,水煎服。

【药名】苦杏仁

【简介】止咳平喘药。味苦,性微温。有小毒。归肺、大肠经。功能止咳平喘,润肠通便。主治:①咳嗽气喘。②肠燥便秘。此外,本品外用可治蛲虫病、外阴瘙痒。每日用量3~10克,水煎服,宜打碎入煎,或入丸、散。注意:①阴虚咳喘及大便溏泻者忌用。②本品有小毒,每日用量不宜过大。③婴儿慎用。

【药名】紫苏子

【简介】止咳平喘药。味辛,性温。归肺、大肠经。功能降气化痰,止咳平喘,润肠通便。主治:①咳喘痰多。②肠燥便秘。每日用量5~10克,水煎服,煮粥食或入丸、散。注意:阴虚喘咳及脾虚便溏者慎用。

【药名】百部

【简介】止咳平喘药。味甘、苦,性微温。归肺经。功能润肺止咳,杀虫灭虱。主治:①新久咳嗽,百日咳,肺痨咳嗽。②蛲虫,阴道滴虫,头虱及疥癣等。每日用量5~15克,水煎服,外用适量。久咳虚嗽宜蜜炙用。

【药名】紫菀

【简介】止咳平喘药。味苦、辛、甘,性微温。归肺经。功能润肺化痰止咳。主治咳嗽有痰。此外,本品还可用于肺痈、胸痹及小便不通等证,均取其开宣肺气之力。每日用量5~10克,水煎服。

【药名】款冬花

【简介】止咳平喘药。味辛、微苦,性温。归肺经。功能润肺下气,止咳化痰。主治咳喘。每日用量5~10克,水煎服。

【药名】桑白皮

【简介】止咳平喘药。味甘,性寒。归肺经。功能泻肺平喘,利水消肿。主治:①肺热咳喘。②水肿。此外,本品还有清肝降压止血之功,可治衄血、咯血及肝阳肝火偏旺之高血压症。每日用量5~15克,水煎服。

(十三)安神中药

【药名】龙骨

【简介】重镇安神药。味甘、涩,性平。归心、肝、肾经。功能镇惊安神,平肝潜阳,收敛固涩。主治:①心神不宁,心悸失眠,惊痫癫狂。②肝阳眩晕。③滑脱诸证。④湿疮痒疹,疮疡久溃不敛。每日用量15~30克,水煎服,宜先煎。外用适量。注意:湿热积滞者不宜使用。

【药名】酸枣仁

【简介】养心安神药。味甘、酸,性平。归心、肝、胆经。功能养心益肝,安神,敛汗,生津。主治:①心悸失眠。②自汗,盗汗。每日用量9~15克,水煎服,每次1.5~2克,研末吞服。本品炒后质脆易碎,便于煎出有效成分,可增强疗效。

【药名】灵芝

【简介】养心安神药。味甘,性平。归心、肺、肝、肾经。功能补气安神,止咳平喘。主治:①心神不宁,失眠,惊悸。②咳喘痰多。③虚劳证。每日用量6~12克,水煎服,1.5~3克,研末吞服。

【药名】首乌藤

【简介】养心安神药。味甘,性平。归心、肝经。功能养血安神,祛风通络。主治:①心神不宁,失眠多梦。②血虚身痛,风湿痹痛。③皮肤痒疹。每日用量9~15克,水煎服。

【药名】合欢皮

【简介】养心安神药。味甘,性平。归心、肝、肺经。功能解郁安神,活血消肿。主治:①心神不宁,忿怒忧郁,烦躁失眠。②跌打骨折,血瘀肿痛。③肺痈,疮痈肿毒。每日用量6~12克,水煎服,外用适量。注意:孕妇慎用。

【药名】远志

【简介】祛痰安神药。味苦、辛,性温。归心、肾、肺经。功能安神益智,祛痰开窍,消散痈肿。主治:①失眠多梦,心悸怔忡,健忘。②癫痫惊狂。③咳嗽痰多。④痈疽疮毒,乳房肿痛,喉痹。每日用量3~9克,水煎服,外用适量。注意:凡实热或痰火内盛者,以及有胃溃疡或胃炎者慎用。

【药名】柏子仁

【简介】养心安神药。味甘,性平。归心、肾、大肠经。功能养心安神,润肠通便。主治:①心悸失眠。②肠燥便秘。此外,本品可用治阴虚盗汗、小儿惊痫等。每日用量3~9克,水煎服。大便溏者宜用柏子仁霜代替柏子仁。注意:便溏及多痰者慎用。

(十四)平肝息风中药

【药名】石决明

【简介】平肝潜阳药。味咸,性寒。归肝经。功能平肝潜阳,清肝明目。主治:①肝阳上亢,头晕目眩。②目赤,翳障,视物昏花。如研末外敷,可用于外伤出血。每日用量3~15克,水煎服,应打碎先煎。注意:本品咸寒易伤脾胃,故脾胃虚寒,食少便溏者慎用。

【药名】牡蛎

【简介】平肝潜阳药。味咸,性微寒。归肝、胆、肾经。功能重镇安神,平肝潜阳,软坚散结,收敛固涩。主治:①心神不安,惊悸失眠。②肝阳上亢,头晕目眩。③痰核,瘰疬,瘿瘤,癥瘕积聚。④滑脱诸证。此外,煅牡蛎有制酸止痛作用,可治胃痛泛酸,与乌贼骨、浙贝母共为细末,内服取效。每日用量9~30克,水煎服,宜打碎先煎。外用适量。

【药名】代赭石

【简介】平肝潜阳药。味苦,性寒。归肝、心经。功能平肝潜阳,重镇降逆,凉血止血。主治:①肝阳上亢,头晕目眩。②呕吐,呃逆,噫气。③气逆喘息。④血热吐衄,崩漏。每日用量10~30克,水煎服,宜打碎先煎。入丸、散,每次1~3克。外用适量。注意:①孕妇慎用。②因含微量砷,故不宜长期服用。

【药名】刺蒺藜

【简介】平肝潜阳药。味辛、苦,性微温。有小毒。归肝经。功能平肝疏肝,祛风明目。主治:①肝阳上亢,头晕目眩。②胸胁胀痛,乳闭胀痛。③风热上攻,目赤翳障。④风疹瘙痒,白癜风。每日用量 6~9 克,水煎服,或入丸、散剂,外用适量。注意:孕妇慎用。

【药名】钩藤

【简介】平肝息风药。味甘,性凉。归肝、心包经。功能息风止痉,清热平肝。主治:①头痛,眩晕。②肝风内动,惊痫抽搐。此外,本品又可用于风热外感,头痛,目赤及斑疹透发不畅之证。每日用量 3~12 克,水煎服,入煎剂宜后下。

【药名】天麻

【简介】平肝息风药。味甘,性平。归肝经。功能息风止痉,平抑肝阳,祛风通络。主治:①肝风内动,惊痫抽搐。②眩晕,头痛。③肢体麻木,手足不遂,风湿痹痛。每日用量 3~9 克,水煎服;每次 1~1.5 克,研末冲服。

【药名】地龙

【简介】平肝息风药。味咸,性寒。归肝、脾、膀胱经。功能清热息风,通络,平喘,利尿。主治:①高热惊痫,癫狂。②气虚血滞,半身不遂。③痹证。④肺热哮喘。⑤小便不利,尿闭不通。此外,本品用治肝阳上亢型高血压病。每日用量 4.5~9 克,鲜品 10~20 克,水煎服。研末吞服,每次 1~2 克。外用适量。

(十五)开窍中药

【药名】石菖蒲

【简介】化痰开窍药。味辛、苦,性温。归心、胃经。功能开窍醒神,化湿和胃,宁神益志。主治:①痰蒙清窍,神志昏迷。②湿阻中焦,脘腹痞满,胀闷疼痛。③噤口痢。④健忘,失眠,耳鸣,耳聋。此外,还可用于声音嘶哑、痈疽疮疡、风湿痹痛、跌打损伤等证。每日用量 3~9 克,水煎服,鲜品加倍。

(十六)补虚中药

【药名】人参

【简介】补气药。味甘、微苦,性平(微温)。归肺、脾、心经。功能大补元气,补脾益肺,生津,安神益智。主治:①元气虚脱证。②肺脾心肾气虚证。③热病气虚津伤口渴及消渴证。每日用量 3~9 克,水煎服,挽救虚脱可用 15~30 克。宜文火另煎分次兑服。野山参研末吞服,每次 2 克,日服 2 次。注意：不宜与藜芦、五灵脂同用。

【药名】西洋参
【简介】补气药。味甘、微苦，性凉。归肺、心、肾、脾经。功能补气养阴，清热生津。主治：①气阴两伤证。②肺气虚及肺阴虚证。③热病气虚津伤口渴及消渴。每日用量3~6克，另煎兑服。注意：本品不宜与藜芦同用。

【药名】党参
【简介】补气药。味甘，性平。归脾、肺经。功能补脾肺气，补血，生津。主治：①脾肺气虚证。②气血两虚证。③气津两伤证。此外，本品亦常用于气虚外感或里实热结而气血亏虚等邪实正虚之证。每日用量9~30克，水煎服。注意：本品不宜与藜芦同用。

【药名】太子参
【简介】补气药。味甘、微苦，性平。归脾、肺经。功能补气健脾，生津润肺。主治：用于脾肺气阴两虚证。每日用量9~30克，水煎服。注意：本品不宜与藜芦同用。

【药名】黄芪
【简介】补气药。味甘，性微温。归脾、肺经。功能健脾补气，升阳举陷，益卫固表，利尿消肿，托毒生肌。主治：①脾气虚证。②肺气虚证。③气虚自汗证。④气血亏虚，疮疡难溃难腐，或溃久难敛。另常用于痹证、中风后遗症等气虚血滞证。每日用量9~30克，水煎服。

【药名】白术
【简介】补气药。味甘、苦，性温。归脾、胃经。功能健脾益气，燥湿利尿，止汗，安胎。主治：①脾气虚证。②气虚自汗。③脾虚胎动不安。每日用量6~12克，水煎服。注意：本品性偏温燥，热病伤津及阴虚燥渴者不宜。

【药名】山药
【简介】补气药。味甘，性平。归脾、肺、肾经。功能益气养阴，补肺脾肾，固精止带。主治：①脾虚证。②肺虚证。③肾虚证。④消渴气阴两虚证。每日用量15~30克，水煎服。

【药名】甘草

【简介】补气药。味甘,性平。归心、肺、脾、胃经。功能补脾益气,祛痰止咳,缓急止痛,清热解毒,调和诸药。主治:①心气不足,脉结代、心动悸。②脾气虚证。③咳喘。④脘腹、四肢挛急疼痛。⑤热毒疮疡,咽喉肿痛及药物、食物中毒。⑥调和药性。每日用量1.5~9克,水煎服。注意:①不宜与京大戟、芫花、甘遂、海藻同用。②本品有助湿壅气之弊,湿盛胀满、水肿者不宜用。③大剂量久服可导致水钠潴留,引起浮肿。

【药名】大枣

【简介】补气药。味甘,性温。归脾、胃、心经。功能补中益气,养血安神。主治:①脾虚证。②脏躁及失眠证。每日用量6~15克,劈破水煎服。

【药名】淫羊藿

【简介】补阳药。味辛、甘,性温。归肾、肝经。功能补肾壮阳,祛风除湿。主治:①肾阳虚衰,阳痿尿频,腰膝无力。②风寒湿痹,肢体麻木。此外,现代用于肾阳虚之喘咳及妇女更年期高血压。每日用量3~15克,水煎服。注意:阴虚火旺者不宜服。

【药名】巴戟天

【简介】补阳药。味辛、甘,性微温。归肾、肝经。功能补肾助阳,祛风除湿。主治:①肾阳虚阳痿,宫冷不孕,小便频数。②风湿腰膝疼痛及肾虚腰膝酸软无力。每日用量5~15克,水煎服。注意:阴虚火旺及有热者不宜服。

【药名】杜仲

【简介】补阳药。味甘,性温。归肝、肾经。功能补肝肾,强筋骨,安胎。主治:①肾虚腰痛及各种腰痛。②胎动不安或习惯性堕胎。每日用量10~15克,水煎服。炒用破坏其胶质有利于有效成分煎出,故比生用效果好。注意:本品为温补之品,阴虚火旺者慎用。

【药名】续断

【简介】补阳药。味苦、辛,性微温。归肝、肾经。功能补益肝肾,强筋健骨,止血安胎,疗伤续折。主治:①阳痿不举,遗精遗尿。②腰膝酸痛,寒湿痹痛。③崩漏下血,胎动不安。④跌打损伤,筋伤骨折。此外,本品用治痈肿疮疡、血瘀肿痛。每日用量9~15克,水煎服,或入丸、散。外用适量,研末敷。注意:风湿热痹者忌服。

【药名】肉苁蓉

【简介】补阳药。味甘、咸,性温。归肾、大肠经。功能补肾助阳,润肠通便。主治:①肾阳亏虚,精血不足之阳痿早泄、宫冷不孕、腰膝酸痛、痿软无力。②肠燥津枯便秘。每日用量10~15克,水煎服。

【药名】补骨脂

【简介】补阳药。味苦、辛,性温。归肾、脾经。功能补肾壮阳,固精缩尿,温脾止泻,纳气平喘。主治:①肾虚阳痿、腰膝冷痛。②肾虚遗精、遗尿、尿频。③脾肾阳虚,五更泄泻。④肾不纳气,虚寒喘咳。每日用量5~15克,水煎服。注意:本品性质温燥,能伤阴助火,故阴虚火旺及大便秘结者忌服。

【药名】菟丝子

【简介】补阳药。味辛、甘,性平。归肾、肝、脾经。功能补肾益精,养肝明目,止泻安胎。主治:①肾虚腰痛、阳痿遗精、尿频及宫冷不孕。②肝肾不足,目暗不明。③脾肾阳虚,便溏泄泻。④用于肾虚胎动不安。每日用量10~20克,水煎服。注意:本品为平补之药,但偏补阳,阴虚火旺、大便燥结、小便短赤者不宜服。

【药名】当归

【简介】补血药。味甘、辛,性温。归肝、心、脾经。功能补血调经,活血止痛,润肠通便。主治:①血虚诸证。②血虚血瘀之月经不调、经闭、痛经等。③虚寒性腹痛、跌打损伤、痈疽疮疡、风寒痹痛等。④血虚肠燥便秘。每日用量5~15克,水煎服。注意:湿盛中满、大便泄泻者忌服。

【药名】熟地黄

【简介】补血药。味甘,性微温。归肝、肾经。功能补血养阴,填精益髓。主治:①血虚诸证。②肝肾阴虚诸证。此外,熟地黄炭能止血,可用于崩漏等血虚出血证。每日用量10~30克,水煎服。

【药名】白芍

【简介】补血药。味苦、酸,性微寒。归肝、脾经。功能养血敛阴,柔肝止痛,平抑肝阳。主治:①肝血亏虚及血虚月经不调。②肝脾不和之胸胁脘腹疼痛或四肢挛急疼痛。③肝阳上亢之头痛眩晕。每日用量5~15克;大剂量15~30克,水煎服。注意:本品不宜与藜芦同用。

【药名】阿胶

【简介】补血药。味甘,性平。归肺、肝、肾经。功能补血,滋阴,润肺,止血。主治:①血虚证。②出血证。③肺阴虚燥咳。④热病伤阴之心烦失眠及阴虚风动,手足瘛疭等。每日用量 5~15 克。入汤剂宜烊化冲服。注意:本品黏腻,有碍消化,脾胃虚弱者慎用。

【药名】何首乌

【简介】补血药。味苦、甘、涩,性微温。归肝、肾经。制用补益精血;生用解毒,截疟,润肠通便。主治:①精血亏虚、头晕眼花、须发早白、腰膝酸软、遗精、崩带。②久疟、痈疽、瘰疬、肠燥便秘等。每日用量 10~30 克,水煎服。注意:大便溏泄及湿痰较重者不宜用。

【药名】枸杞子

【简介】补阴药。味甘,性平。归肝、肾经。功能滋补肝肾,益精明目。主治肝肾阴虚及早衰证。每日用量 6~12 克,水煎服。

【药名】北沙参

【简介】补阴药。味甘、微苦,性微寒。归肺、胃经。功能养阴清肺,益胃生津。主治:①肺阴虚证。②胃阴虚证。每日用量 4.5~9 克,水煎服。注意:本品不宜与藜芦同用。

【药名】南沙参

【简介】补阴药。味甘,性微寒。归肺、胃经。功能养阴清肺,清胃生津,补气,化痰。主治:①肺阴虚证。②胃阴虚证。每日用量 9~15 克,水煎服。注意:本品不宜与藜芦同用。

【药名】百合

【简介】补阴药。味甘,性微寒。归肺、心、胃经。功能养阴润肺,清心安神。主治:①肺阴虚证。②阴虚有热之失眠心悸及百合病心肺阴虚内热证。此外,本品对胃阴虚有热之胃脘疼痛亦宜选用。每日用量 6~12 克,水煎服。

【药名】麦冬

【简介】补阴药。味甘、微苦,性微寒。归胃、肺、心经。功能养阴润肺,益胃生津,清心除烦。主治:①胃阴虚证。②肺阴虚证。③心阴虚证。每日用量 6~12 克,水煎服。

【药名】天冬

【简介】补阴药。味甘、苦,性寒。归肺、肾、胃经。功能养阴润燥,清肺生津。主治:①肺阴虚证。②肾阴虚证。③热病伤津之食欲不振、口渴及肠燥便秘等证。本品可用于热伤胃津之证。每日用量 6~12 克,水煎服。注意:本品甘寒滋腻之性较强,脾虚泄泻、痰湿内盛者忌用。

【药名】石斛

【简介】补阴药。味甘,性微寒。归胃、肾经。功能益胃生津,滋阴清热。主治:①胃阴虚及热病伤津证。②肾阴虚证。每日用量 6~12 克,鲜用 15~30 克,水煎服。

【药名】玉竹

【简介】补阴药。味甘,微寒,归肺、胃经。功能养阴润燥,生津止渴。主治:①肺阴虚证。②胃阴虚证。此外,本品可用于热伤心阴之烦热多汗、惊悸等证。每日用量 6~12 克,水煎服。

【药名】墨旱莲

【简介】补阴药。味甘、酸,性寒。归肝、肾经。功能滋补肝肾,凉血止血。主治:①肝肾阴虚证。②阴虚血热的失血证。每日用量 6~12 克,水煎服。

【药名】龟甲

【简介】补阴药。味甘,性寒。归肾、肝、心经。功能滋阴潜阳,益肾健骨,养血补心。主治:①肝肾阴虚所致的阴虚阳亢、阴虚内热、阴虚风动证。②肾虚筋骨痿弱。③阴血亏虚之惊悸、失眠、健忘。此外,本品宜于阴虚血热,冲任不固之崩漏、月经过多之证。每日用量 9~24 克,水煎服,宜先煎。注意:本品经砂炒醋淬后,有效成分更容易煎出,并除去腥气,便于制剂。

【药名】鳖甲

【简介】补阴药。味甘、咸,性寒。归肝、肾经。功能滋阴潜阳,退热除蒸,软坚散结。主治:①肝肾阴虚证。②癥瘕积聚。每日用量 9~24 克,水煎服,宜先煎。注意:本品经砂炒醋淬后,有效成分更容易煎出,并可去其腥气,易于粉碎,方便制剂。

（十七）收涩中药

【药名】麻黄根

【简介】固表止汗药。味甘、微涩,性平。归肺经。功能固表止汗。主治自汗、盗汗。每日用量3~9克,水煎服。外用适量。注意:有表邪者,忌用。

【药名】浮小麦

【简介】止汗药。味甘,性凉。归心经。功能固表止汗,益气,除热。主治:①自汗,盗汗。②骨蒸劳热。每日用量15~30克,水煎服;研末服,3~5克。注意:表邪汗出者忌用。

【药名】五味子

【简介】敛肺涩肠药。酸、甘,性温。归肺、心、肾经。功能收敛固涩,益气生津,补肾宁心。主治:①久咳虚喘。②自汗,盗汗。③遗精,滑精。④久泻不止。⑤津伤口渴,消渴。⑥心悸,失眠,多梦。每日用量3~6克,水煎服;研末服,1~3克。注意:凡表邪未解,内有实热,咳嗽初起,麻疹初期,均不宜用。

【药名】乌梅

【简介】敛肺涩肠药。味酸、涩,性平。归肝、脾、肺、大肠经。功能敛肺止咳,涩肠止泻,安蛔止痛,生津止渴。主治:①肺虚久咳。②久泻,久痢。③蛔厥腹痛,呕吐。④虚热消渴。此外,本品炒炭后可用于崩漏不止,便血等;外敷能消疮毒,可治胬肉外突,头疮等。每日用量3~10克,水煎服,大剂量可用至30克。外用适量。注意:外有表邪或内有实热积滞者均不宜服。

【药名】肉豆蔻

【简介】敛肺涩肠药。味辛,性温。归脾、胃、大肠经。功能涩肠止泻,温中行气。主治:①虚泻,冷痢。②胃寒胀痛,食少呕吐。每日用量3~9克,水煎服;入丸、散服,每次0.5~1克。注意:湿热泻痢者忌用。

【药名】山茱萸

【简介】固精缩尿止带药。味酸、涩,性微温。归肝、肾经。功能补益肝肾,收敛固涩。主治:①腰膝酸软,头晕耳鸣,阳痿。②遗精滑精,遗尿尿频。③崩漏,月经过多。④大汗不止,体虚欲脱。每日用量5~10克,水煎服,急救固脱20~30克。注意:素有湿热而致小便淋涩者,不宜应用。

【药名】桑螵蛸

【简介】固精缩尿止带药。味甘、咸,平,归肝、肾经。功能固精缩尿,补肾助阳。主治：①遗精滑精，遗尿尿频，白浊。②肾虚阳痿。每日用量6~10克，水煎服。注意：本品助阳固涩，故阴虚多火，膀胱有热而小便频数者忌用。

【药名】海螵蛸

【简介】固精缩尿止带药。味咸、涩，性微温。归肝、肾经。功能固精止带，收敛止血，制酸止痛，收湿敛疮。主治：①遗精，带下。②崩漏，吐血，便血及外伤出血。③胃痛吐酸。④湿疮，湿疹，溃疡不敛。每日用量6~12克，水煎服。

【药名】莲子

【简介】固精缩尿止带药。味甘、涩，性平。归脾、肾、心经。功能固精止带，补脾止泻，益肾养心。主治：①遗精，滑精。②带下。③脾虚泄泻。④心悸，失眠。每日用量10~15克，水煎服。去心打碎用。

【药名】芡实

【简介】固精缩尿止带药。味甘、涩，性平。归脾、肾经。功能益肾固精，健脾止泻，除湿止带。主治：①遗精，滑精。②脾虚久泻。③带下。每日用量10~15克，水煎服。

二、次常用中药

（一）解表中药

【药名】苍耳子

【简介】发散风寒药。味辛、苦，性温。有毒。归肺经。功能发散风寒，通鼻窍，祛风湿，止痛。主治：①风寒感冒。②鼻渊。③风湿痹痛。每日用量3~9克，水煎服。或入丸、散。注意：①血虚头痛不宜服用。②过量服用易致中毒。

【药名】辛夷

【简介】发散风寒药。味辛，性温。归肺、胃经。功能发散风寒，通鼻窍。主治：①风寒感冒。②鼻塞，鼻渊。每日用量3~9克，水煎服。注意：①本品有毛，易刺激咽喉，入汤剂宜用纱布包煎。②鼻病因于阴虚火旺者忌服。

（二）清热中药

【药名】芦根

【简介】清气分实热药。味甘,性寒。归肺、胃经。功能清热泻火,生津止渴,除烦,止呕,利尿。主治:①热病烦渴。②胃热呕哕。③肺热咳嗽,肺痈吐脓。④热淋涩痛。每日用量干品 15~30 克,水煎服;鲜品加倍,或捣汁用。注意:脾胃虚寒者忌服。

【药名】天花粉

【简介】清气分实热药。味甘、微苦,性微寒。归肺、胃经。功能清热泻火,生津止渴,消肿排脓。主治:①热病烦渴。②肺热燥咳。③内热消渴。④疮疡肿毒。每日用量 10~15 克,水煎服。注意:不宜与乌头类药材同用。

【药名】竹叶

【简介】清气分实热药。味甘、辛、淡,性寒。归心、胃、小肠经。功能清热泻火,除烦,生津,利尿。主治:①热病烦渴。②口疮尿赤。每日用量 6~15 克,水煎服;鲜品 15~30 克。注意:阴虚火旺,骨蒸潮热者忌用。

【药名】栀子

【简介】清气分实热药。味苦,性寒。归心、肺、三焦经。功能泻火除烦,清热利湿,凉血解毒。焦栀子凉血止血。主治:①热病心烦。②湿热黄疸。③血淋涩痛。④血热吐衄。⑤目赤肿痛。⑥火毒疮疡。焦栀子用于血热吐血、衄血、尿血、崩漏。每日用量 5~10 克,水煎服。外用生品适量,研末调敷。注意:本品苦寒伤胃,脾虚便溏者不宜用。

【药名】夏枯草

【简介】清热泻火药。味辛、苦,性寒。归肝、胆经。功能清热泻火,明目,散结消肿。主治:①目赤肿痛、头痛眩晕、目珠夜痛。②瘰疬、瘿瘤。③乳痈肿痛。每日用量 9~15 克,水煎服。或熬膏服。注意:脾胃虚弱者慎用。

【药名】黄柏

【简介】清热燥湿药。味苦,性寒。归肾、膀胱、大肠经。功能清热燥湿,泻火除蒸,解毒疗疮。主治:①湿热带下、热淋。②湿热泻痢、黄疸。③湿热脚气、痿证。④骨蒸劳热,盗汗,遗精。⑤疮疡肿毒、湿疹瘙痒。每日用量 3~12 克,水煎服。外用适量。

【药名】秦皮

【简介】清热燥湿药。味苦、涩,性寒。归肝、胆、大肠经。功能清热燥湿,收涩止痢,止带,明目。主治:①湿热泻痢、带下。②肝热目赤肿痛、目生翳膜。每日用量 6~12 克,水煎服,外用适量,煎洗患处。注意:脾胃虚寒者忌用。

【药名】苦参
【简介】清热燥湿药。味苦,性寒。归心、肝、胃、大肠、膀胱经。功能清热燥湿,杀虫,利尿。主治:①湿热泻痢、便血、黄疸。②湿热带下、阴肿阴痒、湿疹湿疮、皮肤瘙痒、疥癣。③湿热小便不利。每日用量 5~10 克,水煎服。外用适量。注意:①脾胃虚寒者忌用。②反藜芦。

【药名】板蓝根
【简介】清热解毒药。味苦,性寒。归心、胃经。功能清热解毒,凉血,利咽。主治:①外感发热,温病初起,咽喉肿痛。②温毒发斑,痄腮,丹毒,痈肿疮毒。每日用量 9~15 克,水煎服。注意:①体虚而无实火热毒者忌用。②脾胃虚寒者慎用。

【药名】牡丹皮
【简介】清热凉血药。味苦、甘,性微寒。归心、肝、肾经。功能清热凉血,活血祛瘀。主治:①温毒发斑,血热吐衄。②温病伤阴,阴虚发热,夜热早凉,无汗骨蒸。③血滞经闭、痛经、跌打伤痛。④痈肿疮毒。每日用量 6~12 克,水煎服。清热凉血宜生用,活血祛瘀宜酒炙用。注意:血虚有寒、月经过多及孕妇不宜用。

【药名】赤芍
【简介】清热凉血药。味苦,性微寒。归肝经。功能清热凉血,散瘀止痛。主治:①温毒发斑,血热吐衄。②目赤肿痛,痈肿疮疡。③肝郁胁痛,经闭痛经,癥瘕腹痛,跌打损伤。每日用量 6~12 克,水煎服。注意:①血寒经闭不宜用。②反藜芦。

(三)泻下中药

【药名】甘遂
【简介】峻下逐水药。味苦,性寒。有毒。归肺、肾、大肠经。功能泻水逐饮,消肿散结。主治:①水肿,臌胀,胸胁停饮。②风痰癫痫。③疮痈肿毒,本品外用治疮痈肿毒,可用甘遂末水调外敷。每日用量 0.5~1 克,入丸、散服。外用适量,生用。内服醋制用,以减低毒性。

（四）祛风湿中药

【药名】豨莶草

【简介】祛风湿热药。味辛、苦,性寒。归肝、肾经。功能祛风湿,利关节,解毒。主治:①风湿痹痛,中风半身不遂。②风疹,湿疮,疮痈。每日用量9~12克,水煎服,外用适量。

【药名】雷公藤

【简介】祛风湿止痹痛药。味苦、辛,性寒。有大毒。归肝、肾经。功能祛风湿,活血通络,消肿止痛,杀虫解毒。主治:①风湿顽痹。②麻风、顽癣、湿疹、疥疮、皮炎、皮疹。③疔疮肿毒。每日用量10~25克(带根皮者减量),水煎服;研粉,每日1.5~4.5克。外用适量。注意:①有器质性病变及白细胞减少者慎服;②孕妇忌用。

（五）化湿中药

【药名】佩兰

【简介】芳香化湿药。味辛,性平。归脾、胃、肺经。功能化湿,解暑。主治:①湿阻中焦。②暑湿、湿温初起。每日用量5~10克,水煎服;鲜品加倍。

【药名】草豆蔻

【简介】温中燥湿药。味辛,性温。归脾、胃经。功能燥湿行气,温中止呕。主治:①寒湿中阻证。②寒湿呕吐。每日用量3~6克,水煎服。入散剂较佳。入汤剂宜后下。注意:阴虚血燥者慎用。

【药名】草果

【简介】温中燥湿药。味辛,性温。归脾、胃经。功能燥湿温中,除痰截疟。主治:①寒湿中阻证。②疟疾。每日用量3~6克,水煎服。注意:阴虚血燥者慎用。

（六）利水渗湿中药

【药名】通草

【简介】利尿通淋药。味甘、淡,性微寒。归肺、胃经。功能利尿通淋,通气下乳。主治:①淋证,水肿。②产后乳汁不下。每日用量3~5克,水煎服。注意:孕妇慎用。

【药名】地肤子

【简介】利尿通淋药。味辛、苦,性寒。归肾、膀胱经。功能利尿通淋,清热利湿,止痒。主治:①淋证。②阴痒带下,风疹,湿疹。每日用量9~15克,水煎服,外用适量。

【药名】石韦

【简介】利尿通淋药。味甘、苦,性微寒。归肺、膀胱经。功能利尿通淋,清肺止咳,凉血止血。主治:①淋证,尤宜于血淋。②肺热咳喘。③血热出血。每日用量6~12克,水煎服。

【药名】萆薢

【简介】利尿通淋药。味苦,性平。归肾、胃经。功能利湿去浊,祛风除痹。主治:①膏淋,白浊。②风湿痹痛。每日用量9~15克,水煎服。注意:肾阴亏虚,遗精滑泄者慎用。

（七）温里中药

【药名】花椒

【简介】温中止痛药。味辛,性温。归脾、胃、肾经。功能温中止痛,杀虫止痒。主治:①中寒腹痛,寒湿吐泻。②虫积腹痛,湿疹,阴痒。每日用量3~6克,水煎服。

（八）理气中药

【药名】乌药

【简介】理气止痛药。味辛,性温。归肺、脾、肾、膀胱经。功能行气止痛,温肾散寒。主治:①寒凝气滞之胸腹诸痛证。②尿频,遗尿。每日用量3~9克,水煎服。

【药名】佛手

【简介】疏肝理气药。味辛、苦,性温。归肝、脾、胃、肺经。功能疏肝解郁,理气和中,燥湿化痰。主治:①肝郁胸胁胀痛。②气滞脘腹疼痛。③久咳痰多,胸闷作痛。每日用量3~9克,水煎服。

【药名】大腹皮

【简介】理气宽中药。味辛,性微温。归脾、胃、大肠、小肠经。功能行气宽中,利水消肿。主治:①胃肠气滞,脘腹胀闷,大便不爽。②水肿胀满,脚气浮肿,小便不利。每日用量4.5~9克,水煎服。

（九）消食中药

【药名】稻芽

【简介】健脾消食药。味甘,性温。归脾、胃经。功能消食和中,健脾开胃。主治米面薯芋食滞证及脾虚食少消化不良。每日用量9~15克,水煎服。

（十）止血中药

【药名】花蕊石

【简介】化瘀止血药。味酸、涩,性平。归肝经。功能化瘀止血。主治出血证,适用于吐血、咯血、外伤出血等兼有瘀滞的各种出血之证。每日用量10~15克,水煎服;每次1~1.5克,研末吞服,包煎。外用适量,研末外掺或调敷。注意:孕妇忌用。

【药名】灶心土

【简介】温经止血药。味辛,性温。归脾、胃经。功能温中止血,止呕,止泻。主治:①出血证。②胃寒呕吐。③脾虚久泻。每日用量15~30克,布包,先煎,水煎服;或60~120克,煎汤代水。亦可入丸、散,外用适量。

【药名】苎麻根

【简介】凉血止血药。味甘,寒,归心、肝经。功能凉血止血,安胎,清热解毒。主治:①血热出血证。②胎动不安、胎漏下血。③热毒痈肿。每日用量10~30克,水煎服;鲜品30~60克,捣汁服。外用适量,煎汤外洗,或鲜品捣敷。

【药名】羊蹄

【简介】凉血止血药。味苦、涩,性寒。归心、肝、大肠经。功能凉血止血,解毒杀虫,泻下。主治:①血热所致的咯血、吐血、衄血及紫癜等出血之证。②疥癣、疮疡、烫伤。③大便秘结。每日用量10~15克,水煎服;鲜品30~50克,也可绞汁去渣服用,外用适量。

【药名】紫珠

【简介】收敛止血药。味苦、涩,性凉。归肝、肺、胃经。功能凉血收敛止血,清热解毒。主治:①出血证。②烧烫伤、热毒疮疡。每日用量10~15克,水煎服;研末1.5~3克,外用适量。

（十一）活血祛瘀中药

【药名】没药

【简介】活血止痛药。味辛、苦，性平。归心、肝、脾经。功能活血止痛，消肿生肌。主治与乳香相似，常与乳香相须为用。区别在于乳香偏于行气、伸筋，治疗痹证多用。没药偏于散血化瘀，治疗血瘀气滞较重之胃痛多用。每日用量3~10克，水煎服，外用适量。注意：①胃弱者慎用。②孕妇及无瘀滞者忌用。

【药名】五灵脂

【简介】活血止痛药。味苦、咸、甘，性温。归肝经。功能活血止痛，化瘀止血。主治：①瘀血阻滞之痛证。②瘀滞出血证。每日用量3~10克，水煎服，宜包煎。注意：①血虚无瘀及孕妇慎用。②"十九畏"认为人参畏五灵脂，一般不宜同用。

【药名】土鳖虫

【简介】活血疗伤药。味咸，性寒。有小毒。归肝经。功能破血逐瘀，续筋接骨。主治：①跌打损伤，筋伤骨折，瘀肿疼痛。②血瘀经闭，产后瘀滞腹痛，积聚痞块。每日用量3~10克，水煎服；研末服，1~1.5克，黄酒送服。外用适量。注意：孕妇忌服。

【药名】自然铜

【简介】活血疗伤药。味辛，性平。归肝经。功能散瘀止痛，接骨疗伤。主治跌打损伤，骨折筋断，瘀肿疼痛。每日用量10~15克，水煎服，入丸、散，醋淬研末服每次0.3克。外用适量。注意：①不宜久服。②凡阴虚火旺，血虚无瘀者慎用。

【药名】苏木

【简介】活血疗伤药。味甘、咸、辛，性平。归心、肝经。功能活血疗伤，祛瘀通经。主治：①跌打损伤，骨折筋伤，瘀滞肿痛。②血滞经闭，产后瘀阻腹痛，痛经，心腹疼痛，痈肿疮毒等。每日用量3~10克，水煎服，外用适量，研末撒敷。注意：月经过多和孕妇忌用。

【药名】骨碎补

【简介】活血疗伤药。味苦，性温。归肝、肾经。功能活血续伤，补肾强骨。主治:①跌打损伤或创伤,筋骨损伤,瘀滞肿痛。②肾虚腰痛脚弱,耳鸣耳聋,牙痛,久泄。每日用量 10~15 克,水煎服,外用适量,研末调敷或鲜品捣敷,亦可浸酒擦患处。注意:阴虚火旺,血虚风燥者慎用。

【药名】血竭

【简介】活血疗伤药。味甘、咸,性平。归肝经。功能活血定痛,化瘀止血,敛疮生肌。主治:①跌打损伤、瘀滞心腹疼痛。②外伤出血。③疮疡不敛。每日用量每次 1~2 克,内服多入丸、散,研末服,外用适量,研末外敷。注意:①无瘀血者不宜用。②孕妇及月经期忌用。

【药名】刘寄奴

【简介】活血疗伤药。味苦,性温。归心、肝、脾经。功能散瘀止痛,疗伤止血,破血通经,消食化积。主治:①跌打损伤,肿痛出血。②血瘀经闭、产后瘀滞腹痛。③食积腹痛、赤白痢疾。每日用量 3~10 克,水煎服,外用适量,研末撒或调敷,亦可鲜品捣烂外敷。注意:孕妇慎用。

【药名】莪术

【简介】破血消癥药。味辛、苦,性温。归肝、脾经。功能破血行气,消积止痛。主治:①癥瘕积聚、经闭及心腹瘀痛。②食积脘腹胀痛。每日用量 3~15 克,水煎服,外用适量。注意:孕妇及月经过多者忌用。

【药名】三棱

【简介】破血消癥药。味辛、苦,性平。归肝、脾经。功能破血行气,消积止痛。主治病证与莪术基本相同,常相须为用。然三棱偏于破血,莪术偏于破气。每日用量 3~10 克,水煎服。注意:孕妇及月经过多忌用。

【药名】水蛭

【简介】破血消癥药。味咸、苦,性平。有小毒。归肝经。功能破血通经,逐瘀消癥。主治:①血瘀经闭,癥瘕积聚。②跌打损伤,心腹疼痛。每日用量 1.5~3 克,水煎服;0.3~0.5 克,研末服,以入丸、散或研末服为宜。注意:孕妇及月经过多者忌用。

【药名】虻虫

【简介】破血消癥药。味苦,性微寒。有小毒。归肝经。功能破血逐瘀,散积消癥。主治:①血瘀经闭,癥瘕积聚。②跌打损伤,瘀滞肿痛。每日用量

1~1.5克,水煎服;0.3克,研末服。注意:孕妇及体虚无瘀、腹泻者忌用。

（十二）化痰止咳中药

【药名】天南星

【简介】温化寒痰药。味苦、辛,性温。有毒。归肺、肝、脾经。功能燥湿化痰,祛风解痉;外用散结消肿。主治:①湿痰,寒痰证。②风痰眩晕、中风、癫痫、破伤风。③痈疽肿痛,蛇虫咬伤。每日用量3~10克,水煎服,多制用。外用适量。注意:阴虚燥痰及孕妇忌用。

【药名】禹白附

【简介】温化寒痰药。味辛、甘,性温。有毒。归胃、肝经。功能燥湿化痰,祛风止痉,止痛,解毒散结。主治:①中风痰壅,口眼㖞斜、惊风癫痫、破伤风。②痰厥头痛、眩晕。③瘰疬痰核,毒蛇咬伤。每日用量3~5克,水煎服;0.5~1克,研末服。注意:①本品辛温燥烈,阴虚血虚动风或热盛动风者、孕妇均不宜用。②生品一般不内服。

【药名】白芥子

【简介】温化寒痰药。味辛,性温。归肺、胃经。功能温肺化痰,利气,散结消肿,通络止痛。主治:①寒痰喘咳,悬饮。②阴疽流注,肢体麻木,关节肿痛。每日用量3~6克,水煎服,外用适量,研末调敷,或作发泡用。注意:①本品辛温走散,耗气伤阴,久咳肺虚及阴虚火旺者忌用。②消化道溃疡、出血者及皮肤过敏者忌用。③每日用量不宜过大。

【药名】白前

【简介】温化寒痰药。味辛、苦,性微温。归肺经。功能降气化痰。主治咳嗽痰多,气喘,痰湿或寒痰阻肺,肺气失降者为宜。每日用量3~10克,水煎服,或入丸、散。

【药名】皂荚

【简介】温化寒痰药。味辛、咸,性温。有小毒,归肺、大肠经。功能祛顽痰,通窍开闭,祛风杀虫。主治:①顽痰阻肺,咳喘痰多。②中风、痰厥、癫痫、喉痹痰盛。每日用量1~1.5克,研末服;亦可入汤剂,1.5~5克。外用适量。注意:①内服剂量不宜过大,以免引起呕吐、腹泻。②辛散走窜之性强,非顽痰、实体壮者慎用。③孕妇、气虚阴亏及有出血倾向者忌用。

【药名】竹沥

【简介】清化热痰药。味甘,性寒。归心、肺、肝经。功能清热豁痰,定惊利窍。主治:①痰热咳喘。②中风痰迷,惊痫癫狂。每日用量30~50克,内服,冲服。本品不能久藏,但可熬膏瓶贮,称竹沥膏。注意:本品性寒滑,对寒痰及便溏者忌用。

【药名】天竺黄

【简介】清化热痰药。味甘,性寒。归心、肝经。功能清热化痰,清心定惊。主治:①小儿惊风,中风癫痫,热病神昏。②痰热咳喘。每日用量3~6克,水煎服,研粉冲服,每次0.6~1克。

【药名】前胡

【简介】清化热痰药。味苦、辛,性微寒。归肺经。功能降气化痰,疏散风热。主治:①痰热咳喘。②风热咳嗽。每日用量6~10克,水煎服,或入丸、散。

【药名】海蛤壳

【简介】清化热痰药。味咸,性寒。归肺、胃经。功能清肺化痰,软坚散结。主治:①肺热,痰热咳喘。②瘿瘤、痰核。此外,本品可用于水气浮肿,小便不利及胃痛泛酸之证。研末外用,可收涩敛疮,治湿疮、烫伤。每日用量10~15克,水煎服,蛤粉宜包煎。

【药名】海藻

【简介】清化热痰药。味咸,性寒。归肝、肾经。功能消痰软坚,利水消肿。主治:①瘿瘤、瘰疬、睾丸肿痛。②痰饮水肿。每日用量10~15克,水煎服。注意:反甘草。

【药名】昆布

【简介】清化热痰药。味咸,性寒。归肝、肾经。功能消痰软坚,利水消肿。主治同海藻,常与海藻相须而用。每日用量6~12克,水煎服。

【药名】葶苈子

【简介】止咳平喘药。味苦、辛,性大寒。归肺、膀胱经。功能泻肺平喘,利水消肿。主治:①痰涎壅盛,喘息不得平卧。②水肿,悬饮,胸腹积水,小便不利。每日用量5~10克,水煎服,研末服,3~6克。

【药名】白果

【简介】止咳化痰药。味甘、苦、涩,性平。有毒。归肺经。功能敛肺化痰定喘,止带缩尿。主治:①哮喘痰嗽。②带下,白浊,尿频,遗尿。每日用量5~10克,水煎服,捣碎。注意:①本品有毒,不可多用,小儿尤当注意。②过食白果可致中毒,出现腹痛、吐泻、发热、发绀以及昏迷、抽搐,严重者可呼吸麻痹而死亡。

（十三）安神中药

【药名】磁石

【简介】重镇安神药。味咸,性寒。归心、肝、肾经。功能镇惊安神,平肝潜阳,聪耳明目,纳气平喘。主治:①心神不宁,惊悸,失眠,癫痫。②头晕目眩。③耳鸣耳聋,视物昏花。④肾虚气喘。每日用量9~30克,水煎服,宜打碎先煎;每次1~3克,入丸、散。注意:①因吞服后不易消化,如入丸、散,不可多服。②脾胃虚弱者慎用。

【药名】琥珀

【简介】重镇安神药。味甘,性平。归心、肝、膀胱经。功能镇惊安神,活血散瘀,利尿通淋。主治:①心神不宁,心悸失眠,惊风,癫痫。②痛经经闭,心腹刺痛,癥瘕积聚。③淋证,癃闭。此外,本品亦可用于疮痈肿毒,内服能活血消肿,外用可生肌敛疮。每日用量每次1.5~3克,研末冲服,或入丸、散,外用适量,不入煎剂,忌火煅。

（十四）平肝息风中药

【药名】珍珠母

【简介】平肝潜阳药。味咸,性寒。归肝、心经。功能平肝潜阳,镇惊安神,清肝明目。主治:①肝阳上亢,头晕目眩。②惊悸失眠,心神不宁。③目赤翳障,视物昏花。此外,本品用治湿疮瘙痒,溃疡久不收口,口疮等症。每日用量10~25克,水煎服,宜打碎先煎。或入丸、散剂,外用适量。注意:本品属镇降之品,故脾胃虚寒者,孕妇慎用。

【药名】珍珠

【简介】息风止痉药。味甘、咸,性寒。归心、肝经。功能安神定惊,明目消翳,解毒生肌。主治:①心神不宁,心悸失眠。②惊风,癫痫。③目赤翳障,视物不清。④口内诸疮,疮疡肿毒,溃久不敛。此外,本品亦可用治皮肤色斑。每日用量0.1~0.3克,内服入丸、散用,外用适量。

【药名】羚羊角

【简介】息风止痉药。味咸,性寒。归肝、心经。功能平肝息风,清肝明目,清热解毒。主治:①肝风内动,惊痫抽搐。②肝阳上亢,头晕目眩。③肝火上炎,目赤头痛。④温热病壮热神昏,热毒发斑。每日用量1~3克,水煎服,宜单煎2小时以上。磨汁或研粉服,每次0.3~0.6克。注意:本品性寒,脾虚慢惊者忌用。

【药名】牛黄

【简介】息风止痉药。味甘,性凉。归心、肝经。功能化痰开窍,凉肝息风,清热解毒。主治:①热病神昏。②小儿惊风,癫痫。③口舌生疮,咽喉肿痛,牙痛,痈疽疔毒。每日用量:每次0.15~0.35克,入丸、散剂,外用适量,研末敷患处。注意:①非实热证不宜用。②孕妇慎用。

【药名】全蝎

【简介】息风止痉药。味辛,性平。有毒。归肝经。功能息风镇痉,攻毒散结,通络止痛。主治:①痉挛抽搐。②疮疡肿毒,瘰疬结核。③风湿顽痹。④顽固性偏正头痛。每日用量3~6克,水煎服;每次0.6~1克,研末吞服,外用适量。注意:①本品有毒,每日用量不宜过大。②孕妇慎用。

【药名】蜈蚣

【简介】息风止痉药。味辛,性温。有毒。归肝经。功能息风镇痉,攻毒散结,通络止痛。主治:①痉挛抽搐。②疮疡肿毒,瘰疬结核。③风湿顽痹。④顽固性头痛。每日用量3~5克,水煎服;每次0.6~1克,研末冲服,外用适量。注意:①本品有毒,每日用量不宜过大。②孕妇忌用。

【药名】僵蚕

【简介】息风止痉药。味咸、辛,性平。归肝、肺、胃经。功能祛风定惊,化痰散结。主治:①惊痫抽搐。②风中经络,口眼㖞斜。③风热头痛,目赤,咽痛,风疹瘙痒。④痰核,瘰疬。每日用量5~9克,水煎服;每次1~1.5克,研末吞服,散风热宜生用,其他多制用。

(十五)开窍中药

【药名】麝香

【简介】开窍醒神药。味辛,性温。归心、脾经。功能开窍醒神,活血通经,消肿止痛。主治:①闭证神昏。②疮疡肿毒,瘰疬痰核,咽喉肿痛。③血瘀经闭,癥瘕,心腹暴痛,头痛,跌打损伤,风寒湿痹。④难产,死胎,胞衣不下。每日用量每次 0.03~0.1 克,入丸、散,外用适量,不宜入煎剂。注意:孕妇禁用。

【药名】冰片

【简介】开窍醒神药。味辛、苦,性微寒。归心、脾,肺经。功能开窍醒神,清热止痛。主治:①闭证神昏。②目赤肿痛,喉痹口疮。③疮疡肿痛,疮溃不敛,水火烫伤。每日用量每次 0.15~0.3 克,入丸、散。外用适量,研粉点敷患处。注意:①不宜入煎剂。②孕妇慎用。

【药名】苏合香

【简介】开窍醒神药。味辛,性温。归心、脾经。功效开窍醒神,辟秽,止痛。主治:①寒闭神昏。②胸腹冷痛,满闷。此外,本品可温通散寒,可用苏合香丸溶于乙醇中涂敷冻疮患处。每日用量 0.3~1 克,入丸、散,外用适量,不入煎剂。

(十六)补虚中药

【药名】白扁豆

【简介】补气药。味甘,性微温。归脾、胃经。功能补脾和中,化湿。主治:①脾虚湿滞,食少、便溏或泄泻。②暑湿吐泻。每日用量 10~15 克,水煎服。

【药名】绞股蓝

【简介】补气药。味甘、苦,性寒。归脾、肺经。功能益气健脾,化痰止咳,清热解毒。主治:①脾虚证。②肺虚咳嗽证。此外,本品可用于肿瘤而有热毒之证。每日用量 10~20 克,水煎服。

【药名】红景天

【简介】补气药。味甘,性寒。归脾、肺经。功能健脾益气,清肺止咳,活血化瘀。主治:①脾气虚证。②肺阴虚肺热咳嗽。此外,本品用于跌打损伤等瘀血证。每日用量 6~12 克,水煎服。

【药名】饴糖

【简介】补气药。味甘,性温。归脾、胃、肺经。功能补益中气,缓急止痛,润肺止咳。主治:①中虚脘腹疼痛。②肺燥咳嗽。每日用量每次 15~20 克,入汤剂须烊化冲服。注意:本品有助湿壅中之弊,湿阻中满者不宜服。

【药名】仙茅

【简介】补阳药。味辛,性热。有毒。归肾、肝经。功能温肾壮阳,祛寒除湿。主治:①肾阳不足,命门火衰之阳痿精冷、小便频数。②腰膝冷痛,筋骨痿软无力。此外,本品用治肝肾亏虚。每日用量5~15克,水煎服,或酒浸服,亦入丸、散。注意:①阴虚火旺者忌服。②燥烈有毒,不宜久服。

【药名】蛤蚧

【简介】补阳药。味咸,性平。归肺、肾经。功能补肺益肾,纳气平喘,助阳益精。主治:①肺虚咳嗽、肾虚作喘、虚劳喘咳。②肾虚阳痿。每日用量5~10克,水煎服,研末每次1~2克,日三次;浸酒服用1~2对。注意:风寒或实热咳喘忌服。

【药名】核桃仁

【简介】补阳药。味甘,性温。归肾、肺、大肠经。功能补肾温肺,润肠通便。主治:①肾阳虚衰,腰痛脚弱,小便频数。②肺肾不足之虚寒喘咳及肺虚久咳、气喘。③肠燥便秘。每日用量10~30克,水煎服。注意:阴虚火旺、痰热咳嗽及便溏者不宜服用。

【药名】鹿茸

【简介】补阳药。味甘、咸,性温。归肾、肝经。功能补肾阳,益精血,强筋骨,调冲任,托疮毒。主治:①肾阳虚衰,精血不足证。②肾虚骨弱,腰膝无力或小儿五迟。③妇女冲任虚寒,崩漏带下。④疮疡久溃不敛,阴疽疮肿内陷不起。每日用量1~2g,研末吞服,或入丸、散。注意:①服用本品宜从小量开始,缓缓增加,不可骤用大量,以免阳升风动,头晕目赤,或伤阴动血。②凡发热者均当忌服。

【药名】紫河车

【简介】补阳药。味甘、咸,性温。归肺、肝、肾经。功能补肾益精,养血益气。主治:①阳痿遗精、腰酸、头晕、耳鸣。②气血不足诸证。③肺肾两虚之咳喘。每日用量1.5~3克,研末装胶囊服,也可入丸、散。

【药名】沙苑子

【简介】补阳药。味甘,性温。归肝、肾经。功能补肾固精,养肝明目。主治:①肾虚腰痛、阳痿遗精、遗尿尿频、白带过多。②目暗不明、头昏目花。每日用量10~20克,水煎服。注意:本品为温补固涩之品,阴虚火旺及小便不利者忌服。

【药名】益智仁

【简介】补阳药。味辛,性温。归肾、脾经。功能暖肾固精缩尿,温脾开胃摄唾。主治:①下元虚寒遗精、遗尿、小便频数。可以本品暖肾固精缩尿,补益之中兼有收涩之性。②脾胃虚寒,腹痛吐泻及口涎自流。脾主运化,在液为涎,肾主闭藏,在液为唾,脾肾阳虚,统摄无权,多见涎唾。每日用量 3~10克,水煎服。

【药名】龙眼肉

【简介】补血药。味甘,性温。归心、脾经。功能补益心脾,养血安神。主治:惊悸怔忡,失眠健忘,食少体倦,以及脾虚气弱,便血崩漏等。每日用量 10~25 克;大剂量 30~60 克,水煎服。注意:湿盛中满或有停饮、痰、火者忌服。

【药名】黄精

【简介】补阴药。味甘,性平。归脾、肺、肾经。功能补气养阴,健脾,润肺,益肾。主治:①阴虚肺燥,干咳少痰及肺肾阴虚的劳嗽久咳。②脾虚阴伤证。③肾精亏虚,内热消渴。每日用量 9~15 克,水煎服。

【药名】女贞子

【简介】补阴药。味甘、苦,性凉。归肝、肾经。功能滋补肝肾,乌须明目。主治肝肾阴虚证。每日用量 6~12 克,水煎服。入丸剂为佳。因主要成分齐墩果酸不易溶于水,故以入丸剂为佳。本品以黄酒拌后蒸制,可增强滋补肝肾作用,并使苦寒之性减弱,避免滑肠。

(十七)收敛中药

【药名】五倍子

【简介】敛肺涩肠药。味酸、涩,性寒。归肺、大肠、肾经。功能敛肺降火、止咳止汗,涩肠止泻,固精止遗,收敛止血,收湿敛疮。主治:①咳嗽,咯血。②自汗,盗汗。③久泻,久痢。④遗精,滑精。⑤崩漏,便血痔血。⑥湿疮,肿毒。每日用量 3~9 克,水煎服,入丸、散服,每次 1~1.5 克。注意:湿热泻痢者忌用。

【药名】石榴皮

【简介】止泻药。味酸、涩,性温。归大肠经。功能涩肠止泻,杀虫,收敛止血。主治:①久泻,久痢。②虫积腹痛。③崩漏,便血。此外,本品可用于遗精、带下等证。每日用量3~10克,水煎服。

【药名】禹余粮
【简介】止泻药。味甘、涩,性平。归胃经。功能涩肠止泻,收敛止血,止带。主治:①久泻,久痢。②崩漏,便血。③带下。每日用量10~20克,水煎服。注意:孕妇慎用。

【药名】诃子
【简介】止泻药。味苦、酸、涩,性平。归肺、大肠经。功能涩肠止泻,敛肺止咳,利咽开音。主治:①久泻,久痢。②久咳,失音。每日用量3~10克,水煎服。注意:凡外有表邪、内有湿热积滞者忌用。

【药名】赤石脂
【简介】止泻药。味甘、涩,性温。归大肠、胃经。功能涩肠止泻,收敛止血,敛疮生肌。主治:①久泻,久痢。②崩漏,便血。③疮疡久溃。每日用量10~20克,水煎服。注意:①湿热积滞泻痢者忌服。②孕妇慎用。③畏官桂。

【药名】椿皮
【简介】固精缩尿止带药。味苦、涩,性寒。归大肠、肝经。功能清热燥湿,收敛止带,止泻,止血。主治:①赤白带下。②久泻久痢,湿热泻痢。③崩漏经多,便血痔血。此外,本品内服治蛔虫腹痛;外洗治疥癣瘙痒。每日用量6~9克,水煎服,外用适量。注意:脾胃虚寒者慎用。

【药名】覆盆子
【简介】固精缩尿止带药。味甘、酸,性微温。入肝、肾经。功能固精缩尿,益肝肾明目。主治:①遗精滑精、遗尿尿频。②肝肾不足,目暗不明。每日用量5~10克,水煎服。

第六章
应掌握的中医诊法

正确的诊断是正确治疗的前提。由于社会历史条件的差异,中医诊断学也具有独特的民族特色,相比较于西医诊断学除了视、触、叩、听之外,更重要的是生化检查、物理诊断等打开黑箱的方法,中医学仍然主要保留着四诊探病的朴素有效的方式。只有获得疾病本质的理论认识,才能对病证做出诊断,并以此诊断去指导治疗疾病。中医诊断学即是遵循中医学"司外揣内"基本原理,以脏腑、经络的气血阴阳为研究对象,通过望、闻、问、切四诊合参方式,观察外表的病理现象,推测内脏的脏腑变化,从而使治疗的方式有的放矢。

第一节 入门应会

一、问　诊

问诊是医生通过对病人或陪诊者进行有目的询问,以了解病情的方法。一是要问起病情况,包括一般情况、主诉、现病史(发病情况、起病过程、诊治经过、现在症状)、既往史、个人生活史、家族史。二是问现在症状,包括询问病人就诊时所感受到的痛苦和不适,以及与病情有关的全身情况。现在症状,是辨证的重要依据,是重要的病情资料。

(一)问寒热

问寒热是询问病人有无怕冷或发热的感觉。寒指病人自觉怕冷的感觉,临床上有恶风、恶寒和畏寒之分。恶风是病人遇风觉冷,避之可缓,多见于伤风;恶寒是病人自觉怕冷,多加衣被或近火取暖仍不能解,多见于实寒证;畏寒,是病人自觉怕冷,多加衣被或近火取暖能够缓解,多见于虚寒证。热指发热,包括病人体温升高,或体温正常而病人自觉全身或局部发热。

【名称】恶寒发热
【释义】病人恶寒与发热同时出现。肌表失煦,则恶寒;正气奋起抗邪,正邪相争则发热。多见于外感表证。

【分型】根据恶寒发热的轻重不同和有关兼证,分三种类型。①恶寒重,发热轻者,属表寒证,为外感寒邪所致。②发热重,恶寒轻者,属表热证,为外感热邪所致。③发热轻,恶风自汗者,属伤风表证,为外感风邪所致。

【名称】但寒不热

【释义】病人只感寒冷而不发热。多因素体阳虚,不能温煦肌表,或寒邪直接侵袭,损伤机体阳气所致。多见于里寒证。

【分型】根据发病的缓急和有关兼症,分两种类型。①久病畏寒,脉沉迟无力者,属里虚寒证。②新病恶寒,脘腹或其他局部冷痛剧烈,脉沉迟有力者,属里实寒证。因寒邪直接侵入体内,郁遏阳气,肌体失于温煦。

【名称】壮热

【释义】高热(体温 39℃以上)持续不退,不恶寒只恶热,常兼有口渴、面赤、汗大出、脉洪大等症(四大症)。

【分型】多见于外感温热病气分阶段(病在胸、膈、胃肠、胆等)。

【名称】潮热

【释义】按时发热或按时热甚,发热如潮汐之有定时。

【分型】①日晡潮热是日晡(下午 3~5 时,申时)之时发热明显,或热势更甚,又称阳明潮热,见于胃肠燥热内结(阳明腑实证)。②湿温潮热是午后热甚,伴身热不扬(即肌肤初扪之不觉很热,但扪之稍久即感灼手),脘痞身重,舌红苔腻等,见于湿温病,因湿邪困阻,热难透达,湿遏热伏。③阴虚潮热是午后或入夜低热,有热自骨内向外蒸发的感觉,兼有颧红,盗汗等,见于阴虚证。

【名称】微热

【释义】轻度发热,热势偏低,多在 37~38℃之间。

【分型】常见于某些内伤病和温热病的后期。长期微热见于阴虚潮热、气虚发热、小儿夏季热,伴烦渴、多尿、无汗,到秋季自愈。

【名称】寒热往来

【释义】指恶寒与发热交替发作。多见于半表半里证。

【分型】分为两种类型。①寒热往来无定时指病人时冷时热,一日发作多次而无时间规律,多见于少阳病。②寒热往来发有定时指恶寒与战栗交替发作,每日或二、三日发作一次,发有定时,兼头痛剧烈、口渴、多汗等症状,多常见于疟疾。

(二)问汗

【名称】汗出

【释义】生理汗出指正常人在体力活动、进食辛辣、气候炎热、衣被过厚、情绪激动等情况下可见汗出。病理汗出指当汗出而无汗,不当汗出而汗多,或仅见身体的某一局部汗出,属病理现象。

【分型】①有汗无汗:表证无汗多属外感寒邪所致的伤寒表实证(表寒证);里证无汗指当汗出时而不出汗,见于久病、里证患者;表证有汗多属外感风邪所致的中风表虚证,或为外感风热所致的表热证;里证有汗为外邪入里,成为里热证,或因其他原因导致里热炽盛。②特殊汗出:自汗指病人醒时经常汗出,活动尤甚。盗汗指病人睡时汗出,醒则汗止,兼见潮热、颧红等症,属阴虚。绝汗(脱汗)指在病情危重的情况下,出现大汗不止的症状。战汗指病人先恶寒战栗而后汗出,为疾病发展的转折点,见于伤寒或温病,因邪伏不去,一旦正气来复,正邪剧争所致;汗出热退,脉静身凉为邪去正复,疾病向愈,汗出热不退,烦躁不安为恶化。冷汗指所出之汗有冷感,为阳气虚或惊吓所致。热汗指所出之汗有热感,为里热蒸迫所致。黄汗指汗出沾衣,色如黄柏汁,为风湿热邪交蒸所致。③局部汗出:有些病人的出汗异常,仅表现于身体的某些局部。头汗指病人仅头部或头颈部出汗较多,又称为"但头汗出";多因上焦邪热或中焦湿热上蒸,或病危虚阳上越所致,或进食辛辣之品,热蒸于头部。半身汗指病人仅半侧身体有汗,或为左侧、或为右侧、或为下半身,另一侧则经常无汗者;因患侧(无汗一侧)经络阻闭,气血运行不周所致,可见于中风、痿证、截瘫等病人。手足心汗即病人手足心出汗较多。微汗出为生理现象,汗出量多为病理现象,与脾胃有关,脾主四肢,手足为诸阳之本,脾胃有病,运化失常,津液旁达四肢,而手足心汗出。心胸汗指心胸部位易出汗或汗出较多,见于心脾两虚或心肾不交。阴汗指外生殖器及其周围汗出的症状,为下焦湿热郁蒸所致。

(三)问疼痛

疼痛是一种警戒信号,对机体的正常生命活动有保护作用,导致病人就诊。

【名称】头痛

【释义】指整个头部或头的某一部位疼痛的症状。

【分型】①根据头痛部位确定病在哪一经：头痛连项背、颈项不利属太阳经（太阳经与督脉行于头后）；两侧头痛者属少阳经（手足少阳经行于头之两侧）；前额连眉棱骨痛者属阳明经（足阳明经与任脉行于头前）；巅顶痛者属厥阴经（厥阴肝经上通巅顶）。②辨头痛之虚、实：实证发病急，疼痛剧烈，痛无休止，外感六淫、瘀血、积虫等；虚证发病缓，疼痛轻，时痛时止，气血阴精亏损。③根据病因不同分型：头痛项强，遇寒加重多为感受风寒；头痛伴面赤，咽喉痛多为感受风热；头重如裹，肢体困倦多为感受风湿；头痛绵绵，遇劳则甚多属气虚；头痛眩晕，面白无华多属血虚；头脑空痛，腰膝酸软多属肾虚。

【名称】胸痛

【释义】指胸部某一部位疼痛的症状。

【分型】①左胸心前区憋闷、疼痛，痛引肩背为胸痹心痛。②胸痛掣背，面色青灰，手足青至节为真心痛。③胸痛，壮热，喘促，鼻煽多属肺热。④胸痛，伴盗汗、潮热、颧赤等多属肺阴虚。⑤胸痛，伴壮热、咳吐脓血腥臭痰为肺痈。

【名称】胁痛

【释义】指胁的一侧或两侧疼痛的症状。

【分型】①胁胀痛易怒，脉弦多为肝气郁结。②胁灼痛，伴面红目赤多属肝胆火盛。③胸胁胀满，口苦，苔黄腻多属肝胆湿热。④胁痛，咳唾引痛，患侧肋间饱满多属悬饮。

【名称】胃脘痛

【释义】指上腹部、剑突下，胃之所在部位疼痛的症状。

【分型】①胃脘冷痛，得热痛减为寒邪犯胃。②胃脘胀痛，嗳气酸腐为伤食。③胃脘胀痛连胁，善太息为肝气犯胃。④胃脘灼痛，消谷善饥，口臭便秘为胃火炽盛，津液损伤。⑤胃脘刺痛，痛有定处为胃腑血瘀。⑥胃脘灼痛，饥不欲食，舌红少苔为胃阴虚。

【名称】腹痛

【释义】指剑突下至耻骨毛际以上（胃脘所在部位除外）的腹部疼痛或其中某一部位疼痛的症状。

【分型】①大腹隐痛，喜暖喜按，便溏为脾胃虚寒。②少腹冷痛拘急，牵引阴部为寒凝肝脉。③右下腹拒按、疼痛多为肠痈。④全腹压痛、反跳痛为热毒弥漫。

【名称】腰痛

【释义】腰部两侧或腰背正中疼痛的症状。

【分型】①腰部冷痛沉重,阴雨天加重为寒湿腰痛。②腰部绵绵作痛,酸软无力为肾虚;腰刺痛,固定不移,不能转侧俯仰为瘀血阻络或腰椎病变。

【名称】四肢痛

【释义】指四肢的肌肉、筋脉关节等部位疼痛的症状。

【分型】①肢体关节游走性疼痛为风痹(行痹)。②肢体关节痛剧,发凉为寒痹(痛痹)。③肢体关节疼痛,沉重不移为湿痹(着痹)。④肢体关节酸痛为脾胃虚损(水谷精微不能达于四末)。⑤足跟或胫膝酸痛为肾虚。

(四)问头身胸腹

指问头身胸腹除疼痛以外的其他不适或异常。

【名称】头晕

【释义】患者自觉头脑有眩晕之感,轻者闭目自止,病重者感觉自身或景物旋转,站立不稳。

【分型】①头晕而胀,烦躁易怒,舌红,脉弦数者为肝火上炎或肝阳上亢。②头晕胀痛,耳鸣,腰膝酸软,遗精,舌红少苔,脉弦细为肾虚精亏。③头晕面白,神疲体倦,舌淡,脉弱为气血亏虚。④头晕且重,如物缠裹,胸闷呕恶,舌苔白腻者为痰湿内阻。⑤外伤后头晕刺痛者为瘀血阻滞,脉络不通。

【名称】胸闷

【释义】胸部有痞塞满闷之感,谓之胸闷,或称胸痞。

【分型】①胸闷、心悸、气短者为心气不足、心阳不足。②胸闷痰多者为痰饮内停。③胸闷气喘,少气不足以息为肺气虚或肾气虚。

【名称】心悸

【释义】病人自觉心跳不安的症状。多是心神或心脏病变的反映。

【分型】①由于受惊而致心悸,或心悸易惊,恐惧不安者,称为惊悸;常由外因所引起,多时发时止,病情较轻,心之用病。②心跳剧烈,上至心胸,下至脐腹者,谓之怔忡;常是惊悸的进一步发展,多由内因所引起,劳累即发,持续时间较长,其病情较重,心之体病。

【名称】胁胀

【释义】胁的一侧或两侧有胀满不舒的感觉,称为胁胀。多见于肝胆病变。

【分型】①胁胀易怒，多为情志不舒，肝气郁结。②胁胀口苦，舌苔黄腻，多属肝胆湿热。

【名称】脘痞
【释义】患者自觉胃脘部胀闷不舒，谓之脘痞，或称脘胀，脘痞是脾胃病变的反映。
【分型】①脘痞，嗳腐吞酸者为食积胃脘。②脘痞，食少，便溏者为脾胃虚弱。③脘痞，饥不欲食，干呕为胃阴亏虚。

【名称】腹胀
【释义】患者自觉腹部胀满痞塞不舒，如物支撑，称为腹胀。
【分型】①喜按属虚，多因脾胃虚弱，失于健运所致。②拒按属实，多因食积胃肠，或实热内结，阻塞气机而引起。③腹胀如鼓，皮色苍黄，腹壁青筋暴露者为臌胀。

【名称】身重
【释义】身体有沉重酸困的感觉，谓之身重，本症大多与肺、脾二脏病变有关。
【分型】①身重、浮肿为水湿泛溢肌肤。②身重，嗜卧，疲乏为脾气虚。

【名称】麻木
【释义】患者肌肤感觉减退，甚至消失，谓之麻木，亦称不仁。
【分型】常见证型有气血亏虚，肝风内动，湿痰瘀血阻络。

（五）问耳目

肾开窍于耳，手足少阳经脉分布于耳，耳为宗脉之所聚；肝开窍于目，目为五脏六腑精气所注之处，可了解肝、胆、肾、三焦和其他脏腑的病变。

【名称】耳鸣
【释义】患者自觉耳内鸣响，如闻蝉鸣，或如潮声，妨碍听觉的，称为耳鸣。
【分型】①突发耳鸣，声大如蛙聒，或如潮声，按之鸣声不减者，多因肝胆火盛，上扰清窍所致。②渐觉耳鸣，声音细小，如闻蝉鸣，按之鸣声减轻或暂止者，常是肝肾阴虚，肝阳上扰所致；或由肾虚精亏，髓海不充，耳失所养而成。

【名称】耳聋

【释义】患者有不同程度的听力减退,甚至听觉丧失,不闻外声,谓之耳聋,亦称耳闭。

【分型】①一般耳暴聋者,多属实证,常因肝胆火扰、肝阳上亢、痰火壅结、气血瘀阻、风邪上袭、药物中毒。②久病耳渐聋者,多属于虚证,多因肾精亏虚、肝血不足、肝阴不足,脾虚清阳不升。③年老耳渐聋者,一般是生理现象,多是精衰气虚之故。

【名称】重听

【释义】听力减退,听音不清,声音重复,称为重听。

【分型】①日久渐致重听,以虚证居多,常因肾之精气虚衰,耳窍失荣所致,多见于年老体衰的患者。②耳骤发重听,以实证居多,常见原因是痰浊上蒙,或风邪上袭耳窍。

【名称】耳胀、耳闭

【释义】耳胀指自觉耳内胀闷不适的症状;耳闭指耳内胀闷且有堵塞感,听力减退的症状。

【分型】风邪侵袭,经气痞塞,痰湿蕴结于耳,或邪毒滞留,气血痰阻所致。

【名称】目痒

【释义】指眼睑、眦内或目珠有痒感,轻者揉拭则止,重者极痒难忍。

【分型】①两目痒如虫行,畏光流泪,并有灼热之感,是肝经风火上扰所致。②若两目微痒而势缓者,多属血虚,目失濡养所致。

【名称】目痛

【释义】单目或双目疼痛,谓之目痛。

【分型】一般痛剧者,多属实证;痛微者,多属虚证。①目痛难忍,兼面红目赤,口苦,烦躁易怒为肝火上炎。②目赤肿痛,羞明眵多为风热之邪上行。③目微赤微痛,时痛时止,并感干涩为阴虚火旺。

【名称】目眩

【释义】视物旋转动荡,如在舟车之上,或眼前如有蚊蝇飞动之感,谓之目眩,或称眼花。

【分型】①风火上扰清窍,或痰湿上蒙清窍所引起的目眩属实,多兼有面赤、头胀、头痛、头重等邪壅于上的征象。②美尼尔,常伴有胸闷、恶心、头晕、肢麻,苔腻,为痰湿上蒙所致。③气虚、血虚、阴精不足,以致目窍失于充养所致的目眩属虚,常伴有神疲、气短或头晕、耳鸣等虚性征象,多见于年老体弱,或久病体衰之人。

【名称】视物不清

【释义】视物模糊,不清晰。

【分型】①视物昏暗不明,模糊不清,称为目昏,多见于久病、虚证、老年人。②若白昼视力正常,每至黄昏视物不清,如雀之盲,则称雀盲,或称雀目、鸡盲、夜盲,多见于肝虚。③视一物成二物而不清,谓之歧视,或称视歧。

（六）问睡眠

【名称】失眠

【释义】失眠又称"不寐",临床上指病人经常不易入睡,或睡后易醒,难以复睡,或时惊醒睡不安宁,甚至彻夜不眠。阳不入阴,心神不安是其病理表现。

【分型】①虚证多属心肝血虚、阴虚火旺、心胆气虚。②实证多属心火、肝火、痰热、食积、瘀血等。

【名称】嗜睡

【释义】嗜睡又称"多眠"。临床上指病人精神疲倦,睡意很浓,经常不自主地入睡。阳虚阴盛,阳不出阴是其病理表现。

【分型】①头目昏沉、身重脘闷、苔腻脉濡为痰湿困脾。②饭后困倦易睡,兼见食少纳呆、少气乏力为脾气虚弱。③极度衰惫,神志朦胧,困倦易睡,肢冷脉微为心肾阳衰。④昏睡谵语,身热夜甚,或发斑疹,舌绛脉数为温病热入营血。

（七）问饮食与口味

【名称】口不渴饮

【释义】指口不渴,亦不欲饮;提示津液未伤。

【分型】见于寒证、湿证病人,亦可见于虽非寒证而体内亦无明显热邪的病人。

【名称】口渴欲饮

【释义】病人口干,欲饮水,饮水则舒,提示津液耗伤或阳气亏虚,津不上承。

【分型】常见大渴喜饮、渴不多饮。①大渴喜冷饮兼见面赤壮热,烦躁多汗,脉洪大为里热炽盛;大渴喜热饮,但饮量不多,或水入即吐为痰饮内停。②渴不多饮指有口干或口渴感觉,但又不想喝水或饮水不多;是轻度伤津液或津液输布障碍的表现;兼见头身困重,身热不扬,脘闷苔腻为湿热证;兼身热夜甚,心烦不寐,舌红绛为热入营血。

【名称】食欲减退
【释义】又称为"纳呆"或"纳少",即病人进食的欲望减退,甚至不想进食。
【分型】①食少纳呆,兼见消瘦乏力,腹胀便溏,舌淡脉虚为脾胃气虚。②脘闷纳呆,腹胀,兼见头身困重,苔腻脉濡为湿邪困脾。③纳呆少食,脘腹胀闷,嗳腐食臭者为食滞胃脘。

【名称】厌食
【释义】指厌恶食物,甚至恶闻食臭。
【分型】①兼脘腹胀满,舌苔厚腻者,为食滞胃脘。②厌油腻,肢体困重,湿热蕴脾。③厌油腻,胁肋胀痛,口苦泛恶为肝胆湿热。

【名称】消谷善饥
【释义】即病人食欲过于旺盛,进食量多,食后不久即感饥饿。
【分型】①消谷善饥,口臭便干,伴烦躁、口渴、舌红、苔黄厚为胃火亢盛。②消谷善饥,兼多饮、多尿、消瘦为消渴病。③消谷善饥,兼见大便溏泻为胃强脾弱。

【名称】饥不欲食
【释义】病人虽有饥饿感,但不想进食,勉强进食,量亦很少。
【分型】饥不欲食,胃中灼热感,舌红少苔,脉细数为胃阴不足,虚火内扰。

【名称】偏嗜食物或异物
【释义】即病人嗜食某种食物或异物。
【分型】①小儿嗜食生米、泥土,兼见消瘦、腹胀腹痛,脐周有包块按之可移者,属虫积,为饮食不洁,腹内生虫影响脾失运化,机体失养所致。②已婚妇女,嗜酸,停经,恶心,脉滑数冲和者,为妊娠,属生理现象,不为病态。

【名称】口淡
【释义】病人味觉渐退,口中乏味,甚至无味。

【分型】脾胃腐熟运化功能低下,病人食少纳呆,口淡乏味,属脾胃气虚。

【名称】口甜
【释义】病人自觉口中有甜味。
【分型】①口甜而黏腻不爽为湿热蕴脾。②口甜而食少乏力为脾气虚。

【名称】口黏腻
【释义】病人自觉口中黏腻不爽。
【分型】常见分型为痰热内盛、湿热中阻及寒湿困脾。

【名称】口酸
【释义】病人自觉口中有酸味,或泛酸,甚至闻之有酸腐气味。
【分型】①口中泛酸属肝胃蕴热。②口中酸馊为伤食。

【名称】口苦
【释义】病人自觉口中有苦味。
【分型】因苦味入心,心属火,又胆液味苦,故火邪炎上或胆气上泛,皆可使口中味苦,属热证,常见分型为胆火上炎或心火上炎。

【名称】口涩
【释义】病人自觉口中有涩味,如食生柿子的症状。
【分型】常见分型为燥热伤津、脏腑热盛。

【名称】口咸
【释义】病人自觉口中有咸味。
【分型】因咸味入肾,肾主水,肾病及寒水上泛皆可使口中味咸,常见分型为肾病及寒证。

(八)问二便

1. 问大便

大便可了解脾、胃、大肠的病变;另外,脾胃的功能还需肾阳的温煦,所以从大便的情况,还能了解肾脏的盛衰。

【名称】便秘
【释义】大便燥结,排便时间延长,便次减少,或时间虽不延长但排便困难。

【分型】①大便干结,小便短赤,舌红苔黄,脉数为热结便秘,津液不足。②大便艰涩,排出困难,腹中冷痛,四肢不温,舌淡苔白,脉沉迟为寒结便秘。

【名称】泄泻
【释义】大便次数增多,粪便稀薄不成形,甚至呈水样。
【分型】①泻下黄糜而臭或下痢脓血为湿热证。②腹痛肠鸣,泻后痛减,胁胀,每因恼怒紧张而泄泻,脉弦为肝郁乘脾。③厌食,嗳腐,腹痛即泻,泻后痛减为食滞肠胃。

【名称】完谷不化
【释义】大便中夹有未消化的食物。
【分型】①饮食积滞。②脾虚泄泻。③肾虚泄泻。

【名称】溏结不调
【释义】指大便时干时稀的症状。
【分型】肝郁脾虚。

【名称】脓血便
【释义】大便中含有脓血。
【分型】湿热、热毒、疫毒或寒湿等蕴积肠道。

【名称】便血
【释义】指血自肛门排出,包括血随便出,或便黑如柏油样,或单纯下血。
【分型】①远血是先便后血,血色暗红或紫黑,或大便色黑如柏油状,多为胃脘部位出血。②近血是先血后便,便血鲜红,血附在大便表面或于排便前后滴出,多为肛门部位的病变引起,如痔疮。

【名称】排便感觉异常
【释义】指病人排大便时肛门感觉异常。
【分型】①肛门灼热指排便时肛门有灼热感,多为大肠湿热。②里急后重指排便前腹痛,急迫欲便,便时窘迫不畅,肛门重坠,便意频数,多见于痢疾、直肠癌等,为肠道气滞。③排便不爽指排便不通畅,有涩滞难尽之感,多为肝郁乘脾或大肠湿热。④大便失禁为大便不能控制,滑出不禁,甚至便出而不自知。⑤久泻不愈为脾肾阳虚,肛门失约所致。⑥肛门气坠指肛门有下坠感,甚则脱肛,中气下陷。

2. 问小便

小便可了解津液的盛衰、疾病的寒热虚实；与肺、脾、肾、膀胱有关。

【名称】小便频数

【释义】指排尿次数增多，时欲小便。

【分型】①小便频数、短赤而急迫为下焦湿热。②小便频数而色清量多，夜间明显为下焦虚寒。

【名称】尿量异常

【释义】指病人尿量较正常减少或增多。

【分型】①尿量增多常见于虚寒证及消渴病。②尿量减少常见于实热、伤津及水肿。③小便短赤、发热面红为实热证。④尿少浮肿为水肿病。

【名称】尿道涩痛

【释义】排尿时自觉尿道灼热疼痛，小便涩滞不畅。

【分型】①实证多见湿热、结石、瘀血、气滞等阻塞尿路，如淋病。②虚证多为阴虚火旺、中气下陷。

【名称】余溺不尽

【释义】小便之后仍有余溺点滴不净。

【分型】常见分型为肾阳亏虚、湿热阻塞。

【名称】小便失禁

【释义】小便不能随意控制，而自行溢出。

【分型】常见分型为肾气不固、膀胱失约。

【名称】遗尿

【释义】成人或小儿于睡眠中经常不自主地排尿。

【分型】①肾气亏虚。②脾虚气陷。③膀胱虚寒。④肝经湿热下注膀胱。

（九）问经带

妇女有月经、带下、妊娠、产育等生理、病理特点，凡一般疾病引起上述方面的异常改变，均可诊为妇科疾病或与妇科疾病有关。

【名称】月经先期

【释义】连续2个月经周期出现月经提前7天以上。

【分型】①虚证多为脾气虚、肾气虚。②实证多为肝郁化热、阴虚火旺。

【名称】月经后期

【释义】连续2个月经周期出现月经延后7天以上。

【分型】①虚证多为血虚、肾精不足、阳气虚。②实证多为气滞血瘀、寒凝、痰阻。

【名称】月经先后无定期

【释义】月经周期时而提前,时而延后,达7天以上。亦称经期错乱。

【分型】①虚证多为脾肾亏虚,冲任失调。②实证多为肝气郁滞,气机逆乱。

【名称】月经过多

【释义】月经血量较常量明显增多。

【分型】常见证型为血热、气虚、瘀血。

【名称】月经过少

【释义】月经血量较常量明显减少。

【分型】常见证型为血虚、肾气虚、寒凝、血瘀、痰湿阻滞。

【名称】崩漏

【释义】非正常行经期间阴道出血。

【分型】①若来势猛,出血量多者,为崩;势缓而量少,淋漓不断者,为漏。②经色深红有块者,多属热证;经色淡红无块者,多为冲任损伤或中气下陷、脾虚不能统血。

【名称】闭经

【释义】年逾18周岁,月经尚未来潮,或已行经,未受孕、不在哺乳期,而又停经达3个月以上者,称为闭经。

【分型】①虚证多为气血亏虚、肝肾不足、阴虚血燥。②实证多为气滞血瘀、寒凝痰阻。

【名称】经色、经质异常

【释义】指月经颜色、质地异常。

【分型】①经色淡红质稀,为血少不荣。②经色深红质稠,乃血热内炽。③经色紫暗,夹有血块,属寒凝血瘀。

【名称】痛经
【释义】行经时或行经前后,周期性出现小腹疼痛,或痛引腰骶。
【分型】①经前小腹胀痛、行经后痛减者多为实证。②经后小腹隐痛、兼腰部酸痛多为虚证。③行经小腹冷痛、得热痛减多为寒证。

【名称】带下病
【释义】在正常情况下,妇女阴道内有少量无色、无臭的分泌物,谓之带下。若带下量多、淋漓不断,或色质改变,或有臭味,即为带下病。
【分型】①白带指带下色白、量多、质清稀、无臭味,淋漓不绝,多属脾肾阳虚、寒湿下注所致。②黄带指带下色黄、质黏稠、味臭秽,多属湿热下注或湿毒蕴结所致。③赤白带指白带中混有血液,赤白夹杂,多属肝经郁热或湿毒蕴结。

附:十问歌

一问寒热二问汗,三问头身四问便,五问饮食六问胸,七聋八渴俱当辨,
九因脉色察阴阳,十从气味章神见,见定虽然事不难,也须明哲毋招怨。

(张景岳《景岳全书》)

一问寒热二问汗,三问头身四问便,五问饮食六问胸,七聋八渴俱当辨,
九问旧病十问因,再兼服药参机变,妇人尤必问经期,迟速闭崩皆可见,
再添片语告儿科,天花麻疹全占验。

(陈修园《医学实在易》)

二、望　诊

(一)望神

望神是观察人体生命活动的外在表现,即观察人的精神状态和功能状态。神是生命活动的总称,其释义有广义和狭义之分:广义的神是指整个人体生命活动的外在表现,可以说神就是生命;狭义的神乃指人的精神活动,可以说神就是精神。望神应包括这两方面的内容。

神是以精气为物质基础的一种机能,是五脏所生之外荣。望神可以了解

五脏精气的盛衰和病情轻重与预后。望神应重点观察病人的精神、意识、面目表情、形体动作、反应能力等,尤应重视眼神的变化。望神的内容包括得神、失神、假神,此外神气不足、神志异常等也应属于望神的内容。

【名称】得神

【释义】得神又称有神,得神的表现是神志清楚,语言清晰,面色荣润含蓄,表情丰富自然;目光明亮,精彩内含;反应灵敏,动作灵活,体态自如;呼吸平稳,肌肉不削。

【分型】是精充气足神旺的表现。在病中,则虽病而正气未伤,是病轻的表现,预后良好。

【名称】失神

【释义】失神又称无神,失神的表现是精神萎靡,言语不清,或神昏谵语,循衣摸床,撮空理线,或卒倒而目闭口开;面色晦黯,表情淡漠或呆板;目暗睛迷,眼神呆滞;反应迟钝,动作失灵,强迫体位;呼吸气微或喘;周身大肉已脱。

【分型】是精损气亏神衰的表现。病属重笃,预后不良。

【名称】假神

【释义】垂危患者出现的精神暂时好转的假象。

【分型】是阴阳即将离绝的危候,并非佳兆。古人比做"残灯复明""回光返照"。

【名称】神气不足

【释义】它介于有神和无神之间,常见于虚证患者。神气不足的表现为精神不振,健忘困倦,声低懒言,怠惰乏力,动作迟缓等。

【分型】多属心脾两亏、或肾阳不足。神气不足是轻度失神的表现,与失神状态只是程度上的区别。

【名称】神志异常

【释义】是失神的一种表现,但与精气衰竭的失神则有本质上的不同。

【分型】一般包括烦躁不安,以及癫、狂、痫等。烦躁不安,可见于邪热内郁、痰火扰心、阴虚火旺等证。癫病表现为淡漠寡言,闷闷不乐,精神痴呆,喃喃自语,或哭笑无常,多由痰气郁结,阻蔽神明所致,亦有神不守舍,心脾两虚者。狂病多表现为疯狂怒骂,打人毁物,妄行不休,少卧不饥,甚则登高而歌,弃衣而走,多因肝郁化火,痰火上扰神明所致。痫病表现为突然昏倒,口吐涎沫,四肢抽搐,醒后如常,多由肝风夹痰,上窜蒙蔽清窍,或属痰火扰心,引动肝风。

(二)望色

望色是医者观察患者面部颜色与光泽的一种望诊方法。

【名称】常色
【释义】人在正常生理状态时的面部色泽。
【分型】常色又有主色、客色之分。主色是指人终生不改变的基本肤色、面色,我国人民属于黄色人种,一般肤色都呈微黄,所以古人微黄为正色。人与自然环境相应,由于生活条件的变动,人的面色、肤色也相应变化叫做客色。常色与客色的共同特征是:明亮润泽、隐然含蓄。

【名称】病色
【释义】人在疾病状态时的面部颜色与光泽,可以认为除上述常色之外,其他一切反常的颜色都属病色。
【分型】①青色主寒证、痛证、瘀血证、惊风证、肝病。面色青黑或苍白淡青,多属阴寒内盛;面色青灰,口唇青紫,多属心血瘀阻,血行不畅;小儿高热,面色青紫,以鼻柱、两眉间及口唇四周明显,是惊风先兆。②黄色主湿证、虚证。③赤色主热证。实热证满面通红;虚热证仅两颧嫩红;此外,若在病情危重之时,面红如妆者,多为戴阳证,是精气衰竭,阴不敛阳,虚阳上越所致。④白色主虚寒证、血虚证。面色㿠白而虚浮,多为阳气不足;面色淡白而消瘦,多属营血亏损;面色苍白,多属阳气虚脱,或失血过多。⑤黑色主肾虚证、水饮证、寒证、痛证及瘀血证。面黑而焦干,多为肾精久耗,虚火灼阴,目眶周围色黑,多见于肾虚水泛的水饮证;面色青黑,且剧痛者,多为寒凝瘀阻。

(三)望形体姿态

【名称】望形体
【释义】望形体即望人体的宏观外貌,包括身体的强弱胖瘦、体型特征、躯干四肢、皮肉筋骨等。人的形体组织内合五脏,故望形体可以测知内脏精气的盛衰。内盛则外强,内衰则外弱。
【分型】①形体强壮者,多表现为骨骼粗大,胸廓宽厚,肌肉强健,皮肤润泽,反映脏腑精气充实,虽然有病,但正气尚充,预后多佳。②形体衰弱者,多表现为骨骼细小,胸廓狭窄、肌肉消瘦,皮肤干涩,反映脏腑精气不足,体弱易病,若病则预后较差。③肥而食少为形盛气虚,多肤白无华,少气乏力,精神不振。④瘦而食少为脾胃虚弱。

【名称】望姿态

【释义】望姿态主要是观察病人的动静姿态、异常动作及与疾病有关的体位变化。

【分型】①四肢抽搐或拘挛,项背强直,角弓反张,属于痉病,常见于肝风内动之热极生风、小儿高热惊厥、温病热入营血,也常见于气血不足筋脉失养。以手护腹,行则前倾,弯腰屈背,多为腹痛;以手护腰,腰背板直,转动艰难,不得俯仰,多为腰腿痛;行走之际,突然停步,以手护心,不敢行动,多为真心痛;蹙额捧头,多为头痛。②病人畏缩多衣,必恶寒喜暖,非表寒即里寒;病人常欲揭衣被,则知其恶热喜冷,非表热即里热。伏首畏光,多为目疾;仰首喜光,多为热病。阳证多欲寒,欲得见人;阴证则欲得温,欲闭户独处,恶闻人声。③从坐形来看,坐而喜伏,多为肺虚少气;坐而喜仰,多属肺实气逆;但坐不得卧,卧则气逆,多为咳喘肺胀,或为水饮停于胸腹;但卧不耐坐,坐则神疲或昏眩,多为气血双亏或脱血夺气;坐而不欲起者,多为阳气虚;坐卧不安是烦躁之征,或腹满胀痛之故。④从卧式来看,卧时常向外,身轻能自转侧,为阳证、热证、实证;反之,卧时喜向里,身重不能转侧,多为阴证、寒证、虚证;若病重至不能自己翻身转侧时,多是气血衰败已极,预后不良。蜷卧成团者,多为阳虚畏寒,或有剧痛;反之,仰面伸足而卧,则为阳证热盛而恶热。

（四）局部望诊

【名称】望头

【释义】望头部主要是观察头之外形、动态及头发的色质变化及脱落情况。以了解脑、肾的病变及气血的盛衰。

【分型】①望头形:小儿头形过小,伴有智力低下者,多因先天不足,肾精亏虚;头形过大,可因脑积水引起。望小儿头部,尤须诊察颅囟。若小儿囟门凹陷,称为囟陷,是津液损伤,脑髓不足之虚证;囟门高突,称为囟填,多为热邪亢盛,见于脑髓有病;若小儿囟门迟迟不能闭合,称为解颅,是为肾气不足,发育不良的表现。无论大人或小儿,头摇不能自主者,皆为肝风内动之兆。②望发:正常人发多浓密色黑而润泽,是肾气充盛的表现。发稀疏不长,是肾气亏虚。发黄干枯,久病落发,多为精血不足。若突然出现片状脱发,为血虚受风所致。青少年落发,多因肾虚或血热。青年白发,伴有健忘、腰膝酸软者,属肾虚;若无其他病象者,不属病态。小儿发结如穗,常见于疳积病。

【名称】望面部

【释义】望头部主要是观察面部外形变化。

【分型】面肿,多见于水肿病。腮肿指腮部一侧或两侧突然肿起,逐渐胀大,并且疼痛拒按,多兼咽喉肿痛或伴耳聋,多属温毒,见于痄腮。面部口眼㖞斜多属中风证。面呈惊怖貌,多见于小儿惊风,或狂犬病患者。面呈苦笑貌,见于破伤风病人。

【名称】望目

【释义】望目主要望目的神、色、形、态。

【分型】①目神:人之两目有无神气,是望神的重点。凡视物清楚,精彩内含,神光充沛者,是眼有神;若白睛混浊,黑睛晦滞,失却精彩,浮光暴露,是眼无神。②目色:如目眦赤,为心火;白睛赤为肺火;白睛现红络,为阴虚火旺;眼胞皮红肿湿烂为脾有湿热;全目赤肿多眵,迎风流泪,为肝经风热;如目眦淡白是血亏;白睛变黄,是黄疸之征;目眶周围见黑色,为肾虚水泛之水饮病,或寒湿下注的带下病。③目形:目窠微肿,状如卧蚕,是水肿初起;老年人下脸浮肿,多为肾气虚衰。目窝凹陷,是阴液耗损之征,或因精气衰竭所致。眼球突而喘,为肺胀;眼突而颈肿则为瘿肿。④目态:目睛上视,不能转动,称戴眼反折,多见于惊风、痉厥或精脱神衰之重证;横目斜视是肝风内动的表现。眼睑下垂,称为"睑废",双睑下垂,多为先天性睑废,属先天不足,脾肾双亏;单睑下垂或双睑下垂不一,多为后天性睑废,因脾气虚或外伤后气血不和,脉络失于宣通所致;瞳仁扩大,多属肾精耗竭,为濒死危象。

【名称】望鼻

【释义】望鼻主要是审察鼻之颜色、外形及其分泌物等变化。

【分型】①鼻之色泽:鼻色明润,是胃气未伤或病后胃气来复的表现。鼻头色赤,是肺热之征;色白是气虚血少之征;色黄是里有湿热;色青多为腹中痛;色微黑是有水气内停。鼻头枯槁,是脾胃虚衰,胃气不能上荣之候。鼻孔干燥,为阴虚内热,或燥邪犯肺;若鼻燥衄血,多因阳亢于上所致。②鼻之形态:鼻头或鼻端色红,生有丘疹者,多为酒糟鼻,因胃火熏肺,血壅肺络所致。鼻孔内赘生小肉,撑塞鼻孔,气息难通,称为鼻痔,多由肺经风热凝滞而成。鼻翼煽动频繁,呼吸喘促者,称为"鼻煽"。如久病鼻煽,是肺肾精气虚衰之危证;新病鼻煽,多为肺热。③鼻之分泌物:鼻流清涕,为外感风寒;鼻流浊涕,为外感风热;鼻流浊涕而腥臭,是鼻渊,多因外感风热或胆经蕴热所致。

【名称】望耳

【释义】望耳应注意耳的色泽、形态及耳内的情况。

【分型】①耳郭诸部位候脏腑：耳郭上的一些特定部位与全身各部有一定的联系，其分布大致像一个在子宫内倒置的胎儿，头颅在下，臀足在上。当身体的某部有了病变时，在耳郭的某些相应部位，就可能出现充血、变色、丘疹、水疱、脱屑、糜烂或明显的压痛等病理改变，可供诊断时参考。②耳之色泽：正常耳部色泽微黄而红润。全耳色白多属寒证；色青而黑多主痛证；耳轮焦黑干枯，是肾精亏极，精不上荣所致；耳背有红络，耳根发凉，多是麻疹先兆。耳部色泽总以红润为佳，如见黄、白、青、黑色，都属病象。③耳之形态：正常人耳部肉厚而润泽，是先天肾气充足之象。若耳郭厚大，是形盛；耳郭薄小，乃形亏。耳肿大是邪气实；耳瘦削为正气虚。耳薄而红或黑，属肾精亏损。耳轮焦干多见于下消证。耳轮甲错多见于久病血瘀。耳轮萎缩是肾气竭绝之危候。④耳内病变：耳内流脓，是为脓耳。由肝胆湿热，蕴结日久所致。耳内长出小肉，其形如羊奶头者，称为"耳痔"，或如枣核，鬶出耳外，触之疼痛者，是为"耳挺"，皆因肝经郁火，或肾经相火，胃火郁结而成。

【名称】望口与唇

【释义】望唇要注意观察唇口的色泽和动态变化。

【分型】①察唇：唇部色诊的临床意义与望面色同，但因唇黏膜薄而透明，故其色泽较之面色更为明显。唇以红而鲜润为正常。若唇色深红，属实、属热；唇色淡红多虚、多寒；唇色深红而干焦者，为热极伤津；唇色嫩红为阴虚火旺；唇色淡白，多属气血两虚；唇色青紫者常为阳气虚衰，血行郁滞的表现。嘴唇干枯皲裂，是津液已伤，唇失滋润。唇口糜烂，多由脾胃积热，热邪灼伤。唇内溃烂，其色淡红，为虚火上炎。唇边生疮，红肿疼痛，为心脾积热。②望口：望口须注意口之形态。口噤：口闭而难张。如口闭不语，兼四肢抽搐，多为痉病或惊风；如兼半身不遂者，为中风入脏之重证。口撮：上下口唇紧聚之形。常见于小儿脐风或成人破伤风。口僻：口角或左或右歪斜之状，为中风证。口张：口开而不闭。如口张而气但出不返者，是肺气将绝之候。

【名称】望齿与龈

【释义】望齿龈应注意其色泽、形态和润燥的变化。

【分型】①望齿：牙齿不润泽，是津液未伤；牙齿干燥，是胃津受伤；齿燥如石，是胃肠热极，津液大伤；齿燥如枯骨是肾精枯竭，不能上荣于齿的表现。牙齿松动稀疏，齿根外露，多属肾虚或虚火上炎。病中咬牙龂齿是肝风内动之征；睡中龂齿，多为胃热或虫积。牙齿有洞腐臭，多为龋齿，亦称"虫牙"。

②察龈：龈红而润泽是为正常。如龈色淡白，是血虚不荣；红肿或兼出血多属胃火上炎；龈色微红，微肿而不痛，或兼齿缝出血者，多属肾阴不足，虚火上炎；龈色淡白而不肿痛，齿缝出血者，为脾虚不能摄血。牙龈腐烂，流腐臭血水者，是牙疳病。

【名称】望咽喉
【释义】望咽喉应注意其色泽、形态的变化。
【分型】咽喉红肿而痛，多属肺胃积热；红肿而溃烂，有黄白腐点是热毒深极；若鲜红娇嫩，肿痛不甚者，是阴虚火旺。咽部两侧红肿突起如乳突，称乳蛾，是肺胃热盛，外感风邪凝结而成。咽间有灰白色假膜，擦之不去，重擦出血，随即复生者，是白喉，因其有传染性，故又称"疫喉"。

【名称】望颈项部
【释义】颈项部的望诊，应注意外形和动态变化。
【分型】①外形变化：颈前颌下结喉之处，有肿物和瘤，可随吞咽移动，皮色不变也不疼痛，缠绵难消，且不溃破，为颈瘿，俗称"大脖子"。颈侧颌下，肿块如垒，累累如串珠，皮色不变，谓之瘰疬。②动态变化：如颈项软弱无力，谓之项软。后项强直，前俯及左右转动困难者，称为项强。如睡醒之后，项强不便，称为落枕。颈项强直、角弓反张，多为肝风内动。

【名称】望胸部
【释义】膈膜以上，锁骨以下的躯干部谓之胸。望胸部要注意外形变化。
【分型】正常人胸部外形两侧对称，呼吸时活动自如。如小儿胸廓向前向外突起，变成畸形，称为鸡胸，多因先天不足，后天失调，骨骼失于充养。若胸似桶状，咳喘、羸瘦者，是风邪痰热，壅滞肺气所致。患者肋间饱胀，咳则引痛，常见于饮停胸胁之悬饮证。如肋部硬块突起，连如串珠，是佝偻病，因肾精不足，骨质不坚，骨软变形。乳房局部红肿，甚至溃破流脓的，是乳痈，多因肝失疏泄，乳汁不畅，乳络壅滞而成。

【名称】望腹部
【释义】膈膜以下，骨盆以上的躯干是腹部。腹部望诊主要诊察腹部形态变化。
【分型】腹皮绷急，胀大如鼓者，称为臌胀。其中，立、卧位腹部均高起，按之不坚者为气臌。立位腹部臌胀，卧位则平坦，摊向身侧的，属水臌。病人腹部凹陷如舟者，称腹凹，多见于久病之人，脾胃元气大亏，或新病阴津耗损，不充形体。婴幼儿脐中有包块突出，皮色光亮者谓之脐突，又称脐疝。

【名称】望背部

【释义】由项至腰的躯干后部称为背，望背部主要观察其形态变化。

【分型】脊骨后突，背部凸起的称为龟背，常因小儿时期，先天不足，后天失养，骨失充，脊柱变形所致。头项强直，腰背向前弯曲，反折如弓状者，称为角弓反张，常见于破伤风或痉病。痈、疽、疮、毒，生于脊背部位的统称发背，多因火毒凝滞肌腠而成。

【名称】望腰部

【释义】季肋以下，髂嵴以上的躯干后部谓之腰。望腰部主要观察其形态变化。

【分型】腰部疼痛，转侧不利者，称为腰部拘急，可因寒湿外侵，经气不畅，或外伤闪挫，血脉凝滞所致。腰部皮肤生有水疱，如带状簇生，累累如珠的，叫缠腰火丹。

【名称】望前阴

【释义】前阴又称"下阴"，是男女外生殖器及尿道的总称。前阴有生殖和排尿的作用。

【分型】阴囊肿大不痒不痛，皮泽透明的，是水疝。阴囊肿大，疼痛不硬的是癫疝。阴囊内有肿物，卧则入腹，起则下坠，名为狐疝。阴茎萎软，缩入小腹的是阴缩，内因阳气亏虚，外感寒凝经脉而成。阴茎硬结，破溃流脓者，常见于梅毒内陷，毒向外攻之下疳证。妇女阴中突物如梨状，称阴挺；因中气不足，产后劳累，升提乏力，致胞宫下坠阴户之外。

【名称】望后阴

【释义】后阴即肛门，又称"魄门"，有排大便的作用。后阴望诊要注意脱肛、痔瘘和肛裂。

【分型】肛门上段直肠脱出肛外，名为脱肛。肛门内外之周围有物突出，肛周疼痛，甚至便时出血者，是为痔疮。其生于肛门之外者，称外痔；生于肛门之内者，叫内痔；内外皆有，叫混合痔。若痔疮溃烂，日久不愈，在肛周发生瘘管，管道或长或短，或有分支或通入直肠，叫肛瘘。肛门有裂口，疼痛，便时流血，称肛裂。

【名称】望四肢

【释义】望四肢主要是诊察手足、掌腕、指趾等部位的形态色泽变化。

【分型】①望手足：手足拘急，屈伸不利者，多因寒凝经脉。屈而不伸者，是筋脉挛急；伸而不屈者，是关节强直。手足抽搐常见于邪热亢盛，肝风内动之痉病；扬手掷足，是内热亢盛，热扰心神。手足振摇不定，是气血俱虚，肝筋失养，虚风内动的表现。四肢肌肉萎缩，多因脾气亏虚，营血不足，四肢失荣之故。半身不遂是瘫痪病。足痿不行，称下痿证。胫肿或跗肿指压留痕，都是水肿之征。足膝肿大而股胫瘦削，是鹤膝风。②望掌腕：掌心皮肤燥裂，疼痛，脱屑，称鹅掌风。③望指趾：手指挛急，不能伸直者，是"鸡爪风"。指趾关节肿大变形，屈伸不便，多系风湿久凝，肝肾亏虚所致。足趾皮肤紫黑，溃流败水，肉色不鲜，味臭痛剧，为脱疽。

【名称】望皮肤

【释义】望皮肤要注意皮肤的色泽及形态改变。

【分型】①色泽：皮肤发赤，如染脂涂丹，名曰"丹毒"，可发于全身任何部位，初起鲜红如云片，往往游走不定，甚者遍身。发于头面者称"抱头火丹"，发于躯干者称"丹毒"，发于胫踝者称"流火"。因部位、色泽、原因不同而有多种名称，但诸丹总属心火偏旺，又遇风热恶毒所致。皮肤发黄，皮肤、面目、爪甲皆黄，是黄疸病。分阳黄、阴黄两大类。阳黄，黄色鲜明如橘子色，多因脾胃或肝胆湿热所致。阴黄，黄色晦黯如烟熏，多因脾胃为寒湿所困。②形态：皮肤虚浮肿胀，按有压痕，多属水湿泛滥。皮肤干瘪枯燥，多为津液耗伤或精血亏损。皮肤干燥粗糙，状如鳞甲称肌肤甲错，多因瘀血阻滞，肌失所养而致。痘疮为皮肤起疱，形似豆粒，常伴有外感证候，包括天花、水痘等病。斑色红，点大成片，平摊于皮肤下，摸不应手；由于病机不同，而有阳斑与阴斑之别。疹形如粟粒，色红而高起，摸之碍手，由于病因不同可分为麻疹、风疹、隐疹等。白㾦与水疱都是高出皮肤的病疹，疱内为水液，白㾦是细小的丘疱疹，而水疱则泛指大小不一的一类疱疹。痈、疽、疔、疖都为发于皮肤体表部位有形可诊的外科疮疡疾患。四者的区别：凡发病局部范围较大，红肿热痛，根盘紧束的为痈；若漫肿无头，根脚平塌，肤色不变，不热少痛者为疽；若范围较小，初起如粟，根脚坚硬较深，麻木或发痒，继则顶白而痛者为疔；起于浅表，形小而圆，红肿热痛不甚，容易化脓，脓溃即愈为疖。

（五）望舌

舌诊是观察病人舌质和舌苔的变化以诊察疾病的方法，是中医诊法的特色之一。舌是由横纹肌组成的肌性器官，上面称舌面，下面称舌底。舌面上人字界沟之前的部分又叫舌体，是望舌的主要部分。舌苔是舌面上附着的一层苔状物,由脱落细胞、食物残渣、细菌、黏液等填充丝状乳头间隙形成。舌质是指舌的肌肉组织,为脏腑气血之所荣。

舌与脏腑、经络、气血、津液有着密切的关系。中医认为心开窍于舌,可反映心脏和心神的情况;足太阴脾经连舌本、散舌下,脾开窍于口;肝藏血,主津,足厥阴肝经络舌本;足少阴肾经挟舌本。脏腑的病变反应于舌面,具有一定的分布规律。

望舌时应注意:①患者取正坐姿势,要尽量张开口,自然舒展地将舌伸出口外,充分暴露。②按舌尖 - 舌中 - 舌边 - 舌根的顺序望舌。③先看舌质,再看舌苔;舌质看舌的颜色、光泽、形状及动态;舌苔主要看有无色泽、质地及分布状态等。④望舌时应以充足而柔和的自然光线为好。⑤口腔对舌象有影响,如牙齿残缺,可造成同侧舌苔偏厚。

正常舌象特点简称"淡红舌、薄白苔",即舌体柔软灵活,色淡红而润;舌苔薄白均匀,苔质干湿适中。说明胃气旺盛,气血津液充盈,脏腑功能正常。

【名称】淡红舌
【特征】舌色淡红润泽、白中透红。
【意义】气血调和,常见于正常人或病轻。

【名称】淡白舌
【特征】舌色较正常人的淡红色浅淡的,白色偏多红色偏少。全无血色者,称为枯白舌。
【意义】气血两亏或阳虚。枯白舌主脱血夺气。

【名称】红舌
【特征】舌色较正常人的舌色红,甚至呈鲜红色。
【意义】实热、阴虚。

【名称】绛舌
【特征】较红舌更深的红色,或略带暗红色。
【意义】主里热亢盛、阴虚火旺。

【名称】紫舌
【特征】全舌呈紫色,或局部现青紫斑点。
【意义】主血行不畅。

【名称】老、嫩舌

【特征】舌质纹理粗糙，坚敛苍老，色较暗者，为老舌。舌质纹理细腻，浮胖娇嫩，舌色浅淡者，为娇嫩舌。是舌色与舌形的综合体现。

【意义】老舌属实证，嫩舌属虚证。是辨别虚实的主要指标之一。

【名称】胖大舌

【特征】舌体比正常舌大而厚，伸舌满口，为胖大舌。

【意义】胖大舌主水湿内停、痰湿热毒上泛。

【名称】点刺舌

【特征】突出于舌面的红色或紫红色星点。大者为星，称红星舌；小者为点，称红点舌。刺是指舌乳头突起如刺，摸之棘手的红色或黄黑色点刺，称为芒刺舌。点刺多见于舌尖部。

【意义】脏腑热极，血分热盛之故。

【名称】裂纹舌

【特征】舌面上有多少不等，深浅不一，各种形态明显的裂沟，称裂纹舌。

【意义】热盛、伤阴、血虚不润、脾虚湿侵。

【名称】齿痕舌

【特征】舌体边缘见牙齿的痕迹，称为齿痕舌或称齿印舌。常与胖大舌同见。

【意义】主脾虚，水湿内盛。

【名称】痿软舌

【特征】舌体软弱无力，不能随意伸缩回旋。

【意义】伤阴或气血俱虚。

【名称】强硬舌

【特征】舌失柔和，屈伸不利，板硬强直。

【意义】热入心包，或高热伤津，或痰浊内阻。

【名称】歪斜舌

【特征】舌体偏于一侧。

【意义】主中风或中风先兆、喑痱。

【名称】颤动舌

【特征】舌体震颤抖动,不能自主。

【意义】肝风内动。

【名称】吐弄舌

【特征】舌伸出口外不即回缩者为"吐舌";舌反复吐而即回,或舌舐口唇四周,叫作"弄舌"。

【意义】两者皆因心、脾二经有热所致。

【名称】短缩舌

【特征】舌体卷短、紧缩、不能伸长。

【意义】无论因虚因实,皆属危重证候。

【名称】薄、厚苔

【特征】苔质的厚薄,以"见底"和"不见底"为标准,即透过舌苔能隐隐见到舌质的为"薄苔",不能见到舌质者则为"厚苔"。

【意义】主要反映邪正的盛衰和邪气之深浅。

【名称】润燥苔

【特征】舌面润泽有津,干湿适中为润苔。若水分过多,伸舌欲滴,扪之湿滑,此为"滑苔";舌苔干燥,扪之无津,甚则干裂,此为"燥苔";苔质粗糙如砂石,扪之碍手,称为"糙苔"。

【意义】主要反映体内津液的盈亏和输布情况。

【名称】腻、腐苔

【特征】腻苔苔质致密,颗粒细小,融合成片,如涂有油腻之状,中间厚边周薄,紧贴舌面,揩之不去,刮之不脱。腐苔苔质疏松,颗粒粗大,形如豆腐渣堆积舌面,边中皆厚,揩之易去。若舌面上黏厚一层,有如疮脓,则称脓腐苔。

【意义】可知阳气与湿浊的消长。皆主痰浊、食积;脓腐苔主内痈。

【名称】剥(落)苔

【特征】舌苔全部退去,以致舌面光洁如镜,称为"光剥舌",即前述之光滑舌,又叫镜面舌。舌苔多处剥脱,舌面仅斑驳残存少量舌苔者,称为"花剥苔"。不规则地大片脱落,边缘突起界限清楚,形似地图,部位时有转移者称

"地图舌"。剥脱处并不光滑,似有新生苔质颗粒叫"类剥苔"。

【意义】测胃气、胃阴之存亡。

【名称】偏、全苔

【特征】舌苔布满全舌为"全苔"。舌苔仅布于前、后、左、右之某一局部称为"偏苔"。

【意义】病中见全苔主邪气散漫为湿痰阻滞之征;舌苔偏于某处为舌所分候的脏腑有邪气停聚。

【名称】真、假苔

【特征】舌苔紧贴舌面,刮之难去,刮后仍留有痕迹,不露舌质,像从舌体长出来的,称为"有根苔",此属真苔。舌苔不紧贴舌面,不像舌所自生,而似涂于舌面,苔易刮脱,刮后无垢而舌质光洁者,称为"无根苔",即是假苔。

【意义】可判断疾病的轻重与预后。病之初、中期,舌见真苔且厚为胃气壅实,病较深重;久病见真苔为胃气尚存;新病假苔为邪浊渐聚,病情较轻;久病假苔为胃气匮乏,病情重。

【名称】白苔

【特征】舌面上所附着的苔垢呈现白色。分薄白苔(透过舌苔可看到舌体)、厚白苔。

【意义】主表证、寒证、湿证,亦可见于热证或正常舌象。

【名称】黄苔

【特征】舌苔呈现黄色,有淡黄、深黄和焦黄。

【意义】主里证、热证。苔色愈黄,说明热邪愈甚。

【名称】灰黑苔

【特征】苔色浅黑称灰苔;苔色深灰称黑苔。二者只是颜色浅深之差别,故常并称为灰黑苔。

【意义】主阴寒内盛,或里热炽盛。

三、闻　诊

闻诊是通过听声音和嗅气味来诊察疾病的方法。《素问·阴阳应象大论》提出以五音、五声应五脏的理论。

（一）听声音

听声音包括声音、语言、呼吸、咳嗽、胃肠的异常声音。

【名称】发声

【释义】指语声的高低清浊。

【分型】疾病状态下，高亢有力，声音连续者，多属阳证、实证、热证；低弱、断续者多属阴证、虚证、寒证；重浊者，为外感风寒或湿浊阻滞，以致肺气不宣，鼻窍不通。

【名称】音哑与失音

【释义】语声嘶哑者为音哑，语而无声者为失音，或称为"暗"。

【分型】新病音哑与失音多为实证，因外感风寒、风热袭肺或痰湿壅肺，肺失清肃，邪闭清窍，即"金实不鸣"；久病音哑与失音多为虚证，各种原因所致的阴虚火旺、肺肾精气内伤，即"金破不鸣"。

失音与失语的区别：失音是神志清楚而声音不能发出，即语而无声；失语为神志昏迷或欠清，不能言语，多见于中风或脑外伤之后遗症。

【名称】鼻鼾

【释义】指熟睡或昏迷时鼻喉发出的一种声响。

【分型】昏睡不醒或神志昏迷而鼾声不绝，为高热神昏，或中风入脏之危候。

【名称】呻吟

【释义】病痛难忍所发出的痛苦哼哼声。

【分型】新病，声音高亢有力，多实证、剧痛；久病，声低无力，多为虚证。

【名称】惊呼

【释义】患者突然发出的惊叫声。

【分型】常见于剧痛、惊恐、精神失常。

【名称】喷嚏

【释义】肺气上逆于鼻所发出的声响。

【分型】多见于外感证。

【名称】呵欠

【释义】张口深吸气,微有响声的一种表现。
【分型】多见于阴盛阳衰。

【名称】太息
【释义】情志抑郁,胸闷不畅时发出的长吁或短叹声。
【分型】多见于情志不遂。

【名称】谵语
【释义】神志不清,语无伦次,声高有力的症状。
【分型】多为邪热内扰神明所致,属实证。亦见于外感热病,温邪内入心包或阳明实热证、痰热扰乱心神。

【名称】郑声
【释义】神志不清,语言重复,时断时续,语声低弱模糊。
【分型】久病脏气衰竭,心神散乱,属虚证。语言低微,气短不续,欲言不能复言者,称为夺气,是宗气大虚。

【名称】独语
【释义】自言自语,喃喃不休,见人语止,首尾不续。
【分型】常见证型为心气虚弱,神气不足,或气郁痰阻,蒙蔽心神。见于癫病、郁病。

【名称】错语
【释义】病人神志清楚而时有错乱,语后自知言错。
【分型】虚证多为心气虚弱,神气不足;实证多为痰湿、瘀血、气滞阻碍心窍。

【名称】狂言
【释义】精神错乱,语无伦次,狂叫骂詈。
【分型】常见证型为痰火互结。

【名称】言謇
【释义】神志清楚、思维正常而吐字困难,或吐字不清。
【意义】常见证型为风痰阻络,为中风之先兆或后遗症。

【名称】喘

【释义】呼吸困难、急迫,张口抬肩,甚至鼻翼煽动,难以平卧。

【分型】实喘发病急骤,呼吸深长,息粗声高,呼出为快,多因风寒袭肺、痰热壅肺、痰饮停肺,肺失宣肃,或水气凌心。虚喘病势缓慢,呼吸短浅,急促难续,息微声低,深吸为快,动则喘甚,多因肺肾亏虚,气失摄纳,心阳气虚所致。

【名称】哮

【释义】呼吸急促似喘,喉间有哮鸣音,时有发作性。

【分型】常见证型有冷哮、热哮、寒包热哮、风哮、虚哮。

【名称】短气

【释义】自觉呼吸短促,气不接续,他觉征象不明显。

【分型】虚证多为元气虚损;实证多为痰饮阻滞、胃肠积滞。

【名称】少气(气微)

【释义】呼吸微弱而声低,气少不足以息,言语无力。

【分型】多见于久病体虚或肺肾气虚。

【名称】咳嗽

【释义】指肺气上冲喉间而发出的一种"咳-咳"的声音。

【分型】咳声重浊紧闷为实证;咳声低微为虚证;咳声不扬,痰稠色黄,不易咳出为热咳;咳声清脆,无痰或少痰为燥咳;咳声短促,呈阵发性、痉挛性,连续不断,咳后有鸡鸣样回声为百日咳,见于小儿;咳声如犬吠,伴有声音嘶哑为白喉。

【名称】呕吐

【释义】指饮食物、痰涎从胃中上涌,由口中吐出的症状。

【分型】吐势徐缓,声音微弱,呕吐物清稀者为虚寒证;吐势较猛,声高有力,呕吐出黏稠黄水为实热证;呕吐呈喷射状,多为热扰神明,或颅内压力增高;胃反(朝食暮吐,暮食朝吐)为脾胃阳虚证。

【名称】呃逆

【释义】从咽喉发出的一种不由自主的冲击声,声短而频,呃呃作响。

【分型】实证呃声频作,高亢而短,其声有力;虚证呃声低沉,声弱无力。

【名称】嗳气

【释义】指胃中气体上出咽喉所发出的一种声长而缓的声音。

【分型】嗳气酸腐,兼脘腹胀满者为伤食;嗳气声高而频,胸胁胀满为肝气犯胃;嗳声低沉断续,无酸腐气味,兼见纳呆食少者为脾胃气虚。

【名称】肠鸣

【释义】是气体或液体通过肠道时产生的一种气过水声或沸泡声。正常4~5次/分钟,超过10次/分钟,为肠鸣频繁;持续3~5分钟才听到1次,为肠鸣稀少。

【分型】①肠鸣增多:饥寒则重为中气不足,胃肠虚寒;肠鸣高亢,频急,脘腹痞满,大便泄泻者,为感受风寒之邪,气机紊乱;腹痛欲泻,泻后痛减者,为肝脾不调。②肠鸣稀少:肠道传导功能障碍。

(二)嗅气味

嗅气味是指嗅辨与疾病有关的气味,分嗅病体气味与病室气味两种。可了解疾病的寒热虚实,一般气味酸腐臭秽者,多属实热;气味偏淡或微有腥臭者,多属虚寒。

【名称】口气

【释义】从口散发出的异常气味。正常人呼吸或讲话时口中无异常气味。

【分型】口气酸臭,并有食欲不振,脘腹胀满者,多属食积胃肠;口气臭秽,多属胃热,牙疳,脓疡等。

【名称】痰、涕之气

【释义】了解痰、涕的气味及主病的寒热虚实。

【分型】咳吐浊痰脓血,腥臭异常,多是肺痈,为热毒炽盛所致;咳痰黄稠味腥,为肺热壅盛所致;咳痰涎清稀,味咸,属寒证;鼻流浊涕腥秽,为鼻渊;鼻流清涕无气味者,为外感风寒。

【名称】二便之气

【释义】了解二便的气味及其主病特点。

【分型】大便酸臭难闻,多肠有郁热;大便溏泻而腥者,多属脾胃虚寒;小便黄赤混浊,有臊臭味,多膀胱湿热;尿有甜味,为消渴。

【名称】经、带、恶露之气

【释义】了解经、带、恶露的气味及其主病特点。

【分型】月经臭秽者，多属热证；黄稠而臭秽，多湿热；月经味腥者，多属寒证；清稀而腥者，多寒湿；异常颜色，味奇臭，多癌症；产后恶露臭秽，多湿热或湿毒下注。

【名称】呕吐物之气

【释义】了解呕吐物的气味及其主病特点。

【分型】清稀无臭味，多属胃寒；酸腐臭秽，多胃热；呕吐未消化的食物，味酸腐为食积。

四、切　　诊

（一）脉诊

脉诊亦名切脉，是我国传统的诊病方法，具有非常悠久的历史。医生通过触觉体察病人脉搏搏动情况，了解气血盛衰及营运情况，把握疾病性质，判断疾病预后，所以深受历代医家的重视。脉诊理论是历代医家在长期的诊治疾病的实践活动中总结而成的经验科学，是心灵与触觉相互感应的产物。

脉象是由各方面因素综合形成，故可以反映各方面的变化情况。直接因素有二：一是心脏血管的活动；二是气血在脉管中运行。间接因素或者说整体因素，主要是脏腑与气血的密切关系。因此脉搏搏动反映出来的信息是多方面的，反映心脏、血管的功能、反映气血的盛衰与运行情况、阴阳是否协调、其他脏腑功能是否良好。脉搏搏动的大小、强弱、快慢、流畅度等形象的改变，构成了各种不同的病理脉象，指导医生从这一途径诊察疾病。

【诊脉部位】有遍诊法，三部诊法和寸口诊法。遍诊法见于《素问·三部九候论》，切脉的部位有头、手、足三部。三部诊法见于汉代张仲景所著的《伤寒杂病论》。三部，即人迎（颈侧动脉）、寸口、趺阳（足背动脉）。人迎、趺阳两种诊脉的部位，后世已少采用，自晋以来，普遍选用的切脉部位是寸口。寸口诊法始见于《内经》，主张独取寸口的是《难经》，但当时这一主张未能普遍推行，直至晋代王叔和所著的《脉经》，才推广了独取寸口的诊脉方法。

寸口又称脉口、气口，其位置在腕后桡动脉搏动处，诊脉独取寸口的理论依据是：寸口为手太阴肺经之动脉，为气血会聚之处，而五脏六腑十二经脉气血的运行皆起于肺而止于肺，故脏腑气血之病变可反映于寸口。另外，手太阴肺经起于中焦，与脾经同属太阴，与脾胃之气相通，而脾胃为后天之本，气血生化之源，故脏腑气血之盛衰都可反映于寸口，所以独取寸口可以诊察全身的病变。

寸口分寸、关、尺三部，以高骨（桡骨茎突）为标志，其稍内方的部位为关，关前(腕端)为寸,关后(肘端)为尺。两手各分寸、关、尺三部,共六部脉。寸、关、尺三部可分浮、中、沉三候,是寸口诊法的三部九候。寸关尺分候脏腑,历代医家说法不一,目前多以下列为准:左寸可候心与膻中;右寸可候肺与胸中;左关可候肝胆与膈;右关可候脾与胃;左尺可候肾与小腹(膀胱、小肠);右尺可候肾与小腹(大肠)。

【诊脉时间】《素问·脉要精微论》指出:"诊法常以平旦,阴气未动,阳气未散,饮食未进,经脉未盛,经络调匀,气血未乱,故乃可诊有过之脉。"在特殊情况下应随时随地诊察病人,又不必拘泥于这些条件。体位则要让病人取坐位或正卧位,手臂放平,和心脏近于同一水平,直腕,手心向上,并在腕关节背垫上布枕,以便于切脉。

【诊脉步骤】①选指:即用左手按诊病人的右手,用右手按诊病人的左手。②布指:首先用中指按在掌后高骨内侧关脉部位,接着用食指按关前的寸脉部位,无名指按关后的尺脉部位,三指应呈弓形,指头平齐,以指腹按触脉体,用指腹感觉较为灵敏;布指的疏密要和病人的身长相适应,身高臂长者,布指宜疏,身矮臂短者,布指宜密。③运指:指医生布指之后,运用指力的轻重,挪移及布指变化以体察脉象,常用的指法有举、按、寻、总按和单诊。浮取是三指轻放,触及脉的皮肤的方法;沉取是用力较重,至筋骨肌肉间诊法;中取是中等用力,按至肌肉间诊法;寻法是中等用力,按至肌肉,调节指力,左右推寻,体察脉象;总按是三指同时用大小相等的指力诊脉的方法,从总体上辨别寸关尺三部和左右两手脉象的形态、脉位、脉力等。

单诊是用一个手指诊察一部脉象的方法。诊小儿脉可用"一指(拇指)定关法",而不细分三部,因小儿寸口部短,不容三指定寸关尺,且易哭闹,不合作。

诊脉时,医生的呼吸要自然均匀,用一呼一吸的时间去计算病人脉搏的至数。每次诊脉,必满五十动,即每次按脉时间,每侧脉搏跳动不应少于五十次,所以每次候脉时间以 3~5 分钟为宜;另一方面,又提醒医生诊脉时不得三举两按草率从事。

【脉象要素】包括脉位、脉次、脉形、脉势。脉位是脉动显现的部位和长度;脉次是脉搏跳动的至数和节律;脉形是脉搏跳动的宽度等形态;脉势指脉搏应指的强弱、流畅等趋势。

【正常脉象】是指正常人在生理条件下出现的脉象,亦称为平脉。平脉是正常生理功能的反映,具有一定的变化规律和范围,而不是固定不变的一、二种脉象。正常脉象的特点是不浮不沉,不大不小,从容和缓,节律一致,不快不慢(一息 4~5 至,相当于 70~80 次 / 分),即有胃;柔和有力,节律一致,即有神;尺脉沉取,应指有力,即有根。

【名称】浮脉

【脉象】轻按即得,重按稍弱。

【主病】主表证,亦见于虚证。邪盛而正气不虚时脉浮而有力;虚人外感或邪盛正虚时脉多浮而无力。外感风寒证脉浮紧;外感风热证脉浮数。

【名称】沉脉

【脉象】轻取不应,重按始得。

【主病】里证,脉沉有力为实证;脉沉无力为脏腑虚弱。

【名称】迟脉

【脉象】脉来缓慢,一息3~4至(少于60次/分)。

【主病】寒证,亦可见于邪热结聚的里实证。迟而有力为实寒,迟而无力为虚寒。

【名称】数脉

【脉象】脉来急促,一息5~6至(多于90次/分)。

【主病】热证,里虚。数而有力为实热;数而无力为虚热。生理情况下,正常人在运动或情绪激动时,脉率加速。小儿脉率与年龄成反比,即年龄越小,脉率越快。儿童脉搏一息约六至左右(每分钟110次左右);婴儿脉搏一息约七至左右(每分钟120次左右),均为正常生理脉象。

【名称】虚脉

【脉象】三部脉举按皆无力。

【主病】主虚证,多见于气血两虚。气虚无力推动血行,搏击力弱故脉来无力;气虚不敛则脉道松弛,故按之空豁。血虚不能充盈脉道,则脉细无力。迟而无力多阳虚;数而无力多阴虚。

【名称】实脉

【脉象】三部脉举按皆有力。

【主病】主实证。脉实而偏浮数为实热证,实而偏沉迟为实寒证。

【名称】洪脉

【脉象】洪大有力,来盛去衰。

【主病】主气分热盛。多由邪热亢盛,内热充斥而致脉道扩张,气盛血涌所致;若泄利日久或呕血、咯血致阴血亏损,元气大伤亦可出现洪脉,但应指浮取盛大而沉取无根;或见躁疾,此为阴精耗竭,孤阳将欲外越之兆。

【名称】细脉

【脉象】脉细如线,应指明显。

【主病】主气血两虚,诸虚劳损;又主湿邪为病。营血亏虚不能充盈脉道,气不足则无力鼓动血液运行,故脉道细小而软弱无力;又有暴受寒冷或疼痛,脉道拘急而收缩,则脉细而兼弦紧,或湿邪阻遏脉道则脉象细缓。故细脉不得概言为虚。

【名称】滑脉

【脉象】往来流利,如盘走珠,应指圆滑。

【主病】主痰饮、食滞、实热诸证。

【名称】涩脉

【脉象】细迟短涩,往来艰难。

【主病】主伤精、血少、痰食内停、气滞血瘀等证。如精血衰少,津液耗伤,不能濡养经脉,致血行不畅,往来艰涩的涩脉是涩而无力;痰食胶固,脉道不畅,及血瘀气滞,导致血脉痹阻,则脉涩而有力。

【名称】弦脉

【脉象】端直以长,如按琴弦。

【主病】主肝胆病、诸痛证、痰饮、疟疾等。

【名称】结脉

【脉象】缓而时止,止无定数。

【主病】主气、血、痰、寒凝,气血虚衰。由气、血、痰、食停滞及寒邪阻遏经络,致心阳被抑,脉气阻滞,故脉来迟滞中止,结而有力;由气虚血弱致脉来迟而中止,则脉结而无力。

【名称】妇人脉

【释义】妇人有经、孕等特殊的生理活动和病变。

【意义】①月经脉:妇人左关、尺脉忽洪大于右手,口不苦,身不热,腹不胀,是月经将至。寸关脉调和而尺脉弱或细涩者,月经多不利。妇人闭经,尺脉虚细涩者,多为精血亏少的虚闭;尺脉弦涩者,多为气滞血瘀的实闭;脉象弦滑者,多为痰湿阻于胞宫。②妊娠脉:已婚妇女平时月经正常,而突然停经,脉来滑数冲和,兼有饮食偏嗜等症状者,是妊娠的表现。凡孕妇之脉沉而涩,多提示精血不足,胎元已受影响;涩而无力是阳气虚衰,胞中死胎或为痞块。

【名称】小儿脉

【释义】小儿科诊病注重辨形色、审苗窍。后世医家有一指总候三部的方法,是诊小儿脉的主要方法。

【意义】一指总候三部的诊脉法简称"一指定三关"。对四岁以上的小儿,则以高骨中线为关,以一指向两侧滚转寻察三部;七、八岁小儿,则可挪动拇指诊三部;九至十岁以上,可以次第下指,依寸、关、尺三部诊脉;十五岁以上,可按成人三部脉法进行辨析。

小儿脉象一般只诊浮沉、迟数、强弱、缓紧,以辨别阴阳、表里、寒热和邪正盛衰,不详求二十八脉。三岁以下的小儿,一息七、八至为平脉;五、六岁小儿,一息六至为平脉,七至以上为数脉,四、五至为迟脉。数为热,迟为寒,浮数为阳,沉迟为阴。强弱可测虚实,缓紧可测邪正。沉滑为食积,浮滑为风痰。紧主寒,缓主湿,大小不齐多食滞。

(二)按诊

按诊是切诊中的一部分,由于长期以来未得到足够重视,以致内容较少,也缺乏系统性。但是,按诊是临床诊病中不可缺少的一环,有时对于了解局部特别是脘腹部的病变至关重要,必须学好用好。按诊在操作时,对病人的体位及对医生的操作手法有一定要求,要准确诊断疾病就必须要规范操作。

按诊时,一般病人取坐位或卧位,医生站在病人右侧,右手或双手对病人进行切按。在切按腹内肿块或腹肌紧张度时,可再令病人屈起双膝,使腹肌松弛,便于切按。

按诊的手法包括触、摸、按、叩四种。触是轻触皮肤;摸是稍用力寻抚局部达肌肉层;按是用力按压至筋骨或腹腔深部;叩又分为直接叩诊与间接叩诊。在临床上,各种手法是综合运用的,常常是先触摸,后推按,由轻到重,由浅入深,逐层了解病变的情况。

【名称】按胸胁

【释义】胸胁是心肺、肝胆、脾所在之处,通过按诊可以了解相关内脏的病变,十分重要。在胸胁按诊中也采用触、摸、按、叩的方法,在胸胁按诊中,叩诊应用较多,主要采用间接叩诊。

【分型】①虚里按诊:虚里位于左乳下心尖搏动处,为诸脉所宗;探索虚里搏动的情况,可以了解宗气的强弱,病之虚实,预后之吉凶;虚里按之应手,动而不紧,缓而不急,为健康之征;其动微弱无力,为不及,是宗气内虚;若动而应衣,为太过,是宗气外泄之象;若按之弹手,洪大而博,属于危重的证候;若见于孕妇胎前产后或痨瘵病者尤忌,应当提高警惕。惊恐、大怒或剧烈运动后,虚里脉动虽高,但静息片刻即平复如常者,是生理现象;如果其动已绝,他处脉搏也停止的,便是死候。虚里按诊对于指下无脉,欲决死生的证候,诊断意义颇大。②胁部按诊:肝脏位于右胁内,上界在锁骨中线处平第五肋,下界与右肋弓下缘一致,故在肋下一般不能扪及。若扪及肿大之肝脏,或软或硬,多属气滞血瘀;若表面凹凸不平,则要警惕肝癌。右胁胀痛,摸之热感,手不可按者,为肝痈。疟疾日久,胁下出现肿块,称为疟母。

【名称】按脘腹

【释义】按腹部主要了解脘腹凉热、软硬度、胀满、肿块、压痛等情况,以协助疾病的诊断与辨证。

【分型】①辨凉热:通过探测腹部的凉热,可以辨别病的寒热虚实。腹壁冷,喜暖手按扶者,属虚寒证;腹壁灼热、喜冷物按放者,属实热证。②辨疼痛:腹痛,喜按者属虚,拒按者属实;按之局部灼热,痛不可忍者,为内痈。③辨腹胀:腹部胀满,按之有充实感觉,有压痛,叩之声音重浊的,为实满;腹部膨满,但按之不实,无压痛,叩之作空声的,为气胀,多属虚满。腹部高度胀大,如鼓之状者,称为臌胀。臌胀分水臌与气臌,以手分置腹之两侧,一手轻拍,另一手可触到波动感。按之如囊裹水,且腹壁有凹痕者,为水臌;以手叩之如鼓,无波动感,按之亦无凹痕者,为气臌。高度肥胖的人,亦见腹大如臌,但按之柔软,且无脐突及其他重病征象,当与臌胀鉴别。④辨痞满:痞满是自觉心下或胃脘部痞塞不适和胀满的一种症状。按之柔软,无压痛者,属虚证;按之较硬,有抵抗感有压痛者,为实证。脘部按之有形而胀痛,推之辘辘有声者,为胃中有水饮。⑤辨肿块:肿块的按诊要注意其大小、形态、硬度、压痛等情况。积聚是指腹内的结块,或胀或痛的一种病症;积和聚不同,痛有定处,按之有形而不移的为积,病属血分;痛无定处,按之无形聚散不定的为聚,病属气分。左小腹作痛,按之累累有硬块者,肠中有宿粪。右小腹作痛,按之疼痛,有包块应手者,为肠痈。

【名称】按肌肤

【释义】按肌肤是为了探明全身肌表的寒热、润燥以及肿胀等情况。

【分型】①察寒热:阳气盛的身多热,阳气衰的身多寒。按肌肤不仅能从冷暖以知寒热,更可从热的甚微而分表里虚实。身热初按甚热,久按热反转轻的,是热在表;久按其热反甚,热自内向外蒸发者,为热在里。②察润燥:皮肤干燥者,尚未出汗或津液不足;干瘪者,津液不足;湿润者,身已汗出或津液未伤。皮肤甲错者,伤阴或内有干血。③诊疼痛:肌肤濡软而喜按者,为虚证;患处硬痛拒按者,为实证。轻按即痛者,病在表浅;重按方痛者,病在深部。④察肿胀:按压肿胀,可以辨别水肿和气肿。按之凹陷,放手即留手印,不能即起的,为水肿;按之凹陷,举手即起的,为气肿。⑤诊疮疡:肿硬而不热者,属寒证;肿处烙手、压痛者,为热证;根盘平塌漫肿的属虚,根盘收束而高起的属实;患处坚硬,多属无脓,边硬顶软,内必成脓;肌肉深部的脓肿,则以"应手"或"不应手"来决定有脓无脓。方法是两手分放在肿物的两侧,一手时轻时重地加以压力,一手静候深处有无波动感,若有波动感应手,即为有脓,根据波动范围的大小,即可测知脓液的多少。

【名称】按手足

【释义】按手足主要为了辨寒热的情况。

【分型】疾病初起,手足俱冷的,是阳虚寒盛,属寒证。手足俱热的,多为阳盛热炽,属热证。诊手足寒热,还可以辨别外感病或内伤病。手足的背部较热的,为外感发热,手足心较热的,为内伤发热。此外,还有以手心热与额上热的互诊来分别表热或里热的方法。额上热甚于手心热的,为表热;手心热甚于额上热的,为里热。

【名称】按腧穴

【释义】由于脏腑与腧穴的密切关系,脏腑病变时,腧穴可呈现各种反应,可帮助确定脏腑病位及性质。

【分型】腧穴的反应主要是出现结节或条索状物,或者出现压痛及敏感反应。据临床报道,肺病患者,有些可在肺俞穴摸到结节,有些在中府穴出现压痛;肝病患者可出现肝俞或期门穴压痛;胃病在胃俞和足三里有压痛;肠痈阑尾穴有压痛。还可以通过指压腧穴作试验性治疗,从而协助鉴别诊断:如胆道蛔虫腹痛,指压双侧胆俞则疼痛缓解,其他原因腹痛则无效,可资鉴别。

第二节　提高应会

一、证候辨别

(一)八纲辨证

【证名】表证

【释义】表证是指邪气侵袭机体的初期阶段,临床常以恶寒发热,头身疼痛,鼻塞流涕,喷嚏,微有咳嗽,舌苔薄,脉浮症状为主。

【证名】里证

【释义】里证是指邪气日久深入于脏腑、气血、骨髓的阶段,里证的症状范围极广,凡非表证的特定证候,一般都属里证范畴。

【证名】寒证

【释义】寒证是指感受寒邪所致的疾病,可分为实寒证和虚寒证,临床常以具有"冷、凉"特点的症状为主,如恶寒喜暖,肢冷,小便清长,大便溏薄等。

【证名】热证

【释义】热证是指感受火热邪气所致的疾病,可分为实热证和虚热证,临床常以具有"温、热"特点的症状为主,如发热,恶热喜冷,面赤,烦躁不安,小便短黄,大便干结等。

【证名】虚证

【释义】虚证是指正气亏虚,邪气不著所致的疾病,临床常以具有"不足、松弛、衰退"特点的症状为主。

【证名】实证

【释义】实证是指邪气亢盛,正气不虚所致的疾病,临床常以具有"亢盛、有余、停聚"特点的症状为主。

【证名】阴证

【释义】阴证是指临床上凡是具有抑郁、衰退、沉静、阴暗、内向、里面特点的证候。

【证名】阳证

【释义】阳证是指临床上凡是具有亢盛、激进、躁动、明亮、外向、外面特点的证候。

(二)气血津液辨证

【证名】气虚证

【释义】气虚证是指元气不足,脏腑功能减退所致的疾病,临床常以气短,神疲,头晕,脉虚等症为主。

【证名】气陷证

【释义】气陷证是指气虚无力升举,反而下陷所致的疾病,临床常以内脏下垂,或脱肛、阴挺等症为主,并伴有气短,神疲,头晕,脉虚等气虚症状。

【证名】气不固证

【释义】气不固证是指气虚无力固摄所致的疾病,临床可见自汗,出血,二便失禁,遗精,滑胎等症为主,并伴有气短,神疲,头晕,脉虚等气虚症状。

【证名】气脱证

【释义】气脱证是指元气极度亏虚,气息欲绝所致的疾病,临床常以气息微弱,昏迷,汗出不止,脉微欲绝等症为主。

【证名】气滞证

【释义】气滞证是指机体某一部分气机阻滞,运行不畅所致的疾病,临床常以胀闷,疼痛,情志不舒,嗳气等症为主。

【证名】气逆证

【释义】气逆证是指气机升降失常,气上行冲逆所致的疾病,临床常以嗳气,呃逆,恶心,呕吐,头痛,眩晕等症为主。

【证名】气闭证

【释义】气闭证是指邪气闭阻脏腑经络所致的疾病,临床常以神昏,昏迷,呼吸气粗,绞痛,二便闭塞等症为主。

【证名】血虚证

【释义】血虚证是指血液亏虚,不能濡养所致的疾病,临床常以面色无华,心悸多梦,女性月经量少色淡,舌淡,脉细等症为主。

【证名】血脱证

【释义】血脱证是指大量出血或日久反复出血,血液亡脱所致的疾病,临床常以面色苍白,心悸,眩晕,脉微欲绝等症为主。

【证名】血瘀证

【释义】血瘀证是指瘀血内阻于脏腑经络所致的疾病,临床常以肿块,疼痛,出血,舌暗或紫暗等症为主。

【证名】血热证
【释义】血热证是指火热邪气炽盛,热迫血行所致的疾病,临床常以出血,吐血,便血,女子月经先期量多,或疮疖等症状为主,同时伴有壮热烦躁、目赤肿痛等实热症状。

【证名】血寒证
【释义】血寒证是指寒邪凝滞血脉,气机不畅所致的疾病,临床常有冷痛,少腹拘急疼痛,女子月经后期量少有血块,肤色紫暗等症,同时伴有脘腹冷痛,畏寒肢冷等实寒症状。

【证名】痰证
【释义】痰证是指痰浊内阻走窜于体内所致的疾病,临床常以咳痰,呕恶,眩晕,苔腻,脉滑等症为主。

【证名】饮证
【释义】饮证是指水饮停聚于体内所致的疾病,临床常以胸脘痞闷,泛吐清水,咳痰,胸胁满闷等症为主。

【证名】水停证
【释义】水停证是指水液停聚于体内所致的疾病,临床常以水肿,腹满如鼓,少尿,舌淡胖等症为主。

【证名】津液亏虚证
【释义】津液亏虚证是指体内津液亏少,机体得不到滋润、濡养所致的疾病,临床常以口咽干燥,眼窝深陷,鼻干,皮肤干燥,小便短黄,大便干结等症为主。

(三)脏腑辨证

1. 肝系证候
【证名】肝血虚证
【释义】肝血虚证是指血液亏虚,肝失濡养的病变,临床常以眩晕,肢麻震颤,关节拘急为主要症状,同时伴有面色无华,心悸多梦,女性月经量少色淡等血虚症状。

【证名】肝阴虚证
【释义】肝阴虚证是指阴液亏损,虚热郁内所致的疾病,临床常以眩晕,目涩,胁痛等为主要症状,同时伴有潮热盗汗,五心烦热等阴虚症状。

【证名】肝郁气滞证
【释义】肝郁气滞证是指肝疏泄功能障碍,气机郁滞所致的疾病,临床常以情志失常,胸胁胀痛,善太息为主要症状,伴有胀闷,情志不舒等气滞症状。

【证名】肝火上炎证
【释义】肝火上炎证是指邪热炽盛,内扰于肝,火热上行所致的疾病,临床常以头痛,烦躁,耳鸣为主要症状,伴有壮热,目赤肿痛,渴喜冷饮等实热症状。

【证名】肝阳上亢证
【释义】肝阳上亢证是指肝肾阴亏,无力制约肝阳,阳亢于上所致的疾病,临床常以眩晕耳鸣,烦躁不安,面红目赤,腰膝酸软,舌红少津等为主要症状。

【证名】肝风内动证
【释义】肝风内动证是指肝阴亏虚,虚风内动;或热邪炽盛,热极动风;或肝血亏虚,虚风内动所致的疾病,临床常以抽搐、眩晕、震颤等具有"动摇"特点为主症。

【证名】寒凝肝脉证
【释义】寒凝肝脉证是指感受外寒,凝聚于肝经所致的疾病,临床常以少腹及阴部冷痛,或头顶冷痛等为主要症状,伴有面白无精神,四肢冷,小便清等实寒症状。

【证名】胆郁痰扰证
【释义】胆郁痰扰证是指由痰热内扰,胆气郁结所致的疾病,临床常以胆怯,心悸,易惊不安,胸胁胀闷等症为主。

2. 心系证候
【证名】心阴虚证
【释义】心阴虚证是指阴液亏虚,心失滋养所致的疾病,临床常以心悸,心烦,失眠,多梦等为主要症状,同时伴有五心潮热,盗汗等阴虚症状。

【证名】心阳虚证
【释义】心阳虚证是指心阳衰退,无力温煦所致的疾病,临床常以心悸怔忡、心胸闷痛等症为主,同时伴有面色㿠白、畏寒肢冷等阳虚症状。

【证名】心阳虚脱证
【释义】心阳虚脱证是指心阳极度衰竭,阳气欲脱离所致的疾病,临床常以心悸胸痛,冷汗,肢体厥冷,脉微欲绝等症状为主。

【证名】心血虚证
【释义】心血虚证是指血液亏虚,心失濡养所致的疾病,临床常以心悸,失眠,多梦等症状为主,同时伴有面色无华,女性月经量少色淡等症。

【证名】心气虚证
【释义】心气虚证是指心气不足,鼓动无力所致的疾病,临床常以心悸怔忡,胸闷气短等为主要症状,同时伴有少气懒言,自汗等气虚症状。

【证名】心火亢盛证
【释义】心火亢盛证是指心火炽盛,上行干扰心神,下行至小肠所致的疾病,临床常以心烦,失眠,口舌生疮,小便短赤等症状为主。

【证名】心脉痹阻证
【释义】心脉痹阻证是指由气滞、瘀血、寒邪、痰浊瘀阻心脉不通所致的疾病,临床常以心悸怔忡,胸闷心痛等症状为主。不同病理因素所产生的临床症状各具有其特点,如痰浊所致心脉痹阻常见心胸憋闷为主,伴体型较胖,痰多,肢体困倦,舌苔白腻,脉滑。

【证名】痰蒙心神证
【释义】痰蒙心神证是指痰浊内扰,蒙闭心神所致的疾病,临床常以神志抑郁,意识模糊,痴呆等症状为主。

【证名】痰热扰神证
【释义】痰热扰神证是指痰邪与火热邪气交杂,扰乱心神所致的疾病,临床常以发热口渴,面红目赤,狂躁不安等症状为主。

3. 脾系证候

【证名】脾气虚证

【释义】脾气虚证是指由脾失健运,气血亏虚所致的疾病,临床常以纳食减少,腹胀,面色无华,便溏等症为主,伴有少气懒言,气短乏力等气虚症状。

【证名】脾虚气陷证

【释义】脾虚气陷证是指由脾气下陷,无力升举所致的疾病,临床常以腹部坠胀,久泻不止,内脏下垂等为主要症状,伴有少气懒言,气短乏力等气虚症状。

【证名】脾阳虚证

【释义】脾阳虚证是指由脾阳气亏损,不能温运所致的疾病,临床常以腹部胀痛,喜按喜温,四肢不温等为主要症状,伴有面色㿠白,畏寒怕冷,自汗,小便清长等阳虚症状。

【证名】脾阴虚证

【释义】脾阴虚证是指由脾阴不足,运化功能障碍所致的疾病,临床常以食少,腹胀,便溏或便秘,形体消瘦等为主症,伴有潮热盗汗,五心烦热等阴虚症状。

【证名】脾不统血证

【释义】脾不统血证是指脾气亏虚,统血功能异常,血行脉外所致的疾病,临床常以各类出血,面色无华,神疲乏力,少气懒言等症为主。

【证名】寒湿困脾证

【释义】寒湿困脾证是指寒湿内蕴,内困脾阳,不能升发所致的疾病,临床常以脘腹痞满,便溏,头身困重,苔白腻等症为主。

【证名】湿热蕴脾证

【释义】湿热蕴脾证是指湿热内蕴,脾失健运所致的疾病,临床常以脘腹胀闷,便溏不爽,发热,身重,苔黄腻等症为主。

【证名】胃气虚证

【释义】胃气虚证是指胃气不足,失于和降所致的疾病,临床常以胃脘痞满,食少,胀痛,嗳气等症为主,伴有少气懒言,气短乏力等气虚症状。

【证名】胃阳虚证

【释义】胃阳虚证是指胃阳不足,不能温养所致的疾病,临床常以胃脘冷痛,喜温喜按,食少,泛吐清水等症为主,伴有面色㿠白,畏寒怕冷,自汗,小便清长等阳虚症状。

【证名】胃阴虚证

【释义】胃阴虚证是指胃阴不足,胃失濡养所致的疾病,临床常以胃脘隐痛嘈杂,饥不欲食,形体消瘦等症为主,伴有潮热盗汗,五心烦热等阴虚症状。

【证名】胃热炽盛证

【释义】胃热炽盛证是指胃脘部热邪炽盛,胃气亢盛所致的疾病,临床常以胃脘灼痛,消谷善饥,口臭吞酸,牙齿肿痛等为主要症状,同时伴有壮热烦躁,目赤肿痛,渴喜冷饮等实热症状。

【证名】寒饮停胃证

【释义】寒饮停胃证是指寒饮停聚于胃所致的疾病,临床常以胃脘痞满,胃中水声辘辘,口泛清水,苔白等症状为主。

【证名】食滞胃脘证

【释义】食滞胃脘证是指饮食不化,停滞于胃,胃不能腐熟消化所致的疾病,临床常以胃脘胀痛,厌食,嗳腐吞酸,泻下酸腐臭秽等症为主。

4. 肺系证候

【证名】肺气虚证

【释义】肺气虚证是指肺气亏虚,呼吸功能减弱所致的疾病,临床常以咳喘无力,少气短息,语声低怯,或自汗,畏风等症为主,伴有懒言、气短乏力等气虚症状。

【证名】肺阴虚证

【释义】肺阴虚证是指肺阴不足,内生虚热所致的疾病,临床常以干咳,痰少而黏,不易咳出,咽干口燥等症状为主,同时伴有潮热盗汗等虚热症状。

【证名】风热犯肺证

【释义】风热犯肺证是指感受风热外邪,侵袭肺系所致的疾病,临床常以咳嗽,痰稠色黄,鼻塞,微恶风寒等症为主,伴有口渴,咽干等风热症状。

【证名】风燥犯肺证

【释义】风燥犯肺证是指感受燥热外邪,侵袭肺系所致的疾病,临床常以干咳,痰黏,不易咳出,甚则咯血,苔干燥少津等症为主。

【证名】风寒犯肺证

【释义】风寒犯肺证是指感受风寒外邪,侵袭肺系所致的疾病,临床常以咳嗽,痰稀色清,微恶寒发热,流清涕等症为主。

【证名】肺热炽盛证

【释义】肺热炽盛证是指邪热内盛于肺系所致的疾病,临床常以咳嗽,气喘,咽喉红肿疼痛,大便秘结等症为主,同时伴有壮热烦躁、目赤肿痛、渴喜冷饮等实热症状。

【证名】痰热壅肺证

【释义】痰热壅肺证是指痰热互结,壅滞于肺系所致的疾病,临床常以咳喘,痰多、黄稠,或鼻翼煽动,咳吐脓血腥臭痰,烦躁等症为主,并伴有胸膈满闷等痰热症状。

【证名】寒痰阻肺证

【释义】寒痰阻肺证是指寒邪与痰饮相交,壅滞于肺系所致的疾病,临床常以咳嗽痰多,黏稠,色白,或见痰鸣,形寒肢冷,苔白腻或白滑等症为主。

【证名】饮停胸胁证

【释义】饮停胸胁证又称"悬饮",是指痰饮停聚于胸胁,气机受阻所致的疾病,临床常以胸胁胀闷疼痛,咳唾痛甚,气息短促,眩晕,苔白滑等症为主。

【证名】风水相搏证

【释义】风水相搏证是指风邪侵袭,肺失宣发肃降,水湿泛于肌肤所致的疾病,临床常以水肿骤起,眼睑及颜面先肿,继而遍及全身,皮肤薄而亮,恶寒,发热等症为主。

【证名】肠热腑实证

【释义】肠热腑实证是指热邪秘结肠腑所致的疾病,临床常以高热,或日晡潮热,脐腹部硬满疼痛,拒按,大便秘结,或热结旁流,气味臭秽等症为主。

【证名】肠燥津亏证

【释义】肠燥津亏证是指大肠津液亏损，传导不利所致的疾病，临床常以大便秘结，干燥难下，口干或口臭等症为主。

【证名】大肠湿热证

【释义】大肠湿热证是指热势蕴结大肠，传导失司所致的疾病，临床常以腹痛，泄泻，色黄而臭秽，或下利脓血，肛门灼热等症为主。

5. 肾系证候

【证名】肾阳虚证

【释义】肾阳虚证是指肾阳亏虚，不能温化所致的疾病，临床常以腰膝酸软，畏寒肢冷，夜尿频多，久泻不止，浮肿等症为主，同时伴有面色㿠白，自汗，小便清长等阳虚症状。

【证名】肾阴虚证

【释义】肾阴虚证是指肾阴亏虚，不能濡养所致的疾病，临床常以腰膝酸软，头晕耳鸣，梦遗，潮热盗汗等症为主。

【证名】肾气不固证

【释义】肾气不固证是指肾气亏虚，不能固摄所致的疾病，临床常以腰膝酸软，神疲倦怠，听力减退，男子滑精早泄，女子带下清稀等症为主。

【证名】肾精不足证

【释义】肾精不足证是指肾藏精不足所致的疾病，临床常以生长发育迟缓，早衰，耳鸣耳聋，健忘，性功能减退等症为主。

【证名】膀胱湿热证

【释义】膀胱湿热证是指湿热蕴结膀胱，气化失司所致的疾病，临床常以小便频数、灼热、涩痛，或小便浑浊，尿血，苔黄腻等症为主。

6. 脏腑相兼证候

【证名】心肾不交证

【释义】心肾不交证是指心肾两脏阴火亢盛所致的疾病，临床常以心烦，失眠，腰酸，耳鸣，梦遗等症为主，并伴有骨蒸潮热，盗汗等虚热症状。

【证名】心肾阳虚证

【释义】心肾阳虚证是指心肾两脏阳气亏损所致的疾病,临床常以心悸,怔忡,肢体浮肿等症为主,并伴有食欲不振,口淡,大便稀薄等虚寒症状。

【证名】心肺气虚证

【释义】心肺气虚证是指心肺两脏气虚所致的疾病,临床常以心悸,胸闷,咳喘,气短,动则加重,自汗等症状为主,并伴有神疲,头晕,脉虚等气虚症状。

【证名】心脾气血虚证

【释义】心脾气血虚证是指心脾两脏气血亏虚所致的疾病,临床常以头晕,失眠,食少,腹胀,便溏等症状为主,并伴有气短,神疲,脉虚等气虚症状。

【证名】心肝血虚证

【释义】心肝血虚证是指心肝两脏血虚所致的疾病,临床常以心悸健忘,失眠多梦,双眼干涩,肢体麻木等症状为主,伴有面色无华,女性月经量少色淡等血虚症状。

【证名】脾肺气虚证

【释义】脾肺气虚证是指脾肺两脏气虚所致的疾病,临床常以久咳不止,气喘,食少,便溏,神疲乏力,或见面部浮肿等症状为主,并伴有气短,头晕,脉虚等气虚症状。

【证名】肺肾气虚证(肾不纳气证)

【释义】肺肾气虚证是指肺肾两脏气虚所致的疾病,临床常以咳嗽无力,呼多吸少,气不接续,动则加重等症状为主,伴有神疲,头晕,脉虚等气虚症状。

【证名】肺肾阴虚证

【释义】肺肾阴虚证是指肺肾两脏阴液亏虚所致的疾病,临床以干咳少痰,或痰中带血,或口燥咽干,腰酸,遗精等症状为主,同时伴有五心潮热、盗汗等阴虚症状。

【证名】肝火犯肺证

【释义】肝火犯肺证是指肝经气火上行于肺所致的疾病,临床常以胸胁灼痛,急躁,咳黄痰等症状为主,同时伴有壮热、目赤肿痛、渴喜冷饮等实热症状。

【证名】肝胆湿热证

【释义】肝胆湿热证是指湿热邪气蕴结肝胆所致的疾病，临床常以胁肋胀痛，口苦，身目发黄，不思饮食等症状为主，伴有小便灼热，身热不扬，口苦等湿热症状。

【证名】肝胃不和证

【释义】肝胃不和证是指肝气郁结，胃失和降等症所致的疾病，临床常以脘腹胀痛，嗳气，吞酸嘈杂，呃逆，情绪抑郁等症为主。

【证名】肝脾不调证

【释义】肝脾不调证是指肝气郁结，脾失健运所致的疾病，临床常以胸胁胀痛，善太息，情志抑郁或急躁，便溏不爽，或大便溏结不调等症为主。

【证名】肝肾阴虚证

【释义】肝肾阴虚证是指肝肾两脏阴精亏虚所致的疾病，临床常以腰酸胁痛，耳鸣，眩晕，遗精等症状为主。

【证名】脾肾阳虚证

【释义】脾肾阳虚证是指脾肾两脏阳气亏虚所致的疾病，临床常以久泻久痢，水肿，腰腹冷痛等症状为主，并伴有畏寒肢冷、小便清长等虚寒症状。

（四）经络辨证

【证名】手太阴肺经病证

【释义】是指手太阴肺经循行部位及与其相关的肺脏功能障碍所致的疾病，临床常以咳嗽，咳痰，自汗，气短，肩背疼痛等症状为主。

【证名】手阳明大肠经病证

【释义】是指手阳明大肠经循行部位及与其相关的大肠功能障碍所致的疾病，临床常以牙痛，咽喉肿痛，大便干结，肩肘部疼痛，指关节疼痛、屈伸不利等症状为主。

【证名】足阳明胃经病证

【释义】是指足阳明胃经循行部位及与其相关的胃功能障碍所致的疾病，临床常以壮热，汗出，咽喉肿痛，牙痛，消谷善饥；胸腹部、下肢外侧、足背等疼痛、屈伸不利等症状为主。

【证名】足太阴脾经病证

【释义】是指足太阴脾经循行部位及与其相关的脾功能障碍所致的疾病，临床常以食入即吐，纳差，胃脘痛，腹胀，膝股内侧、足大趾疼痛、屈伸不利等症状为主。

【证名】手少阴心经病证

【释义】是指手少阴心经循行部位及与其相关的心脏功能障碍所致的疾病，临床常以心烦，心悸，咽痛，胁痛，桡臂内侧后缘疼痛不适等症状为主。

【证名】手太阳小肠经病证

【释义】是指手太阳小肠经循行部位及与其相关的小肠功能障碍所致的疾病，临床常以耳聋，目黄，咽痛，肩臂、颈项疼痛不适等症状为主。

【证名】足太阳膀胱经病证

【释义】是指足太阳膀胱经循行部位及与其相关的膀胱功能障碍所致的疾病，临床常以发热，恶风寒，头痛，鼻塞，项背强痛，腰痛，癫痫，发狂等症状为主。

【证名】足少阴肾经病证

【释义】是指足少阴肾经循行部位及与其相关的肾脏功能障碍所致的疾病，临床常以面黑，头晕目眩，气短，腰脊、下肢无力、疼痛等症状为主。

【证名】手厥阴心包经病证

【释义】是指手厥阴心包经循行部位及与其相关的心包络功能障碍所致的疾病，临床常以手心热，肘臂挛痛，心烦，心悸，甚则胸胁支满等症状为主。

【证名】手少阳三焦经病证

【释义】是指手少阳三焦经循行部位及与其相关的三焦功能障碍所致的疾病，临床常以耳聋，胸胁痛，耳后痛，咽喉肿痛，肩肘、前臂、指关节屈伸不利等症状为主。

【证名】足少阳胆经病证

【释义】是指足少阳胆经循行部位及与其相关的胆功能障碍所致的疾病，临床常以口苦，善太息，胸胁等部位疼痛不适等症状为主。

【证名】足厥阴肝经病证

【释义】是指足厥阴肝经循行部位及与其相关的肝脏功能障碍所致的疾病,临床常以面色晦黯,口干咽燥,胸胁满痛,呕吐,疝气等症状为主。

（五）六经辨证

【证名】太阳病证

【释义】太阳病证包括太阳中风证、太阳伤寒证和太阳蓄水证、太阳蓄血证。

太阳中风证是指机体感受外邪,侵袭肌表,营卫不和所致的疾病,临床常以发热,汗出,恶风,脉浮缓等症状为主。

太阳伤寒证是指机体感受寒邪侵袭肌表,经气不利,阳气不振所致的疾病,临床常以恶寒,发热,头项强痛,脉浮紧等症状为主。

太阳蓄水证是指外感邪气未退,聚于膀胱,膀胱功能障碍所致的疾病,临床常以小便不利,口渴欲饮,饮入即吐等症状为主。

太阳蓄血证是指外邪入里,郁积化热,停于下焦,邪热与瘀血搏结所致的疾病,临床常以少腹硬满疼痛,小便不利,舌质暗有瘀斑等症状为主。

【证名】阳明病证

【释义】阳明病证包括阳明经证和阳明腑证。

阳明经证是指阳明病邪充斥全身,邪热壅盛所致的疾病,临床常以大热,大汗,大渴,脉洪大等症状为主。

阳明腑证是指热邪传入脏腑,停聚肠腑,阻塞肠道所致的疾病,临床常以日晡潮热,腹胀疼痛,大便秘结,舌黄苔燥等症状为主。

【证名】少阳病证

【释义】是指人体感受外邪,邪正交争于半表半里,少阳经气不利所致的疾病,临床常以寒热往来,胸胁苦满,默默不欲饮食等症状为主。

【证名】太阴病证

【释义】是指邪犯太阴经,脾胃功能障碍所致的疾病,临床常以纳差,饮食不下,呕吐,腹痛,便溏等症状为主。

【证名】少阴病证

【释义】包括少阴寒化证和少阴热化证。

少阴寒化证是指阳气不足,病邪内入,从阴化寒所出现的证候,常呈现出全身性的虚寒征象,临床常以无热恶寒,四肢厥冷,下利清谷,脉微细等症状为主。

少阴热化证是指邪犯少阴,入里化热,灼伤阴液所致的疾病,临床常以心烦,不寐,小便短赤,大便干结,脉细数等症状为主。

【证名】厥阴病证

【释义】是指病邪入里至厥阴经,阴阳失调所致的疾病,是六经病证的最后阶段,临床常以口渴不饮,气上冲心,胸中疼热,饥不欲食,或食入后吐蛔等症状为主。

(六)卫气营血辨证

【证名】卫分证

【释义】卫分证是指温热病邪侵犯机体初期,邪在肌表,邪正相争,营卫失调所致的疾病,临床常以恶寒,发热,头项强痛,舌边尖红,脉浮数等症为主。

【证名】气分证

【释义】气分证是指温热病邪内传脏腑,邪正剧争,郁积化热所致的疾病,临床常以恶热,汗出,口渴,日晡潮热,腹胀便秘,腹痛拒按,舌红苔黄,脉数有力等症为主。

【证名】营分证

【释义】营分证是指温热病邪内陷脏腑,伤及营阴,热扰心神所致的疾病,临床常以身热夜甚,心烦,不寐,神昏谵语,斑疹隐隐,舌质红绛,脉细数等症为主。

【证名】血分证

【释义】血分证是指温热病邪深入血分,导致邪热动风,扰动心神所致的疾病,临床常以身热或低热,烦躁不安,抽搐,斑疹显露,出血,舌绛等症为主。

(七)三焦辨证

【证名】上焦病证

【释义】是指温热邪气,侵袭人体,初期邪犯肺卫所致的疾病,临床常以微恶风寒,身热,自汗,口渴或不渴,脉浮数等症状为主。

【证名】中焦病证

【释义】是指病邪从上焦下传至中焦脾胃所致的疾病,临床常以面赤,口干舌燥,身热,腹胀,腹满,便秘,舌苔黄,脉沉等症状为主。

【证名】下焦病证

【释义】是指温热病邪病久,灼烧下焦阴精,累及肝肾所致的疾病,临床常以身热,手足心热,口干,神疲倦怠,耳聋、耳鸣,舌红绛,脉虚等症状为主。

二、疾 病 诊 断

（一）内科常见病诊断要点

【病名】感冒

【定义】感冒是因风邪侵袭人体而引起的疾病。临床上以头痛,鼻塞,流涕,喷嚏,恶寒,发热,脉浮等为主证。一般病程三至七天,在整个病程中很少传变。

【诊断要点】①气候突然变化,伤风受凉的病史,以及时行感冒的流行。②典型的肺卫症状,即恶寒、发热、头痛、肢体酸痛等表卫症状;喉痒咳嗽、鼻塞、喷嚏、流清涕等肺系症状。

【病名】咳嗽

【定义】咳嗽是肺系疾患的一个常见证候。外感或内伤的多种病因,导致肺气失于宣发、肃降时,均会使肺气上逆而引起咳嗽。

【诊断要点】咳嗽是一个以症状为名的病证,所以凡是以咳嗽作为主要临床表现者,都可以诊断为咳嗽。外感咳嗽由感受六淫之邪而起,兼有相应的外感症状,起病急,病程短;内伤咳嗽则有较长的咳嗽病史,多兼脏腑亏损的症状,起病缓,病程长。

【病名】哮病

【定义】哮病是一种发作性痰鸣气喘疾患。发时喉中有哮鸣音,呼吸气促困难,甚则喘息不能平卧。

【诊断要点】①呈反复发作性。发时常多突然,可见鼻痒、喷嚏、咳嗽、胸闷等先兆。喉中有明显哮鸣声,呼吸困难,不能平卧,甚至面色苍白,唇甲青紫,约数分钟、数小时后缓解。②平时可一如常人,或稍感疲劳、纳差。但病程日久,反复发作,导致正气亏虚,可常有轻度哮鸣,甚至在大发作时持续难平,出现喘脱。③多与先天禀赋有关,家族中可有哮病史。常由气候突变,饮食不当,情志失调,劳累等诱发。

【病名】喘证

【定义】喘证是指由于外感或内伤,导致肺失宣降,肺气上逆或气无所主,肾失摄纳,以致呼吸困难,甚则张口抬肩,鼻翼煽动,不能平卧等为主要临床特征的一种病证。

【诊断要点】①以气短喘促,呼吸困难,甚至张口抬肩,鼻翼煽动,不能平卧,口唇发绀为特征。②多有慢性咳嗽、哮病、肺痨、心悸等疾病史,每遇外感及劳累而诱发。

【病名】肺痈

【定义】肺痈是指肺叶生疮,形成脓疡的一种病证,属内痈之一。临床以咳嗽,胸痛,发热,咯吐腥臭浊痰,甚则脓血相兼为主要临床表现的一种病证。

【诊断要点】①有外感因素或有痰热之病史。②起病急骤,突然寒战高热,咳嗽,胸痛,咯吐大量腥臭浊痰,甚则脓血。③脓血浊痰吐入水中,沉者是痈脓,浮者是痰;吃生黄豆或生豆汁不觉有腥味者,便为肺痈。④肺部病侧呼吸音降低或闻及湿啰音。慢性病变还可见"爪甲紫而带弯",指端呈鼓槌样。

【病名】肺胀

【定义】肺胀是指多种慢性肺系疾病反复发作,迁延不愈,导致肺气胀满,不能敛降的一种病证。临床表现为胸部膨满,胸闷如塞,喘息上气,咳嗽痰多,烦躁,心悸,面色晦黯,或唇甲发绀,脘腹胀满,肢体浮肿等。

【诊断要点】①有慢性肺系疾患病史多年,反复发作,时轻时重,经久难愈。多见于老年人。②临床表现为喘咳上气,痰多,胸中憋闷如塞,胸部膨满,喘息,动则加剧,甚则鼻煽气促,张口抬肩,目胀如脱,烦躁不安,日久可见心慌动悸,面唇发绀,脘腹胀满,肢体浮肿,严重者可出现喘脱。③常因外感而诱发,其中以寒邪为主,过劳、暴怒、炎热也可诱发本病。

【病名】肺痿

【定义】肺痿是指肺叶痿弱不用,临床以咳吐浊唾涎沫为症状,为肺脏的慢性虚损性疾患。

【诊断要点】①临床以咳吐浊唾涎沫为症状。唾呈细沫稠黏,或白如雪,或带白丝,咳嗽,或不咳,气息短,或动则气喘。②常伴有面色㿠白,或青苍,形体瘦削,神疲,头晕,或时有寒热等全身证候。③有多种慢性肺系疾病史,久病体虚。

【病名】心悸

【定义】心悸是指病人自觉心中悸动,惊惕不安,甚则不能自主的一种病证,临床一般多呈发作性,每因情志波动或劳累过度而发作,且常伴胸闷,气短,失眠,健忘,眩晕,耳鸣等症。病情较轻者为惊悸,病情较重者为怔忡,可呈持续性。

【诊断要点】①自觉心慌不安,心跳剧烈,神情紧张,不能自主,心搏异常,或快速,或缓慢,或跳动过重,或忽跳忽止,呈阵发性或持续不止。②伴有胸闷不适,易激动,心烦,少寐多汗,颤动,乏力,头晕等。中老年发作频繁者,可伴有心胸疼痛,甚至喘促,肢冷汗出,或见晕厥。③常由情志刺激、惊恐、紧张、劳倦过度、饮酒饱食等原因诱发。

【病名】胸痹

【定义】胸痹是指以胸部闷痛,甚则胸痛彻背,喘息不得卧为主症的一种疾病,轻者仅感胸闷如窒,呼吸欠畅,重者则有胸痛,严重者心痛彻背,背痛彻心。

【诊断要点】①胸痹以胸部闷痛为主症,患者多见膻中或心前区憋闷疼痛,甚则痛彻左肩背、咽喉、胃脘部、左上臂内侧等部位,呈反复发作性,一般持续几秒至几十分钟,经休息或服药后可迅速缓解。②常伴有心悸、气短、自汗,甚则喘息不得卧,严重者可见胸痛剧烈,持续不解,汗出肢冷,面色苍白,唇甲青紫,脉散乱或微细欲绝等危候,可发生猝死。③多见于中年以上,常因情志波动,气候变化,多饮暴食,劳累过度等而诱发。亦有无明显诱因或安静时发病者。

【病名】不寐

【定义】不寐是以经常不能获得正常睡眠为特征的一类病,主要表现为睡眠时间、深度的不足以及不能消除疲劳、恢复体力与精力,轻者入睡困难,或寐而不酣,时寐时醒,或醒后不能再寐,重则彻夜不寐,常影响人们的正常工作、生活、学习和健康。

【诊断要点】①轻者入睡困难或睡而易醒,醒后不寐,连续3周以上,重者彻夜难眠。②常伴有头痛头昏,心悸健忘,神疲乏力,心神不宁,多梦等。③各系统及实验室检查,未发现有妨碍睡眠的其他器质性病变。

【病名】胃痛

【定义】胃痛是由于胃气阻滞,胃络瘀阻,不通则痛;或胃失所养,不荣则痛导致的以上腹胃脘部近心窝处疼痛为主症的一种脾胃肠病证。胃痛,又称胃脘痛。

【诊断要点】①上腹近心窝胃脘部发生疼痛为特征,其疼痛有胀痛、刺痛、隐痛、剧痛等不同的性质。②常伴有食欲不振,恶心呕吐,吞酸嘈杂,嗳气吞腐等上消化道症状。③发病特点:以中青年居多,多有反复发作病史,发病前多有明显的诱因,如天气变化、恼怒、劳累、暴饮暴食、饥饿、进食生冷干硬辛辣醇酒,或服用有损脾胃的药物。

【病名】痞满
【定义】痞满是指自觉心下痞塞,胸膈胀满,触之无形,按之柔软,压之无痛为主要症状的病证。
【诊断要点】①临床以胃脘痞塞,满闷不舒为主要临床表现,其痞按之柔软,压之不痛,视之无胀大之形。②常伴有胸膈满闷,饮食减少,得食则胀,嗳气则舒等症。③发病和加重常与饮食、情志、起居、冷暖失调等诱因有关。④多为慢性起病,时轻时重,反复发作,缠绵难愈。

【病名】呕吐
【定义】呕吐是由于胃失和降,胃气上逆所致的以饮食、痰涎等胃内之物从胃中上涌,自口而出为临床特征的一种病证。
【诊断要点】①初起呕吐量多,吐出物多有酸腐气味,久病呕吐,时作时止,吐出物不多,酸臭气味不甚。②新病邪实,呕吐频频,常伴有恶寒,发热,脉实有力。久病正虚,呕吐无力,常伴有精神萎靡,倦怠,面色萎黄,脉弱无力等症。③常有饮食不节,过食生冷,恼怒气郁,或久病不愈等病史。

【病名】噎膈
【定义】噎膈是指吞咽食物时哽塞不顺,饮食难下,或纳而复出的疾患。
【诊断要点】①咽下饮食哽塞不顺,食物在食管内有停滞感,甚则不能下咽到胃,或食入即吐。②常伴有胃脘不适,胸膈疼痛,甚则形体消瘦,肌肤甲错,精神衰惫等症。③起病缓慢,常表现为由噎至膈的病变过程,常由饮食、情志等因素诱发,多发于中老年男性。

【病名】呃逆
【定义】呃逆是指胃气上逆动膈,以气逆上冲,喉间呃呃连声,声短而频,令人不能自止为主要临床表现的病证。呃逆古称"哕",又称"哕逆"。
【诊断要点】①临床表现以喉间呃呃连声,声短而频,令人不能自止为主症。②常伴胸膈痞闷,胃脘嘈杂灼热,嗳气,情绪不安等症。③多有饮食不当、情志不遂、受凉等诱发因素,起病较急。

【病名】腹痛

【定义】腹痛是指胃脘以下、耻骨毛际以上部位发生疼痛为主要表现的一种脾胃肠病证。多种原因导致脏腑气机不利,经脉气血阻滞,脏腑经络失养,皆可引起腹痛。

【诊断要点】①以胃脘以下,耻骨毛际以上部位的疼痛为主要表现,腹壁按之柔软,可有压痛,但无肌紧张及反跳痛。②常伴有腹胀,矢气,以及饮食、大便的异常等脾胃症状。③起病多缓慢,腹痛的发作和加重,常与饮食、情志、受凉、劳累等诱因有关。

【病名】泄泻

【定义】泄泻是以大便次数增多,粪质稀薄,甚至泻出如水样为临床特征的一种脾胃肠病证。

【诊断要点】①具有大便次数增多,粪质稀薄,甚至泻出如水样的临床特征。其中以粪质清稀为必备条件。②常兼有脘腹不适,腹胀腹痛肠鸣,食少纳呆,小便不利等症状。③起病或缓或急,常有反复发作史。常因外感寒热湿邪,内伤饮食情志、劳倦、脏腑功能失调等诱发或加重。

【病名】痢疾

【定义】痢疾以大便次数增多,腹痛,里急后重,痢下赤白黏冻为主症。是夏秋季常见的肠道传染病。

【诊断要点】①以腹痛,里急后重,大便次数增多,泻下赤白脓血便为主症。②暴痢起病突然,病程短,可伴恶寒、发热等;久痢起病缓慢,反复发作,迁延不愈;疫毒痢病情严重而病势凶险,以儿童为多见,急骤起病,在腹痛、腹泻尚未出现之时,即有高热神疲,四肢厥冷,面色青灰,呼吸浅表,神昏惊厥,而痢下、呕吐并不一定严重。③多有饮食不洁史。急性起病者多发生在夏秋之交,久痢则四季皆可发生。

【病名】便秘

【定义】便秘是指粪便在肠内滞留过久,秘结不通,排便周期延长,或周期不长,但粪质干结,排出艰难,或粪质不硬,虽有便意,但便而不畅的病证。

【诊断要点】①排便间隔时间超过自己的习惯1天以上,或两次排便时间间隔3天以上。②大便粪质干结,排出艰难,或欲大便而艰涩不畅。③常伴有腹胀,腹痛,口臭,纳差及神疲乏力,头眩心悸等症。④常有饮食不节、情志内伤、劳倦过度等病史。

【病名】胁痛

【定义】胁痛是以一侧或两侧胁肋部疼痛为主要表现的一种肝胆病证。

【诊断要点】①以一侧或两侧胁肋部疼痛为主要特征，可诊断为胁痛。胁痛的性质可以表现为胀痛、窜痛、刺痛、隐痛等不同特点。②部分病人可伴见胸闷，腹胀，嗳气呃逆，急躁易怒，口苦纳呆，厌食恶心等症。③常有饮食不节、情志内伤、感受外湿、跌仆闪挫或劳欲久病等病史。

【病名】黄疸

【定义】黄疸是以目黄、身黄、小便黄为主要临床表现的一种肝胆病证，其中目睛黄染尤为本病的重要特征。

【诊断要点】①以目黄、身黄、小便黄为主症，其中目黄为必具的症状。②常伴脘腹胀满，纳呆呕恶，胁痛，肢体困重等症。③常有饮食不节，与肝炎病人接触，或服用损害肝脏的药物等病史，以及过度疲劳等诱因。

【病名】臌胀

【定义】臌胀是指腹部胀大如鼓，皮色苍黄，脉络显露为主要临床表现的一种病证。

【诊断要点】①初起脘腹作胀，腹渐胀大，按之柔软，食后尤甚，叩之呈鼓音及移动性浊音。继则腹部胀满膨隆，高于胸部，仰卧时则腹部胀满两侧尤甚，按之如囊裹水，病甚者腹部膨隆坚满，脐突皮光。腹部青筋暴露，颈胸部出现赤丝血缕，手部出现肝掌。四肢消瘦，面色青黄。②常伴胁腹疼痛，食少，神疲乏力，尿少，出血倾向。③起病多缓慢，病程较长，常有黄疸、胁痛、积证的病史，酒食不节、虫毒感染等病因。

【病名】头痛

【定义】头痛是指由于外感与内伤，致使脉络拘急或失养，清窍不利所引起的以头部疼痛为主要临床特征的疾病。头痛既是一种常见病证，也是一个常见症状，可以发生于多种急慢性疾病过程中，有时亦是某些相关疾病加重或恶化的先兆。

【诊断要点】①以头部疼痛为主要临床表现。②头痛部位可发生在前额、额颞、巅顶、枕项或全头部。疼痛性质可为跳痛、刺痛、胀痛、昏痛、隐痛、空痛等。头痛发作形式可为突然发作，或缓慢起病，或反复发作，时痛时止。疼痛持续时间可以数分钟、数小时、数天或数周不等。③有外感、内伤引起头痛的因素，或有反复发作的病史。

【病名】眩晕

【定义】眩晕是以头晕、眼花为主要临床表现的一类病证。眩即眼花,晕是头晕,两者常同时并见,故统称为"眩晕",其轻者闭目可止,重者如坐车船,旋转不定,不能站立,或伴有恶心,呕吐,汗出,面色苍白等症状。

【诊断要点】①头晕目眩,视物旋转,轻者闭目即止,重者如坐车船,甚则仆倒。②严重者可伴有头痛,项强,恶心呕吐,眼球震颤,耳鸣耳聋,汗出,面色苍白等表现。③多慢性起病,反复发作,逐渐加重。也可见急性起病者。

【病名】中风

【定义】中风是以猝然昏仆,不省人事,半身不遂,口眼㖞斜,语言不利为主症的病证。病情轻者可无昏仆而仅见半身不遂及口眼㖞斜等症状。

【诊断要点】①具有突然昏仆,不省人事,半身不遂,偏身麻木,口眼㖞斜,言语謇涩等特定的临床表现。轻症仅见眩晕,偏身麻木,口眼㖞斜,半身不遂等。②多急性起病,好发年龄为40岁以上。③病发多有诱因,病前常有头晕、头痛、肢体麻木、力弱等先兆。④常有眩晕、头痛、心悸等病史,病发多有情志失调、饮食不当或劳累等诱因。

【病名】水肿

【定义】水肿是体内水液潴留,泛滥肌肤,表现以头面、眼睑、四肢、腹背,甚至全身浮肿为特征的一类病证。

【诊断要点】①水肿先从眼睑开始,继则延及头面、四肢、腹背,甚者肿遍全身,也有先从下肢足胫开始,然后及于全身者。②轻者仅眼睑或足胫浮肿;重者全身皆肿;甚则腹大胀满,气喘不能平卧;更严重者可见尿闭或尿少,恶心呕吐,口有秽味,鼻衄牙宣,头痛,抽搐,神昏谵语等危象。③可有乳蛾、心悸、疮毒、紫癜,感受外邪,以及久病体虚的病史。

【病名】淋证

【定义】淋证是指以小便频数短涩,淋沥刺痛,小腹拘急引痛为主症的病证。

【诊断要点】①小便频数,淋沥涩痛,小腹拘急引痛,为各种淋证的主症,是诊断淋证的主要依据。②病久或反复发作后,常伴有低热,腰痛,小腹坠胀,疲劳等。③多见于已婚女性,每因疲劳、情志变化、不洁房事而诱发。

【病名】郁证

【定义】郁证是由于情志不舒,气机郁滞所致,以心情抑郁,情绪不宁,胸部满闷,胁肋胀痛,或易怒喜哭,或咽中如有异物哽塞等症为主要临床表现的一类病证。

【诊断要点】①以忧郁不畅,情绪不宁,胸胁胀满疼痛为主要临床表现,或有易怒易哭,或有咽中如有炙脔,吞之不下,咯之不出的特殊症状。②患者大多数有忧愁、焦虑、悲哀、恐惧、愤懑等情志内伤的病史。并且郁证病情的反复常与情志因素密切相关。③多发于青中年女性。

【病名】血证

【定义】凡血液不循常道,或上溢于口鼻诸窍,或下泄于前后二阴,或渗出于肌肤所形成的一类出血性疾患,统称为血证。

【诊断要点】①鼻衄:凡血自鼻道外溢而非因外伤、倒经所致者,均可诊断为鼻衄。②齿衄:血自齿龈或齿缝外溢,且排除外伤所致者,即可诊断为齿衄。③咯血:血由肺、气道而来,经咳嗽而出,或觉喉痒胸闷,一咯即出,血色鲜红,或夹泡沫,或痰血相兼,痰中带血。④吐血:发病急骤,吐血前多有恶心、胃脘不适、头晕症状。血随呕吐而出,常伴有食物残渣等胃容物,血色多为咖啡色或紫暗色,也可为鲜红色。⑤便血:大便色鲜红、暗红或紫暗,甚至黑如柏油样,次数增多。⑥尿血:小便混有血液或夹有血丝,排尿时疼痛。⑦紫斑:肌肤出现青紫斑点,小如针尖,大者融合成片,压之不退色。紫斑好发于四肢,尤以下肢为甚,常反复发作。

【病名】消渴

【定义】消渴是以多饮、多食、多尿、乏力、消瘦或尿有甜味为主要临床表现的一种疾病。

【诊断要点】①口渴多饮,多食易饥,尿频量多,形体消瘦或尿有甜味等具有特征性的临床症状。②有的患者“三多”症状不显著,但若于中年之后发病,且嗜食膏粱厚味、醇酒炙煿,以及病久并发眩晕、肺痨、胸痹心痛、中风、雀目、疮痈等病证者,应考虑消渴的可能性。③由于本病的发生与禀赋不足有较为密切的关系,故消渴病的家族史可供诊断参考。

【病名】虚劳

【定义】虚劳又称虚损,是以脏腑亏损,气血阴阳虚衰,久虚不复成劳为主要病机,以五脏虚证为主要临床表现的多种慢性虚弱症候的总称。

【诊断要点】①多见形神衰败,身体羸瘦,大肉尽脱,食少厌食,心悸气短,面容憔悴,自汗盗汗,或五心烦热,或畏寒肢冷,脉虚无力等症。若病程较长,久虚不复,症状可逐渐如重。②具有引起虚劳的致病因素及较长的病史。③排除类似病证。应着重排除其他病证中的虚证。

【病名】痹证

【定义】痹证是由风、寒、湿、热等邪气闭阻经络,影响气血运行,导致肢体筋骨、关节、肌肉等处发生疼痛、重着、酸楚、麻木,或关节屈伸不利、僵硬、肿大、变形等症状的一种疾病。轻者病在四肢关节肌肉,重者可内舍于脏。

【诊断要点】①临床表现为肢体关节、肌肉疼痛,屈伸不利,或疼痛游走不定,甚则关节剧痛、肿大、僵硬、变形。②发病及病情的轻重常与劳累以及季节、气候的寒冷、潮湿等天气变化有关,某些痹证的发生和加重可与饮食不当有关。③本病可发生于任何年龄,但不同年龄的发病与疾病的类型有一定的关系。

【病名】腰痛

【定义】腰痛又称"腰脊痛",是指因外感、内伤或挫闪导致腰部气血运行不畅,或失于濡养,引起腰脊或脊旁部位疼痛为主要症状的一种病证。

【诊断要点】①急性腰痛,病程较长,轻微活动即可引起一侧或两侧腰部疼痛加重,脊柱两旁常有明显的按压痛。②慢性腰痛,病程较长,缠绵难愈,腰部多隐痛或酸痛。常因体位不当,劳累过度,天气变化等因素而加重。③常有居处潮湿阴冷、涉水冒雨、跌仆闪挫或劳损等相关病史。

附:内科常见病歌括
(贾文魁)

咳　嗽

急支发炎外邪感,病状咳嗽又咳痰。中医治疗分寒热,临诊选方不一般。
清扬祛邪为总则,痰清气顺肺宣畅。敛肺止咳在所忌,闭门留寇法不当。
慢支咳痰经二年,每年三月寒冷天。北方农村高发区,多由感染与吸烟。
抗原致敏又一因,大气污染相关联。年过五旬耐力减,时急时缓病迁延。

肺　胀

咳喘肺病久不愈,累及脾肾三脏虚。诊断肺胀须明了,咳喘痰肿四症具。
证候本虚兼标实,常挟饮痰气血滞。每因外感病加重,急标缓本须明识。

喘　证

喘证诊断重病史,老人多虚青壮实。虚证常常遇劳发,实证感寒与伤食。
临证辨治分寒热,寒证痰稀口不渴。热证痰黄难咯吐,面赤苔黄脉滑数。

哮　病

哮病息促喉中鸣，痰浊内伏是宿根。感邪伤食多诱发，新邪引动宿痰升。
痰浊久留正气虚，脾虚运化渐无力。肺气耗散卫外难，复感新邪病纠缠。

肺　痈

肺痈临证多发热，咳嗽胸痛咳痰多。邪热犯肺不得解，壅滞于内伤肺络。
感受外邪起病骤，血败肉腐酿重疴。病程演变分四期，清解瘀热是准则。

肺　痿

肺痿病因肺弱，咳吐浊唾涎沫。痨痈咳喘既久，证分虚寒虚热。
肺寒气不化津，肺热则亡津液。用药须重脾肾，补肺生津原则。

心 悸 怔 忡

心律失常多心悸，病人自觉心跳疾。惊慌不安难自主，常兼乏力与短气。
吸烟饮酒可诱发，还有运动及情绪。脉象变化很重要，临床诊断有意义。

胸　痹

心痛中医曰胸痹，心脉痹阻不通意。西医言其冠脉窄，二者相差原无几。
寒冷劳累可诱发，中西认识多不差。心肌缺血而缺氧，主因冠脉粥样化。
情绪波动血压升，左心负荷要加重。年老阳虚失温运，瘀滞不通则作痛。

脾 胃 病

人生脾胃疾患多，吞酸嗳气与呕呃。烧心脘痞时作痛，病重反胃或噎膈。
病证虽繁须执简，无非内外两因说。外因感邪与伤食，胃失和降诸症作。
情志不调则伤肝，肝失条达胃不和。调治尤须责内因，内因多是脾胃弱。

腹　痛

腹痛病因病机，寒热虚实四端。寒暑湿热入侵，饮食不节所伤。
脾虚运化无权，情志失调伤肝。虚痛按之则舒，实痛腹部拒按。
饱痛证候为实，饥痛虚证可判。得寒痛减为热，得热痛减为寒。
血瘀刺痛不移，气滞胀痛走窜。临证仔细鉴别，通作立法纲常。

泄　泻

泄泻排便次数多，粪不成形质稀薄，邪侵食伤肝木克。
病在脾胃大小肠，运脾化湿是原则，久泻勿忘肾阳弱。

臌　胀

臌胀其腹胀如鼓，皮色苍黄脉络露，病机涉及肝脾肾，气滞血瘀水停腹。
臌胀水肿病不同，水肿病在肺脾肾，通调输布泄失司，水溢肌肤成水肿。
原发肝癌起病缓，常见肝痛上腹胀。纳差腹泻下肢肿，皮肤巩膜黄疸染。
体衰消瘦精神乏，检查可见肝肿大。慢肝人群多高发，发病率高预后差。

血　证

血证表现症多端，衄咳吐便尿紫斑。致病之因虽繁杂，须分气虚与火伤。
火热熏灼迫血行，气不摄血溢脉管。论治血证握其要，历代首推唐容川。

水　肿

水不自行赖气动，气化障碍水肿成。致病之因分内外，其本原在肺脾肾。
肺失通调水不行，脾失转输则水停。肾虚开合无所司，膀胱三焦失畅通。
肺标肾本脾为制，三脏相联皆关情。病情急缓从标本，阴水阳水须分清。

淋　证

淋证尿痛溲淋沥，小便频数下腹急。病因肾虚膀湿热，肝失疏泄血脉瘀。
临床淋证分五种，热血气石膏分清。还有劳淋与冷淋，肾气虚弱是病因。
尿浊如泔溲不痛，须与膏淋两分明。溲出溺窍非精窍，又异精浊与白淫。

消　渴

消渴三多一少，饮食尿多形消。中年之后多发，病因如下数条。
过食积热伤津，郁火情志失调。先天禀赋不足，肾亏房事过劳。
诸因耗伤阴津，身体内生热燥。肾水亏虚为本，肺胃燥热为标。
三消分证立法，养阴生津记牢。有时无证可辨，则需辨病治疗。

痹　证

痹证外感风寒湿热，病变累及肢体关节。
疼痛酸楚麻木重着，病势渐进反复发作。
病久肢节活动障碍，不同痿证手足痿弱。
治疗痹证须分虚实，热清寒温虚补实泻。

中　风

中风又名叫卒中，偏瘫口喝为特征。邪侵病位有深浅，中经中络证不同。
更有病邪入脏腑，须分闭证与脱证。闭证又须分阴阳，阳闭风火阴痰盛。

五志过极心火暴,气火俱浮上涌脑。过食肥甘湿生痰,痰郁化热挟风扰。
虚阳化风可为患,亢奋不敛因过劳。气候变化亦相关,内风病多外风少。

虚　劳

虚劳本是脏腑亏,精血缺乏身体衰。先天禀赋既羸弱,后天调摄复不足。
积劳内伤形神耗,药石乱投脾胃滞。脏腑机能乏动力,气血生化无所资。
调治首要知顺逆,标本缓急查病势。阴阳互根攸相关,气血同源须明识。
用药刻刻顾脾胃,审证究因求主次。五劳七伤皆可法,瘅臌癌痨治无失。

（二）儿科常见病诊断要点

【病名】胎怯

【定义】胎怯是指初生儿体重低下,身材矮小,脏腑形气均未充实的一种病证。本病按其主要证候表现,与西医学低出生体重儿相近,包括早产儿与小于胎龄儿。本病因先天不足,新生儿一时难以适应出生后的变化,并发初生窒息、黄疸、硬肿症、败血症等疾病的比例高,死亡率也较高,成为目前围产期死亡的主要原因。

【诊断要点】①初生儿出生时形体瘦小,肌肉瘠薄,面色无华,精神萎软,气弱声低,吮乳无力,筋弛肢软。一般体重低于 2500g,身长少于 45cm。②有早产、多胎、孕妇体弱、疾病、胎养不周等造成先天不足的各种病因,及胎盘、脐带异常等。

【病名】胎黄

【定义】胎黄以婴儿出生后皮肤面目出现黄疸为特征。因与胎禀因素有关,故称"胎黄"或"胎疸"。胎黄分为生理性与病理性两类。生理性胎黄大多在生后 2~3 天出现,4~6 天达高峰,7~10 天消退,早产儿持续时间较长,除有轻微食欲不振外,一般无其他临床症状。若生后 24 小时内即出现黄疸,3 周后仍不消退,甚或持续加深,或消退后复现,均为病理性黄疸。

【诊断要点】①黄疸出现早(出生 24 小时内),发展快,黄色明显,也可消退后再次出现,或黄疸出现迟,持续不退,日渐加重。肝脾可见肿大,精神倦怠,不欲吮乳,大便或呈灰白色。②血清胆红素,黄疸指数显著增高。③尿胆红素阳性,尿胆原试验阳性或阴性。④母子血型测定,检测 ABO 或 Rh 血型不合引起的溶血性黄疸。⑤肝功能可正常。⑥肝炎综合征应作肝炎相关抗原抗体系统检查。

【病名】硬肿症

【定义】硬肿症是新生儿由于受寒、早产、感染、窒息等原因引起的病证,临床以局部甚至全身皮肤、皮下脂肪硬化和水肿为特征。本病在寒冷的冬春季节多见,若由于早产或感染所引起,夏季亦可发病。多发生在生后 7~10 天的新生儿,以早产儿、低出生体重儿多见。本病预后较差,病变过程中可并发肺炎和败血症,严重者常合并肺出血而引起死亡。

【诊断要点】①病史处于寒冷季节,环境温度过低或有保暖不当史;严重感染史;早产儿或足月小样儿;窒息、产伤等所致的摄入不足或能量供给低下。②临床表现早期哺乳差,哭声低,反应低下,病情加重后体温 < 35℃,严重者 < 30℃,腋温 - 肛温差由正值变为负值,感染或夏季发病者不出现低体温。硬肿为对称性,依次为双下肢、臀、面颊、两上肢、背、腹、胸部等,严重时肢体僵硬,不能活动。多脏器功能损害。

【病名】脐部疾患

【定义】脐部疾患是指小儿出生后断脐结扎护理不善,或先天性异常而发生的脐部病证。其中脐部湿润不干者称为脐湿;脐部红肿热痛,流出脓水者称为脐疮;血从脐中溢出者称为脐血;脐部突起者称为脐突。古代医籍对脐部疾患记载甚多,认为脐湿、脐疮、脐血发病与接生断脐不当有密切关系,脐突的发生与体质因素有关。脐湿、脐疮西医学泛指新生儿脐炎,脐血西医学称脐带出血,脐突包括西医学所称脐疝、脐膨出。

【诊断要点】①有脐带处理不洁,尿液及水湿浸渍脐部或脐带根痂撕伤等病史。②脐带根部或脱落后的根部见发红、肿胀、渗液为脐湿;有脓性分泌物渗出,气味臭秽者为脐疮。③断脐后,血从脐孔渗出为脐血。④脐部呈半球状或半囊状突出,虚大光亮,大小不一,以手按之,肿块可以回纳为脐突。

【病名】麻疹

【定义】麻疹是由外感麻毒时邪引起的一种急性出疹性时行疾病。以发热,咳嗽,流涕,眼泪汪汪,全身布发红色斑丘疹及早期口腔两颊黏膜出现麻疹黏膜斑为特征。因其疹点如麻粒大,故名麻疹,我国南方地区称为痧、痧疹。西医学亦称本病为麻疹。

【诊断要点】①初起发热,流涕,咳嗽,两目畏光多泪,口腔两颊黏膜近白齿处可见麻疹黏膜斑。②典型皮疹自耳后发际及颈部开始,自上而下,蔓延全身,最后达于手足心。皮疹为玫瑰色斑丘疹,可散在分布,或不同程度融合。疹退后有糠麸样脱屑和棕褐色色素沉着。③未接种过麻疹疫苗者,在流行季节,近期有麻疹患者接触史。④实验室检查:血象可见白细胞总数减少。疾病早期患儿鼻、咽、眼分泌物涂片,可见多核巨细胞。应用荧光标记的特异抗体,检测患儿鼻咽分泌物或尿沉渣涂片的麻疹病毒抗原,有助于早期诊断。

【病名】奶麻

【定义】奶麻是婴幼儿时期一种急性出疹性疾病。以突然高热,持续 3~4 天后体温骤降,同时出疹为特征。一年四季都可发病,多见于冬春两季,发病年龄多为 2 岁以下,尤以 1 岁以内婴儿发病率最高。因此时正值哺乳期,故称"奶麻"。患病后可获持久免疫力,很少两次得病。本病西医学称为幼儿急疹。

【诊断要点】①起病急骤,发热较高,持续不退,患儿一般情况良好,偶有轻微流涕、咳嗽、咽红、神情烦躁。②发热 3~4 天,体温可骤然降至正常,热退时或热退数小时后全身出现玫瑰红色皮疹,以躯干为多,头面、颈部及四肢较少。皮疹发出后 1~2 天内消退,无脱屑及色素沉着。

【病名】风痧

【定义】风痧是感受风热时邪引起的急性出疹性疾病。以轻度发热,咳嗽,皮肤出现淡红色斑丘疹,耳后及枕部淋巴结肿大为特征。本病西医学称风疹。

【诊断要点】①患儿有风疹接触史。②病初类似感冒,发热 1~2 天后,皮肤出现淡红色斑丘疹,1 天后布满全身,出疹 1~2 天后,发热渐退,疹点逐渐隐退。疹退后可有皮屑,无色素沉着。③耳后、枕部及颈后淋巴结肿大。④实验室检查:周围血象白细胞总数减少,分类以淋巴细胞相对增多,血清学检测风疹病毒抗体,患儿恢复期较病初期血清抗体增加 4 倍以上可确诊。

【病名】丹痧

【定义】丹痧是因感受痧毒疫疠之邪所引起的急性时行疾病。临床以发热,咽喉肿痛或伴腐烂,全身布发猩红色皮疹,疹后脱屑脱皮为特征。本病一年四季都可发生,但以冬春两季为多。任何年龄都可发病,尤以 2~8 岁儿童发病率较高。丹痧系时行疫病,属温病范围。病因为痧毒疫疠之邪,属温毒时行疫疠之气,具有强烈的传染性,往往发必一方,沿门阖户相传,且在过去医学不发达时期有较高的病死率,故又称"疫痧""疫疹"。又因本病发生时多伴有咽喉肿痛、腐烂、化脓,全身皮疹细小如沙,其色丹赤猩红,故又称"烂喉痧""烂喉丹痧"。西医学则称为"猩红热"。

【诊断要点】①有与丹痧病人接触史。②临床表现:潜伏期 1~12 天,病程一般为 2~5 天。前驱期一般不超过 24 小时。起病急骤,高热,畏寒,咽痛,吞咽时加剧。伴头痛、呕吐、厌食、烦躁不安等症。咽及扁桃体有脓性分泌物。

软腭充血,有细小红疹或出血点,称为黏膜内疹,每先于皮疹出现。颈前淋巴结肿大压痛。一般在起病12~24小时内出疹。皮疹从耳后、颈部、胸背迅速蔓延四肢,全身皮肤呈弥漫性红晕,压之褪色,其上散布针尖大小猩红色皮疹,疏密不等,以颈部、肘前、腋窝、腹股沟等皮肤皱褶处皮疹密集,形成紫红色线条,称线状疹。皮肤表面呈鸡皮样,皮疹有瘙痒感。面颊充血潮红,唯口唇周围苍白,称环口苍白圈。病初舌苔厚,3~4天后舌苔剥脱,舌红起刺,称杨梅舌。恢复期皮疹于48小时达高峰,以后2~4天内依出疹次序消退。体温下降,全身症状好转。疹退1~2周后开始成片状脱屑、脱皮,约2周脱尽,无色素沉着。③实验室检查:周围血象白细胞总数及中性粒细胞增高。咽拭子细菌培养可分离出A组乙型溶血性链球菌。

【病名】水痘

【定义】水痘是由外感时行邪毒引起的急性发疹性时行疾病。以发热、皮肤分批出现丘疹、疱疹、结痂为特征。因其疱疹内含水液,形态椭圆,状如豆粒,故称水痘。也称水花、水疮、水疱。西医亦称水痘。

【诊断要点】①起病2~3周前有水痘接触史。②临床表现初起有发热、流涕、咳嗽、不思饮食等症,发热大多不高,发热1~2天内,头面、发际及全身其他部位出现红色斑丘疹,以躯干部位较多,四肢部位较少。疹点出现后,很快变为疱疹,呈椭圆形,大小不一,内含水液,周围红晕,疱壁薄易破,常伴瘙痒,继则结成痂盖脱落,不留瘢痕。③皮疹分批出现,此起彼落,在同一时期,丘疹、疱疹、干痂并见。④实验室检查:周围血白细胞总数正常或偏低。刮取新鲜疱疹基底物,用瑞氏或姬姆萨染色检查多核巨细胞,用酸性染色检查核内包涵体。

【鉴别诊断】①麻疹、风痧、奶麻、丹痧均为斑丘疹,皮疹分布全身,形态细小如针尖或粟粒状,无疱疹、结痂现象。②脓疱疮多发于夏天炎热季节,疱疹较大,壁较薄,内含脓液,不透亮,容易破溃,破溃后随脓液流溢蔓延附近皮肤而发,多发于头面部及四肢暴露部位。

【病名】痄腮

【定义】痄腮是因感受风温邪毒,壅阻少阳经脉引起的时行疾病。以发热、耳下腮部漫肿疼痛为临床主要特征。中医称为痄腮,民间亦有称为"鸬鹚瘟""蛤蟆瘟"。西医学称为流行性腮腺炎。

【诊断要点】①当地有腮腺炎流行,发病前2~3周有流行性腮腺炎接触史。②临床表现初病时可有发热,1~2天后,以耳垂为中心腮部漫肿,边缘不清,皮色不红,压之疼痛或有弹性,通常先发于一侧,继发于另一侧。口腔内颊黏膜腮腺管口可见红肿。③腮腺肿胀经 4~5 天开始消退,整个病程 1~2 周。④常见并发症有睾丸炎、卵巢炎、胰腺炎等,也有并发脑膜炎者。⑤实验室检查:周围血象白细胞总数正常或降低,淋巴细胞相对增多。尿、血淀粉酶增高。

【鉴别诊断】发颐:两颊肿胀疼痛,表皮泛红,腮腺化脓,按摩腮部可见口腔内腮腺管口有脓液溢出。多为一侧腮部肿痛,无传染性,常继发于热病之后,又称化脓性腮腺炎。

【病名】顿咳

【定义】顿咳是小儿时期感受时行邪毒引起的肺系时行疾病,临床以阵发性痉挛咳嗽,咳后有特殊的鸡啼样吸气性吼声为特征。本病因其咳嗽特征又名"顿呛""顿嗽""鹭鸶咳";因其具有传染性,故又称"天哮呛""疫咳"。

【诊断要点】①根据流行病学资料,未接种百日咳疫苗,有百日咳接触史。②临床表现:初咳期从起病至发生痉咳,约 7~10 天。病情类似感冒,可有发热、咳嗽、流涕及喷嚏等。2~3 天后热退,鼻塞流涕渐减,而咳嗽日渐加重,由声咳渐转阵发性连续咳嗽,夜间为重。痉咳期自痉咳开始至痉咳止,持续 2~4 周或更长。咳嗽呈阵发性、痉挛性剧烈咳嗽,咳后伴鸡鸣样吸气声。如此反复,患儿表情痛苦,颜面红紫,涕泪交加,舌向外伸,舌下破溃,最后咳出大量黏痰并吐出胃内容物,咳嗽暂缓。痉咳日轻夜重,每因情绪激动、进食等因素而诱发。新生儿和婴儿常无典型痉咳,而表现为窒息发作,惊厥抽搐,面唇青紫等危症。恢复期痉咳消失至咳嗽止,约 2~3 周。本病的临床诊断应注意观察几个特殊的症状表现:痉挛性咳嗽,及面目浮肿、目睛出血、舌系带溃疡。对于发病初期感冒症状逐渐减轻,而咳嗽反增,日轻夜重者,应高度怀疑本病。

【鉴别诊断】其他细菌及病毒感染可引起百日咳综合征。副百日咳杆菌及腺病毒、呼吸道合胞病毒等均可引起类似百日咳的痉挛性咳嗽,主要依靠病原体分离或血清学检查进行鉴别。

【病名】小儿暑温

【定义】小儿暑温是感受暑温邪毒引起的时行疾病。临床以高热、抽风、昏迷为主症,发病急骤,变化迅速,易出现内闭外脱、呼吸障碍等危象,重症病例往往留有后遗症,导致终生残疾。根据临床表现的不同,本病尚有"暑风""暑痉""暑厥"之名,"暑风"者手足搐搦而动;"暑痉"以项强或角弓反张为名;"暑厥"则必见手足逆冷。本病主要指西医学的流行性乙型脑炎。

【诊断要点】①有明显季节性,多发生于盛夏季节。②临床表现:初热期病程第 1~3 天,有发热,头痛,嗜睡,呕吐,可有脑膜刺激征。极期病程第 4~10 天,持续高热,意识障碍加深,甚则昏迷,抽风,或反射消失,肌张力增强,脑膜刺激征。重症者可出现脑疝,呼吸衰竭。恢复期病程第 7~10 天起,体温渐降,神志渐清,多数患者逐渐康复。部分严重病例恢复较慢。后遗症期少数重症病人在起病 6 个月后仍留有神经精神症状,如瘫痪、痴呆等,为后遗症。③实验室检查:血象检查白细胞总数升高,一般在(10~30)× 10⁹/L,中性粒细胞增至 80% 以上。脑脊液压力增高,白细胞计数多在(50~500)× 10⁶/L,早期以中性粒细胞为主,蛋白轻度增高,糖与氯化物正常。补体结合试验病后 2~3 周内阳性;血凝抑制试验发病后 5 天出现阳性,第 2 周达高峰。

【鉴别诊断】疫毒痢:起病急,突然高热、神昏、惊厥,肛门指诊或盐水灌肠检查大便可见脓血,粪便培养可见痢疾杆菌。

【病名】夏季热

【定义】夏季热是婴幼儿时期的一种特有疾病。临床以入夏长期发热、口渴多饮、多尿、汗闭为特征。因本病有严格的季节性,发病于夏季,故名夏季热。西医学称暑热症。

【诊断要点】①发热:大多数病儿表现为盛夏时节渐起发热,体温在 38~40℃。持续不退,天气越热,体温越高。发热期可长达 1~3 个月,待气候凉爽时自然下降。②多饮多尿:病儿口渴多饮,尿亦频繁、清长。③少汗或无汗:大多不出汗,仅有时在起病时头部稍有汗出。④其他情况:病初起时一般情况良好,不显病容,或偶有感冒症状,但多不严重。发热持续不退时可见食欲减退,面色苍白,形体消瘦,倦怠乏力,烦躁不安。⑤病程:多数历时 1~2 月,亦可长达 3~4 月,直至秋凉后发热及其他症状逐渐消退。⑥实验室检查:血象除部分病儿周围血淋巴细胞百分数增高外,其他实验室检查多在正常范围。

【鉴别诊断】疰夏:该病一般不发热,或有低热,食欲不振,精神倦怠,无汗闭、口渴多饮、多尿等症状。

【病名】感冒

【定义】感冒是小儿时期常见的外感性疾病之一,临床以发热恶寒头痛、鼻塞流涕、咳嗽、喷嚏为特征。感冒又称伤风。感冒可分为两种,普通感冒为感受风邪所致,一般病邪轻浅,以肺系症状为主,不造成流行;时行感冒为感受时邪病毒所致,病邪较重,具有流行特征。

【诊断要点】①发热恶寒、鼻塞流涕、喷嚏等症为主,多兼咳嗽,可伴呕吐、腹泻,或发生高热惊厥。②四时均有,多见于冬春,常因气候骤变而发病。③血白细胞总数正常或减少,中性粒细胞减少,淋巴细胞相对增多,单核细胞增加。

【病名】咳嗽

【定义】凡因感受外邪或脏腑功能失调,影响肺的正常宣肃功能,造成肺气上逆作咳,咳吐痰涎的,即称咳嗽。

【诊断要点】①咳嗽为主要症状,多继发于感冒之后,常因气候变化而发生。②好发于冬春季节。③肺部听诊两肺呼吸音粗糙,或可闻及干啰音。④X线摄片或透视检查,示肺纹理增粗。

【病名】肺炎喘嗽

【定义】肺炎喘嗽是小儿时期常见的肺系疾病之一,以发热、咳嗽、痰壅、气急、鼻煽为主要症状,重者涕泪俱闭、面色苍白发绀。肺炎喘嗽的病名首见于《麻科活人全书》,该书叙述麻疹出现"喘而无涕,兼之鼻煽"症状时,称为"肺炎喘嗽"。本病全年皆有,冬春两季为多,好发于婴幼儿,一般发病较急,若能早期及时治疗,预后良好。本病包括西医学所称支气管肺炎、间质性肺炎、大叶性肺炎等。

【诊断要点】①发病较急,轻证仅有发热咳嗽,喉间痰鸣,重证则呼吸急促,鼻翼煽动。②病情严重时,痰壅气逆,喘促不安,烦躁不宁,面色苍白,唇口青紫发绀。③初生儿患本病时,常见不乳、神萎、口吐白沫,可无上述典型证候。④肺部听诊可闻及细湿啰音,如病灶融合,可闻及管状呼吸音。⑤X线检查见肺纹理增多、紊乱,肺部透亮度降低或增强,可见小片状、斑片状阴影,也可出现不均匀的大片状阴影。⑥实验室检查:细菌引起的肺炎,白细胞总数较高,中性粒细胞增多,若由病毒引起,白细胞总数减少或正常。

【病名】哮喘

【定义】哮喘是小儿时期的常见肺系疾病,以发作性喉间哮鸣气促,呼气延长为特征,严重者不能平卧。哮指声响,喘指气息,临床上哮常兼喘。本病包括了西医学所称喘息性支气管炎、支气管哮喘。本病发作有明显的季节性,以冬季及气温多变发作为主,年龄以 1~6 岁多见。95%的发病诱因为呼吸道感染,发病有明显的遗传倾向,起病愈早遗传倾向愈明显。

【诊断要点】①常突然发病,发作之前,多有喷嚏、咳嗽等先兆症状。发作时不能平卧,烦躁不安,气急,气喘。②有诱发因素,如气候转变、受凉受热或接触某些过敏物质。③可有婴儿期湿疹史或家族哮喘史。④肺部听诊:两肺满布哮鸣音,呼气延长。哮喘如有继发感染或为哮喘性支气管炎,可闻及粗大湿啰音。⑤血象检查:支气管哮喘的白细胞总数正常,嗜酸性粒细胞可增高;伴肺部感染时,白细胞总数及中性粒细胞可增高。

【病名】鹅口疮

【定义】鹅口疮是以口腔白屑为特征的一种常见疾病。因口腔满布白屑时状如鹅口，故名。又因其色白如雪片，故又称"雪口"。本病无明显季节性，常见于禀赋不足，体质虚弱，营养不良，久病、久泻的小儿，尤以早产儿、新生儿多见。一般预后良好。本病在《诸病源候论·鹅口候》中已作了较为系统的论述，书中说："小儿初生口里白屑起，乃至舌上生疮，如鹅口里，世谓之鹅口。此由在胎时受谷气盛，心脾热气熏发于口故也。"明确指出了鹅口疮是由心脾积热所致。

【诊断要点】①舌上、颊内、牙龈，或唇内、上腭散布白屑，可融合成片。重者可向咽喉等处蔓延，影响吮乳及呼吸。②多见于新生儿、久病体弱儿，或长期使用抗生素者。③取白屑少许涂片镜检，可见真菌的菌丝及孢子。

【病名】口疮

【定义】口疮是指以口腔内黏膜、舌、唇、齿龈、上腭等处发生溃疡为特征的一种小儿常见的口腔疾患。口疮发生于口唇两侧者，又称燕口疮；满口糜烂，色红作痛者，又称口糜。本病相当于西医学口炎。任何年龄均可发生，以2~4岁的小儿多见；一年四季均可发病。可单独发生，也常伴发于其他疾病之中。小儿口疮一般预后良好；若失治、误治，体质虚弱，可导致重症，或反复发作，迁延难愈。

【诊断要点】①齿龈、舌体、两颊、上颚等处出现黄白色溃疡点，大小不等，甚至满口糜烂，疼痛流涎。②外感引起者，初起有时可见口腔疱疹，继则破溃成溃疡，常伴发热，颌下淋巴结肿大。③发病多与发热疾患或饮食失调有关。④血象可见白细胞总数及中性粒细胞增高，或正常。

【病名】厌食

【定义】厌食指小儿较长时期不思进食，厌恶摄食的一种病症。本病古代的记载较少，1980年以来，经过系统研究，总结了病因病机、辨证论治规律，写入了教材。目前，本病在儿科临床上发病率较高，尤在城市儿童中多见。好发于1~6岁的小儿。厌食指以厌恶摄食为主证的一种小儿脾胃病症，若是其他外感、内伤疾病中出现厌食症状，则不属于本病。

【诊断要点】①长期不思进食，厌恶摄食，食量显著少于同龄正常儿童。②可有嗳气、泛恶、脘痞、大便不调等症，或伴面色少华、形体偏瘦、口干喜饮等症，但精神尚好，活动如常。③排除其他外感、内伤慢性疾病。

【病名】食积

【定义】食积是因小儿喂养不当,内伤乳食,停积胃肠,脾运失司所引起的一种小儿常见的脾胃病证。临床以不思乳食,腹胀嗳腐,大便酸臭或便秘为特征。食积又称积滞。与西医学消化不良相近。

【诊断要点】①乳食不思或少思,脘腹胀痛,呕吐酸馊,大便溏泻,臭如败卵或便秘。②烦躁不安,夜间哭闹,或有发热等症。③有伤乳、伤食史。④大便检查有不消化食物残渣或脂肪球。

【鉴别诊断】厌食:为喂养不当,脾运失健所致。除长期食欲不振,厌恶进食外,一般无嗳气酸腐,大便酸臭,脘腹胀痛之症。

【病名】夜啼

【定义】婴儿白天能安静入睡,入夜则啼哭不安,时哭时止,或每夜定时啼哭,甚则通宵达旦,称为夜啼。多见于新生儿及6个月内的小婴儿。

【诊断要点】婴儿难以查明原因的入夜啼哭不安,时哭时止,或每夜定时啼哭,甚则通宵达旦,但白天如常。临证必须详细询问病史,仔细检查身体,必要时辅以有关实验室检查,排除外感发热、口疮、肠套叠、寒疝等疾病引起的啼哭,以免贻误患儿病情。

【病名】汗证

【定义】汗证是指不正常出汗的一种病证,即小儿在安静状态下,日常环境中,全身或局部出汗过多,甚则大汗淋漓。多发生于5岁以下小儿。

【诊断要点】①小儿在安静状态下,正常环境中,全身或局部出汗过多,甚则大汗淋漓。②寐则汗出,醒时汗止者称盗汗;不分寤寐而出汗者称自汗。③排除维生素D缺乏性佝偻病、结核感染、风湿热、传染病等引起的出汗。

【病名】惊风

【定义】惊风是小儿时期常见的一种急重病证,以临床出现抽搐、昏迷为主要特征。又称"惊厥",俗名"抽风"。

【诊断要点】①突然发病,出现高热、神昏、惊厥、喉间痰鸣、两眼上翻、凝视,或斜视,可持续几秒至数分钟。严重者可反复发作甚至呈持续状态而危及生命。②可有接触传染病人或饮食不洁的病史。③中枢神经系统感染患儿,脑脊液检查有异常改变,神经系统检查出现病理性反射。④细菌感染性疾病,血常规检查白细胞及中性粒细胞常增高。⑤必要时可作大便常规及大便细菌培养、血培养、胸片、脑脊液等有关检查。

【病名】癫痫

【定义】癫痫又称痫证,是小儿常见的一种发作性神志异常的疾病。临床以突然仆倒,昏不知人,口吐涎沫,两目上视,四肢抽搐,发过即苏,醒后一如常人为特征。任何年龄均可发生,但以4~5岁以上年长儿较为多见,发病率约为0.3%~0.5%。患儿平时可无异常,但易反复发作。呈持续状态者预后不良,部分患儿可有智能落后。

【诊断要点】①突然发作的全身肌肉痉挛,意识丧失,两眼上翻,口吐白沫,喉头发出叫声,有时可有舌咬伤及二便失禁。发作持续1~5分钟或更长,发作停止后转入昏睡,醒后常诉头痛,全身乏力,精神恍惚。以往有类似发作史。②呈小发作时,出现短暂的意识丧失,语言中断,活动停止,固定于某一体位,不跌倒,无抽搐。发作持续2~10秒,不超过30秒,很快恢复意识,继续正常活动,对发作情况不能回忆。③呈精神性发作时,精神失常,激怒狂笑,妄哭,夜游或呈一时性痴呆状态。④呈局限性发作时,常见身体局部阵发性痉挛。⑤有家族史、产伤缺氧史、颅脑外伤史等。⑥脑电图检查出现典型的癫痫波形。头颅X线平片和CT扫描可发现某些原发疾病,如脑肿瘤、脑寄生虫病、脑发育畸形等。

【病名】小儿水肿

【定义】小儿水肿是指体内水液潴留,泛溢肌肤,引起面目、四肢甚至全身浮肿,小便短少的一种常见病证。根据其临床表现分为阳水和阴水。阳水多见于西医学急性肾小球肾炎,阴水多见于西医学肾病综合征。小儿水肿好发于2~7岁的儿童。阳水发病较急,若治疗及时,调护得当,易于康复,预后一般良好;阴水起病缓慢,病程较长,容易反复发作,迁延难愈。

【诊断要点】阳水:①病程短,病前1~4周常有乳蛾、脓疱疮、丹痧等病史。②浮肿多由眼睑开始,逐渐遍及全身,皮肤光亮,按之随手而起,尿量减少,甚至尿闭。部分患儿出现肉眼血尿,常伴血压增高。③严重病例可出现头痛、呕吐、恶心、抽风、昏迷,或面色青灰、烦躁、呼吸急促等变证。④实验室检查:尿常规镜检有大量红细胞,可见颗粒管型和红细胞管型,尿蛋白增多。阴水:①病程较长,常反复发作,缠绵难愈。②全身浮肿明显,呈凹陷性,腰以下肿甚,皮肤苍白,甚则出现腹水、胸水,脉沉无力。③实验室检查:尿常规蛋白显著增多。

【病名】遗尿

【定义】遗尿是指3岁以上的小儿不能自主控制排尿,经常睡中小便自遗,醒后方觉的一种病证。婴幼儿时期,由于形体发育未全,脏腑娇嫩,"肾常虚"，智力未全，排尿的自控能力尚未形成；学龄儿童因白天游戏玩耍过度，夜晚熟睡不醒，偶然发生遗尿者，均非病态。

【诊断要点】①发病年龄在3周岁以上。②睡眠较深，不易唤醒，每夜或隔天发生尿床，甚则每夜遗尿数次者。③尿常规及尿培养无异常发现。④X线检查：部分患儿可发现隐性脊柱裂，或做泌尿道造影可见畸形。

【病名】五迟、五软

【定义】五迟是指立迟、行迟、语迟、发迟、齿迟；五软是指头项软、口软、手软、足软、肌肉软，均属于小儿生长发育障碍病症。西医学上的脑发育不全、智力低下、脑性瘫痪、佝偻病等，均可见到五迟、五软证候。五迟以发育迟缓为特征，五软以痿软无力为特征，两者既可单独出现，也常互为并见。多数患儿由先天禀赋不足所致，症情较重，预后不良；少数由后天因素引起者，若症状较轻，治疗及时，也可康复。

【诊断要点】①小儿2~3岁还不能站立、行走为立迟、行迟；初生无发或少发，随年龄增长头发仍稀疏难长为发迟；牙齿届时未出或出之甚少为齿迟；1~2岁还不会说话为语迟。②小儿周岁前后头项软弱下垂为头项软；咀嚼无力，时流清涎为口软；手臂不能握举为手软；2~3岁还不能站立、行走为足软；皮宽肌肉松软无力为肌肉软。③五迟、五软之症不一定悉具，但见一、二症者可分别做出诊断。还应根据小儿生长发育规律早期发现生长发育迟缓的变化。④可有母亲孕期患病用药不当史；产伤、窒息、早产史；养育不当史；或有家族史，父母为近亲结婚者。

（三）妇科常见病诊断要点

1. 月经病

【病名】月经先期

【定义】月经周期提前7天以上，甚至10余日一行，连续两个周期以上者，称为"月经先期"。亦称"经期超前""经期先行""经早""经水不及期"等。

【诊断要点】①有血热病史或有情志内伤、盆腔炎等病史。②月经提前来潮，周期不足21天，且连续出现两个月经周期以上，经期基本正常，可伴有月经过多。③妇科检查：无明显器质性病变，多属黄体功能不足之排卵性月经失调；有盆腔炎症体征者，应属盆腔炎所引起的月经先期。④辅助检查：因黄体功能不足而月经先期，基础体温（BBT）呈双相型，但黄体期少于12天，或排卵后体温上升缓慢，上升幅度 < 0.3℃；月经来潮12小时内诊断性刮宫，子宫内膜呈分泌反应不良。

【病名】月经后期

【定义】月经周期延后 7 天以上，甚至 3~5 个月一行者，称为"月经后期"。也称"经行后期""月经延后""月经落后""经迟"等。

【诊断要点】①禀赋不足，或有感寒饮冷、情志不遂病史。②月经周期延后 7 天以上，甚至 3~5 个月一行，可伴有经量及经期的异常，一般认为需连续出现两个月经周期以上。③妇科检查：子宫大小正常或略小。④辅助检查：通过 BBT 测定、阴道细胞学、宫颈黏液结晶等检查及内分泌激素测定，以了解性腺功能。B 超检查以了解子宫、卵巢的发育和病变。

【病名】月经先后无定期

【定义】月经周期时或提前时或延后 7 天以上，连续 3 个周期以上者，称为"月经先后无定期"。又称"经水先后无定期""月经愆期""经乱"。

【诊断要点】①有七情内伤或慢性疾病等病史。②月经不按周期来潮，提前或延后 7 天以上，并连续出现 3 个周期以上，一般经期正常、经量不多。③妇科检查：子宫大小正常或偏小。④辅助检查：内分泌激素测定常可表现为黄体不健或伴催乳素升高。

【病名】月经过多

【定义】月经量较正常明显增多，而周期基本正常者，称为"月经过多"。亦称"经水过多"。

【诊断要点】①可有大病久病、精神刺激、饮食失宜、经期、产后感邪或房事不禁史，或宫内节育避孕史。②月经量明显增多，但在一定时间内能自然停止。月经周期、经期一般正常，也可伴见月经提前或延后，或行经时间延长。病程长者，可有血虚之象。或伴有痛经、不孕、癥瘕等病症。③妇科检查：功能失调性子宫出血患者及宫内节育器致月经过多者，盆腔器官无明显器质性病变，而子宫肌瘤等导致月经过多多有阳性体征。④辅助检查：卵巢功能测定及子宫内膜病理检查，有助于功能性子宫出血的诊断；盆腔超声检查对盆腔器质性病变有参考意义；宫腔镜检查可明确子宫内膜息肉、黏膜下子宫肌瘤等导致月经过多的诊断。

【病名】月经过少

【定义】月经周期正常，月经量明显减少，或行经时间不足 2 天，甚或点滴即净者，称为"月经过少"。古籍亦称"经水涩少""经水少""经量过少"。

【诊断要点】①可有失血、结核病、反复流产等病史或刮宫术史。②经量明显减少，甚或点滴即净，月经周期可正常，也可伴周期异常，如与月经后期并见。③妇科检查：盆腔器官基本正常或子宫体偏小。④辅助检查：妇科内分泌激素测定对性腺功能低下引起月经过少的诊断有参考意义。B超检查、诊断性刮宫、宫腔镜检查、子宫碘油造影等，对子宫发育不良、子宫内膜结核、子宫内膜炎或宫腔粘连等有诊断意义。

【病名】经期延长

【定义】月经周期基本正常，行经时间超过7天以上，甚或淋漓半月方净者，称为"经期延长"。又称"月经不断""经事延长"。

【诊断要点】①可有饮食、起居、情志失调、盆腔炎症等病史，或有上环手术史。②行经时间超过7天以上，甚至淋漓半月始净，月经周期基本正常，或伴有经量增多，慢性盆腔炎、子宫内膜息肉、黏膜下肌瘤患者可伴有下腹痛，腰骶坠痛或白带增多或赤带、黄带症。③妇科检查：功能失调性子宫出血者，妇科检查多无明显器质性病变；慢性盆腔炎者，妇科检查有宫颈举痛，附件增粗、压痛等阳性体征。④辅助检查：BBT测定，妇科内分泌激素测定，宫腔镜、子宫内膜组织学检查等，均有助于诊断。

【病名】经间期出血

【定义】两次月经中间，即氤氲之时，出现周期性的少量阴道出血者，称为经间期出血。

【诊断要点】①有青春期月经不调史，手术流产史。②两次月经中间，约在周期的第12~16天出现规律性的少量阴道出血，出血持续2~3日或数日，可伴有腰酸，少腹两侧或一侧胀痛、乳胀，白带增多，质地透明如蛋清样，或赤白带下。③妇科检查：宫颈黏液透明呈拉丝状夹有血丝或有赤白带下。④辅助检查：测量基础体温，多见高、低温相转变时出血，当基础体温升高，出血停止，亦有高相时继续出血；此期血中雌、孕激素测定水平偏低。

【病名】崩漏

【定义】崩漏是月经的周期、经期、经量发生严重失常的病症，是指经血非时暴下不止或淋漓不尽，前者谓之崩中，后者谓之漏下。崩与漏出血情况虽不同，然二者常互相转化，交替出现，且其病因病机基本相同，故概称崩漏。

【诊断要点】①注意患者的年龄及月经史，尤须询问以往月经的周期、经期、经量有无异常，有无崩漏史，有无口服避孕药或其他激素，有无宫内节育器及输卵管结扎术史等。此外，还要询问有无内科出血史。②月经周期紊乱，行经时间超过半月以上，甚或数月断续不休；亦有停闭数月又突然暴下不止或淋漓不尽；常伴有不同程度的贫血。③妇科检查：无明显的器质性病变。

④辅助检查：排除生殖器肿瘤、炎症或全身性疾病引起的阴道出血，可根据病情需要选做 B 超、MRI、宫腔镜检查，或诊断性刮宫、基础体温测定等。

【病名】闭经

【定义】女子年逾 16 周岁，月经尚未来潮，或月经周期建立后又中断 6 个月以上或月经停闭超过了 3 个月经周期者，称闭经。前者称原发性闭经，后者称继发性闭经。

【诊断要点】①了解停经前月经情况，如月经初潮、周期、经期、经量、色质等情况。停经前有无诱因如精神刺激、学习紧张、环境改变、药物影响、近期分娩、宫腔镜手术等疾病史，经闭时间，经闭后出现症状。原发性闭经需了解生长发育情况，幼年时健康状况，曾否患过某些慢性疾病，其母在妊娠过程中情况，同胞姐妹月经情况。②女子已逾 16 周岁未有月经初潮；或月经初潮 1 年余，或已建立月经周期后，现停经已达 6 个月以上，注意有无周期性下腹胀痛、头痛及视觉障碍，有无溢乳、厌食、恶心等，有无体重变化、畏寒或潮热或阴道干涩等症状。

【病名】痛经

【定义】妇女正值经期或经行前后，出现周期性小腹疼痛，或痛引腰骶，甚至剧痛晕厥者，称为痛经，亦称"经行腹痛"。

【诊断要点】①有痛经史，或有经量异常、不孕、放置宫内节育器、盆腔炎等病史。②临床表现：腹痛多发生在经潮前 1~2 天，行经第 1 天达高峰，可呈阵发性痉挛性或胀痛伴下坠感，严重者可放射到腰骶部、肛门、阴道、股内侧。甚至可见面色苍白、出冷汗、手足发凉等晕厥之象。也有少数于经血将净或经净后 1~2 天始觉腹痛或腰腹痛者。③一般不伴腹肌紧张或反跳痛，无阳性体征者属功能性痛经；如盆腔内有粘连、包块、结节或增厚者，可能是盆腔炎症、子宫内膜异位症等病所致。部分患者可见子宫体极度屈曲或宫颈口狭窄。④辅助检查：超声检查、盆腔 MRI、腹腔镜、子宫输卵管碘油造影、宫腔镜检查有助于明确痛经的原因。

【病名】经行乳房胀痛

【定义】是指每于行经前后或行经期间，周期性的出现经行乳房胀痛，以经前 2~7 天和经期多见。

【诊断要点】①七情内伤史。②经期或行经前后出现乳房胀痛，乳头胀痒疼痛，甚则痛不可触衣，经来后逐渐消失，连续 2 个月经周期以上。③体格检查：经行前双侧乳房胀满，可有触痛，但无肿块，皮色不改变，经后消失。④妇科检查：盆腔器官无异常。⑤辅助检查：乳腺 B 超或红外线扫描可排除乳房实质性肿块所致的乳房胀痛。

【病名】绝经前后诸证

【定义】妇女在绝经期前后，围绕月经紊乱或绝经出现明显不适症候如烘热汗出、烦躁易怒、潮热面红、眩晕耳鸣、心悸失眠、腰背酸楚、面浮肢肿、情志不宁等，称为绝经前后诸证。亦称"经断前后诸证"。

【诊断要点】① 45~55 岁的妇女，出现月经紊乱或停闭；或 40 岁前卵巢功能早衰；或有手术切除双侧卵巢及其他因素损伤双侧卵巢功能病史。②月经紊乱或停闭，随之出现烘热汗出、潮热面红、烦躁易怒、头晕耳鸣、心悸失眠、腰背酸楚、面浮肢肿、皮肤蚁行样感、情志不宁等症状。③妇科检查：子宫大小尚正常或偏小。④辅助检查：血清查激素 E_2、LH、FSH 等，出现 LH、FSH 增高，绝经后 FSH 增加 20 倍，LH 增加 5~10 倍，FSH/LH $>$ 1，E_2 水平降低，典型者呈现二高（高 FSH、LH）一低（低 E_2）的内分泌改变。绝经后 E_2 水平周期性变化消失。

【病名】经断复来

【定义】绝经期妇女月经停止 1 年或 1 年以上，又再次出现子宫出血，称为经断复来。亦称为"年老经水复行"，或称为"妇人经断复来"。

【诊断要点】①有早婚、多产、或情志所伤史，注意询问既往月经情况、绝经年龄、绝经后有无白带增多及有无异臭味，有无性交出血史或癥瘕病史。②自然绝经 1 年后发生阴道出血，出血量多少不一，持续时间长短不定，或白带增多，呈血性或脓血样，有臭味，或伴有下腹痛、下腹部包块、低热等。如出血反复发作，或经久不止，或伴腹胀、消瘦等要注意恶性病变。

【病名】绝经妇女骨质疏松症

【定义】指绝经后短时间内由于雌激素水平急剧下降，导致骨吸收亢进，全身骨量减少，骨骼脆性增加，极易发生骨折的一种与绝经有关的代谢性骨病，属原发性骨质疏松，受累者多为绝经后 3~4 年，可延至 70 岁妇女。

【诊断要点】①有轻微外伤或用力即引起脊椎压缩性骨折，或股骨颈骨折，或桡骨远端骨折，或髋骨骨折的病史。②绝经后妇女出现腰背或腰腿疼痛，可因咳嗽、弯腰而加重，不耐久立和劳作，较重时常出现全身骨骼疼痛，腰背部疼痛，疼痛呈慢性持续性钝痛，伴酸困、全身乏力。严重时可出现驼背，身高缩短等现象或活动受限，甚至卧床不起。

2. 带下病

【病名】带下过多

【定义】是指带下量明显增多,色、质、气味异常,或伴有局部及全身症状者。古代有"白沃""赤白沥""下白物"等名称。

【诊断要点】①经期、产后余血未净,摄生不洁,或不禁房事,或妇科手术后感染邪毒,或素体虚弱等病史。②带下增多,伴有带下的色、质、气味异常,或伴有阴部瘙痒、灼热、疼痛,或兼有尿频尿痛等局部及全身症状。

【病名】带下过少

【定义】是指带下量明显减少,导致阴中干涩痒痛,甚至阴部萎缩者。

【诊断要点】①有卵巢早衰、手术切除卵巢、盆腔放疗、盆腔炎症、反复流产史、产后大出血或长期服用某些药物抑制卵巢功能等病史。②临床表现:带下过少,甚至全无,阴道干涩、痒痛,甚至阴部萎缩。或伴性欲低下,性交疼痛,烘热汗出,月经错后、稀发、经量偏少,闭经,不孕等。

3. 妊娠病

【病名】恶阻

【定义】妊娠早期出现恶心呕吐,头晕倦怠,甚至食入即吐者,称为"恶阻"。亦称"子病""病儿""阻病"。

【诊断要点】①有停经史、早孕反应。②临床表现:恶心呕吐频繁,头晕,厌食,甚则恶闻食气,食入即吐,不食亦吐。严重者可出现全身乏力,精神萎靡,消瘦。甚者可见血压下降,体温升高,黄疸,嗜睡或昏迷等。③妇科检查:子宫增大与停经月份相符,子宫变软。辅助检查:尿妊娠试验阳性。为识别病情轻重和判断预后,还应酌情进行尿酮体、体温、脉搏、血压、电解质、肝、肾功能的检测及心电图检查。

【病名】妊娠腹痛

【定义】妊娠期因胞脉阻滞或失养,发生小腹疼痛者,称为"妊娠腹痛"。亦名"胞阻"。也称"痛胎""胎痛""妊娠小腹痛"。

【诊断要点】①有停经史及早孕反应。②妊娠期出现小腹痛者,以病势较缓的小腹绵绵作痛,或冷痛不适,或隐隐作痛为多见。

【病名】胎漏、胎动不安

【定义】妊娠期间阴道有少量出血,时出时止,或淋漓不断,而无腰酸、腹痛、小腹坠胀者,称为"胎漏",亦称"胞漏"或"漏胎"。妊娠期间出现腰酸、腹痛、小腹坠胀,或伴有少量阴道出血者,称为"胎动不安"。

【诊断要点】①常有孕后不节房事史,人工流产、自然流产史或有癥瘕史。

②妊娠期间出现少量阴道出血，而无明显的腰酸、腹痛，脉滑，可诊断为胎漏；若妊娠期出现腰酸、腹痛、下坠，或伴有少量阴道出血，脉滑，可诊断为胎动不安。③妇科检查：子宫颈口未开，子宫增大与孕月相符。④辅助检查：尿妊娠试验阳性，B超提示宫内妊娠、活胎。

【鉴别诊断】胎漏、胎动不安是以胚胎、胎儿存活为前提，首辨胚胎存活与否，并要与妊娠期间有阴道出血或腹痛的疾病相鉴别。此外，本病之阴道出血还要与各种原因导致的宫颈出血相鉴别，若经保胎治疗仍出血难止者，应在严格消毒下检查宫颈，以明确有无宫颈息肉出血。

【病名】堕胎、小产

【定义】凡妊娠12周内，胚胎自然殒堕者，称为"堕胎"；妊娠12~28周内，胎儿已形成而自然殒堕者，称为"小产"。亦称"半产"。

【诊断要点】①有停经史，早孕反应，或曾有胎漏、胎动不安病史，或有妊娠期热病史、外伤史等。②妊娠12周内，出现阴道流血，且血量增多超过月经量，继而小腹疼痛加重，胚胎自然殒堕，可诊断为堕胎。妊娠12~28周内，先出现小腹阵发性疼痛，继而阴道流血，或有羊水溢出，胎儿自然殒堕者，可诊断为小产。

【病名】滑胎

【定义】凡堕胎或小产连续发生3次或3次以上者，称为"滑胎"。亦称为"数堕胎""屡孕屡堕"。

【诊断要点】①堕胎、小产连续发生3次或3次以上者，称为滑胎。诊断时注意其连续性和自然殒堕的特点。多数滑胎病人，往往发生在妊娠后的相同月份，正所谓"应期而下"，但亦有部分病人滑胎不在相同月份。②妇科检查：了解子宫发育，有无子宫肌瘤、子宫畸形及盆腔肿物等。实验室检查：查男女双方染色体。男子因诸多因素所导致的精子数目、活动力、畸形率的异常。女方查黄体功能、胎盘内分泌功能、ABO抗原、血清抗体效价、抗心磷脂抗体等。③辅助检查：通过B超或子宫输卵管造影观察子宫形态、大小，有无畸形、宫腔粘连、子宫肌瘤、盆腔肿物，宫颈口情况。特别是大月份小产者更应该重视是否存在宫颈功能不全情况，若宫颈内口达1.9厘米以上即可诊断为宫颈内口松弛。

【病名】胎萎不长

【定义】妊娠四五个月后，孕妇腹形与宫体增大明显小于正常妊娠月份，胎儿存活而生长迟缓者，称为"胎萎不长"。亦称"妊娠胎萎燥""妊娠胎不长"。

【诊断要点】①可伴有胎漏、胎动不安病史,或有妊娠高血压综合征、慢性肝炎、慢性高血压、心脏病、贫血、营养不良或其他慢性消耗性疾病,或有烟酒嗜好、偏食史。②临床上妊娠四五个月后,腹形与子宫明显小于正常妊娠月份。

【病名】子满

【定义】妊娠5~6个月后出现腹部异常,胸膈满闷,甚则遍身俱肿,喘息不得卧者,称为"子满"。又称"胎水肿满"。

【诊断要点】①有早孕、病毒感染史或孕妇糖尿病史,或有畸胎、双胎史。②妊娠中期后,腹大异常,腹部胀满,腹皮绷紧而发亮,胸肋满闷,甚至喘息不得平卧,行动艰难,或伴有腹部、下肢、外阴水肿,小便短少,甚至不通。③腹部触诊有明显液体震荡感,胎位不清,胎心音遥远或听不清,B超检查可测羊水量,并可测出双胎或部分畸形。

【病名】子肿

【定义】妊娠中晚期,孕妇出现肢体面目肿胀者称为"子肿"。亦称"妊娠肿胀"。

【诊断要点】①素体脾、肾虚,情志抑郁,或孕妇早期感染致畸病毒;严重贫血、原发性高血压、慢性肾炎、糖尿病等合并妊娠;多胎妊娠等。②临床表现主要特征为水肿,多发生于妊娠20周以后,开始由踝部肿起,渐延至小腿、大腿、外阴部、腹部甚至全身。要警惕隐性水肿,即体表水肿并不明显而体重增加每周超过0.5kg或每月超过2.3kg。

【病名】子晕

【定义】妊娠期出现以头晕目眩,状若眩冒为主症,甚或眩晕欲厥的病证,称"妊娠眩晕",亦称"子眩"。

【诊断要点】①有严重贫血、原发性高血压、慢性肾炎、糖尿病、双胎、羊水过多等病史。②临床症状以头晕目眩为主症,重症多发生在妊娠中晚期,常伴有头痛、耳鸣、视物模糊、水肿胸闷、心烦呕恶等症,往往是子痫的先兆症状,应引起重视。③测血压:收缩压高出基础血压30mmHg,舒张压高出基础血压15mmHg,或基础血压不高,孕20周后血压高于140/90mmHg,同时做眼底检查。水肿由踝部开始,渐延至小腿、大腿、腹部甚至全身,呈凹陷性水肿。尿常规检查可见蛋白尿。

【病名】子痫

【定义】妊娠晚期或临产前及新产后,突然发生眩晕倒仆,昏不知人,两目上视,牙关紧闭,四肢抽搐,全身强直,须臾醒,醒复发,甚至昏迷不醒者,称为"子痫"。又称"子冒""妊娠痫证"。

【诊断要点】①孕前可有或无高血压病史、肾病史、糖尿病史、家族高血压病史;双胎、多胎妊娠,羊水过多,葡萄胎病史;子痫病史等。②妊娠后期,或正值分娩时,或分娩后,忽然眩晕倒仆,昏不知人,两目上视,牙关紧闭,四肢抽搐,角弓反张,须臾醒,醒复发,甚或昏迷不醒。或者在先兆子痫的基础上出现抽搐昏迷症状为子痫。③妊娠前或妊娠 20 周前可有或无高血压史,妊娠 20 周后血压升高到 140/90mmHg,或较基础血压升高 30mmHg,伴蛋白尿、水肿即可诊断为子痫前期。④血液检查:红细胞比容升高、血液黏稠度、全血黏度异常,处在高凝状态。肝肾功能检查:尿酸、尿素氮、肌酐、谷丙转氨酶异常。测定二氧化碳结合力,确定有无酸中毒。⑤眼底检查:严重时视网膜小动脉痉挛。全身小动脉痉挛是子痫前期的基本病变。

【病名】子嗽

【定义】妊娠期间,咳嗽不已,称"妊娠咳嗽"。亦称"子嗽"。

【诊断要点】①孕前肺气虚或有慢性咳嗽史,或孕后贪凉饮冷。②以妊娠期间咳嗽不已为主要特征。③辅助检查:胸透与胸部摄片以排除其他器质性病变,对本病诊断有重要意义。妊娠早期不宜做胸透与胸部 X 线摄片,避免对胎儿造成伤害。

【病名】妊娠小便淋痛

【定义】妊娠期间出现尿频、尿急,淋沥涩痛等症,称"妊娠小便淋痛"或"妊娠小便难",俗称"子淋"。类似于西医的妊娠合并泌尿系统感染。

【诊断要点】①孕前有尿频、尿急、尿痛病史或有不洁性生活史。②妊娠期间,尿频、尿急、尿痛或伴小腹坠胀,腰部酸痛。③尿常规可见红细胞、白细胞或少量蛋白。

【病名】妊娠小便不通

【定义】妊娠期间,小便不通,甚至小腹胀急疼痛,心烦不得卧,称"妊娠小便不通"。古称"转胞"或"胞转"。

【诊断要点】①多发生在妊娠晚期,以小便不通、小腹胀满疼痛为主症。②尿液常规检查基本正常。

【病名】妊娠身痒

【定义】妊娠期间,孕妇出现与妊娠有关的皮肤瘙痒症状,称"妊娠身痒"。

【诊断要点】①过敏性体质，或过食鱼虾，或有妊娠肝内胆汁淤积症病史。②检查一般无特殊变化。

【病名】妊娠贫血

【定义】妊娠期间出现倦怠、乏力、气短、面色苍白、水肿、食欲不振等，检查呈现血红蛋白或红细胞总数降低，红细胞比容下降，称妊娠贫血。相当于西医的妊娠合并贫血。

【诊断要点】①孕前或有贫血病史。先天性贫血可由家族遗传，许多慢性病及感染性疾病，或长期偏食，营养不良导致铁、叶酸、维生素 B_1 等缺乏均可引起贫血。②贫血早期症状主要为疲倦、乏力，随着贫血的加重可出现头晕、心悸、气短、纳呆、低热等，甚至出现下肢、面目水肿，并可见面色无华、萎黄或㿠白，舌质淡，爪甲不荣，脉细无力等。

4. 产后病

【病名】产后血晕

【定义】产妇分娩后突然头晕眼花，不能起坐，或心胸满闷，恶心呕吐，痰涌气急，心烦不安，甚则神昏口噤，不省人事，称为"产后血晕"。

【诊断要点】①产妇既往患有严重的贫血、血小板减少症、凝血功能障碍，或产时软产道裂伤、产后宫缩乏力、胎盘剥离不全、剥离后滞留、胎盘嵌顿、胎盘植入或胎膜残留等。②以产妇新产之后数小时内，突然头晕目眩，不能起坐，或晕厥，甚则昏迷不省人事为主要特点。

【病名】产后痉病

【定义】产褥期内，突然发生四肢抽搐，项背强直，甚则口噤不开，角弓反张者，称为"产后痉病"。又称"产后发痉""产后痉风"。

【诊断要点】①有素体血虚阴亏，产时或产后失血过多，复多汗出；或接生不慎，护理不洁，产创感染等病史。②以产后四肢抽搐，项背强直，甚则牙关紧闭，角弓反张为特征。③产科检查阴道流血量多，或软产道损伤；实验室检查血常规、血钙、细菌培养等可协助诊断。

【病名】产后发热

【定义】产褥期内，出现发热持续不退，或突然高热寒战，并伴有其他症状者，称"产后发热"。如产后 1~2 日内，由于阴血骤虚，阳气外浮，而见轻微发热，而无其他症状，此乃营卫暂时失于调和，一般可自行消退，属正常生理现象。

【诊断要点】①妊娠晚期不节房事,或产程不顺,接生不慎,产创护理不洁;或产后失血过多;或产后不禁房事;或当风感寒;或冒暑感冒;或有情志不遂史。②产褥期内,尤以新产后出现以发热为主,表现为持续发热,或突然寒战高热,或发热恶寒,或乍寒乍热,或低热缠绵等症状。

【病名】产后腹痛

【定义】产妇在产褥期内,发生与分娩或产褥有关的小腹疼痛,称为产后腹痛。

【诊断要点】①素体虚弱,产时产后失血过多,或情志不遂,或当风感寒史。②新产后至产褥期内出现小腹部阵发性剧烈疼痛,或小腹隐隐作痛,多日不解,不伴寒热,常伴有恶露量少,色紫黯有块,排出不畅;或恶露量少,色淡红。

【病名】产后小便不通

【定义】新产后产妇发生排尿困难,小便点滴而下,甚则闭塞不通,小腹胀急疼痛者,称"产后小便不通"。

【诊断要点】①多有产程过长,手术助产,会阴侧切,产时产后失血过多等病史。②新产后,尤以产后 6~8 小时后或产褥期内,产妇发生排尿困难,小便点滴而下,小腹胀急疼痛,脉缓弱或沉细无力或涩。

【病名】产后小便淋痛

【定义】产后出现尿频、尿急、淋沥涩痛等症状称"产后小便淋痛"。又称"产后淋""产后溺淋"。

【诊断要点】①多有产后尿潴留,多次导尿,外阴伤口愈合不良,分娩或产后失血或七情所伤史。②产后出现尿频、尿急、淋沥涩痛为主要临床表现。但尿频、尿急、小便淋沥与涩痛必须同时存在,方可诊断为产后小便淋痛。

【病名】产后身痛

【定义】产妇在产褥期内,出现肢体或关节酸楚、疼痛、麻木、重着者,称为"产后身痛"。又称"产后遍身疼痛""产后关节痛""产后痛风",俗称"产后风"。

【诊断要点】①产时产后失血过多,产褥期起居不慎,当风感寒,居住环境潮湿阴冷。②产褥期间出现肢体关节酸楚、疼痛、麻木、重着、畏寒恶风,关节活动不利,甚者关节肿胀。本病多突发,常见于冬春严寒季节。

【病名】产后恶露不绝

【定义】产后血性恶露持续 10 天以上,仍淋漓不尽者,称"产后恶露不绝"。又称"恶露不尽""恶露不止"。

【诊断要点】①了解有无产程过长、组织残留、产后子宫复旧不良等病史。②产后血性恶露日久不尽，量或多或少，色淡红、暗红或紫红，或有恶臭气，可伴神疲懒言、气短乏力、小腹空坠；或伴小腹疼痛拒按。出血多时可合并贫血，严重者可致昏厥。

【病名】产后汗证

【定义】产后汗证包括产后自汗和盗汗两种。产妇于产后出现涔涔汗出，持续不止者，称为"产后自汗"；若寐中汗出湿衣，醒来即止者，称为"产后盗汗"。

【诊断要点】①注意询问患者平素体质情况，有无结核、贫血等慢性病史。②本病以产后出汗量过多和持续时间长为特点。产后自汗者，白昼汗多，动则益甚；产后盗汗者，寐中汗多，醒后即止。

【病名】缺乳

【定义】产后哺乳期内，产妇乳汁甚少或全无者，称"缺乳"。又称"产后乳汁不行"。

【诊断要点】①注意询问有无产时失血过多史，有无产后情志不遂，并了解患者平素体质情况及有无贫血等慢性病史。②产妇在哺乳期中，乳汁甚少，不足以喂养婴儿，或乳汁全无。亦有原本泌乳正常，突然情志过度刺激后缺乳者。③检查乳房及乳汁：虚证者，乳房柔软，不胀不痛，挤出乳汁点滴而下，质稀；实证者，乳房胀满而痛，挤压乳汁疼痛难出，质稠；虚实夹杂者，乳房胀大而柔软，乳汁不多。此外，应注意有无乳头凹陷和乳头皲裂造成的乳汁壅塞不通，哺乳困难。

【病名】产后乳汁自出

【定义】产妇在哺乳期中，乳汁不经婴儿吸吮而自然溢出者，称"乳汁自出"。亦称"漏乳"。

【诊断要点】①注意了解患者体质情况、情志精神状态及有无贫血等慢性病史。②产妇在哺乳期中，乳汁不经婴儿吸吮而自然溢出，乳汁清稀或黏稠。

【病名】产后抑郁

【定义】是以产妇在分娩后出现情绪低落、精神抑郁为主要症状的病症，是产褥期精神综合征中最常见的一种类型。

【诊断要点】①素性抑郁，产时或产后失血过多，产后忧愁思虑，过度劳倦，或既往有精神病史、难产史。②主要表现为抑郁，一般在产后1周开始出现症状，产后 2 周发病，在产后 4~6 周症状逐渐明显。③妇科检查可无异常，辅助检查血常规检查正常或有血红蛋白低于正常。

【病名】产后血劳

【定义】因产时或产后阴血暴亡，导致日后月经停闭，性欲丧失，生殖器萎缩，伴表情冷漠、容颜憔悴、毛发枯黄脱落、形寒怕冷、乍起乍卧、虚乏劳倦等一系列虚羸症候者，称"产后血劳"。

【诊断要点】①有产时或产后大出血史，或素体气血不足。②表情淡漠、容颜憔悴、毛发枯黄、肌肤不荣、四肢不举、头晕目眩、腰膝酸软、形寒怕冷，逐至月经停闭、性欲丧失、生殖器官萎缩。

5. 妇科杂病

【病名】癥瘕

【定义】妇人下腹结块，伴有或胀、或痛、或满、或异常出血者，称为癥瘕。

【诊断要点】①有情志抑郁、经行产后感受外邪，或经、带异常等病史。②妇人下腹部有胀满、或月经不调、或带下异常等症状。③妇科检查：盆腔内可触及子宫或卵巢的肿瘤，或盆腔炎症性肿块，或陈旧性宫外孕包块，尤以子宫肌瘤多见，故要进一步识别子宫肌瘤生长的部位。④辅助检查：B 超、CT、MRI、PET 等影像学检查或腹腔镜检查有助于确定诊断。

【鉴别诊断】首先应与妊娠子宫及尿潴留鉴别，同时识别妇科良性癥瘕所涉主要病种，如卵巢良性肿瘤、子宫肌瘤、盆腔炎性包块、陈旧性宫外孕等。

【病名】阴冷

【定义】是指妇人外阴及阴中寒冷，甚则冷及小腹尻股之间，性欲淡漠者。

【诊断要点】①外阴或阴中冷感，甚至可波及小腹，可伴有性欲减退或性冷淡等。②辅助检查无明显阳性体征。

【鉴别诊断】性欲减退症：是指女性对性的兴趣降低，不一定要阴冷。但两者可以相互影响，或同时并见，或单独出现。

【病名】阴痒

【定义】妇女外阴瘙痒，甚则痒疼难忍，坐卧不宁，或伴带下增多等，称为"阴痒"。

【诊断要点】①有不良的卫生习惯，带下量多，长期刺激外阴部，或有外阴、阴道炎病史。②妇人前阴部瘙痒时作，甚则难以忍受，坐卧不安，亦可波及肛门周围或大腿内侧。

【病名】阴疮

【定义】妇人外阴部结块红肿,或溃烂成疮,黄水淋沥,局部肿痛,甚则溃疡如虫蚀者,称"阴疮"。又称"阴蚀""阴蚀疮"。

【诊断要点】①有经期、产后外阴部感染、外阴溃疡、前庭大腺脓肿等病史。②外阴红肿结块或阴道的皮肤黏膜肿痛破溃,脓水淋沥,甚至身热不适,带下量多。

【病名】阴挺

【定义】妇女子宫下脱,甚则脱出阴户之外,或阴道壁膨出,统称"阴挺"。又称"阴脱""阴菌""阴痔""产肠不收"等。

【诊断要点】①多有分娩损伤史,或产后过早操劳负重,或长期咳嗽,或便秘努责史。②自觉小腹下坠隐痛,阴道口有物脱出,持重、站立则脱出加重,卧床休息则可缩复还纳。亦可见带下增多,外阴湿秽不适,小便频繁或失禁。

【病名】妇人脏躁

【定义】妇人无故悲伤欲哭,不能自控,精神恍惚,忧郁不宁,呵欠频作,甚则苦笑无常,称为脏躁。

【诊断要点】①多有精神抑郁,所愿不遂,情志内伤等病史。②以情绪低落,呵欠频作,悲伤欲哭,哭后恢复如常为特征。或情绪不稳,苦笑无常,周期性发作。

(四)外科常见病诊断要点

【病名】疖

【定义】疖是指因感受热毒而生于皮肤浅表部位的一种急性化脓性疾病。临床表现局部皮肤红肿疼痛、突起根浅,肿势局限,范围多在 3cm 左右,初起可分为有头、无头两种,具有易肿、易溃、易敛、出脓即愈的特点。本病相当于西医的单个毛囊及其皮脂腺或汗腺的急性化脓性炎症。

【诊断要点】①由于体内热毒炽盛;或由于外感暑热而生。若患者阴虚内热或脾胃虚弱而染毒者,则反复发作,缠绵难愈,而导致疖病。②症状可见局部皮肤色红,疼痛,突起根浅,肿势局限,范围多在 3cm,可伴发热,口干,便秘等症状。③随处可生,好发于头面、颈项、臀部等处。小儿、青年多见。四季均可发生,多发于夏秋季节。

【病名】疔

【定义】疔是指发病在颜面、手足等部位,发病迅速,易迅速蔓散,若处理不当,发于颜面者易引起走黄而危及生命,发于手足者则可损筋伤骨而影响功能的急性化脓性疾病。疔包括西医的疖、痈、坏疽的一部分,皮肤炭疽及急性淋巴管炎。中医按照发病部位和性质不同,分为颜面部疔疮、手足部疔疮、红丝疔、烂疔、疫疔五种。

【诊断要点】①由于热毒而生。②起病急,危险性大,易走黄,伤筋损骨。多发于颜面、手足。③局部红肿热痛,坚硬根深,全身热毒症状明显,无阴证。

【病名】红丝疔

【定义】红丝疔是发于四肢呈红丝显露,迅速向上走窜,可伴有全身症状,易发生走黄的急性感染性疾病。本病相当于西医的急性淋巴管炎。

【诊断要点】①由于热毒而生,毒流经脉,向上走窜。②起病急,可有全身症状,重者可走黄,危及生命,多发于四肢内侧,四肢远端多有皮肤感染病史或足癣等。③临床表现四肢内侧红丝,向躯干方向走窜。

【病名】疫疔

【定义】疫疔是由于感染疫畜之毒而生的一种急性感染性疾病。临床表现为初起形如虫叮水疱,多痒少痛,很快枯坏死如脐凹,全身症状明显,有传染性、职业性,可发生走黄。本病相当于西医的皮肤炭疽。

【诊断要点】①多见于畜牧业或皮毛制革工人,有接触疫畜之病史。好发于头面,其次是颈、手臂等暴露部位,有传染性。②临床表现初起发痒,继则出现红色斑丘疹,多痒少痛,很快形成水疱,疮形如脐凹,类似牛痘,全身症状明显,可并发走黄。

【病名】烂疔

【定义】烂疔是发于皮肉之间、易于腐烂、病势凶险的急性感染性疾病。临床表现起病急,皮色暗红,肿胀疼痛,然后稍黑或有白斑,可迅速腐烂,疮面略带凹陷,形如匙面,溃后脓液稀薄如水,全身症状重,易并发走黄,危及生命。本病相当于西医的气性坏疽。

【诊断要点】①好发于四肢暴露部位,常有外伤和接触泥土、脏物史。②初起患肢有沉重、包扎过紧感,继则出现“胀裂样”疼痛,肿胀迅速,疼痛剧烈,出现许多含暗红色液体的小水疱,融合成数个大水疱。按之局部有握雪音。溃后脓水稀薄,气味臭秽。腐肉大片脱落,疮口较大。③发病迅速,全身症状重,可并发走黄。

【病名】痈

【定义】痈是发生在皮肉之间的急性化脓性疾病。临床表现为局部光软无头,红肿疼痛(少数初起皮色不变),肿胀范围多在 6~9cm,发病迅速,易肿、易脓、易溃、易敛,预后较好。本病相当于西医的体表浅表脓肿、急性化脓性淋巴结炎等。

【诊断要点】①发病部位在皮肉之间,范围 6~9cm,局部光软无头,红肿热痛,多有全身症状。②发病迅速,预后较好。

【病名】发

【定义】发是在皮肤疏松的部位发生的急性感染性疾病。临床表现为皮肤疏松部位红肿蔓延成片,灼热疼痛,红肿以中心最为明显,边缘不清,后或皮肤湿烂,变黑腐溃,或中软不溃,本病来势迅猛,范围大于痈,全身症状明显。本病相当于西医的疖、痈并发蜂窝织炎、急性蜂窝织炎。

【诊断要点】①发生在皮肤疏松部位,范围大于 9cm。②皮肤疏松的部位突然红肿蔓延成片,灼热疼痛,红肿以中心最为明显,四周较淡,边缘不清。③发病迅速,全身症状明显。

【病名】有头疽

【定义】有头疽是发生在皮肤与肌肉的急性化脓性疾病。临床可见初起即有粟粒样脓头,红肿热痛,根脚散漫,容易扩散,溃烂之后,状如蜂窝,范围常大于9cm,全身症状重,容易出现内陷。本病相当于西医的痈。

【诊断要点】①好发于中、老年人,消渴患者尤其多发。多发于皮肤厚韧处,以项后、背部多见。②病位在皮肤与肌肉之间,由粟粒样脓头溃烂成蜂窝状,范围在9cm以上。③发病迅速,容易内陷,全身症状重。

【病名】无头疽

【定义】无头疽是发于骨骼及关节间的急性化脓性疾病。临床表现为漫肿色白,疼痛彻骨,难消、难溃、难敛,并能形成瘘管,溃后多损伤筋骨,造成畸形。有附骨疽及环跳疽等。本病相当于西医的化脓性骨髓炎、化脓性关节炎。

【诊断要点】①病位在骨骼及关节之间。②漫肿,皮色不变,疼痛彻骨。③难消、难溃、难敛,可损伤筋骨,造成畸形。

【病名】附骨疽

【定义】附骨疽是一种多发于四肢长骨的化脓性疾病。多发于四肢长骨,局部胖肿,推之不移,疼痛彻骨,溃后不易收口,可成窦道,损伤筋骨。本病相当于西医的急、慢性化脓性骨髓炎。

【诊断要点】①多发于四肢长骨。好发于 10 岁以下的男孩。②临床表现起病急,漫肿,皮色不变,疼痛彻骨,约 3~4 周后化脓,溃后脓淋漓不尽,不易收口而形成窦道。全身症状重。③难消,难溃,难敛,可损伤筋骨,造成畸形。

【病名】环跳疽

【定义】环跳疽是指发生在髋关节的急性化脓性疾病。临床表现为髋关节局部漫肿疼痛,影响关节屈伸活动,全身症状严重,溃脓后难以收敛,容易造成残废。本病相当于西医的化脓性髋关节炎。

【诊断要点】①发于髋关节。好发于 4~14 岁儿童。②临床表现起病急,漫肿,皮色不变,疼痛彻骨,活动受限,有纵轴叩击痛,化脓不易收口。全身症状重。③愈后常见关节畸形、僵硬、不能活动,或造成关节脱位或强直,导致残废。

【病名】流注

【定义】流注是指发生在肌肉深部的以转移性、多发性脓肿为表现的全身感染性疾病。临床表现为初起漫肿疼痛,皮色正常,后成脓,溃后脓尽收口,常此处未愈他处又起。本病相当于西医的多发性、转移性肌肉深部脓肿。好发于四肢、躯干肌肉丰厚之深处,并有此处未愈他处又起的特征。

【诊断要点】①好发于四肢、躯干肌肉丰厚之深处。②临床表现漫肿疼痛,皮色正常。有转移性,多发性的特点。常此处未愈他处又起。③全身症状重,可内陷或引发内痈。

【病名】发颐

【定义】发颐是指热病后余毒结聚于颐颔之间的急性化脓性疾病。临床表现颐颔之间肿胀疼痛,张口受限,全身症状明显,可出现内陷变证。本病相当于西医的急性化脓性腮腺炎。

【诊断要点】①好发于成年人。②临床表现发病急骤,一侧多见。颐颔之间肿胀疼痛,张口受限,后成脓,按之有波动感。同时腮腺导管开口处能挤出混浊黄色脓性分泌物。③全身症状重,可内陷。

【病名】丹毒

【定义】丹毒是一种患处皮肤突然变赤,如丹涂脂染的急性感染性疾病。临床表现为起病急,患部皮肤突然鲜红成片,灼热肿胀,并迅速向四周蔓延,或间有大小不等的水疱,有时边消退,边发展,经治疗后一般在数日内治愈而他处又起,且易复发。本病相当于西医的急性网状淋巴管炎。

【诊断要点】①多数发生于下肢,其次为头面部。②临床表现发病急,患部皮肤突然鲜红成片,灼热肿胀,压之皮肤红色减退,放手即恢复,后消退,脱屑而愈。病情严重者可伴发水疱,边消退,边发展,一处治愈而他处又起。③由四肢发展到胸腹,或头面发展到胸腹为逆,可内陷。

【病名】走黄
【定义】走黄是由于疔毒走散入血、内攻脏腑而引起的一种急性全身性化脓性感染。临床表现原发病灶处忽然疮顶陷黑无脓,肿势软漫,迅速向四周扩散,皮色暗红,伴寒战高热,头痛烦躁等全身症状。本病相当于西医的毒血症、败血症、脓毒血症。
【诊断要点】①生疔之后,火毒炽盛是走黄的关键。②颜面部疔疮合并走黄者最为多见。③原发病灶处突然疮顶陷黑无脓,肿势软漫,迅速向四周扩散,皮色暗红,伴寒战高热,头痛烦躁,或兼有七恶症。

【病名】内陷
【定义】内陷是体虚之人生疮疡,火毒炽盛,正不胜邪,反陷入里,客于营血,内传脏腑而引起的全身性化脓性感染。除疔疮毒邪走散入血称为走黄外,其他疮疡引起毒邪内传脏腑者称为内陷。临床表现疮顶忽然下陷,根盘散漫不收,脓腐不透或脓少而薄,或红活疮面忽然光白板亮,伴邪盛热极,或正虚邪盛,或阴阳两竭的全身证候。本病相当于西医的全身性化脓性感染。本病可分为火陷、干陷、虚陷三种类型。
【诊断要点】①病因是正气亏虚,火毒炽盛,正不胜邪。②有头疽并发者多见。脑疽、背疽多见。③火陷型多由于阴液不足,火毒炽盛;干陷型多因气血两亏,正不胜邪;虚陷型毒邪虽已衰退,但正气亏虚,致生化乏源,阴阳两竭,余邪内陷。火陷发生在疾病初起阶段,邪盛热极,预后较佳;干陷发生在溃脓阶段,正虚邪盛,预后次之;虚陷发生在收口阶段,正虚邪衰,阴阳两竭,预后最差。

【病名】瘰疬
【定义】瘰疬是好发于颈部淋巴结的慢性感染性疾病。临床表现结核累累如串珠状。起病缓慢,初起时结核如豆,皮色不变,不觉疼痛,后缓慢增大,并可窜生,溃后脓液清稀,夹有败絮样物质,往往此愈彼溃,形成窦道。本病相当于西医的颈部淋巴结结核。
【诊断要点】①多发于体弱儿童或青年,发病前多有虚痨病史。好发于颈项及耳前、耳后的一侧或两侧,也有延及颌下、锁骨上及腋窝等处者。②为阴证。不痛不红,难脓、难溃、难敛。③容易形成窦道,愈后形成凹陷性瘢痕。

【病名】流痰

【定义】流痰是发生在骨与关节间的慢性化脓性疾病。临床表现初起不红不热,化脓亦迟,脓水清稀,并夹有败絮样物质,不易愈合,易形成窦道,常可损筋伤骨而致残废,甚至危及生命。本病相当于西医的骨关节结核病。

【诊断要点】①多发于体弱儿童或青少年。发病前多有其他部位结核病史。病位在骨与关节之间,脊椎最多。②为阴证。不红不热,病程进展缓慢,难脓、难溃、难敛。③容易形成窦道,常可导致残废。

【病名】乳痈

【定义】乳痈是发生于乳房部的急性化脓性疾病。临床表现乳房部结块、肿胀疼痛,溃后脓出稠厚,伴有全身发热等全身症状。本病相当于西医的急性乳腺炎。

【诊断要点】①主要病因是乳汁郁积,热毒侵入。②常发生于哺乳期妇女,尤以尚未满月的初产妇多见。③乳房局部结块,红肿热痛,或有搏动性疼痛,伴有发热寒战等全身症状。

【病名】乳发

【定义】乳发是指发生在乳房肌肤之间,乳房红肿热痛,容易腐烂坏死的严重化脓性疾病。临床表现乳房部皮肤突起红肿,疼痛剧烈,毛孔深陷,溃后大片皮肉腐烂坏死,伴有恶寒壮热等全身症状。本病相当于西医的乳房蜂窝织炎和乳房坏死性蜂窝织炎。

【诊断要点】①主要病因是外感湿热火毒外邪与肝脾湿热蕴结乳房皮肉。②好发于哺乳期妇女。发病迅速,病程阶段不能截然分开。③发病在乳房肌肤之间,红肿热痛重,毛孔深陷,易腐烂坏死,病变范围大,全身症状重。

【病名】乳痨

【定义】乳痨是发生在乳房部的慢性化脓性疾病。临床表现乳房结块如梅李,不痛,边界不清,皮肉相连,肿块化脓溃后脓出稀薄,夹有豆渣样物,疮口不易收敛,病程缓慢。本病相当于西医的乳房结核。

【诊断要点】①多有其他部位的结核病灶。②多发生在20~40岁已婚体弱妇女,以妊娠期和哺乳期发病率较高。③本病为阴证。初起乳房结块不痛不红,边界不清,病程进展缓慢,难脓、难溃、难敛。常伴潮热、盗汗、神疲乏力等全身症状。

【病名】乳核

【定义】乳核是乳腺小叶内纤维组织和腺上皮的良性肿瘤。临床表现乳中结核，表面光滑，边界清楚，推之能移，不痛，与月经周期无关。乳核相当于西医的乳腺纤维腺瘤。

【诊断要点】①多见于20~30岁的青年妇女。乳房各个象限均可发生，以外上象限较多。②乳中肿块质地坚实，表面光滑，活动度好，肿块一般无疼痛，少数可有轻微刺痛或胀痛，但与月经无关。肿块一般生长缓慢，可能数年不变，不会溃破。

【病名】乳癖

【定义】乳癖是以乳房有形状大小不一的肿块，疼痛，与月经周期相关为主要表现的乳腺组织的良性增生性疾病。临床表现乳房有形状大小不一的肿块，边界不清，质地不硬，活动度好，疼痛与月经周期及情志变化相关。本病相当于西医的乳腺囊性增生症。其特点是：本病有一定的癌变危险，应与乳岩、乳核相鉴别。

【诊断要点】①多见于20~45岁的妇女。经济社会地位高，受教育程度高，月经初潮年龄早，初次怀孕年龄大，绝经迟，城市妇女高发。②肿块边界不清，形态不规则，活动度好，疼痛与月经周期及情志变化相关。③是临床上最常见的乳房疾病，有一定的癌变危险。

【鉴别诊断】①乳核：多见于青年妇女；肿块表面光滑，边缘清楚，质地坚韧，活动度好；常发生于单侧乳房，一般无胀痛感觉。②乳岩：多发生于40~60岁中老年妇女；病程较短，起病快，肿块质地坚硬如石，表面凹凸不平，边缘不清，活动度差；早期无压痛和自觉痛。主要靠做活体组织病理切片进行鉴别。

【病名】乳疬

【定义】乳疬是以男性、儿童单侧或双侧乳晕部发生扁圆形肿块，触之疼痛为主要表现的乳房异常发育症。临床表现为单侧或双侧乳晕中央有扁圆形肿块，质地中等，有轻度压痛。本病相当于男性乳房发育异常、儿童乳房发育异常。

【诊断要点】①常见于患有肝脏疾病或生殖系统疾病中老年男性或10岁左右较肥胖儿童。②一侧或双侧乳晕部出现扁圆形肿块，质地中等或稍硬，边缘清楚，或单侧乳房明显增大，或双侧乳房呈对称性或不对称性增大，大小不一，状如发育期的少女乳房，多伴有乳房胀痛和轻度压痛。还可伴有其他女性特征，如声音变尖，缺少胡须，阴毛呈女性分布。

【病名】瘿

【定义】瘿是发于颈部结喉正中之处的甲状腺病变。临床表现为颈前结喉两侧颈靥部漫肿或结块,皮色不变,逐渐增大,能随吞咽动作上下移动。本病相当于西医的甲状腺疾病的总称。

【诊断要点】①病因为正气不足,外邪入侵,而在疾病的发生过程中形成气滞、血瘀、痰凝等病理变化。②病位在颈前结喉两侧,可分为气瘿、肉瘿、石瘿、瘿痈。

【病名】气瘿

【定义】气瘿是颈前漫肿,肿块柔软无痛可随喜怒而消长的甲状腺肿大性疾病。临床表现为颈前漫肿,边缘不清,皮色如常,按之柔软,可随喜怒而消长。本病相当于西医的单纯性甲状腺肿。

【诊断要点】①好发于青年女性,尤以怀孕期及哺乳期的妇女多见。本病发生与缺碘关系密切。②气瘿从颈块的形态上可分为弥漫性和结节性两种。弥漫性肿大者颈部两侧呈弥漫性肿大,但仍显示正常甲状腺形状。结节性肿大常一侧较显著,囊肿样变结节若并发囊内出血,结节可在短期增大。③结节性甲状腺肿可继发甲状腺功能亢进,也可发生恶变。

【病名】肉瘿

【定义】肉瘿是以颈前结喉一侧或两侧出现半球形柔软肿块,能随吞咽而上下移动为主要表现的甲状腺良性肿瘤。临床表现为颈前结喉一侧或两侧结块,柔韧而圆,能随吞咽动作而上下移动,发展缓慢。本病相当于西医的甲状腺瘤。

【诊断要点】①好发于甲状腺功能活动较旺盛的时期,多见于成年人,青年女性尤为多见。②在结喉正中一侧或双侧有单个肿块,呈圆形或椭圆形,表面光滑,质韧有弹性,可随吞咽而上下移动,生长缓慢,一般无任何不适,多在无意中发现。③有的可伴有性情急躁、胸闷易汗、心悸、手颤等症。极少数病例可发生癌变。

【病名】瘿痈

【定义】瘿痈是以急性发病,结喉两侧结块,肿胀,疼痛,灼热为主要表现的急性炎症性疾病。本病相当于西医的急性甲状腺炎。

【诊断要点】①多见于中年女性。发病前1~2周多有咽痛、鼻塞、头痛、全身酸痛等上呼吸道感染史。②突然发病,甲状腺肿大,色红灼热,触痛。若化脓则胀痛跳痛,成脓后可出现波动感。

【病名】石瘿

【定义】石瘿是指颈前肿块坚硬如石,不可移动,凹凸不平的恶性肿瘤。临床表现甲状腺单侧或双侧肿块,坚硬如石,凸凹不平,不能随吞咽动作上下移动,如转移可出现相应症状。本病相当于西医的甲状腺癌。

【诊断要点】①好发于 40 岁以上的妇女,或既往有肉瘿病史。②肿块质硬而高低不平。肿块逐渐增大,吞咽时肿块上下移动度减少,晚期常压迫气管、食管、神经,出现呼吸困难、吞咽困难或声音嘶哑,可发生转移。

【病名】瘤

【定义】瘤是瘀血、浊气、痰滞停留于人体组织之中,因其聚而成形结块者,称为瘤。临床表现为单个或多发局限性肿块,随处可生,多发于皮肉筋骨之内,发展缓慢,一般没有自觉症状,长期不易消散。中医分有六瘤,即气瘤(神经纤维瘤)、肉瘤(脂肪瘤)、筋瘤(静脉曲张)、血瘤(海绵状血管瘤)、骨瘤(骨瘤、骨肉瘤)、脂瘤(皮脂腺囊肿)。本病相当于西医的体表良性肿瘤。

【诊断要点】①本病先天后天,男女老幼均可患病。②随处可生,可单个,也可多发,多数生长缓慢,不痛不痒,活动度好。③如生长过快,或坚硬不移,有恶化可能,需要尽早治疗。

【病名】气瘤

【定义】气瘤是以皮肤间发生的多个柔软肿块,按之凹陷,放手凸起,状若有气注瘤中,瘤皮松垂,瘤体柔软,皮色如常或有褐色斑为主要表现的多发性肿物。本病相当于西医的多发性神经纤维瘤和神经纤维瘤病的神经纤维瘤结节。

【诊断要点】①是一种具有家族遗传倾向的先天性疾病,亦常伴有某种发育上的缺陷。②瘤从皮下肿起,生长缓慢,为多发性,大小差异很大,质地或硬或软,但多数质软,用手指压之凹陷,去除压力后即能弹起,不痛,不红,无自觉症状。

【病名】血瘤

【定义】血瘤是因体表血络扩张,纵横丛集而形成的一种体表肿瘤。临床表现为皮肤上发生肿块,局部色泽鲜红或暗紫,或局限性柔软肿块,边界不清,触之如海绵状。本病相当于西医的皮肤血管瘤,可分为毛细血管瘤和海绵状血管瘤。

【诊断要点】①血瘤可发生于身体任何部位,但以四肢、躯干、面颈部多见。②毛细血管瘤常在出生后 1~2 个月内出现,大部分在 5 岁左右可自行消失。海绵状血管瘤是先天性肿瘤。③血瘤可并发出血、感染和溃烂。

【病名】筋瘤

【定义】筋瘤是以体表静脉曲张、形成团块为主要表现的浅表静脉病变。临床表现为瘤体色青紫,盘曲成团,如蚯蚓聚结,本病相当于西医下肢静脉曲张。

【诊断要点】①好发于长久站立工作者或怀孕的妇女,多见于两小腿。②患肢静脉怒张,小腿静脉盘曲如条索状,色带青紫,甚则状如蚯蚓,瘤体质地柔软,抬高患肢或向远心方向挤压,可缩小,但患肢下垂或放手顷刻充盈恢复。③伴患肢酸胀不适和疼痛,站立时明显。可伴发湿疮和臁疮。

【病名】肉瘤

【定义】肉瘤是皮下组织过度增生而形成的肿瘤。临床表现为皮下肉中生肿块,按之柔软,皮色不变,无痛,推之可移动。肉瘤相当于西医的脂肪瘤。

【诊断要点】①常见于成年人,好发于肩、颈、背、肩胛间、臀部、前臂等处。②肿块呈扁平团块状,或分叶状,瘤体质地柔软,推之可以移动,与皮肤无粘连,瘤体表面皮肤如常,亦无疼痛。生长缓慢。

【病名】脂瘤

【定义】脂瘤是皮肤皮脂腺中皮脂潴留淤积而形成的囊肿。好发于皮脂腺、汗腺丰富的部位,肿块呈球状隆起,边界清楚,可移动,生长缓慢。本病相当于西医的皮脂腺囊肿。

【诊断要点】①好发于皮脂腺、汗腺丰富的部位,好发于头面部、胸背部、臀部等处。②肿块位于皮肤浅层内,边界清楚,质地坚实,或有囊性感,张力较大,可以推动。在肿块表面皮肤常可见针头大开口,略带黑色,挤之有白色分泌物溢出。③继发感染时则红、肿、热、痛,甚或形成脓肿,破溃后可自愈或形成瘘管。

【病名】骨瘤

【定义】骨瘤是骨组织发生异常的局限性肿大,形成质地坚硬的肿瘤性疾病。临床表现为肿块坚硬如石,紧贴于骨,推之不移。本病相当于西医的骨良性肿瘤、恶性肿瘤。

【诊断要点】①骨良性肿瘤瘤体发展缓慢,一般无自觉症状;骨恶性肿瘤瘤体增大迅速,可转移,尤其肺转移常见。②骨瘤肿块坚硬,边界清楚,基底部与骨粘连而推之不移。

【病名】岩

【定义】岩是恶性肿物的统称。临床表现为肿块坚硬,高低不平,皮色不变,推之不移,溃烂后如翻花石榴子,疼痛剧烈,预后不良。本病属于西医恶性肿瘤范畴。

【诊断要点】①好发于中、老年人。②肿块坚硬,高低不平,皮色不变,推之不移,溃烂后如翻花石榴子,色紫恶臭,疼痛剧烈,难于治愈。③预后不良,可以转移。

【病名】舌菌

【定义】舌菌是生于舌部,形状如菌的恶性肿瘤。又称舌岩,舌疳。临床表现为舌体赘生肿块如菌,坚硬溃烂,恶性程度高,晚期常累及颈、颌部,预后不佳。本病相当于西医的舌癌。

【诊断要点】①多发于 40 岁以上男性。好发于舌中 1/3 的边缘部位。②舌部肿块,按之坚硬,或如菌状,头大蒂小。继而溃疡,疼痛难忍,触之易于出血。③恶性程度高,容易转移到口底及颌骨,预后不良。

【病名】茧唇

【定义】茧唇是指发生在口唇部位的恶性肿瘤。临床表现为口唇肿起,皮白厚硬,形如蚕茧,溃烂后翻花如杨梅。本病相当于西医的唇癌。

【诊断要点】①本病多见于 50 岁以上男性,好发于下唇的唇红缘部位。发病与长期吸烟,尤其使用烟嘴及烟斗有关。②局部病变可见三种情况:唇部结块如豆,逐渐增大,肿而坚硬,形如茧壳,继而溃破;唇部起圆形肿物,似乳头、蕈状突出,进一步溃烂似翻花,时流血水;唇部溃疡,周围呈堤状,底部发硬,肉似翻花。③恶性程度高,容易转移到颌下,预后不良。

【病名】失荣

【定义】失荣是发生于颈部的原发性或继发性恶性肿瘤。临床表现为颈部肿块坚硬如石,推之不移,皮色不变,伴有面容憔悴,形体消瘦,状如树木失去荣华。本病相当于西医的颈部原发性恶性肿瘤和恶性肿瘤颈部淋巴转移。

【诊断要点】①本病有原发性和继发性两类,除少数原发者外,大多数为转移性癌。②颈部肿块生长快,质地坚硬,活动度差,伴身体消瘦,面容憔悴。③预后不良。

【病名】乳岩

【定义】乳岩是乳腺部位的恶性肿瘤。临床表现为乳房部肿块,不痛不热,质地坚硬,高低不平,活动度差,或乳头溢血,病久肿块溃烂,脓血污秽恶臭。本病相当于西医的乳腺癌。

【诊断要点】①好发于40~60岁妇女,绝经期妇女发病率相对较高。乳癌多见于乳房的外上象限,其次是乳头、乳晕和内上象限。②早期为患侧乳房出现无痛性的小肿块,质硬,表面不光滑,与周围组织分界不清,在乳房内不易被推动。后肿块表面皮肤出现凹陷,乳头内缩或抬高,皮肤呈"橘皮样"改变。乳癌发展至晚期,肿块固定于胸壁,不易推动,皮面出现多个坚硬的小索,甚至彼此融合,弥漫成片;有时皮肤可破溃形成溃疡,中央凹陷似岩穴。③可转移。

【病名】肾岩

【定义】肾岩是发生在阴茎头部的恶性肿瘤。临床表现为阴茎龟头出现丘疹、结节或肿块,溃后如翻花状,分泌物恶臭。本病又名肾岩翻花。本病相当于西医的阴茎癌。

【诊断要点】①好发于阴茎冠状沟及外尿道口边缘,多发生于40~60岁的男子。②先在阴茎头局部出现硬块或红斑,突起小肿物或经久不愈的溃疡,以后有血性分泌物自包皮口流出,肿瘤可突出包皮口或穿破包皮呈菜花样,表面糜烂,渗出物恶臭。晚期癌肿可侵及阴茎的全部、耻骨部及阴囊,局部失去正常形态而在耻骨部形成一巨大的癌性溃疡。③可转移。预后不良,后可出现恶病质。

【病名】热疮

【定义】热疮是指发热或高热过程中在皮肤黏膜交界处所发生的一种急性疱疹性皮肤病。临床表现发于皮肤黏膜交界处的成群水疱,有的相互融合,多在1周后痊愈,但易于复发。本病相当于西医的单纯疱疹。

【诊断要点】①可见于身体任何部位,好发于皮肤黏膜交界处,如口角、唇缘、鼻孔周围和外生殖器等处。②皮损初为红斑,后发生数个针尖大小的、簇集成群的小丘疱疹或水疱,内含透明浆液,后疱破糜烂,轻度渗出,逐渐干燥,结痂而愈,易复发。

【病名】蛇串疮

【定义】蛇串疮是一种皮肤上出现成簇水疱,呈带状分布,痛如火燎的急性疱疹性皮肤病。临床表现为皮肤上有红斑,成簇水疱,沿一侧周围神经作带状分布,伴刺痛。本病相当于西医的带状疱疹。

【诊断要点】①多发于春秋季节,成年患者多。②先有轻度发热、倦怠、食欲不振,以及患部皮肤灼热感或神经痛等前驱症状,后患部发生不规则的红斑,继而出现多数和成簇的粟粒至绿豆大小的丘疱疹,迅速变为水疱,聚集一处或数处,排列成带状,簇间隔以正常皮肤。后出现部分破溃、糜烂和渗液,最后干燥结痂,再经数日,痂皮脱落而愈。皮疹多沿神经分布。伴疼痛,可遗留神经疼痛。③病程在2周左右,一般不超过1个月。

【病名】黄水疮

【定义】黄水疮是一种发于皮肤有传染性的化脓性皮肤病。中医又称滴脓疮、天疱疮等。临床表现为颜面、四肢等暴露部位出现浅在性脓疱、脓痂,有接触传染和自体接种,易在托儿所、幼儿园或家庭中传播流行。本病相当于西医的脓疱疮。

【诊断要点】①好发于头面、四肢等暴露部位,也可蔓延全身。多发于夏秋季节,儿童多发。有传染性。②皮损初起为散在性红斑或水疱,迅速化脓混浊变为脓疱,周围绕以轻度红晕,后形成半月形积脓,脓疱破裂,破后露出湿润而潮红的糜烂疮面,流出黄水,干燥后形成黄色脓痂,然后痂皮逐渐脱落而愈,愈后不留瘢痕。若脓液流溢他处,可引起新的脓疱。③病程长短不定。皮损广泛而严重者,可伴有发热、畏寒及全身不适等症状。常可引起附近臀核肿痛,易并发肾炎、肺炎、败血症,甚至危及生命。

【病名】瘾疹

【定义】瘾疹是一种皮肤表面出现红色或苍白风团,时隐时现的瘙痒性、过敏性皮肤病。临床表现为皮肤上出现瘙痒性风团,发无定处,骤起骤退,消退后不留任何痕迹。临床上可分为急性和慢性,急性者骤发速愈,慢性者可反复发作。本病相当于西医的荨麻疹。

【诊断要点】①可发于任何年龄、季节。②皮肤上突然出现风团,色白或红或正常肤色。少数患者也可出现水肿性红斑。迅速消退,消退后不留任何痕迹,部分患者一天反复发作多次。自觉剧痒、烧灼或刺痛。③急性者发病急,来势猛,风团骤然而起,迅速消退;慢性者,反复发作,经久不愈。

【病名】风热疮

【定义】风热疮是一种斑疹色红如玫瑰,脱屑如糠秕的急性自限性皮肤病。临床表现初发大多在躯体先出现玫瑰红色母斑,上覆以糠秕状鳞屑,后分批出现较多,形态相仿而较小的子斑。本病相当于西医的玫瑰糠疹。

【诊断要点】①好发于春秋季节,多见于青壮年。②淡红色或黄褐色斑,其长轴与皮纹一致,上覆以糠秕状鳞屑,先有母斑后有子斑。好发于胸、背、腹、四肢近端及颈部，尤以胸部两侧多见，少数也可见于股上部，但颜面、小腿一般不发生，黏膜偶有累及。有不同程度的瘙痒。可伴有全身症状。③有自限性，一般 4~6 周可自行消退，但也有少数患者病程长达 2~3 个月，甚至更长时间。愈后一般不复发。

【病名】白疕

【定义】白疕是一种皮损状如松皮，形如疹疥，搔起白皮的易于复发的慢性红斑鳞屑性皮肤病。临床表现为皮肤上红色丘疹或斑块，上覆以多层银白色鳞屑，抓去鳞屑可见点状出血，病程长，不易根治。本病相当于西医的银屑病。

【诊断要点】①发病以青壮年为多，男性略多于女性，有一定的遗传倾向，多冬季发病或加剧，夏季自行痊愈或减轻，也有部分患者相反。数年后季节性不明显。②临床表现一般分为寻常型、脓疱型、关节型和红皮病型 4 种类型。大部分为寻常型，皮肤上红色丘疹或斑块，上覆以多层银白色鳞屑，抓去鳞屑可见点状出血。③病程缓慢，反复发作。

【病名】面游风

【定义】面游风是一种因皮脂分泌过多所引起的慢性、亚急性炎症性皮肤病。临床表现为面部皮肤鲜红色或黄色斑片、表面覆以油腻性鳞屑或痂皮、有不同程度的瘙痒。本病相当于西医的脂溢性皮炎、皮脂溢出症。

【诊断要点】①多见于青壮年或婴儿，男性多于女性。好发于皮脂腺较多的部位。②皮损形态多样，有干、湿两个类型。干性者为大小不一的斑片，基底微红，上覆以糠秕状或油腻性鳞屑，在头皮部可堆集很厚，梳发或搔抓时鳞屑易于脱落，而白屑纷飞，且毛发干枯，伴有脱发。湿性者多皮脂腺分泌旺盛，皮肤异常油腻，多为红斑、糜烂、流滋，有油腻性的脱屑和结痂，常有臭味，在耳后和鼻部可有皲裂，眉毛往往因搔抓折断而稀疏，严重者皮损泛发全身，或为湿疹样皮损。③病程缓慢，常有急性发作。

【病名】油风

【定义】油风为一种头部毛发突然发生斑块状脱落的慢性皮肤病。临床表现头发成斑片状脱落，脱发区皮肤正常，无自觉症状。本病相当于西医的斑秃。

【诊断要点】①可发于任何年龄，但青年人多见。②头发突然成片迅速脱落，脱发区皮肤光滑。脱发区呈圆形、椭圆形或不规则形。或头发全部脱光，而呈全秃。一般无自觉症状。③病程缓慢，常有急性发作。常在过度劳累、睡眠不足、精神紧张或受刺激后发生。

第七章
应知的针灸知识

第一节 入门应知

一、经　　络

经络是人体内运行气血的通道。经络概指经脉和络脉。"经"，有路径的含义，为直行的主干；"络"，有网络的含义，为侧行的分支。

（一）十二经络

【组成】十二经脉由手足、阴阳、脏腑三部分组成。十二经脉分别为手太阴肺经、手阳明大肠经、足阳明胃经、足太阴脾经、手少阴心经、手太阳小肠经、足太阳膀胱经、足少阴肾经、手厥阴心包经、手少阳三焦经、足少阳胆经、足厥阴肝经。

【分布规律】十二经脉在四肢的分布呈现左右对称的规律，手足阳经为阳明在前、少阳在中、太阳在后；手足阴经为太阴在前、厥阴在中、少阴在后。其中足三阴经在足内踝上8寸以下为厥阴在前、太阴在中、少阴在后，至内踝上8寸以上，太阴交出于厥阴之前。

【属络表里关系】十二经脉中阴经属脏络腑主里；阳经属腑络脏主表；脏腑相表里。如手太阴肺经属肺络大肠，与手阳明大肠经相表里；手阳明大肠经属大肠络肺，与手太阴肺经相表里；余皆仿此。

【与脏腑器官的联络】在体内，十二经脉除与六脏六腑有特定配属关系外，还与相关脏腑有联系；在头身，十二经脉还与其循行分布部位的组织器官有着密切的联络。

【循行走向与衔接规律】十二经脉的循行走向总的规律是：手三阴经从胸走手，手三阳经从手走头，足三阳经从头走足，足三阴经从足走腹胸。十二经脉循行衔接规律是：①相表里的阴经与阳经在手足末端交接。如手太阴肺经与手阳明大肠经交接于食指。②同名的阳经与阳经在头面部交接。如手阳明大肠经与足阳明胃经交接于鼻旁。③相互衔接的阴经与阴经在胸中交接。如足太阴脾经与手少阴心经交接于心中。

【循环流注】十二经脉的气血流注从肺经开始逐经相传,至肝经而终,再由肝经复传于肺经,流注不已,从而维持各脏腑组织器官的功能活动。

【循行】

(1)手太阴肺经:起始于中焦,向下联络大肠,再返回来沿着胃上口,穿过横膈,入属于肺。从肺系(气管、喉咙部)向外、横行、浅出于腋下;沿上臂内侧下行,循行于手少阴经和手厥阴经之前,下至肘中,沿前臂内侧桡侧前缘下行,进入寸口(桡动脉搏动处),经过大鱼际部,沿其边际,浅出拇指末端。腕部支脉,从手腕后(列缺)处分出,沿着食指内(桡)侧,直达食指末端,与手阳明大肠经相接。

(2)手阳明大肠经:起于食指末端的桡侧指甲角旁,沿食指桡侧缘,经过第1、2掌骨间,上行进入腕后两筋之间的凹陷处,沿前臂外侧前缘,进入肘部外侧,经上臂外侧前缘,上行到肩部,经肩峰部前缘,向上循行至背部,向上浅出至颈椎部的大椎穴,再向前、向下进入缺盆部(锁骨上窝),络于肺,下行穿过横膈,属于大肠。缺盆部支脉:从缺盆部上行至颈部,经过面颊,进入下齿之中,又返出来,浅出口角旁出,回绕至上唇,交会于人中部,左脉向右,右脉向左,上行止于对侧鼻孔旁,与足阳明胃经相接。

(3)足阳明胃经:起于鼻旁,上行鼻根,与足太阳经脉相交会,再沿鼻的外侧下行,入上齿龈中,返回环绕口唇,入下唇交会于承浆穴;再向后沿下颌下缘,至大迎穴处,再沿下颌角颊车穴,上行到耳前,过足少阳经的上关穴处,沿发际至额颅部。面部支脉,从大迎前下走颈动脉部(人迎),沿喉咙入缺盆,下横膈,入属于胃,联络于脾。缺盆部直行的脉络,从缺盆沿乳房内侧下行,经脐旁到下腹部的气冲部。胃下口部支脉,从胃口分出,沿腹内下行,至气冲部与直行经脉相会合。由此经髀关、伏兔穴下行,至膝关节中。再沿胫骨外侧前缘下行,经足背到第2足趾外侧端(厉兑穴)。胫部支脉,从膝下三寸处分出,下行到足中趾外侧端。足跗部支脉,从足背分出,沿足大趾内侧直行到末端,与足太阴脾经相接。

(4)足太阴脾经:起始于大趾末端,沿大趾内侧赤白肉际,经核骨(第一跖骨小头)后,上行至内踝前面,再沿小腿内侧胫骨后缘上行,至内踝上8寸处交于足厥阴经之前,再沿膝股部内侧前缘上行,进入腹部,属脾,联络胃;再经过横膈上行,夹食道两旁,连系舌根,分散于舌下。其支脉,从胃上膈,注心中,与手少阴心经相接。

(5)手少阴心经:起于心中,出属心系(心与其他脏腑相连的组织);下行经过横膈,联络小肠。其上行分支,从心系向上,夹着食道上行,连于目系(眼球连接于脑的组织)。其直行经脉,从心系上行到肺部,再向外下到达腋窝部,沿着上臂内侧后缘,行于手太阴经和手厥阴经的后面,到达肘窝;再沿前臂内侧后缘,至掌后豌豆骨部,进入掌内,止于小指桡侧末端,与手太阳小肠经相接。

(6)手太阳小肠经:起于手小指尺侧端,沿手尺侧至腕部,出于尺骨头,直上沿前臂外侧后缘,经尺骨鹰嘴与肱骨内上髁之间,沿上臂外侧后缘,到达肩关节,绕行肩胛部,交会于大椎,向下进入缺盆部,联络心,沿着食管,经过横膈,到达胃部,属于小肠。其支脉:从缺盆分出,沿着颈部,上达面颊,到目外眦,向后进入耳中。另一支脉:从颊部分出,上行目眶下,抵于鼻旁,至目内眦,与足太阳膀胱经相接。

(7)足太阳膀胱经:起始于目内眦,向上过额部,与督脉交会于头顶。其支脉,从头顶分出到耳上角。其直行经脉,从头顶入颅内络脑,再浅出沿枕项部下行,从肩胛内侧脊柱两旁下行到腰部,进入脊旁肌肉,入内络于肾,属于膀胱。一支脉:从腰中分出,向下夹脊旁,通过臀部,进入腘窝中。背部另一支脉:从左右肩胛内侧分别下行,穿过脊旁肌肉,经过髋关节部,沿大腿外侧后缘下行,会合于腘窝内,向下通过腓肠肌,出外踝的后方,沿第5跖骨粗隆,至小趾的外侧末端,与足少阴肾经相接。

(8)足少阴肾经:起于足小趾下,斜走足心,出于舟骨粗隆下,经内踝的后方,向下进入足跟中,沿小腿内侧上行,经腘窝内侧,沿大腿内侧后缘上行,贯脊柱,属于肾,络于膀胱。其直行支脉,从肾脏向上经过肝、膈,进入肺脏,沿着喉咙,夹舌根旁。另一支脉,从肺脏分出,联络心,流注于胸中,与手厥阴心包经相接。

(9)手厥阴心包经:起于胸中,浅出属心包络,向下经过横膈自胸至腹依次联络上、中、下三焦。胸中支脉:从胸部向外侧循行,至腋下3寸处,再向上抵达腋部,沿上臂内侧下行于手太阴、手少阴之间,进入肘中,再向下到前臂,沿两筋之间,进入掌中,循行至中指的末端。掌中支脉:从劳宫分出,沿无名指到指端,接手少阳三焦经。

(10)手少阳三焦经:起于无名指尺侧末端,向上经小指与无名指之间、手腕背侧,上达前臂外侧,沿桡骨和尺骨之间,过肘尖,沿上臂外侧上行至肩部,交出足少阳经之后,进入缺盆部,分布于胸中,散络于心包,向下通过横膈,从胸至腹,依次属上、中、下三焦。胸中的支脉:从胸中分出,进入缺盆部,上行经颈项旁,经耳后直上出于耳上方,再下行至面颊部,到达眼眶下部。耳部支脉:从耳后分出,进入耳中,再浅出到耳前,经过上关、面颊到目外眦,接足少阳胆经。

(11)足少阳胆经:起于目外眦,上行额角部,下行至耳后,沿颈项部至肩上,下入缺盆。耳部分支,从耳后进入耳中,出走耳前到目外眦后方。外眦部支脉,从目外眦下走大迎,会合于手少阳到达目眶下,行经颊车,由颈部下行,与前脉在缺盆部会合,再向下进入胸中,穿过横膈,络肝,属胆,再沿胁肋内下行至腹股沟动脉部,绕外阴部毛际横行入髋关节部。它的主干(直行经脉):从缺盆下行,经腋部、侧胸部、胁肋部,再下行与前脉会合于髋关节部,再向下沿着大腿外侧、膝外缘下行经腓骨之前,至外踝前,沿足背部,进入第4趾外侧。足背部分支,从足背上分出,沿第1、2跖骨间,出于大趾端,穿过趾甲,出趾背毫毛部,接足厥阴肝经。

(12)足厥阴肝经:起于足大趾背毫毛开始,沿足背经内踝前上行,至内踝上8寸处交于足太阴经之后,上经腘窝内缘,沿大腿内侧,上入阴毛中,环绕阴器;再上行抵达小腹,夹胃,属于肝,络于胆;再上行通过横膈,分布于胁肋部;继续上行经喉咙的后面,上入鼻咽部,连目系,上出额部,与督脉在巅顶部交会。它的支脉:从目系下循面颊,环绕唇内。另一支脉:从肝部分出,穿过横膈,注于肺,与手太阴肺经相接。

(二)奇经八脉

奇经八脉是指别道奇行的经脉,有督脉、任脉、冲脉、带脉、阴维脉、阳维脉、阴跷脉、阳跷脉共八条,故称奇经八脉。

(1)任脉:行于腹面正中线,其脉多次与手足三阴及阴维脉交会,能总任一身之阴经,故称"阴脉之海"。任脉起于胞中,与女子妊娠有关,故有"任主胞胎"之说。

(2)督脉:行于背部正中,其脉多次与手足三阳经及阳维脉交会,能总督一身之阳经,故称为"阳脉之海"。督脉行于脊里,上行入脑,并从脊里分出属肾,它与脑、脊髓、肾又有密切联系。

(3)冲脉:上至于头,下至于足,贯穿全身;成为气血的要冲,能调节十二经气血故称"十二经脉之海",又称"血海",同妇女的月经有关。

(4)带脉:起于季胁,斜向下行到带脉穴,绕身一周,如腰带,能约束纵行的诸脉。

(5)阴跷脉、阳跷脉:有濡养眼目、司眼睑开合和调节肢体运动的功能。

(6)阴维脉、阳维脉:维,有维系之意。阴维脉的功能是"维络诸阴";阳维脉的功能是"维络诸阳。"

(三)十五络脉

【组成】十五络脉由十二经脉和任督二脉各自别出一络加脾之大络组成,共十五条。

【作用】它们的作用主要是沟通各组表里的经脉,加强十二经脉的循环流注。

【分布特点】①十二经脉的别络从本经的络穴别出后,均走向其相表里的经脉,阴经别络于阳经,阳经别络于阴经;②任脉的别络散布于腹部,以沟通腹部的经气;③督脉别络散布于头部,别走足太阳膀胱经,以沟通背部的经气;④脾之大络散布于胸胁。

【分支】从络脉分支的有孙络和浮络。即《灵枢·脉度》篇所谓:"络之别者为孙";其浮现在皮肤表层能看到的称为浮络。它们难以数计,遍布全身,其主要作用是输布气血于经筋和皮部。

(四)十二经别

十二经别,是十二正经离合出入的别行部分,故称"经别"。它们的作用主要是对十二经脉起着离、合、出、入于表里经之间,加强了内外联系,有濡养脏腑的作用。

十二经别的分布特点:其所行路径,都从肘、膝以上的正经别出,经过躯干,深入内脏,上至头、项;并于头项之处,其阴经合于阳经,阳经合于本经而上抵头面。

(五)十二经筋

十二经筋,是十二经脉之气结聚散络于筋肉关节的体系。其主要作用是联结筋肉、骨骼,保持人体正常的运动功能,《素问·痿论》所说:"宗筋主束骨而利机关也"。

十二经筋的分布特点:它们联属于十二经脉,行于体表,不入内脏。其循行走向,都是从四肢末端走向头身。

(六)十二皮部

十二皮部,是十二经脉机能活动反应于体表的部位,也是络脉之气散布的所在,如《素问·皮部论》说:"凡十二经络脉者,皮之部也"。

十二皮部的分布区域,是以十二经脉在体表的分布范围所依据的。《素问·皮部论》说:"欲知皮部,以经脉为纪"。

二、腧　　穴

(一)腧穴的作用

【近治作用】是指腧穴均具有治疗其所在部位局部及邻近组织、器官病证的作用。这是一切腧穴主治作用所具有的共同特点。如眼区及其周围的睛明、承泣、攒竹、瞳子髎等经穴均能治疗眼疾;胃脘部及其周围的中脘、建里、梁门等经穴均能治疗胃痛;膝关节及其周围的鹤顶、膝眼等奇穴均能治疗膝关节疼痛;阿是穴均可治疗所在部位局部的病痛等。

【远治作用】是指腧穴具有治疗其远隔部位的脏腑、组织器官病证的作用。腧穴不仅能治疗局部病证,而且还有远治作用。十四经穴,尤其是十二经脉中位于四肢肘膝关节以下的经穴,远治作用尤为突出,如合谷穴不仅能治疗手部的局部病证,还能治疗本经脉所过处的颈部和头面部病证。奇穴也具有一定的远治作用,如二白治疗痔疾,胆囊穴治疗胆疾等。

【特殊作用】是指有些腧穴具有双向的良性调整作用和相对的特异治疗作用。所谓双向良性调整作用,是指同一腧穴对机体不同的病理状态,可以起到两种相反而有效的治疗作用。如腹泻时针天枢穴可止泻,便秘时针天枢穴可以通便;内关可治心动过缓,又可治疗心动过速;又如实验证明,针刺足三里穴既可使原来处于弛缓状态或处于较低兴奋状态的胃运动加强,又可使原来处于紧张或收缩亢进的胃运动减弱。此外,腧穴的治疗作用还具有相对的特异性,如大椎穴退热,至阴穴矫正胎位,阑尾穴治疗阑尾炎等。

(二)腧穴的定位

取穴是否准确,直接影响针灸的疗效。因此,针灸治疗,强调准确取穴。为了准确取穴,必须掌握好腧穴的定位方法。常用的腧穴定位方法有以下四种。

【骨度分寸定位法】是指主要以骨节为标志,将两骨节之间的长度折量为一定的分寸,用以确定腧穴位置的方法。不论男女、老少、高矮、胖瘦,均可按一定的骨度分寸在其自身测量。现时采用的骨度分寸是以《灵枢·骨度》所规定的人体各部的分寸为基础,结合历代医家创用的折量分寸而确定的。

【体表解剖标志定位法】是以人体解剖学的各种体表标志为依据来确定腧穴位置的方法,俗称自然标志定位法。可分为固定的标志和活动的标志两种。①固定的标志:各部位由骨节和肌肉所形成的突起、凹陷、五官轮廓、发际、指(趾)甲、乳头、肚脐等,是在自然姿势下可见的标志。可以借助这些标志确定腧穴的位置。如腓骨小头前下方凹陷处定阳陵泉;足内踝尖上3寸,胫骨内侧缘后方定三阴交;眉头定攒竹;脐中旁开2寸定天枢等。②活动的标志:各部的关节、肌肉、肌腱、皮肤随着活动而出现的空隙、凹陷、皱纹、尖端等,是在活动姿势下才会出现的标志。据此亦可确定腧穴的位置。如在耳屏与下颌关节之间微张口呈凹陷处取听宫;下颌角前上方约一横指当咀嚼时咬肌隆起,按之凹陷处取颊车等。

【手指同身寸定位法】是指依据患者本人手指所规定的分寸来量取腧

穴的定位方法,又称"指寸法"。常用的手指同身寸有以下 3 种。①中指同身寸:以患者中指中节桡侧两端纹头(拇、中指屈曲成环形)之间的距离作为 1 寸。②拇指同身寸:以患者拇指的指间关节的宽度作为 1 寸。③横指同身寸:令患者将食指、中指、无名指和小指并拢,以中指中节横纹为标准,其四指的宽度作为 3 寸。四指相并名曰"一夫";用横指同身寸量取腧穴,又名"一夫法"。

【简便定位法】是临床中一种简便易行的腧穴定位方法。如立正姿势,手臂自然下垂,其中指端在下肢所触及处为风市;两手虎口自然平直交叉,一手食指压在另一手腕后,高骨的上方,其食指尽端到达处取列缺等。此法是一种辅助取穴方法。

(三)腧穴的分类

人体的腧穴大体上可归纳为十四经穴、奇穴、阿是穴三类。

【十四经穴】是指具有固定的名称和位置,且归属于十二经和任脉、督脉的腧穴。这类腧穴具有主治本经和所属脏腑病证的共同作用,因此,归纳于十四经脉系统中,简称"经穴"。

【奇穴】是指既有一定的名称,又有明确的位置,但尚未归入或不便归入十四经系统的腧穴。这类腧穴的主治范围比较单纯,多数对某些病证有特殊疗效,因而未归入十四经系统,故又称"经外奇穴"。历代对奇穴记载不一。

【阿是穴】是指既无固定名称,亦无固定位置,而是以压痛点或其他反应点作为针灸施术部位的一类腧穴。又称"天应穴""不定穴""压痛点"等。唐代孙思邈《备急千金要方》载:"有阿是之法,言人有病痛,即令捏其上,若里当其处,不问孔穴,即得便快成痛处,即云阿是,灸刺皆验,故曰阿是穴也"。阿是穴无一定数目。

(四)特定穴

十四经穴中,有一部分腧穴被称之为"特定穴",它们除具有经穴的共同主治特点外,还有其特殊的性能和治疗作用。特定穴是针灸临床最常用的经穴,掌握特定穴的有关知识,对针灸临床选穴具有重要的指导意义。

【意义】十四经中具有特殊性能和治疗作用,并有特定称号的经穴,称为特定穴。根据其不同的分布特点、含义和治疗作用,将特定穴分为"五输穴""原穴""络穴""郄穴""下合穴""背俞穴""募穴""八会穴""八脉交会穴"和"交会穴"等十类。

【分类及特点】

(1)五输穴:十二经脉中的每一经脉分布在肘、膝关节以下的五个特定腧穴,即"井、荥、输、经、合"穴,称"五输穴",简称"五输"。古人把十二经脉气血在经脉中的运行比作自然界之水流,认为具有由小到大、由浅入深的特点,并将"井、荥、输、经、合"五个名称分别冠之于五个特定穴,即组成了五输穴。

(2)原穴、络穴:十二脏腑原气输注、经过和留止于十二经脉的部位,称为原穴,又称"十二原"。"原"含本原、原气之意,是人体生命活动的原动力,为十二经之根本。十二原穴多分布于腕踝关节附近。阴经之原穴与五输穴中的输穴同穴名,同部位,实为一穴,即所谓"阴经以输为原","阴经之输并于原"。阳经之原穴位于五输穴中的输穴之后,即另置一原。十五络脉从经脉分出处各有一腧穴,称之为络穴,又称"十五络穴"。"络",有联络、散布之意。十二经脉各有一络脉分出,故各有一络穴。十二经脉的络穴位于四肢肘膝关节以下;任脉络穴鸠尾位于上腹部;督脉络穴长强位于尾骶部;脾之大络大包穴位于胸胁部。

(3)郄穴:十二经脉和奇经八脉中的阴跷、阳跷、阴维、阳维脉之经气深聚的部位,称为"郄穴"。"郄"有空隙之意。郄穴共有十六个,除胃经的梁丘之外,都分布于四肢肘膝关节以下。

(4)背俞穴、募穴:脏腑之气输注于背腰部的腧穴,称为"背俞穴",又称为"俞穴"。"俞",有转输、输注之意。六脏六腑各有一背俞穴,共十二个。俞穴均位于背腰部足太阳膀胱经第一侧线上,大体依脏腑位置的高低而上下排列,并分别冠以脏腑之名。脏腑之气汇聚于胸腹部的腧穴,称为"募穴",又称为"腹募穴"。"募",有聚集、汇合之意。六脏六腑各有一募穴,共十二个。募穴均位于胸腹部有关经脉上,其位置与其相关脏腑所处部位相近。

(5)下合穴:六腑之气下合于足三阳经的腧穴,称为"下合穴",又称"六腑下合穴"。下合穴共有六个,其中胃、胆、膀胱的下合穴位于本经,大肠、小肠的下合穴同位于胃经,三焦的下合穴位于膀胱经。

(6)八会穴:指脏、腑、气、血、筋、脉、骨、髓等精气聚会的八个腧穴,称为八会穴。八会穴分散在躯干部和四肢部,其中脏、腑、气、血、骨之会穴位于躯干部;筋、脉、髓之会穴位于四肢部。

(7)八脉交会穴:十二经脉与奇经八脉相通的八个腧穴,称为"八脉交会穴",又称"交经八穴"。八脉交会穴均位于腕踝部的上下。

(8)交会穴:两经或数经相交会的腧穴,称为"交会穴"。交会穴多分布于头面、躯干部。

第二节 提高应知

一、常用穴位

（一）手太阴肺经

【名称】中府

【简介】肺募穴。在胸外上方，前正中线旁开 6 寸，平第一肋间隙处。主治：①咳嗽，气喘，胸满痛；②肩背痛。操作时向外斜刺或平刺 0.5~0.8 寸，不可向内深刺，以免伤及肺脏、引起气胸。

【名称】尺泽

【简介】合穴。在肘横纹中，肱二头肌腱桡侧凹陷处。主治：①咳嗽，气喘，咯血，咽喉肿痛等肺疾；②肘臂挛痛；③急性吐泻，中暑，小儿惊风。操作时直刺 0.8~1.2 寸；或点刺出血，尤其用于治疗急性咽喉肿痛及急性吐泻、中暑、小儿惊风等。

【名称】孔最

【简介】郄穴。尺泽穴与太渊穴连线上，腕横纹上 7 寸处。主治：①咯血，咳嗽，气喘，咽喉肿痛；②肘臂挛痛。操作时直刺 0.5~1 寸。

【名称】列缺

【简介】络穴；八脉交会穴，通任脉。桡骨茎突上方，腕横纹上 1.5 寸，当肱桡肌与拇长展肌腱之间。简便取穴法：两手虎口自然平直交叉，一手食指按在另一手桡骨茎突上，指尖下凹陷中是穴。主治：①咳嗽，气喘，咽喉肿痛；②头痛，齿痛，项强，口眼㖞斜等头项疾患。操作时向上斜刺 0.5~0.8 寸。

【名称】经渠

【简介】经穴。桡骨茎突与桡动脉之间凹陷处，腕横纹上 1 寸。主治：①咳嗽，气喘，胸痛，咽喉肿痛；②手腕痛。操作时避开桡动脉，直刺 0.3~0.5 寸。

【名称】太渊

【简介】输穴；原穴；八会穴之脉会。在掌后腕横纹桡侧，桡动脉的桡侧凹陷中。主治：①咳嗽，气喘；②无脉症；③腕臂痛。操作时避开桡动脉，直刺 0.3~0.5 寸。

【名称】少商

【简介】井穴。拇指桡侧指甲角旁 0.1 寸。主治：①咽喉肿痛，鼻衄；②高热，昏迷，癫狂。操作时浅刺 0.1 寸；或点刺出血。

（二）手阳明大肠经

【名称】商阳

【简介】井穴。食指桡侧指甲角旁 0.1 寸。主治：①齿痛，咽喉肿痛等五官疾患；②热病，昏迷。操作时浅刺 0.1 寸；或点刺出血。

【名称】合谷

【简介】原穴。在手背，第 1、2 掌骨间，当第 2 掌骨桡侧的中点处。简便取穴：以一手的拇指指骨关节横纹，放在另一手拇、食指之间的指蹼缘上，当拇指尖下是穴。又名虎口。主治：①头痛，目赤肿痛，鼻衄，齿痛，口眼㖞斜，耳聋等头面五官诸疾；②诸痛症；③热病，无汗，多汗；④经闭，滞产。操作时直刺 0.5~1 寸，针刺时手呈半握拳状。孕妇不宜针。

【名称】阳溪

【简介】经穴。腕背横纹桡侧，当拇短伸肌腱与拇长伸肌腱之间的凹陷中。主治：①手腕痛；②头痛，目赤肿痛，耳聋等头面五官疾患。操作时直刺 0.5~0.8 寸。

【名称】偏历

【简介】络穴。屈肘，在阳溪穴与曲池穴连线上，腕横纹上 3 寸处。主治：①耳鸣，鼻衄等五官疾患；②手臂酸痛；③腹部胀满，水肿。操作时直刺或斜刺 0.5~0.8 寸。

【名称】手三里

【简介】在阳溪穴与曲池穴连线上，肘横纹下 2 寸处。主治：①手臂无力，上肢不遂；②腹痛，腹泻；③齿痛，颊肿。操作时直刺 0.8~1.2 寸。

【名称】曲池

【简介】合穴。屈肘成直角，在肘横纹外侧端与肱骨外上髁连线中点。主治：①手臂痹痛，上肢不遂；②热病，高血压，癫狂；③腹痛，吐泻；④五官疼痛；⑤瘾疹，湿疹，瘰疬。操作时直刺 0.5~1 寸。

【名称】肩髃

【简介】肩峰端下缘，当肩峰与肱骨大结节之间，三角肌上部中央。臂外展或平举时，肩部出现两个凹陷，当肩峰前下方凹陷处。主治：①肩臂挛痛，上肢不遂；②瘾疹。操作时直刺或向下斜刺 0.8~1.5 寸。肩周炎宜向肩关节直刺，上肢不遂宜向三角肌方向斜刺。

【名称】扶突

【简介】在喉结旁开 3 寸，当胸锁乳突肌的胸骨头与锁骨头之间。主治：①咽喉肿痛，暴喑；②瘿气，瘰疬；③咳嗽，气喘；④颈部手术针麻用穴。操作时直刺 0.5~0.8 寸。注意避开颈动脉，不可过深。一般不使用电针，以免引起迷走神经反应。

【名称】迎香

【简介】在鼻翼外缘中点旁开约 0.5 寸，当鼻唇沟中。主治：①鼻塞，衄血；②口㖞；③胆道蛔虫症。操作时略向内上方斜刺或平刺 0.3~0.5 寸。

（三）足阳明胃经

【名称】承泣

【简介】目正视，瞳孔直下，当眼球与眶下缘之间。主治：①目疾；②口眼㖞斜，面肌痉挛。操作时以左手拇指向上轻推眼球，紧靠眶缘缓慢直刺 0.5~1.5 寸，不宜提插，以防刺破血管引起血肿。出针时稍加按压，以防出血。

【名称】四白

【简介】目正视，瞳孔直下，当眶下孔凹陷处。主治：①目疾；②口眼㖞斜，三叉神经痛，面肌痉挛；③头痛，眩晕。操作时直刺或微向上斜刺 0.3~0.5 寸，不可深刺，以免伤及眼球，不可过度提插捻转。

【名称】巨髎

【简介】目正视，瞳孔直下，平鼻翼下缘处，当鼻唇沟外侧。主治：①口角㖞斜；②鼻衄，齿痛，唇颊肿。操作时斜刺或平刺 0.3~0.5 寸。

【名称】地仓

【简介】口角旁约 0.4 寸，上直对瞳孔。主治：①口角㖞斜，流涎。②三叉神经痛。操作时斜刺或平刺 0.5~0.8 寸。可向颊车穴透刺。

【名称】颊车

【简介】在下颌角前上方约 1 横指，按之凹陷处，当咀嚼时咬肌隆起最高点处。主治：①齿痛，牙关不利，颊肿；②口角㖞斜。操作时，直刺 0.3~0.5 寸，或平刺 0.5~1 寸。可向地仓穴透刺。

【名称】下关

【简介】在耳屏前，下颌骨髁状突前方，当颧弓与下颌切迹所形成的凹陷中。合口有孔，张口即闭，宜闭口取穴。主治：①牙关不利，三叉神经痛，齿痛；②口眼㖞斜；③耳聋，耳鸣，聤耳。操作时直刺 0.5~1 寸。留针时不可作张口动作，以免折针。

【名称】头维

【简介】当额角发际上 0.5 寸，头正中线旁 4.5 寸。主治：①头痛；②目眩，目痛。操作时平刺 0.5~1 寸。

【名称】梁门

【简介】脐中上 4 寸，前正中线旁开 2 寸。主治：纳少，胃痛，呕吐等胃疾。操作时直刺 0.8~1.2 寸。过饱者禁针，肝大者慎针或禁针，不宜作大幅度提插。

【名称】天枢

【简介】大肠募穴。脐中旁开 2 寸。主治：①腹痛，腹胀，便秘，腹泻，痢疾等胃肠病；②月经不调，痛经。操作时直刺 1~1.5 寸。《千金》：孕妇不可灸。

【名称】水道

【简介】脐中下 3 寸，前正中线旁开 2 寸。主治：①小腹胀满，小便不利，疝气；②痛经，不孕。操作时直刺 1~1.5 寸。

【名称】归来

【简介】脐中下 4 寸，前正中线旁开 2 寸。主治：①小腹痛，疝气；②月经不调，带下，阴挺。操作时直刺 1~1.5 寸。

【名称】伏兔

【简介】在髂前上棘与髌骨外上缘连线上，髌骨外上缘上 6 寸。主治：①下肢痿痹，腰痛膝冷；②疝气，脚气。操作时直刺 1~2 寸。

【名称】梁丘

【简介】郄穴。屈膝,在髂前上棘与髌骨外上缘连线上,髌骨外上缘上2寸。主治:①膝肿痛,下肢不遂;②急性胃痛,乳痈,乳痛。操作时直刺1~1.2寸。

【名称】足三里

【简介】合穴,胃下合穴。犊鼻穴下3寸,胫骨前嵴外一横指处。主治:①胃痛,呕吐,噎膈,腹胀,腹泻,痢疾,便秘等胃肠诸疾;②下肢痿痹;③心悸,高血压,癫狂;④乳痈;⑤虚劳诸症,为强壮保健要穴。操作时直刺1~2寸。强壮保健用,常用温灸法。

【名称】上巨虚

【简介】大肠下合穴。在犊鼻穴下6寸,足三里穴下3寸。主治:①肠鸣,腹痛,腹泻,便秘,肠痈等肠胃疾患;②下肢痿痹。操作时直刺1~2寸。

【名称】条口

【简介】上巨虚穴下2寸。主治:①下肢痿痹,转筋;②肩臂痛;③脘腹疼痛。操作时直刺1~1.5寸。

【名称】下巨虚

【简介】小肠下合穴。上巨虚穴下3寸。主治:①腹泻,痢疾,小腹痛;②下肢痿痹;③乳痈。操作时直刺1~1.5寸。

【名称】丰隆

【简介】络穴。外踝尖上8寸,条口穴外1寸,胫骨前嵴外二横指处。主治:①头痛,眩晕,癫狂;②咳嗽痰多;③下肢痿痹。操作时直刺1~1.5寸。

【名称】解溪

【简介】经穴。足背踝关节横纹中央凹陷处,当姆长伸肌腱与趾长伸肌腱之间。主治:①下肢痿痹,踝关节病,垂足;②头痛,眩晕,癫狂;③腹胀,便秘。操作时直刺0.5~1寸。

【名称】内庭

【简介】荥穴。足背第2、3趾间的缝纹端。主治:①齿痛,咽喉肿痛,鼻衄;②热病;③胃病吐酸,腹泻,痢疾,便秘;④足背肿痛,跖趾关节痛。操作时直刺或斜刺 0.5~0.8 寸。

【名称】厉兑

【简介】井穴。第 2 趾外侧趾甲角旁约 0.1 寸。主治:①鼻衄,齿痛,咽喉肿痛;②热病,多梦,癫狂。操作时浅刺 0.1 寸。

(四)足太阴脾经

【名称】隐白

【简介】井穴。足大趾内侧趾甲角旁 0.1 寸。主治:①月经过多,崩漏;②便血,尿血等慢性出血;③癫狂,多梦,惊风。④腹满,暴泄。操作时浅刺 0.1 寸。

【名称】公孙

【简介】络穴;八脉交会穴,通冲脉。第一跖骨基底部的前下方,赤白肉际处。主治:胃痛,呕吐,腹痛,腹泻,痢疾。操作时直刺 0.6~1.2 寸。

【名称】三阴交

【简介】内踝尖上 3 寸,胫骨内侧面后缘。主治:①肠鸣腹胀,腹泻等脾胃虚弱诸症;②月经不调,带下,阴挺,不孕,滞产,遗精,阳痿,遗尿等生殖泌尿系统疾患;③心悸,失眠,高血压;④下肢痿痹;⑤阴虚诸症。操作时直刺 1~1.5 寸。孕妇禁针。

【名称】地机

【简介】郄穴。在内踝尖与阴陵泉穴的连线上,阴陵泉穴下 3 寸。主治:①痛经,崩漏,月经不调;②腹痛,腹泻,小便不利,水肿。操作时直刺 1~1.5 寸。

【名称】阴陵泉

【简介】合穴。胫骨内侧髁下方凹陷处。主治:①腹胀,腹泻,水肿,黄疸,小便不利;②膝痛。操作时直刺 1~2 寸。

【名称】血海

【简介】屈膝,在髌骨内上缘上 2 寸,当股四头肌内侧头的隆起处。简便取穴法:患者屈膝,医者以左手掌心按于患者右膝髌骨上缘,二至五指向上伸直,拇指约呈 45° 斜置,拇指尖下是穴。对侧取法仿此。主治:①月经不调,痛经,经闭;②瘾疹,湿疹,丹毒。操作时直刺 1~1.5 寸。

【名称】大横

【简介】脐中旁开 4 寸。主治：腹痛，腹泻，便秘。操作时直刺 1~2 寸。

【名称】大包

【简介】脾之大络。在侧胸部腋中线上，当第 6 肋间隙处。主治：①气喘；②胸胁痛；③全身疼痛，急性扭伤，四肢无力。操作时斜刺或向后平刺 0.5~0.8 寸。

（五）手少阴心经

【名称】极泉

【简介】腋窝正中，腋动脉搏动处。主治：①心痛，心悸；②肩臂疼痛，胁肋疼痛，臂丛神经损伤；③瘰疬，腋臭；④上肢针麻用穴。操作时避开腋动脉，直刺或斜刺 0.3~0.5 寸。

【名称】少海

【简介】合穴。屈肘，当肘横纹内侧端与肱骨内上髁连线的中点处。主治：①心痛，癔病；②肘臂挛痛，臂麻手颤，头项痛，腋胁痛；③瘰疬。操作时直刺 0.5~1 寸。

【名称】通里

【简介】络穴。腕横纹上 1 寸，尺侧腕屈肌腱的桡侧缘。主治：①心悸，怔忡；②舌强不语，暴喑；③腕臂痛。操作时直刺 0.3~0.5 寸。不宜深刺，以免伤及血管和神经。留针时，不可作屈腕动作。

【名称】阴郄

【简介】郄穴。腕横纹上 0.5 寸，尺侧腕屈肌腱的桡侧缘。主治：①心痛，惊悸；②骨蒸盗汗；③吐血，衄血。操作时直刺 0.3~0.5 寸。不宜深刺，以免伤及血管和神经。留针时，不可作屈腕动作。

【名称】神门

【简介】输穴，原穴。腕横纹尺侧端，尺侧腕屈肌腱的桡侧凹陷处。主治：①心痛，心烦，惊悸，怔忡，健忘，失眠，痴呆，癫狂痫等心与神志病变；②高血压；③胸胁痛。操作时直刺 0.3~0.5 寸。

【名称】少冲

【简介】井穴。小指桡侧指甲角旁 0.1 寸。主治：①心悸，心痛，癫狂；

②热病,昏迷。③胸胁痛。操作时浅刺0.1寸,或点刺出血。

（六）手太阳小肠经

【名称】少泽

【简介】井穴。小指尺侧指甲角旁0.1寸。主治:①乳痈,乳汁少;②昏迷,热病;③头痛,目翳,咽喉肿痛。操作时浅刺0.1寸或点刺出血。孕妇慎用。

【名称】后溪

【简介】输穴;八脉交会穴,通督脉。微握拳,第5指掌关节后尺侧的远侧掌横纹头赤白肉际。主治:①头项强痛,腰背痛,手指及肘臂挛痛;②耳聋,目赤;③癫狂痫;④疟疾。操作时直刺0.5~1寸。治手指挛痛可透刺合谷穴。

【名称】阳谷

【简介】经穴。腕背横纹尺侧端,当尺骨茎突与三角骨之间的凹陷处。主治:①颈颌肿,臂外侧痛,腕痛;②头痛,目眩,耳鸣,耳聋;③热病,癫狂痫。操作时直刺0.3~0.5寸。

【名称】小海

【简介】屈肘,当尺骨鹰嘴与肱骨内上髁之间凹陷处。主治:①肘臂疼痛,麻木;②癫痫。操作时直刺0.3~0.5寸。

【名称】臑俞

【简介】臂内收,腋后纹头直上,肩胛冈下缘凹陷中。主治:①肩臂疼痛,肩不举;②瘰疬。操作时直刺或斜刺0.5~1.5寸。不宜向胸侧深刺。

【名称】天宗

【简介】肩胛骨冈下窝中央凹陷处,约肩胛冈下缘与肩胛下角之间的上1/3折点处取穴。主治:①肩胛疼痛,肩背部损伤;②气喘。操作时直刺或斜刺0.5~1寸。遇到阻力不可强行进针。

【名称】颧髎

【简介】目外眦直下,颧骨下缘凹陷处。主治口眼㖞斜,眼睑瞤动,齿痛,三叉神经痛。操作时直刺0.3~0.5寸,斜刺或平刺0.5~1寸。

【名称】听宫

【简介】耳屏前,下颌骨髁状突的后方,张口时呈凹陷处。主治:①耳鸣,耳聋,聤耳等诸耳疾;②齿痛。操作时张口,直刺1~1.5寸。留针时应保持一定的张口姿势。

(七)足太阳膀胱经

【名称】睛明

【简介】目内眦角稍上方凹陷处。主治:①目赤肿痛,流泪,视物不明,目眩,近视,夜盲,色盲等目疾;②急性腰扭伤,坐骨神经痛;③心动过速。操作时嘱患者闭目,医者左手轻推眼球向外侧固定,左手缓慢进针,紧靠眶缘直刺0.5~1寸。遇到阻力时,不宜强行进针,应改变进针方向或退针。不捻转,不提插(或只轻微地捻转和提插)。出针后按压针孔片刻,以防出血。针具宜细,消毒宜严。禁灸。

【名称】天柱

【简介】后发际正中直上0.5寸(哑门穴),旁开1.3寸,当斜方肌外缘凹陷中。主治:①后头痛,项强,肩背腰痛;②鼻塞;③癫狂痫,热病。操作时直刺或斜刺0.5~0.8寸,不可向内上方深刺,以免伤及延髓。

【名称】大杼

【简介】第1胸椎棘突下,旁开1.5寸。主治:①咳嗽;②项强,肩背痛。操作时斜刺0.5~0.8寸。本经背部诸穴,不宜深刺,以免伤及内部重要脏器。

【名称】肺俞

【简介】肺之背俞穴。第3胸椎棘突下,旁开1.5寸。主治:①咳嗽,气喘,咯血等肺疾;②骨蒸潮热,盗汗。操作时斜刺0.5~0.8寸。

【名称】心俞

【简介】心之背俞穴。第5胸椎棘突下,旁开1.5寸。主治:①心痛,惊悸,失眠,健忘,癫痫,盗汗等心与神志病变;②咳嗽,吐血。操作时斜刺0.5~0.8寸。

【名称】膈俞

【简介】八会穴之血会。第7胸椎棘突下,旁开1.5寸。主治:①呕吐,呃逆,气喘,吐血等上逆之症;②贫血;③瘾疹,皮肤瘙痒;④潮热,盗汗。操作时斜刺0.5~0.8寸。

【名称】肝俞

【简介】肝之背俞穴。第9胸椎棘突下,旁开1.5寸。主治:①肝疾,胁痛,目疾;②癫狂痫;③脊背痛。操作时斜刺0.5~0.8寸。

【名称】胆俞

【简介】胆之背俞穴。第10胸椎棘突下,旁开1.5寸。主治:①黄疸,口苦,胁痛等肝胆疾患;②肺痨,潮热。操作时斜刺0.5~0.8寸。

【名称】脾俞

【简介】脾之背俞穴。第11胸椎棘突下,旁开1.5寸。主治:①腹胀,纳呆,呕吐,腹泻,痢疾,便血,水肿等脾胃疾患;②背痛。操作时斜刺0.5~0.8寸。

【名称】胃俞

【简介】胃之背俞穴。第12胸椎棘突下,旁开1.5寸。主治胃脘痛,呕吐,腹胀,肠鸣等胃疾。操作时斜刺0.5~0.8寸。

【名称】三焦俞

【简介】三焦之背俞穴。第1腰椎棘突下,旁开1.5寸。主治:①肠鸣,腹胀,呕吐,腹泻,痢疾,水肿等脾胃疾患;②腰背强痛。操作时直刺0.5~1寸。

【名称】肾俞

【简介】肾之背俞穴。第2腰椎棘突下,旁开1.5寸。主治:①腰痛;②遗尿,遗精,阳痿,月经不调,带下等生殖泌尿系疾患。③耳鸣,耳聋。操作时直刺0.5~1寸。

【名称】次髎

【简介】第2骶后孔中,约当髂后上棘下与后正中线之间。主治:①月经不调,痛经,带下等妇科疾患;②小便不利,遗精,疝气;③腰骶痛,下肢痿痹。操作时直刺1~1.5寸。

【名称】承扶

【简介】臀横纹的中点。主治:①腰骶臀股部疼痛;②痔疾。操作时直刺1~2寸。

【名称】委中

【简介】合穴，膀胱之下合穴。腘横纹中点，当股二头肌腱与半腱肌肌腱的中间。主治：①腰背痛，下肢痿痹；②腹痛，急性吐泻；③小便不利，遗尿；④丹毒。操作时直刺 1~1.5 寸，或用三棱针点刺腘静脉出血。针刺不宜过快、过强、过深，以免损伤血管和神经。

【名称】秩边
【简介】第 4 骶椎棘突下，旁开 3 寸。主治：①腰骶痛，下肢痿痹；②小便不利，便秘，痔疾。操作时直刺 1.5~2 寸。

【名称】承山
【简介】腓肠肌两肌腹之间凹陷的顶端处，约在委中穴与昆仑穴之间中点。主治：①腰腿拘急、疼痛；②痔疾，便秘。操作时直刺 1~2 寸。不宜作过强的刺激，以免引起腓肠肌痉挛。

【名称】昆仑
【简介】经穴。外踝尖与跟腱之间的凹陷处。主治：①后头痛，项强，腰骶疼痛，足踝肿痛；②癫痫；③滞产。操作时直刺 0.5~0.8 寸。孕妇禁用，经期慎用。

【名称】仆参
【简介】昆仑穴直下，跟骨外侧，赤白肉际处。主治：①下肢痿痹，足跟痛；②癫痫。操作时直刺 0.3~0.5 寸。

【名称】申脉
【简介】八脉交会穴，通阳跷脉。外踝直下方凹陷中。主治：①头痛，眩晕；②癫狂痫，失眠；③腰腿酸痛。操作时直刺 0.3~0.5 寸。

【名称】至阴
【简介】井穴。足小趾外侧趾甲角旁 0.1 寸。主治：①胎位不正，滞产；②头痛，目痛，鼻塞，鼻衄。操作时浅刺 0.1 寸。胎位不正用灸法。

（八）足少阴肾经

【名称】涌泉
【简介】井穴。足趾跖屈时，约当足底（去趾）前 1/3 凹陷处。主治：①昏厥，中暑，癫狂痫，小儿惊风；②头痛，头晕，目眩，失眠；③咯血，咽喉肿痛，喉痹；④大便难，小便不利；⑤奔豚气；⑥足心热。急救要穴之一。操作时直刺 0.5~0.8 寸。

【名称】太溪

【简介】输穴；原穴。内踝高点与跟腱后缘连线的中点凹陷处。主治：①头痛，目眩，失眠，健忘，咽喉肿痛，齿痛，耳鸣，耳聋；②咳嗽，气喘，咯血，胸痛；③消渴，小便频数，便秘；④月经不调，遗精，阳痿；⑤腰脊痛，下肢厥冷。操作时直刺 0.5~0.8 寸。

【名称】照海

【简介】八脉交会穴，通阴跷脉。内踝高点正下缘凹陷处。主治：①失眠，癫痫；②咽喉干痛，目赤肿痛；③月经不调，带下，阴挺，小便频数，癃闭。操作时直刺 0.5~0.8 寸。

【名称】复溜

【简介】经穴。太溪穴上 2 寸，当跟腱的前缘。主治：①水肿，汗证；②腹胀，腹泻；③腰脊强痛，下肢痿痹。操作时直刺 0.5~1 寸。

【名称】阴谷

【简介】合穴。屈膝，腘窝内侧，当半腱肌腱与半膜肌腱之间。主治：①癫狂；②阳痿，月经不调，崩漏，小便不利；③膝股内侧痛。操作时直刺 1~1.5 寸。

【名称】大赫

【简介】脐下 4 寸，前正中线旁开 0.5 寸。主治遗精，阳痿，阴挺，带下。操作时直刺 1~1.5 寸。

【名称】俞府

【简介】锁骨下缘，前正中线旁开 2 寸。主治咳嗽，气喘，胸痛。操作时斜刺或平刺 0.5~0.8 寸，不可深刺，以免伤及心、肺。

（九）手厥阴心包经

【名称】天池

【简介】乳头外侧 1 寸，当第四肋间隙中。主治：①咳嗽，痰多，胸闷，气喘，胸痛；②乳痈；③瘰疬。操作时斜刺或平刺 0.3~0.5 寸，不可深刺，以免伤及心、肺。

【名称】曲泽
【简介】合穴。肘微屈,肘横纹中,肱二头肌腱尺侧缘。主治:①心痛,心悸,善惊;②胃痛,呕血,呕吐;③暑热病;④肘臂挛痛。操作时直刺 1~1.5 寸;或点刺出血。

【名称】郄门
【简介】郄穴。腕横纹上 5 寸,掌长肌腱与桡侧腕屈肌腱之间。主治:①心痛,心悸,心烦胸痛;②咯血,呕血,衄血;③疔疮;④癫痫。操作时直刺 0.5~1 寸。

【名称】内关
【简介】络穴;八脉交会穴,通阴维脉。腕横纹上 2 寸,掌长肌腱与桡侧腕屈肌腱之间。主治:①心痛,心悸;②胃痛,呕吐,呃逆;③胁痛,胁下痞块;④中风,失眠,眩晕,郁证,癫狂痫,偏头痛;⑤热病;⑥肘臂挛痛。操作时直刺 0.5~1 寸。

【名称】劳宫
【简介】荥穴。掌心横纹中,第二、三掌骨中间。简便取穴法:握拳,中指尖下是穴。主治:①中风昏迷,中暑;②心痛,烦闷,癫狂痫;③口疮,口臭;④鹅掌风。操作时直刺 0.3~0.5 寸。为急救要穴之一。

【名称】中冲
【简介】井穴。中指尖端的中央。主治:①中风昏迷,舌强不语,中暑,昏厥,小儿惊风;②热病。操作时浅刺 0.1 寸;或点刺出血。为急救要穴之一。

(十)手少阳三焦经

【名称】关冲
【简介】井穴。无名指尺侧指甲根角旁 0.1 寸。主治:①头痛,目赤,耳鸣,耳聋,喉痹,舌强;②热病,心烦。操作时浅刺 0.1 寸;或点刺出血。为急救要穴之一。

【名称】中渚
【简介】输穴。手背,第四、五掌骨小头后缘之间凹陷中,当液门穴后 1

寸。主治：①头痛，目赤，耳鸣，耳聋，喉痹；②热病；③肩背肘臂酸痛，手指不能屈伸。操作时直刺 0.3~0.5 寸。

【名称】阳池
【简介】原穴。腕背横纹中，指总伸肌腱尺侧缘凹陷中。主治：①目赤肿痛，耳聋，喉痹；②消渴，口干；③腕痛，肩臂痛。操作时直刺 0.3~0.5 寸。

【名称】外关
【简介】络穴，八脉交会穴。通阳维脉。腕背横纹上 2 寸，尺骨与桡骨正中间。主治：①热病；②头痛，目赤肿痛，耳鸣，耳聋；③瘰疬，胁肋痛；④上肢痿痹不遂。操作时直刺 0.5~1 寸。

【名称】支沟
【简介】经穴。腕背横纹上 3 寸，尺骨与桡骨正中间。主治：①便秘；②耳鸣，耳聋，暴喑；③瘰疬，胁肋疼痛；④热病。操作时直刺 0.5~1 寸。

【名称】天井
【简介】合穴。屈肘，尺骨鹰嘴上 1 寸凹陷中。主治：①耳聋；②癫痫；③瘰疬，瘿气；④偏头痛，胁肋痛，颈项肩臂痛。操作时直刺 0.5~1 寸。

【名称】肩髎
【简介】肩峰后下方，上臂外展时，当肩髃穴后寸许凹陷中。主治肩臂挛痛不遂。操作时直刺 1~1.5 寸。

【名称】翳风
【简介】在颈部，乳突前下方与耳垂之间的凹陷中。主治：①耳鸣，耳聋；②口眼㖞斜，牙关紧闭，颊肿；③瘰疬。操作时直刺 0.5~1 寸。

【名称】耳门
【简介】在耳区，耳屏上切迹前，下颌骨髁状突后缘，张口有孔。主治：①耳鸣，耳聋，聤耳；②齿痛，头颔痛。操作时微张口，直刺 0.5~1 寸。

【名称】丝竹空
【简介】在面部，眉梢的凹陷处。主治：①癫痫；②头痛，眩晕，目赤肿痛，眼睑𥆧动；③齿痛。操作时平刺 0.3~0.5 寸。

（十一）足少阳胆经

【名称】瞳子髎

【简介】在面部，目外眦外侧 0.5 寸，眶骨外缘凹陷中。主治：①头痛；②目赤肿痛，羞明流泪，内障，目翳等目疾。操作时平刺 0.3~0.5 寸；或三棱针点刺出血。

【名称】听会

【简介】在面部，耳屏间切迹前，下颌骨髁状突后缘，张口有孔。主治：①耳鸣，耳聋，聤耳；②齿痛，口眼㖞斜。操作时微张口，直刺 0.5~0.8 寸。

【名称】上关

【简介】在面部，下关穴直上，颧弓上缘。主治：①耳鸣，耳聋，聤耳；②齿痛，面痛，口眼㖞斜，口噤。操作时直刺 0.3~0.5 寸。

【名称】率谷

【简介】在头部，耳尖直上，入发际 1.5 寸。主治：①头痛，眩晕；②小儿急、慢惊风。操作时平刺 0.5~0.8 寸。

【名称】完骨

【简介】耳后，乳突后下方凹陷处。主治：①癫痫，头痛，颈项强痛；②喉痹，颊肿，齿痛，口㖞。操作时平刺 0.5~0.8 寸。

【名称】风池

【简介】在枕后区。胸锁乳突肌与斜方肌上端之间的凹陷中，平风府穴。主治：①中风，癫痫，头痛，眩晕，耳鸣等内风为患者；②感冒，鼻塞，衄衊，目赤肿痛，羞明流泪，耳聋，口眼㖞斜等外风为患者；③颈项强痛。操作时针尖微下，向鼻尖斜刺 0.8~1.2 寸；或平刺透风府穴。深部中间为延髓，必须严格掌握针刺的角度与深度。

【名称】肩井

【简介】肩上，大椎穴与肩峰连线的中点。主治：①颈项强痛，肩背疼痛，上肢不遂；②难产，乳痈，乳汁不下；③瘰疬。操作时直刺 0.5~0.8 寸。内有肺尖，慎不可深刺；孕妇禁针。

【名称】京门

【简介】肾之募穴。侧卧，第 12 肋游离端下际处。主治：①小便不利，水肿；②腹胀，肠鸣，腹泻；③腰痛，胁痛。操作时直刺 0.5~1 寸。

【名称】带脉

【简介】侧腹，第 11 肋骨游离端直下平脐处。主治：①月经不调，闭经，赤白带下；②疝气；③腰痛，胁痛。操作时直刺 1~1.5 寸。

【名称】环跳

【简介】侧卧屈股，当股骨大转子高点与骶管裂孔连线的外 1/3 与内 2/3 交界处。主治：①腰胯疼痛，下肢痿痹，半身不遂；②遍身风疹。操作时直刺 2~3 寸。

【名称】风市

【简介】大腿外侧正中，腘横纹上 7 寸；或垂手直立时，中指尖下是穴。主治：①下肢痿痹、麻木，半身不遂；②遍身瘙痒。操作时直刺 1~1.5 寸。

【名称】中渎

【简介】大腿外侧正中，腘横纹上 5 寸。主治下肢痿痹、麻木，半身不遂。操作时直刺 1~1.5 寸。

【名称】阳陵泉

【简介】合穴；胆之下合穴；八会之筋会。腓骨小头前下方凹陷中。主治：①黄疸，胁痛，口苦，呕吐，吞酸等胆腑病；②膝肿痛，下肢痿痹、麻木；③小儿惊风。操作时直刺 1~1.5 寸。

【名称】悬钟（绝骨）

【简介】八会之髓会。在小腿外侧，外踝高点上 3 寸，腓骨后缘。主治：①痴呆，中风，半身不遂；②颈项强痛，胸胁满痛，下肢痿痹。操作时直刺 0.5~0.8 寸。

【名称】丘墟

【简介】原穴。外踝前下方，趾长伸肌腱的外侧凹陷中。主治：①目赤肿痛，目生翳膜；②颈项痛，腋下肿，胸胁痛，外踝肿痛；③下肢痿痹。操作时直刺 0.5~0.8 寸。

【名称】足临泣

【简介】输穴；八脉交会穴，通带脉。第 4、5 跖骨结合部的前方凹陷处，足小趾伸肌腱的外侧。主治：①偏头痛，目赤肿痛，胁肋疼痛，足跗疼痛；②月经不调，乳痈；③瘰疬。操作时直刺 0.5~0.8 寸。

【名称】足窍阴

【简介】井穴。第 4 趾外侧趾甲根角旁 0.1 寸。主治：①头痛，目赤肿痛，耳鸣，耳聋，咽喉肿痛；②胸胁痛，足跗肿痛。操作时浅刺 0.1 寸，或点刺出血。

（十二）足厥阴肝经

【名称】大敦

【简介】井穴。足大趾外侧趾甲根角旁约 0.1 寸。主治：①疝气，少腹痛；②遗尿，癃闭，五淋，尿血；③月经不调，崩漏，缩阴，阴中痛，阴挺；④癫痫，善寐。操作时浅刺 0.1~0.2 寸，或点刺出血。

【名称】太冲

【简介】输穴；原穴。足背，第 1、2 跖骨结合部之前凹陷中。主治：①中风，癫狂痫，小儿惊风；②头痛，眩晕，耳鸣，目赤肿痛，口㖞，咽痛；③月经不调，痛经，经闭，崩漏，带下；④胁痛，腹胀，呕逆，黄疸；⑤癃闭，遗尿；⑥下肢痿痹，足跗肿痛。操作时直刺 0.5~0.8 寸。

【名称】曲泉

【简介】合穴。在膝部，屈膝，当膝内侧横纹头上方，半腱肌、半膜肌止端前缘凹陷中。主治：①月经不调，痛经，带下，阴挺，阴痒，产后腹痛；②遗精，阳痿，疝气，小便不利；③膝髌肿痛，下肢痿痹。操作时直刺 1~1.5 寸。

【名称】章门

【简介】脾之募穴；八会穴之脏会。第 11 肋游离端下际。主治：①腹痛，腹胀，肠鸣，腹泻，呕吐；②胁痛，黄疸，痞块，小儿疳疾。操作时直刺 0.8~1 寸。

【名称】期门

【简介】肝之募穴。乳头直下，第 6 肋间隙，前正中线旁开 4 寸。主治：①胸胁胀痛，乳痈；②呕吐，吞酸，呃逆，腹胀，腹泻；③奔豚；④伤寒热入血室。操作时斜刺或平刺 0.5~0.8 寸，不可深刺，以免伤及内脏。

（十三）督脉

【名称】长强

【简介】络穴。跪伏或胸膝位，当尾骨尖端与肛门连线的中点处。主治：①腹泻，痢疾，便血，便秘，痔疮，脱肛；②癫狂痫，瘈疭，脊强反折。操作时紧靠尾骨前面斜刺0.8~1寸；不宜直刺，以免伤及直肠。

【名称】腰阳关

【简介】后正中线上，第4腰椎棘突下凹陷，约与髂嵴相平。主治：①腰骶疼痛，下肢痿痹；②月经不调，赤白带下；③遗精，阳痿。操作时向上斜刺0.5~1寸；多用灸法。

【名称】至阳

【简介】后正中线上，第7胸椎棘突下凹陷中。主治：①黄疸；②胸胁支满，咳嗽，气喘；③腰背疼痛，脊强。操作时向上斜刺0.5~1寸。

【名称】大椎

【简介】后正中线上，第7颈椎棘突下凹陷中。主治：①热病，疟疾；②恶寒发热，咳嗽，气喘，骨蒸潮热，胸痛；③癫狂痫，小儿惊风；④项强，脊痛；⑤风疹，痤疮。操作时向上斜刺0.5~1寸。

【名称】哑门

【简介】正坐，头微前倾，后正中线上，入发际上0.5寸。主治：①暴喑，舌缓不语；②中风，癫狂痫，癔病；③头重，头痛，颈项强急。操作时正坐位，头微前倾，项部放松，向下颌方向缓慢刺入0.5~1寸；不可向上深刺，以免刺入枕骨大孔，伤及延髓。

【名称】风府

【简介】正坐，头微前倾，后正中线上，入发际上1寸。主治：①中风，癫狂痫，癔病；②眩晕，头痛，颈项强痛；③咽喉肿痛，失音，目痛，鼻衄。操作时正坐位，头微前倾，项部放松，向下颌方向缓慢刺入0.5~1寸；不可向上深刺，以免刺入枕骨大孔，伤及延髓。

【名称】百会

【简介】后发际正中直上7寸；或当头部正中线与两耳尖连线的交点处。

主治：①中风，痴呆，癫狂痫，癔病，瘛疭；②头风，头痛，眩晕，耳鸣；③惊悸，失眠，健忘；④脱肛，阴挺，腹泻。操作时平刺0.5~0.8寸；升阳举陷可用灸法。

【名称】水沟

【简介】在人中沟的上1/3与下2/3交界处。主治：①昏迷，晕厥，中风，中暑，癔病，癫狂痫，急慢惊风；②鼻塞，鼻衄，面肿，口喎，齿痛，牙关紧闭；③闪挫腰痛。操作时向上斜刺0.3~0.5寸，强刺激；或指甲掐按。为急救要穴之一。

【名称】龈交

【简介】上唇系带与齿龈连接处。主治：①口喎，口噤，口臭，齿衄，齿痛，鼻衄，面赤颊肿；②癫狂，项强。操作时向上斜刺0.2~0.3寸；或点刺出血。

【名称】印堂

【简介】在额部，当两眉头的中间。主治：①头痛、眩晕、失眠；②鼻衄、鼻渊；③小儿惊风。操作提捏局部皮肤，平刺0.3~0.5寸；或用三棱针点刺出血；可灸。

（十四）任脉

【名称】会阴

【简介】男性在阴囊根部与肛门连线的中点处；女性在大阴唇后联合与肛门连线的中点处。主治：①溺水窒息，昏迷，癫狂痫；②小便不利，遗尿，阴痛，阴痒，脱肛，阴挺，痔疮；③遗精，月经不调。操作时直刺0.5~1寸；孕妇慎用。

【名称】中极

【简介】膀胱之募穴。前正中线上，脐下4寸。主治：①遗尿，小便不利，癃闭；②遗精，阳痿，不育；③月经不调，崩漏，阴挺，阴痒，不孕，产后恶露不止，带下。操作时直刺1~1.5寸；孕妇慎用。

【名称】关元

【简介】小肠之募穴。前正中线上，脐下3寸。主治：①中风脱证，虚劳冷惫；②少腹疼痛，腹泻，痢疾，脱肛，疝气；③五淋，便血，尿血，尿闭，尿频；④遗精，阳痿，早泄，白浊；⑤月经不调，痛经，经闭，崩漏，带下，阴挺，恶露不尽，胞衣不下。操作时直刺1~1.5寸；多用灸法；孕妇慎用。

【名称】气海

【简介】前正中线上，脐下 1.5 寸。主治：①虚脱，形体羸瘦，脏气衰惫，乏力；②水谷不化，绕脐疼痛，腹泻，痢疾，便秘；③小便不利，遗尿；④遗精，阳痿，疝气；⑤月经不调，痛经，经闭，崩漏，带下，阴挺，产后恶露不止，胞衣不下；⑥水肿，气喘。操作时直刺 1~1.5 寸；多用灸法；孕妇慎用。

【名称】神阙

【简介】脐窝中央。主治：①阳气暴脱，形寒神惫，尸厥，风痫；②腹痛，腹胀，腹泻，痢疾，便秘，脱肛；③水肿，臌胀，小便不利。操作时一般不针，多用艾炷隔盐灸法。

【名称】中脘

【简介】胃之募穴；八会穴之腑会。前正中线上，脐上 4 寸；或脐与胸剑联合连线的中点处。主治：①胃痛，腹胀，纳呆，呕吐，吞酸，呃逆，疳疾，黄疸；②癫狂痫，脏躁，尸厥，失眠，惊悸，哮喘。操作时直刺 1~1.5 寸。

【名称】鸠尾

【简介】络穴。前正中线上，脐上 7 寸；或剑突下，胸剑联合下 1 寸。主治：①癫狂痫；②胸满，咳喘；③皮肤痛或瘙痒。操作时向下斜刺 0.5~1 寸。

【名称】膻中

【简介】心包之募穴；八会穴之气会。前正中线上，平第四肋间隙；或两乳头连线与前正中线的交点处。主治：①咳嗽，气喘，胸闷，心痛，噎膈，呃逆；②产后乳少，乳痈。操作时平刺 0.3~0.5 寸。

【名称】天突

【简介】胸骨上窝正中。主治：①咳嗽，哮喘，胸痛，咽喉肿痛；②暴喑，瘿气，梅核气，噎膈。操作时先直刺 0.2~0.3 寸，然后将针尖向下，紧靠胸骨柄后方刺入 1~1.5 寸。必须严格掌握针刺的角度和深度，以防刺伤肺和有关动、静脉。

【名称】廉泉

【简介】微仰头，在喉结上方，当舌骨体上缘的中点处。主治：①舌强不语，暴喑，喉痹，吞咽困难；②舌缓流涎，舌下肿痛，口舌生疮。操作时向舌根斜刺 0.5~0.8 寸。

【名称】承浆

【简介】颏唇沟的正中凹陷处。主治：①口喝，齿龈肿痛，流涎；②暴喑，癫狂。操作时斜刺 0.3~0.5 寸。

（十五）常用奇穴

1. 头颈部穴

【名称】四神聪

【简介】在头顶部，当百会前后左右各 1 寸，共 4 穴。主治：①头痛、眩晕、失眠、健忘、癫痫；②目疾。操作平刺 0.5~0.8 寸；可灸。

【名称】太阳

【简介】在颞部，当眉梢与目外眦之间，向后约一横指的凹陷处。主治：①头痛；②目疾；③面瘫。操作直刺或斜刺 0.3~0.5 寸；或点刺出血；可灸。

【名称】球后

【简介】在面部，当眶下缘外 1/4 与内 3/4 交界处。主治目疾。操作时轻压眼球向上，向眶缘缓慢直刺 0.5~1.5 寸，不提插。

【名称】金津、玉液

【简介】在口腔内，当舌系带两侧静脉上，左为金津，右为玉液。主治：①口疮、舌强、舌肿；②呕吐、消渴。操作点刺出血。

2. 胸腹部穴

【名称】子宫

【简介】在下腹部，当脐中下 4 寸，中极旁开 3 寸。主治：①阴挺；②月经不调、痛经、崩漏；③不孕。操作直刺 0.8~1.2 寸。

【名称】三角灸

【简介】以患者两口角之间的长度为一边，作等边三角形，将顶角置于患者脐心，底边呈水平线，两底角处是该穴。主治疝气、腹痛。操作艾炷灸 5~7 壮。

3. 背部穴

【名称】定喘

【简介】在背部，当第 7 颈椎棘突下，旁开 0.5 寸。主治：①哮喘、咳嗽；

②肩背痛、落枕。操作直刺 0.5~0.8 寸；可灸。

【名称】夹脊
【简介】在背腰部，当第 1 胸椎至第 5 腰椎棘突下两侧，后正中线旁开 0.5 寸，一侧 17 穴，左右共 34 穴。主治适应范围较广，其中上胸部的穴位治疗心肺、上肢疾病；下胸部的穴位治疗胃肠疾病；腰部的穴位治疗腰腹及下肢疾病。操作直刺 0.3~0.5 寸；或用梅花针叩刺；可灸。

4. 上肢穴

【名称】腰痛点
【简介】在手背侧，当第 2、第 3 掌骨及第 4、第 5 掌骨之间，当腕横纹与掌指关节中点处，一侧 2 穴，左右共 4 穴。主治急性腰扭伤。操作由两侧向掌中斜刺 0.5~0.8 寸；可灸。

【名称】落枕穴
【简介】在手背侧，当第 2、第 3 掌骨间，指掌关节后约 0.5 寸处。主治：①落枕、手臂痛；②胃痛。操作直刺或斜刺 0.5~0.8 寸。

【名称】八邪
【简介】在手背侧，微握拳，第 1 至第 5 指间，指蹼缘后方赤白肉际处，左右共 8 穴。主治：①手背肿痛、手指麻木；②烦热、目痛；③毒蛇咬伤。操作斜刺 0.5~0.8 寸；或点刺出血。

【名称】四缝
【简介】在第 2 至第 5 指掌侧，近端指关节的中央，一手 4 穴，左右共 8 穴。主治：①小儿疳积；②百日咳。操作点刺出血或挤出少许黄色透明黏液。

【名称】十宣
【简介】在手十指尖端，距指甲游离缘 0.1 寸（指寸），左右共 10 穴。主治：①昏迷；②癫痫；③高热、咽喉肿痛。操作浅刺 0.1~0.2 寸；或点刺出血。

5. 下肢穴

【名称】鹤顶
【简介】在膝上部，髌底的中点上方凹陷处。主治膝痛、足胫无力、瘫痪。操作直刺 0.8~1 寸；可灸。

【名称】膝眼

【简介】屈膝，在髌韧带两侧凹陷处。在内侧的称内膝眼，在外侧的称外膝眼。主治：①膝痛、腿痛；②脚气。操作向膝中斜刺0.5~1寸，或透刺对侧膝眼；可灸。

【名称】八风

【简介】在足背侧，第1至第5趾间，趾蹼缘后方赤白肉际处，一足4穴，左右共8穴。主治：①足跗肿痛、趾痛；②毒蛇咬伤；③脚气。操作斜刺0.5~0.8寸；或点刺出血。

二、针灸治疗原则

针灸治疗原则就是运用针灸治疗疾病必须遵循的基本法则，是确立治疗方法的基础。针灸的治疗原则可概括为补虚泻实、清热温寒、治病求本和三因制宜。

（一）补虚泻实

补虚泻实就是扶助正气祛除邪气。《灵枢·经脉》篇说"盛则泻之，虚则补之……陷下则灸之，不盛不虚以经取之"。

【虚则补之　陷下灸之】"虚则补之"就是虚证采用补法治疗。针刺治疗虚证用补法主要通过针刺手法的补法和穴位的选择和配伍等来实现的。如在有关脏腑经脉的背俞穴、原穴，施行补法，可达到改善脏腑功能，补益阴阳、气血等的不足；另外，应用偏补性能的腧穴如关元、气海、命门、肾俞等穴，也可起到补益正气的作用。

"陷下则灸之"，属于虚则补之的范畴，也就是说气虚下陷的治疗原则是以灸治为主。当气虚出现陷下证候时，应用温灸方法可较好地达到温补阳气、升提举陷的目的。如子宫脱垂灸百会、气海、关元等。

【实则泻之　宛陈除之】"实则泻之"就是实证采用泻法治疗。针刺治疗实证用泻法主要是通过针刺手法的泻法、穴位的选择和配伍等而实现的。如在穴位上施行捻转、提插、开阖等泻法，可以起到祛除人体病邪的作用；应用偏泻性能的腧穴如十宣穴、水沟、素髎、丰隆、血海等，也可起到祛邪的目的。

"宛陈则除之"，"宛"同"瘀"，有瘀结、瘀滞之义。"陈"即"陈旧"，引申为时间长久。"宛陈"泛指络脉瘀阻之类的病证；"除"即"清除"，指清除瘀血的刺血疗法等，就是对络脉瘀阻不通引起的病证，宜采用三棱针点刺出血，达到活血化瘀的目的。如由于闪挫扭伤、丹毒等引起的肌肤红肿热痛、青紫肿胀，即可以局部络脉或瘀血部位施行三棱针点刺出血法，以活血化瘀、消肿止痛。

如病情较重者,可点刺出血后加拔火罐,这样可以排出更多的恶血,促进病愈;又如腱鞘囊肿、小儿疳证的点刺放液治疗也属此类。

【不盛不虚　以经取之】"不盛不虚",并非病证本身无虚实可言,而是脏腑、经络的虚实表现不甚明显。主要是由于病变脏腑、经脉本身的病变,而不涉及其他脏腑、经脉,属本经自病。治疗应按本经循经取穴。在针刺时,多采用平补平泻的针刺手法。

（二）清热温寒

"清热"就是热性病证治疗用"清"法;"温寒"就是寒性病证治疗用"温"法。《灵枢·经脉》篇说:"热则疾之,寒则留之。"这是针对热性病证和寒性病证制定的清热、温寒的治疗原则。

【热则疾之】热性病证的治疗原则是浅刺疾出或点刺出血,手法宜轻而快,可以不留针或针用泻法,以清泻热毒。例如,风热感冒者,当取大椎、曲池、合谷、外关等穴浅刺疾出,即可达到清热解表的目的。若伴有咽喉肿痛者,可用三棱针在少商穴点刺出血,以加强泻热、消肿、止痛的作用。

【寒则留之】寒性病证的治疗原则是深刺而久留针,以达温经散寒的目的。因寒性凝滞而主收引,针刺时不易得气,故应留针候气;加艾灸更能助阳散寒,使阳气得复,寒邪乃散。如寒邪在表,留于经络者,艾灸法较为相宜;若寒邪在里,凝滞脏腑,则针刺应深而久留,或配合"烧山火"针刺手法,或加用艾灸,以温针法最为适宜。

（三）治病求本

治病求本就是在治疗疾病时要抓住疾病的根本原因,采取针对性的治疗方法。疾病在发生发展的过程中常常有许多临床表现,甚至出现假象,这就需要我们运用中医理论和诊断方法,认真地分析其发病的本质,去伪存真,坚持整体观念和辨证论治,这样才能避免犯"头痛医头、脚痛医脚"的错误,只有抓住了疾病的本质,才能达到治愈疾病的目的。"标""本"是一个相对的名称,在中医学中具有丰富的内涵,可用以说明病变过程中各种矛盾的主次关系。如从正邪双方而言,正气为本,邪气为标;从病因与症状而论,病因为本,症状为标;从疾病的先后来看,旧病、原发病为本,新病、继发病为标,等等。治病求本是一个基本的法则,但是,在临床上常常也会遇到疾病的标本缓急等特殊情况,这时我们就要灵活掌握,处理好治标与治本的关系。

【急则治标】当标病处于紧急的情况下,首先要治疗标病,这是在特殊情况下采取的一种权宜之法,目的在于抢救生命或缓解病人的急迫症状,为治疗本病创造有利的条件。例如,不论任何原因引起的高热抽搐,应当首先针刺大椎、水沟、合谷、太冲等穴，以泻热、开窍、息风止痉；任何原因引起的昏迷，都应先针刺水沟，醒脑开窍；当中风患者出现小便潴留时，应首先针刺中极、水道、秩边，急利小便；然后再根据疾病的发生原因从本论治。

【缓则治本】在大多数情况下，治疗疾病都要坚持"治病求本"的原则，尤其对于慢性病和急性病的恢复期有重要的指导意义。正如《素问·阴阳应象大论篇》所说："治病必求于本"。正虚者固其本，邪盛者祛其邪；治其病因，症状可除；治其先病，后病可解；这就是"伏其所主，先其所因"的深刻含义。如肾阳虚引起的五更泄，泄泻是其症状为标，肾阳不足为本，治宜灸气海、关元、命门、肾俞。

【标本同治】在临床上也可见到标病和本病并重的情况，这时我们应当采取标本同治的方法。如体虚感冒，如果一味解表可使机体正气更虚，而单纯扶正有可能留邪，因此，应当益气解表，益气为治本，解表为治标，宜补足三里、关元，泻合谷、风池、列缺等。

（四）三因制宜

"三因制宜"是指因时、因地、因人制宜，即根据患者所处的季节（包括时辰）、地理环境和个人的具体情况，而制定适宜的治疗方法。

【因时制宜】在应用针灸治疗疾病时，考虑患者所处的季节和时辰有一定意义。因为四时气候的变化对人体的生理功能和病理变化有一定的影响。如冬季人体多感受风寒，夏季多感受风热或湿热；春夏之季，阳气升发，人体气血趋向体表，病邪伤人多在浅表；秋冬之季，人体气血潜藏于内，病邪伤人多在深部；故治疗上春夏宜浅刺，秋冬宜深刺。根据人体气血流注盛衰与一日不同时辰的相应变化规律，创立了子午流注针法等。另外，因时制宜还包括针对某些疾病的发作或加重规律而选择有效的治疗时机。如精神疾患多在春季发作，故应在春季来前进行治疗；乳腺增生症患者常在经前乳房胀痛较重，治疗也应在经前一周开始。

【因地制宜】由于地理环境、气候条件，人体的生理功能、病理特点也有所区别，治疗应有差异。如在寒冷的地区，治疗多用温灸，而且应用壮数较多；在温热地区，应用灸法较少。正如《素问·异法方宜论》指出"北方者……其地高陵居，风寒冰冽，其民乐野处而乳食，藏寒生满病，其治宜艾焫……南方者……其地下，水土弱，雾露之所聚也。其民嗜酸而食胕，故其民皆致理而赤色，其病挛痹，其治宜微针。"

【因人制宜】就是根据患者的性别、年龄、体质等的不同特点而制定适宜的治疗方法。由于男女在生理上有不同的特点，如妇人以血为用，在治疗妇人病时要多考虑调理冲脉（血海）、任脉等。年龄不同，针刺方法也有差别。

《灵枢·逆顺肥瘦》说："年质壮大，血气充盈，肤革坚固，因加以邪，刺此者，深而留之。……婴儿者，其肉脆血少气弱，刺此者，以毫针，浅刺而疾发针，日再可也。"患者个体差异更是决定针灸治疗方法的重要环节。如体质虚弱、皮肤薄嫩、对针刺较敏感者，针刺手法宜轻；体质强壮、皮肤粗厚、针感较迟钝者，针刺手法可重些。

附：学习针灸三字谣
（贾文魁）

针灸学，始石器。学中医，不可离。千百年，疗民疾。调脏腑，功效济。
理气血，亦中的。廉便验，又安全。急症中，鳌头占。针灸热，遍世界。
资生经，有话语：药不针，非良医。学针灸，有意义。始学之，重三基。
学素问，灵枢习。演大成，明甲乙。基础固，学之易。如盖楼，先奠基。
后学难，先学易，循序进，有道理。学针灸，有规矩，先经络，后腧穴。
弃经络，治无据，无腧穴，病难祛。经脉者，决生死，处百病，调虚实。
演经络，分阴阳。何穴止，何穴起。记循行，明布区。是多血，是多气。
先生理，后病理。腧穴名，须熟记。明功效，治何疾。定位准，深浅宜。
察主次，知禁忌。针刺法，常练习。一时用，千日备。针刺前，有准备。
进针后，候得气。施手法，补泻具。有意外，会处理。针不为，灸所宜。
灸之法，药不及。通经络，行血气。祛寒湿，救厥逆，消肿结，益身体。
药针灸，无偏倚，视同仁，收同益。老师教，引导已，学而精，在自己。
遇病人，莫轻弃，自身练，莫怜惜。精诚至，得神机。学先哲，不可泥。
学习间，参西医。补不足，取有余。两相参，是课题。兴中医，是目的。
现代化，不可弃，若得之，虎添翼。有志者，当努力，善钻研，必收益。

第八章
应会操作的中医技术

第一节　入门应会

一、药物治疗概论

（一）治疗原则

【原则】治病必求本

【简介】治病求本就是针对疾病的根本原因进行治疗。疾病的发生、发展，一般是通过若干症状显示出来的。这些症状只是疾病的现象，还不是疾病的本质。只有在中医学基础理论指导下，综合分析，才能透过现象看本质，找出疾病的根本原因，针对性的确定治疗方法。临床掌握治病求本这一法则，还必须掌握"正治与反治""治标和治本"两种情况。

（1）正治与反治：①正治：是与证候性质相逆的治疗法则，又称为逆治。逆，是指采用方药的性质与疾病的性质相反。即通过分析疾病的临床证候，辨别疾病性质，对热性疾病采用寒凉的治法，即"热者寒之"；对寒性疾病采取温热的治法，即"寒者热之"；对虚弱性疾病采取补益的治法，即"虚则补之"；对实证采用通泻的治疗方法，即"实则泻之"。该法适用于疾病的征象与本质相一致的病证。②反治：是顺从疾病的假象而治疗的方法，又称从治。从，就是采用的方药性质与疾病的假象一致。事实仍是要认清疾病假象，抓住疾病的本质，针对疾病本质进行治疗。用热性药物治疗疾病本质为寒，假象为热性症状的病证，即"热因热用"。用寒性药物治疗具有假寒症状的病证，即"寒因寒用"。用补益的药物治疗因虚导致鼻塞不通症状的病证，即"塞因塞用"。对于实证而表现为通泻症状的病证，给予通利的药物治疗，即"塞因塞用"。

（2）治标和治本："标"和"本"是相对而言的。如对于邪气和正气，正气是本，则邪气是标；从病因与症状来说，病因是本，症状是标；从疾病的先后来说，先发的、旧病是本，新病、继发病是标。在多变的病程中，常常有标本主次的不同，因此在治疗上应当有先后缓急的区别。①急则治标：如临床见到大出血的病人，无论何种原因导致的出血，均应先止血以治标，待血止后，病情缓和再辨证治疗本病。②缓则治本：在慢性病或急性病恢复期多有指导意义。如急性热病恢复期，阴液耗伤，应当养胃滋肾。③标本兼治：是指疾病的本病与标病并重，当标本兼治。如临床所见身热、腹部胀满、大便硬结、口干口渴的患者，当属邪热内结为本，阴液耗伤为标，标本俱急，应当标本兼治，可用滋阴通便之法，方选增液承气汤。

【原则】扶正与祛邪

【简介】扶正即扶助正气，增强体质，提高机体抗邪能力，包括针灸、气功及体育锻炼等，而精神的调摄和饮食营养的补充对于扶正具有重要意义。祛邪，即祛除病邪，使邪去正安，祛邪多用泻实之法，不同的邪气，不同的部位，其治法亦不一样。疾病的过程，从邪正关系来说，是正气与邪气矛盾双方互相斗争的过程。邪气盛于正气则病邪进展，正气盛于邪气则病邪退却。因此，扶助正气，祛除邪气，是临床治疗的重要法则之一。应用扶正祛邪时，要认真观察正邪双方消长情况，决定扶正与祛邪的主次和先后。

（1）扶正：适用于正气虚为主要矛盾，而邪气不盛的虚性病证。如气虚、阳虚的病人采用益气、补阳的方法，阴虚、血虚的病人采用滋阴、养血的方法。

（2）祛邪：适用于邪气实为主要矛盾，而正气未衰的实性病证。如食积腹部胀满，可用消食导滞的方法祛邪外出，有瘀血的患者当活血化瘀等。

（3）扶正与祛邪兼顾：适用于正虚邪实的病证，二者同时兼顾则扶正不留邪，祛邪不伤正。正虚较急重，当以扶正为主，兼顾祛邪，邪实较急重时，则以祛邪为主，兼顾扶正。

（4）先祛邪后扶正：适用于邪气实，正气虚，正气尚能耐攻，或兼顾扶正会助邪的病证。如瘀血阻碍血行导致月经淋漓不尽，当先用活血化瘀方法，而后补血。

（5）先扶正后祛邪：适用于正气虚邪气实，以正气虚为主的病人。因正气虚弱，攻邪反伤正气。如虫积患者，因正气虚弱，不宜驱虫，应先健脾以扶正，正气恢复之后再驱虫。

【原则】调整阴阳

【简介】疾病的发生，根本上说即是阴阳的相对平衡遭到破坏，出现阴阳偏盛偏衰。因此，调整阴阳，补偏救弊，恢复阴阳的相对平衡，促进阴平阳秘，是临床治疗根本法则之一。

（1）损其偏盛：主要是针对阴阳一方过盛有余的病证，采用"损其有余"的方法治疗。如阳热亢盛的实热证，清泻其阳热；阴寒内盛的寒实证，用温热之法温散其阴寒。

（2）补其偏衰：主要是针对阴阳一方虚损不足的病证,采用"补其不足"的方法治疗。如阴虚不能制阳,表现为阳相对亢盛的虚热证,采用滋阴以制阳;因阳虚不能制阴导致阴寒偏盛者,补阳以制阴。

【原则】调整脏腑功能

【简介】人体是一个有机整体,脏腑之间在生理上相互协调、相互促进,病理上相互影响。某一脏腑病变会连及其他脏腑功能。因此,治疗上应当综合考虑各相应脏腑之间关系。如肝火旺,气火上逆,煎灼肺阴,发生咯血,治疗上泻肝火为主兼润肺;肾阴虚不能滋养肺阴导致干咳、口咽干燥,治疗上应滋肾润肺。

【原则】调整气血关系

【简介】气血是脏腑及其他组织功能活动的物质基础,气血各有其功能,又相互为用。气能生血、行血、摄血,故称"气为血帅"。血能养气、载气,故称"血为气之母"。当气血相互为用、相互促进的关系失常时,就会出现各种气血失调病证,调理气血关系的原则为"有余泻之,不足补之",从而使气血关系恢复协调。①气能生血:气旺则血生,气虚则生血不足导致气血两虚,治疗上补气为主,兼顾养血。②气能行血:气能推动血液运行,气虚气滞导致血行减慢发为瘀血,治疗上应补气活血。③气能摄血:气能统摄血液在脉管内循行,气虚则血不循经发生出血,治疗上应当补气摄血。④血为气母:故血虚则气亦虚,血脱者,气常随血脱,大失血时常伴气脱,治疗应当急则补气固脱。

【原则】因时因地因人制宜

【简介】因时、因地、因人制宜,主要是指根据季节、地域以及个人的性别、体质、年龄等不同而制定不同的治疗方法。

（1）因时制宜:根据不同季节气候特点来考虑用药原则。如春夏季节,气温逐渐上升,阳气升发,人体腠理疏松,即使外感风寒之邪,也不宜过用辛温发散之药,以免开泄太过耗伤气阴;秋冬季节气温渐低,人体腠理致密,此时慎用寒凉药物防止伤及阳气。

（2）因地制宜:根据不同地区特点考虑用药原则。如东南温热之地,辛温药物用量宜轻,北方严寒之地,辛温解表药物宜重。

（3）因人制宜:包括年龄、性别、体质。年龄即不同年龄生理状况和气血盈亏不同,治疗应当有别。老年人气血亏损,患病多虚,或虚实夹杂,治疗虚证宜补,实证慎用攻伐之品。小儿脏腑娇嫩,病情变化快,用量宜轻。性别即男女性别不同,各有其生理特点,妇女有经、带、胎、产等情况,治疗应加以考虑。如妊娠禁用或慎用破血、峻下药物。体质有强弱、寒热不同,阳虚者慎用寒凉药,阳盛者慎用温热药。

(二)治疗大法

【名称】汗法

【简介】汗法是通过开泄腠理、调畅营卫、宣发肺气等作用,使在表的外感六淫之邪随汗而解的一类治法。汗法不以出汗为目的,主要是通过出汗,使腠理开、营卫和、肺气畅、血脉通,从而能驱邪外出,正气调和。主要是解除表证的治疗方法。代表方如麻黄汤。

【名称】吐法

【简介】吐法是通过涌吐的方法,使停留于咽喉、胸膈、胃脘部位的痰涎、宿食或毒物从口中排出的一类治疗方法。适用于中风痰壅,宿食壅阻胃脘,毒物尚在胃中,痰涎壅盛之癫狂、喉痹,以及霍乱吐泻不得等,属于病位居上,病势急暴,内蓄实邪,体质壮实之证。因吐法易伤胃气,故体虚气弱、妇人新产、孕妇均应慎用。代表方如瓜蒂散。

【名称】下法

【简介】下法是通过泻下、荡涤、攻逐等作用,使停留于肠胃的宿食、燥屎、水饮、瘀血、结痰等从下窍而出,以祛邪除病的一类方法。疾病有寒热、正气有虚实,故下法有寒下、温下、润下、逐水、攻补兼施之不同。代表方如大承气汤。

【名称】和法

【简介】和法是通过和解与调和的方法,使在半表半里之邪,或脏腑、阴阳、表里失和之证得以和解的一类治法。适用于邪犯少阳、肝脾不和、肠寒胃热、气血营卫失和等证。和法的范围较广,主要包括和解少阳、透达膜原、调和肝脾、疏肝和胃、分消上下、调和肠胃等。代表方如小柴胡汤。

【名称】温法

【简介】温法是通过温里、祛寒,或回阳的作用,治疗里寒证的一类方法。由于里寒有脏腑经络的不同,治疗上又有温中祛寒、温经通络的不同。代表方如理中丸。

【名称】清法

【简介】清法主要用清热、泻火、解毒、凉血等作用,治疗里热证的一类治法。适用于里热证、火证、热毒证及虚热证等里热病证。热证又有在气分、血分、营分以及热在脏腑的不同,治疗上又有清气分热、清血分热、清营分热、清脏腑热之不同。代表方如黄连解毒汤。

【名称】消法

【简介】消法是通过消导积滞、行气活血、化痰利水、驱虫等方法,使气、血、痰、食、水、虫等渐积形成的有形之邪渐消缓散的一类治法。适用于饮食停滞、气滞血瘀、癥瘕积聚、痰饮不化、疳积虫积以及疮疡痈肿等病证。主要有祛痰法、祛湿法、驱虫法、理气法。代表方如保和丸。

【名称】补法

【简介】补法是通过补益人体气血阴阳不足,以主治各种虚弱证候的一类治法。补法的目的在于通过药物的补益,使人体气血阴阳或脏腑之间的失调状态得到纠正,复归于协调平衡。补法的内容甚多,如补阳、补阴、补气、补血。代表方如六味地黄丸。

(三)组方原则

方剂组成必须遵循一定的原则。组方是在辨证立法的基础上,针对病因病机以药物的性味、归经、功用为依据,利用药物之间相辅相成和相反相成等配伍原理,有主次轻重地遣药配伍组合成方,务使方中的药物及其配伍关系与病证的病机丝丝入扣,使药物配伍后的综合效用与所立治法高度统一。方剂的组成原则可概括为"依法选药,主从有序,辅反成制,方证结合"。从整体与部分的关系来看,一个方剂的典型结构包括"君、臣、佐、使"四个部分。

【名称】君药

【简介】君药是针对主病或病证的主要方面起主要治疗作用的药物。君药是方剂组成的核心部分,通常具有药力较强,药味较少,用量相对较大的特点。

【名称】臣药

【简介】臣药有两种意义。①辅助君药加强治疗主病或主证的药物;②针对重要的兼病或兼证起主要治疗作用的药物。

【名称】佐药

【简介】佐药有三种意义。①佐助药:即配合君、臣药以加强治疗作用,或直接治疗次要兼证的药物;②佐制药:即用以消除或减弱君、臣药的毒性;③反佐药:即病重邪甚,可能拒药时,配用与君药性味相反而又能在治疗中起相成作用的药物,以防止药病格拒。

【名称】使药

【简介】使药有两种意义。①引经药:即能引领方中诸药至特定病所的药物;②调和药:指调和方中诸药作用的药物。

(四)方剂主要剂型

【名称】汤剂

【简介】汤剂古称汤液,是将药物饮片加水或酒浸泡后,再煎煮一定时间,去渣取汁,制成的液体剂型。主要供内服,外用的多作洗浴、熏蒸及含漱。特点是吸收快,能迅速发挥疗效,而且可以根据病情的变化随证加减,能较全面、灵活地照顾到每个患者或各具体病变阶段的特殊性,适用于病证较重或病情不稳定的患者。

【名称】散剂

【简介】散剂是将药物粉碎,均匀混合,制成干燥粉末,有内服和外用两类。内服散剂一般是研成细粉,以温开水冲服,亦有制成粗粉,以水煎取汁服。散剂的特点是制作简便、吸收较快,节省药材,携带方便、不易变质等。外用散剂一般作为外敷,掺撒疮面或患病部位,应研制成极细粉末,以防刺激创面。

【名称】丸剂

【简介】丸剂是将药物研成细粉或用药材提取物,通过黏合剂如米糊、面糊、蜜、醋、药汁等制成球形固体剂型。丸剂与汤剂相比,吸收较慢,药效持久,节省药材,便于服用与携带。常用的丸剂有蜜丸、水丸、糊丸、浓缩丸之分。

【名称】膏剂

【简介】膏剂是将药物用水或植物油煎熬去渣而制成的剂型。有内服和外用之分。内服有流浸膏、浸膏、煎膏。其中流浸膏与浸膏多数用于调配其他制剂使用。外用有软膏、硬膏。

【名称】酒剂

【简介】酒剂又称药酒,古称酒醴。是将药物用白酒或黄酒浸泡,或加温隔水炖煮，去渣取液供内服或外用。酒有活血化瘀、易于散发和助长药效的特性，故适用于祛风通络剂和补益剂中使用，如风湿药酒、参茸药酒、五加皮酒等。外用酒剂尚可祛风活血，止痛消肿。

二、针灸治疗技术

（一）毫针技术

【概述】毫针技术是指利用毫针针具，通过一定的手法刺激机体的穴位，以疏通经络、调节脏腑，从而达到扶正祛邪、治疗疾病的目的。毫针技术的适应证广，用于治疗内、外、妇、骨等科的多种常见病、多发病、疑难病。

【作用】疏通经络，行气活血，止痛，散瘀。

【适应证】中风病（急性脑血管病，脑血管病恢复期，后遗症期）、头风（紧张性头痛、偏头痛）、面瘫病（中枢性面瘫，周围性面神经麻痹）、颈椎病，肩凝症（肩关节周围炎）、腰痛病（急性腰扭伤、腰椎间盘突出症，腰肌劳损）等。

【操作方法】包括消毒、进针、行针、留针、出针几个方面。①消毒：针刺前必须做好针具、腧穴部位及医生手指的消毒。②进针法：进针时，一般用双手配合。右手持针，靠拇、示、中指夹持针柄，左手按压针刺部位，以固定腧穴皮肤。临床常用的进针方法有：指切进针法、舒张进针法、提捏进针法、夹持进针法。③行针与得气：毫针刺入后，施行提插、捻转等行针手法，使之得气，并进行补泻。得气亦称针感，是指将针刺入腧穴后所产生的经气感应。当这种经气感应产生时，医生会感到针下有沉紧的感觉，同时病人出现酸、麻、胀、重等感觉。得气与否以及得气的快慢，直接关系到针刺的治疗效果。常用的行针手法有提插法和捻转法两种。④留针与出针：医生可根据病情确定留针时间，一般病证可酌情留针25~30分钟。出针时，用左手拇、示指按住针孔周围皮肤，右手持针做轻微捻转，慢慢将针提至皮下，然后将针起出，用无菌干棉球按压针孔，以防止出血。

【注意事项】①孕妇不宜在下腹、腰骶部及合谷、三阴交、至阴等部位和腧穴进行针刺。②小儿囟门未合时，头顶部的腧穴不宜针刺。③皮肤感染、溃疡或肿瘤部位，不宜针刺。④有出血倾向者，慎行针刺。⑤患者在过于饥饿、劳累及精神过度紧张时，不宜立即进行针刺。⑥对身体虚弱、气血亏虚的患者，针刺时手法不宜过强，并尽量让患者采取卧位。⑦对胸、胁、腰、背、脏腑所居之处的腧穴，不宜深刺。⑧针刺眼区和颈部穴位（如风府、哑门等）时，要注意掌握一定的角度和深度，不宜大幅度提插、捻转和长时间留针，以免伤及重要的组织器官。⑨对尿潴留的患者，针刺小腹部腧穴时，应避免深刺。⑩应避开表皮大血管及毛孔进针。

（二）灸疗技术

1. 麦粒灸技术

【概述】麦粒灸是将艾绒搓成如麦粒样大小的艾炷直接置于皮肤上施灸防治疾病的一种技术。其特点是所需艾绒很少，烟雾小，刺激量可大可小，灼热、灼痛感穿透性明显。

【作用】清热解毒，活血化瘀，理气除湿，补虚培元，抗疟杀虫，利气定喘，温经止痛。

【适应证】带状疱疹，肺结核，支气管哮喘，喘息性支气管炎，慢性肠炎，肠功能紊乱，类风湿关节炎等。

【操作方法】麦粒灸是一种用火伤来防治疾病的独特方法，根据麦粒灸施灸操作强度大小和壮数多寡的不同，在普遍灼痛感觉的基础上，局部穴位的火伤程度，可见红晕、黄瘢点、小水疱、化脓结痂等多种现象。麦粒灸常规灸量每次每穴 1~7 壮。根据麦粒灸对皮肤的灼烫程度，分为非化脓麦粒灸和化脓麦粒灸两种。

【注意事项】①颜面部、心脏、大血管部和关节肌腱部不可用化脓麦粒灸。②妇女妊娠期，腰骶部和小腹部禁用化脓灸。③施行麦粒灸前要给患者解释本技术的操作特点，说明施灸程度和反应，在患者理解和同意后，施行麦粒灸技术。④灸后起疱较小可待其自行吸收，水疱较大者可用消毒针穿破，放出液体，外敷消毒干敷料。⑤长期施行麦粒灸，有疮面、渗出物或结痂者，可用创可贴保护灸疮。

2. 隔物灸技术

【概述】隔物灸也叫间接灸、间隔灸，是利用药物等材料将艾炷和穴位皮肤隔开施灸的一种操作技术。隔物灸可以避免灼伤皮肤，还能借间隔物的药力和艾炷的特性发挥协同作用，以取得更佳效果。

【作用】温经活血，温阳补气，温肺平喘，温中止呕，温经散寒，补气固元，祛腐生肌。

【适应证】周围性面瘫，过敏性鼻炎，急、慢性支气管炎，支气管哮喘，痛经，疖，腹痛、腹泻等，疮疡久不愈合。

【操作方法】①隔姜灸：选取整块新鲜生姜，纵切成 2~3mm 厚度的姜片，在其上用针点刺小孔若干。上置艾炷，从顶端点燃艾炷，待快燃烧尽时再更换艾炷。注意艾灸过程中要不断地移动姜片，以局部出现大片红晕潮湿，患者觉热为度。②隔蒜灸：取独头大蒜切成 2~3mm 的蒜片，在其上用针点刺小孔若干。施灸时，艾炷放置蒜片上，从顶端点燃艾炷，待快燃烧尽时更换艾炷。注意艾灸过程中要不断地移动蒜片,以局部出现大片红晕潮湿,以患者觉热为度。③隔盐灸:一般用于神阙穴灸,用食盐填平脐孔,上置艾炷,从顶端点燃艾炷,待快燃烧尽时更换艾炷,以腹腔觉热为度。④隔附子饼灸:用附子研成细粉,加面粉少许,再用水调和捏成薄饼,底面直径约20mm,厚度约2~5mm,待稍干,用针刺小孔若干。施灸时,将艾炷放置药饼上,从顶端点燃艾炷,待快燃烧尽时更换艾炷,以患者觉热为度。

【注意事项】①糖尿病或其他疾病等引起感觉功能减退、皮肤愈合能力差者忌用。②隔物灸操作过程中应注意勤动勤看,以防起疱。

3. 悬灸技术

【概述】悬灸是采用点燃的艾卷悬于选定的穴位或病痛部位之上,利用艾的燃烧热量刺激穴位或病痛部位以防治疾病的一种技术,是传统灸疗方法的一种。

【作用】温经散寒,和中止痛,活血通络,调和营卫。

【适应证】胃炎,胃、十二指肠溃疡,功能性消化不良等,原发性痛经,亚健康状态等。

【操作方法】①温和灸:施灸时,艾卷点燃的一端对准应灸的腧穴或患处,距离皮肤2~3cm进行熏烤,使患者局部有温热感而无灼痛为宜,一般每处灸10~15分钟,至皮肤红晕为度。如果遇到局部知觉减退者或小儿等,医者可将中、示两指分开,置于施灸部位两侧,这样可通过医者手指的感觉来测知患者局部的受热程度,以便随时调节施灸的距离以防止烫伤。②雀啄灸:施灸时,艾卷点燃的一端与施灸部位的皮肤并不固定在一定的距离,而是像鸟雀啄食一样,一上一下地移动施灸,由上而下移动速度较慢,接近皮肤适当距离时短暂停留,在病人感觉灼痛之前迅速提起,如此反复操作。一般每穴5~10分钟,至皮肤红晕为度。此法热感较强,注意防止烫伤。③回旋灸:施灸时,艾卷点燃的一端悬于施灸部位上方约2cm高处反复旋转移动进行灸治,使皮肤感觉温热而不灼痛,一般每处灸10~15分钟,至皮肤红晕为度。

【注意事项】①中风闭证、阴虚阳亢、热毒炽盛、中暑高热等忌用艾灸技术。②咯血吐血等出血性疾病忌用艾灸技术。③孕妇的腹部和腰骶部不宜施灸。④施灸前,应选择正确的体位,要求患者的体位舒适能持久,而且能暴露施灸部位;施灸者的体位要求稳定能精确操作。⑤施灸中注意观察患者的神色,防止晕灸,如发生晕灸,立即停灸,按晕针处理。一般在患者精神紧张、大汗后、劳累后或饥饿时不宜艾灸,以防晕灸。⑥注意防止艾火脱落而烫伤皮肤或烧坏衣被。如因施灸不慎灼伤皮肤,局部出现小水疱,可嘱患者保护好水疱,不要擦破,任其吸收。如水疱较大,可用消毒毫针在水疱底部刺破,放出液体,外涂烫伤膏或万花油。

4. 三伏天灸技术

【概述】三伏天灸技术是具有中医特色的时间治疗学与特定中药相结合在特定穴位治疗某些疾病的治疗方法。

【作用】激发阳气,温肺化饮,宣肺利窍,温中止痛。

【适应证】支气管哮喘,过敏性鼻炎,慢性胃炎,胃、十二指肠溃疡,免疫力低下,消化不良等。

【操作方法】以脏腑经络学说为基础,辨证选穴结合辨病选穴,重在少而精。一般选择离病变器官、组织最近、最直接的穴位,阿是穴,经验选穴。①敷贴:每块药饼用 5cm 直径的圆形或方型胶布贴于相应的穴位上,穴位一般每次以 6~8 个为宜。②贴药:患者采用适当的体位,暴露背部或腹部,要求皮肤干燥不湿润。背部穴位一般取双侧,将药物贴于穴位上。③时间:成人一般以 30~60 分钟为宜。小孩时间酌减,以皮肤感觉和耐受程度为观察指标,避免灼伤皮肤。④疗程:三伏天灸 10 天一次,共 3~5 次(即初伏、中伏、末伏各 1 次,可前后加强),一般 3 年为 1 疗程。

【注意事项】①合并严重心脑血管疾病、肝肾功能不全及严重糖尿病、发热患者,禁止操作。②一岁以下幼儿、孕妇,禁止操作。③过敏体质者:对外贴胶布或药物过敏患者慎用。④贴药后局部皮肤可能红肿,无明显不适可不予以处理。若出现瘙痒、灼热、刺痛等症而难以忍受,应随即移去膏药,避免搔抓致皮肤破损。若局部皮肤出现水疱,应穿着柔软衣服,或外覆盖纱布,避免摩擦水疱,防止破溃,待其自然吸收。若水疱溃破应保护创面,可涂搽红霉素软膏、金霉素软膏防止感染。⑤贴药后戒酒、禁食海鲜、生冷、辛辣食品及进行冷水浴。⑥贴药时间:根据个人的耐受度而定,成年人 1 个小时为宜,14 岁以下儿童贴药时间不宜超过 45 分钟,年龄越小则贴药时间相应缩短,一般不少于 20 分钟。贴药时间过长易致局部皮肤出现水疱。

5. 温针灸技术

【概述】温针灸技术是艾灸与针刺结合使用的一种操作技术,是在留针过程中将艾绒搓团捻裹于针柄上(或使用适当长度的艾条固定在针柄上)点燃,通过针体将热力传入穴位以治疗疾病的方法。

【作用】温经散寒,通络止痛,扶正固本。

【适应证】腰椎间盘突出症,肱骨外上髁炎,膝关节骨性关节炎,肩关节周围炎,原发性痛经等。

【操作方法】将毫针刺入穴位得气后,使针根与皮肤表面距离 2~4cm,于针柄上裹以枣核大小粗艾绒制成的艾团,或取 1~2cm 长度的艾条套在针柄上。从下面点燃施灸。待其自灭,再更换。如用艾绒每次可灸 3~4 壮,艾条则可用 1~2 壮。

【注意事项】①皮肤感染与炎症的穴区忌用。②要嘱咐患者不要随意移动肢体,以防艾团(条)脱落烫伤。

6. 热敏灸技术

【概述】热敏灸是采用点燃的艾材产生艾热悬灸热敏穴位,激发透热、扩热、传热、局部不(微)热远部热、表面不(微)热深部热、非热觉等热敏灸感和经气传导,并施以个体化的饱和消敏灸量,从而明显提高了艾灸疗效的一种新技术。热敏灸技术与传统悬灸技术一样,具有温经散寒、扶阳固脱、消瘀散结、防病保健的作用,常用于寒湿痹痛、脏腑虚寒、阳气虚脱、气虚下陷、经络瘀阻等证及亚健康调理。

【作用】温经散寒,扶阳固脱,消瘀散结,防病保健。

【适应证】普通感冒病,周围性面瘫,颈椎病,腰椎间盘突出症,膝关节骨性关节炎等。

【操作方法】热敏灸技术采用艾条悬灸的方法,可分为单点温和灸、双点温和灸、接力温和灸、循经往返灸。①单点温和灸:此手法既可用于探查穴位,同时也是治疗的常用手法。将点燃的艾条对准选择的一个热敏穴位,在距离皮肤 3cm 左右施行温和灸法,每 2 分钟插入 30 秒钟的雀啄灸法,以患者温热而无灼痛感为施灸强度。每穴施灸时间以热敏灸感消失为度,不拘固定的时间。②双点温和灸:同时对两个热敏穴位进行艾条悬灸操作,手法同单点温和灸。每穴施灸时间以热敏灸感消失为度,不拘固定的时间。双点温和灸主要用于左右对称的同名穴位或同一经脉的两个穴位。③接力温和灸:如果经气传导不理想,在上述单点温和灸的基础上,可以在经气传导路线上的远离施灸穴位的端点再加一单点温和灸,即双点温和灸,这样可以延长经气传导的距离。每次施灸时间以热敏灸感消失为度。④循经往返灸:此手法既可用于探查穴位,同时也是治疗的常用手法。用点燃的艾条在患者体表距离皮肤 3cm 左右,沿经脉循行方向往返匀速移动施灸,以患者感觉施灸路线温热而无灼痛感为施灸强度。每次施灸时间以热敏灸感消失为度。此法适用于正气不足,感传较弱的患者。

【注意事项】①中暑高热、高血压危象、肺结核晚期大量咯血等忌用艾灸技术。②孕妇的腹部和腰骶部不宜施灸。③如因施灸不慎灼伤皮肤,局部出现小水疱,可嘱患者保护好水疱,勿使破溃,任其吸收,一般 2~5 日即可愈合。

如水疱较大,可用消毒毫针刺破水疱,放出水液,再适当外涂烫伤油等,保持疮面洁净。④注意晕灸的发生。如发生晕灸现象,按晕针处理。⑤患者在精神紧张、大汗后、劳累后或饥饿时不适宜艾灸。⑥注意防止艾灰脱落或艾炷倾倒而烫伤皮肤或烧坏衣被。艾条灸毕后,应将剩下的艾条套入灭火管内或将燃头浸入水中,以彻底熄灭,防止再燃。如有绒灰脱落床上,应清扫干净,以免复燃。

(三)刮痧类技术

1. 刮痧技术

【概述】在中医经络腧穴理论指导下,使用不同材质和形状的刮痧器具和介质,采用不同手法在体表进行相应的刮拭,以防治疾病的中医外治技术。

【作用】疏通经络,改善血液循环,调整关节结构和功能。

【适应证】外感性疾病和骨关节疼痛性疾病等。

【操作方法】单手握板,将刮痧板放置掌心,由拇指和示指、中指夹住刮痧板,无名指和小指紧贴刮痧板边角,从三个角度固定刮痧板。刮痧时利用指力和腕力调整刮痧板角度,使刮痧板与皮肤之间夹角约45°,以肘关节为轴心,前臂做有规律的移动。选择刮痧部位顺序的总原则为先头面后手足,先背腰后胸腹,先上肢后下肢,逐步按顺序刮痧。刮痧方向由上向下、由内向外,单方向刮拭,尽可能拉长距离。

刮痧的时间包括每次治疗时间、治疗间隔和疗程:①每个部位一般刮拭20~30次,每位患者通常选3~5个部位;局部刮痧一般5~10分钟,全身刮痧宜10~20分钟。②两次刮痧之间宜间隔3~6天,或以皮肤上痧退、手压皮肤无疼痛感为宜;若病情需要,或刮痧部位的痧斑未退,不宜在原部位进行刮拭,可另选其他相关部位进行刮痧。③急性病疗程以痊愈为止,慢性疾病一般以7~10次为一疗程。

刮痧的程度包括刮拭的力量强度和出痧程度:①刮痧时用力要均匀,由轻到重,以患者能够承受为度。②一般刮至皮肤出现潮红、紫红色等颜色变化,或出现粟粒状、丘疹样斑点,或片状、条索状斑块等形态变化,并伴有局部热感或轻微疼痛。对一些不易出痧或出痧较少的患者,不可强求出痧。

根据病情和刮痧部位的不同,刮痧操作的力量大小、速度快慢、刮拭方向、刮痧板边角接触的部位以及刮痧配合手法应有所不同。按力量大小分为轻刮法、重刮法;按移动速度分为快刮法、慢刮法;按刮拭方向分为直线刮法、弧线刮法;按刮痧板接触体表部位分为摩擦法、梳刮法、点压法、按揉法、角刮法、边刮法等。

【注意事项】①刮痧时选取适当的刮痧部位,以经脉循行和病变部位为主,刮痧部位应用75%乙醇棉球消毒,或用热毛巾、生理盐水棉球、一次性湿巾等进行清洁,取适量刮痧介质,置于清洁后的拟刮拭部位,用刮痧板涂抹均匀。刮痧后用干净纸巾、毛巾或消毒棉球将刮拭部位的刮痧介质擦拭干净。②刮痧时应注意室内保暖,尤其是在冬季应避免感受风寒;夏季刮痧时,应避免风扇、空调直接吹刮拭部位。③刮痧过程中产生的酸、麻、胀、痛、沉重等感觉,均属正常反应。刮痧后皮肤出现潮红、紫红色等颜色变化,或出现粟粒状、丘疹样斑点,或片状、条索状斑块等形态变化,并伴有局部热感或轻微疼痛,都是刮痧的正常反应,数天后即可自行消失,一般不需进行特殊处理。④刮痧过程中若出现晕刮,症见头晕、目眩、心慌、面色苍白、出冷汗、恶心欲吐,甚至神昏仆倒等现象,应立即停止刮痧,使患者呈头低脚高平卧位,饮用温开水或温糖水,并注意保暖,晕刮严重者可用刮痧板点按患者百会、人中、内关、足三里、涌泉穴,必要时应配合其他急救措施。⑤刮痧结束后,最好饮一杯温水,不宜即刻食用生冷食物,刮痧出痧后30分钟以内不宜洗冷水澡。⑥年迈体弱、儿童、对疼痛较敏感的患者宜用轻刮法刮拭。⑦凡肌肉丰满处(如背部、臀部、胸部、腹部、四肢)宜用刮痧板的横面(薄面、厚面均可)刮拭。对一些关节处、四肢末端、头面部等肌肉较少、凹凸较多的部位宜用刮痧板的棱角刮拭。⑧下肢静脉曲张或下肢肿胀者,宜由下向上刮拭,采用逆刮法。

2. 放痧技术

【概述】又称挑痧法,是通过针具浅刺体表静脉或点刺穴位出血,以达到防病治病目的的外治技术。主要有穴位放血、痧筋放血、刺络放血等。

【作用】通经活络,开窍泻热,调和气血,消肿止痛。

【适应证】各种实热证、瘀血疼痛性急症和慢性病,如感冒、发热、头痛、咽痛、痤疮、静脉曲张等。

【操作方法】①点刺法:刺前可先推、揉、挤、捋被刺穴位及其周围,使局部充血。一手固定被刺部位,另一手持针,迅速刺入并迅速出针,进出针时针体应保持在同一轴线上,点刺后可放出适量血液或黏液,也可辅以推挤方法增加出血量或出液量。此法多用于穴位放痧,如大椎、印堂等,治疗感冒、发热、头痛、胃脘痛、失眠等症。②挑刺法:一手按压施术部位两侧,或夹起皮肤,使皮肤固定,一手持针以15°~30°角迅速刺入皮肤1~2mm,随即将针身倾斜挑破皮肤,使之出少量血液或黏液;也可刺至3~5mm深,将针身倾斜并使针尖轻轻提起,挑破皮下部分组织,然后出针。此法多用于四肢末端放痧,如十宣穴,治疗发热、晕厥等症。③刺络法:先用止血带结扎在针刺部位上端(近心端),然后消毒,针刺时,一手拇指按压在被刺部位远心端,另一手持针对准针刺部位的静脉,刺入脉中立即将针退出,使其流出一定量血液,在出血时也可轻轻按压静脉近心端,以助出血。此法多用于肘窝、腘窝、太阳穴以及下肢小腿等处的浅表静脉放痧,治疗急性吐泻、中暑发热和下肢静脉曲张等。

【注意事项】①放痧工具要严格消毒后才能使用,施术部位应防止感染。②操作手法宜稳、准、快,一针见血,不可用力过猛,防止刺入过深,创伤过大,损害其他组织,更不可伤及动脉。③孕妇及新产后慎用,过饥、过饱、醉酒、过度疲劳者,不宜使用本技术。④放血时注意血压、心率变化,注意晕针或晕血的发生。⑤出血较多时,宜适当休息后离开。

3. 撮痧技术

【概述】施术者以手指或手掌为工具,在患者特定体表部位,通过撮、扯、拧、提、推、挤等手法,使皮肤出现紫红色痧斑为特征的一种治疗疾病的技术。

【作用】行气开闭,调畅气机,宣泄痧毒。

【适应证】外感性疾病,疼痛性疾病等。

【操作方法】①拧痧法:术者五指屈曲,以大拇指与示指对准撮痧部位,用力夹紧并扯起,提拧患者皮肤至最高处时,两指和被夹起的皮肤一同适度旋转,然后松开,使皮肤恢复原状。如此一提一拧一放,反复进行,在同一部位可连续操作 10~30 次,撮拧至皮肤出现紫红色痧斑为度。此法多用于颈部。②扯痧法:又称揪痧法,术者五指屈曲,将中指和示指弯曲如钩状,用示指、中指的第二指节对准撮痧的部位,把皮肤与肌肉夹起,用力向外滑动,然后松开。如此一夹一扯一放,反复进行,以有“巴巴”声响为佳。在同一部位可连续操作 10~30 次,扯至被夹起的部位出现紫红色或暗红色痧斑为度。也可用大拇指和示指第二指节,夹起皮肤与肌肉,依上述手法扯拉。本法适用于面部的鼻根、前额以及颈、背部等处。③挤痧法:术者用两手拇指指腹,或两手示指、拇指指腹,或单手示、拇四指指腹相对用力,有规律地互相挤压,挤压至皮肤出现紫红色痧斑为度。此法主要用于头面部、颈部、肩背部。④抓痧法:术者以拇、示、中三指用力或五指并用,在体表相应部位,将肌肉迅速抓紧提起后自然松开,手指依次在患者体表移动,并交替、持续、均匀地提起施治的部位或穴位,反复至皮肤出现痧痕斑点为度,主要用于背部、腹部。⑤推痧法:术者用拇指指腹、大鱼际、小鱼际或手掌跟紧贴相应的治疗部位,以适当的压力在皮肤上,进行单方向的直线移动,反复推按 20~30 次,至皮肤充血出现痧痕为度。主要用于背腰部。

【注意事项】①撮痧治疗室要宽敞明亮,空气流通,但要注意保暖,防止病人冒风受邪。②撮痧部位要做常规消毒后再施撮痧术。③撮痧手法要轻重适宜,手法要轻快,不能用猛力,以耐受为度,以挤出紫红痧斑为宜。④手法的轻重、抓撮穴位的多少、每穴抓撮的次数,要视患者的年龄、体质、疾病性质、疾病轻重等具体情况而定。儿童与年老体弱者,手法宜轻,撮穴宜少,防止撮伤皮肤,引起感染;体质壮实者,手法宜重,撮穴宜多。⑤撮痧过程中,如见冷汗不止、吐泻不止、脉象沉伏等情况,应停止撮痧,并及时综合抢救,防止发生意外。⑥撮痧术后,病人需卧床休息,适量饮用温开水或姜汤,禁食生冷油腻食物。⑦在用此法治疗的同时,可配合药物、针灸、推拿等技术,以求尽快治愈疾病。

（四）拔罐类技术

1. 拔罐技术

【概述】拔罐是以各种罐为工具,利用燃烧、抽吸、蒸汽等方法造成罐内负压,使罐体吸附于腧穴或相应体表部位,使局部皮肤充血或瘀血,以治疗疾病的外治方法。古称角法,又称吸筒法。包括留罐、闪罐、走罐。

【作用】宣肺解表,清肺化痰,活血通络,舒筋止痛。

【适应证】感冒,咳嗽,腰痛,关节疼痛,发热等疾病。

【操作方法】拔罐方法包括火罐法、煮罐法及抽气罐法。火罐法包括闪火法、投火法及贴棉法。煮罐法一般使用竹罐,将竹罐倒置在沸水或药液中,煮沸1~2分钟,用镊子夹住罐底,提出后用毛巾吸去表面水分,趁热按在皮肤上。所用药液,可根据病情决定。抽气罐法是用抽气罐置于选定部位上,抽出空气,使其产生负压而吸于体表。

运罐方法包括留罐、走罐和闪罐:①留罐:又称坐罐,即拔罐后将火罐吸拔留置于施术部位10分钟,然后将罐起下。此法适用于临床大部分病症,是最常用的拔罐法。②走罐:又称推罐,先在罐口或吸拔部位上涂一层凡士林或石蜡油,将罐吸拔于皮肤上,再以手握住罐底,稍倾斜罐体,向前后推拉,或做环形旋转运动,如此反复数次,至皮肤潮红、深红或起痧点为止。此法适用于急性热病或深部组织瘀血阻滞之疼痛、外感风寒及较大范围疼痛如颈肌劳损、腰肌劳损等。③闪罐:以闪火法使罐吸附于皮肤后,旋即取下,如此反复操作,直至皮肤潮红、发热、充血为度。此法适用于感冒、咳嗽、肢体麻木、面瘫、中风后遗症。

起罐时,用拇指在罐口旁边轻轻按压,使空气进入罐内,顺势将罐取下。不可蛮力上提或旋转拔提,避免皮肤破损。

【注意事项】①精神过于紧张、醉酒、过饥、过饱、过劳及体位不能合作者,不宜拔罐。②重度心脏病、呼吸衰竭、皮肤局部溃烂或高度过敏、活动性肺结核、全身消瘦以致皮肤失去弹性、全身高度水肿及恶性肿瘤患者,不宜拔罐。③有出血性疾病者,不宜拔罐。④妊娠妇女腹部、腰骶部及五官部位、前后二阴等禁用,面部及儿童禁用重手法。⑤骨骼凹凸不平及毛发较多的部位均不适宜。⑥脐疝、腹壁疝、腹股沟疝等,不宜拔罐。⑦留罐过程中注意观察患者的反应,患者如有不适感应立即取罐;严重者可让患者平卧,保持头高脚低位,饮热水或糖水,还可揉内关、合谷、太阳、足三里等穴。⑧拔罐后皮肤起水疱时,水疱勿需处理,仅敷以消毒纱布,防止擦破即可。水疱较大时用消毒针将水放出,或用消毒纱布包敷,以防感染。

2. 药罐技术

【概述】药罐技术是以中药浸煮的竹罐或玻璃罐内放入一定量的药液吸拔于相应的部位上以治疗疾病的一种方法。

【作用】活血通络,祛瘀止痛,安神定志。

【适应证】腰肌劳损,颈椎病,失眠,痛经,自主神经功能失调等。

【操作方法】①煮罐法:一般使用竹罐,将竹罐倒置在沸腾的药液中,煮1~2分钟,用镊子夹住罐底,提出后用毛巾吸去表面水分,趁热按在皮肤上。此法适用于风湿痹痛、扭挫伤、失眠、痛经、腰腿疼等。②储药罐法:此法一般使用玻璃罐。将罐中放入一定量(一般为罐容积的1/3~2/3)的药液(温度保持在45℃左右),用闪火法,一手拿罐,另一手持点燃的乙醇棉迅速进入罐转一圈,迅速将罐扣在选定部位。此法适用于风湿痹痛、扭挫伤、失眠、痛经、腰腿疼等。起罐时,用拇指在罐口旁边轻轻按压,使空气进入罐内,顺势将罐取下。不可蛮力上提或旋转提拔,避免皮肤破损。

【注意事项】同拔罐。

3. 刺络拔罐技术

【概述】刺络拔罐疗法是将放血与拔罐相结合以治疗疾病的一种方法。

【作用】清热活血,解毒止痛,调和阴阳。

【适应证】发热,急性乳腺炎,急性腰扭伤,带状疱疹,周围性面神经炎,踝关节扭伤,软组织扭挫伤,急性中暑,腰椎间盘突出,流行性感冒,腱鞘囊肿等。

【操作方法】拔罐方法包括火罐法、煮罐法、抽气罐法(同前)。①常规碘伏消毒皮肤。②用三棱针点刺或皮肤针叩刺出血。③然后将罐吸拔于点刺的部位。④留罐10分钟后,用拇指在罐口旁边轻轻按压,使空气进入罐内,顺势将罐取下。不可蛮力上提或旋转提拔,避免皮肤破损。

【注意事项】①检查针具,排除针尖有钩毛或缺损、针锋参差不齐;②针具及针刺局部皮肤严格消毒;重刺后,局部皮肤须用酒精棉球消毒,并应注意保持针刺局部清洁,以防感染;③24小时内不要沐浴;④疗程视病情轻重和病人体质而定,隔日1次。

4. 针罐技术

【概述】针罐疗法是将针刺和拔罐相结合以治疗疾病的一种方法。

【作用】舒筋活血，通络祛风止痛。

【适应证】急性腰扭伤，肩关节周围炎，梨状肌综合征，风湿痹痛，神经痛等。

【操作方法】拔罐方法包括火罐法、煮罐法、抽气罐法（同前）。将针刺和拔罐相结合的一种方法，消毒皮肤后，先针刺留针，或出针后，在针刺部位进行拔罐。

【注意事项】应用此法时要保持体位固定，以防止肌肉收缩发生弯针，并避免将针撞压至深处，造成损伤；操作时针柄不宜过长；对胸背部腧穴应慎用此法。

第二节　提高应会

一、中医急救方法

中医急诊面对的是急、危、重症病人，其病来势凶猛，传变迅速，往往危及生命，应明辨虚实，权衡缓急，积极抢救生命，在辨证论治的基础上，积极选用多种治疗方法，动态观察，根据病情的变化，随证治之。治疗方法可分为：内治法及各种外治法。

（一）内治法

1. 固脱法

固脱法分为益气敛阴及回阳固脱。阴脱及阳脱是疾病的危险证候，必须及时诊治。阴脱的根本原因是机体内大量脱失津液，从而导致阴脱。阳脱的主要病因是阳气亡脱。因为气可随液脱，可随血脱，所以阳脱也常见于汗、吐、下太过及大出血之后，同时，许多疾病的危笃阶段也可出现阳脱。

【名称】益气回阳固脱法

【适应证】阳脱证。症见大汗出、汗凉，身凉恶寒，四肢厥冷，蜷卧神疲，口淡不渴，或喜热饮，舌淡白润，脉微欲绝。

【方药】四逆汤、参附汤、参附龙牡汤、参附注射液等。

【名称】益气救阴固脱法

【适应证】阴脱证。症见身热肢暖，烦躁不安，口渴咽干，唇干舌燥，小便极少,舌红干,脉细数无力。

【方药】生脉散、三甲复脉汤、生脉注射液等。

2. 开窍法

由热邪内陷心包,或痰湿、痰热、瘀血等闭阻心窍,致使心所主之神明失用,出现神志昏迷,不省人事,胡言乱语等精神危重症候,应急选辛透开达之品以开窍醒神。闭证神昏又有寒闭、热闭之分。

【名称】温开法

【适应证】寒闭证。症见神昏伴面青,身凉,苔白,脉迟。

【方药】苏合香丸、紫金锭等。

【名称】凉开法

【适应证】热闭证。症见神昏伴面赤,身热,苔黄,脉数。

【方药】安宫牛黄丸、紫雪丹、至宝丹。

安宫牛黄丸、紫雪丹、至宝丹称为"温病三宝"。三者清热解毒之力安宫牛黄丸最强,紫雪丹次之,至宝丹更次之;开窍镇痉之力至宝丹最强,紫雪丹次之,安宫牛黄丸更次之。安宫牛黄丸适用于高烧不止、神志昏迷的患者;紫雪丹适用于高热惊厥、手脚抽搐、烦躁甚至昏迷的患者;至宝丹适用于重度昏迷、发热、痰盛的患者。

3. 药物催吐法

通过引起呕吐,使停留于咽喉、胸膈、胃脘等部位的痰涎、宿食或毒物从口排出的一种治法。

【适应证】哮病,中风,痰厥等痰涎壅盛,漾漾欲吐者,或宿食不化、留滞胃脘,或误食毒物尚在胃中等。

【方药】瓜蒂散、参芦饮等。

4. 下法

是通过荡涤肠胃,泻下大便或积水,使停留于胃肠的宿食、燥屎、湿热、冷积、瘀血、顽痰、水饮、虫积等由大便而出的治法。

【名称】通腑泻浊法

【适应证】阳明腑实证。症见大便不通,口渴心烦,蒸蒸发热,或腹中胀满,或为谵语,舌苔正黄,脉滑数,以及胃肠热盛而致发斑吐衄,口齿咽喉肿痛等。

【方药】大承气汤、小承气汤、调胃承气汤、新加黄龙汤、增液承气汤等。

【名称】泻下逐水法
【适应证】蓄水证。症见蓄水腹胀,四肢浮肿,胸腹胀满,停饮喘急,大便秘结,小便短少等。
【方药】十枣汤、舟车丸等。

5. 补气止血法

因吐血、咳血、尿血、便血、崩漏、内脏出血等大量出血,易致失血性休克,危急生命,临床急需输血,急需止血,防止再次出血。因"有形之血不能速生,无形之气所当急固",在病情危重时,应在止血的前提下补气治疗。
【适应证】各种原因造成的失血证。
【方药】独参汤。

(二)外治法

1. 针刺法

【适应证】特别适用于中风,昏迷,痰证,痛证,痧证,热病,中暑,吐泻,癃闭诸急症。
【选穴】
中风:以昏迷为主者,针刺人中、四神聪、内关、涌泉、太冲;以半身不遂为主者针刺合谷、曲池、足三里、三阴交、太冲。
痉病:针刺百会、人中、大椎。
胃痛:针刺内关、中脘、足三里、胃俞。
哮喘:针刺列缺、尺泽、膻中、肺俞、定喘。
呕吐:针刺内关、足三里、中脘。
泄泻:针刺天枢、上巨虚、阴陵泉、水分。
痛经:针刺三阴交、中极、次髎。
晕厥:针刺水沟、中冲、涌泉、足三里。
虚脱:针刺素髎、水沟、内关。
高热:针刺大椎、十二井、十宣、曲池、合谷。
抽搐:针刺水沟、内关、合谷、太冲。
腰痛:针刺肾俞、腰夹脊、委中、阿是穴。
偏头痛:针刺百会、风池、合谷、太冲、头维。
心绞痛:针刺内关、阴郄、膻中、心俞、厥阴俞。
胆绞痛:针刺肝俞、胆俞、胆囊穴、日月、期门、阳陵泉。

肾绞痛:针刺肾俞、三焦俞、关元、阴陵泉、三阴交。

急性胰腺炎:针刺内关、中脘、足三里,配合下脘、关元、气海、天枢、腹泻穴。

【禁忌证】①孕妇不宜在下腹、腰骶部及合谷、三阴交、至阴等部位和腧穴进行针刺。②小儿囟门未合时,头顶部的腧穴不宜针刺。③皮肤感染、溃疡或肿瘤部位,不宜针刺。④有出血倾向者,慎行针刺。

2. 艾灸法

【适应证】适合于厥证,脱证,寒证,虚证,哮喘等。

【选穴】

脱证:艾灸百会、神阙、关元、足三里。

哮病:艾灸肺俞、膻中、大椎、天突、定喘。

【禁忌证】①颜面部,心前区,体表大血管部和关节肌腱部不可用化脓麦粒灸。②妇女妊娠期,腰骶部和小腹部禁用化脓灸。③糖尿病或其他疾病等引起感觉功能减退、皮肤愈合能力差者忌用。

3. 刺络法

【适应证】适用于中暑,中风昏迷,休克,急性肠胃炎,急性结膜炎,头痛,神经性皮炎,急性扁桃体炎,腰肌劳损,丹毒,疖肿等。其中挑刺法还可治疗带状疱疹后遗痛,咽喉痛,三叉神经痛,干眼症,失眠等临床常见病症。

【选穴】

中暑:点刺十宣。

闭证:点刺人中、涌泉、十宣。

急喉病:大椎穴刺络拔罐,点刺少商、商阳。

外感发热:点刺大椎、肺俞、少商、耳尖、双耳背瘀络。

急性腰扭伤:委中穴刺络拔罐。

头痛:大椎、太阳点刺放血。

急性胃肠炎:曲泽、委中缓刺放血。

【禁忌证】①传染病和严重心、肝、肾功能损害者。②动脉禁刺。③血友病、血小板减少性紫癜等凝血机制障碍者。④孕妇、产后、习惯性流产者。⑤外伤有大出血者。

4. 拔罐法

【适应证】痛证,痹证,哮喘,外感等。

【选穴】

感冒:大椎、风门、肺俞、身柱穴走罐。

痛经：关元、血海、阿是穴留罐。

胃痛：肝俞、脾俞、胃俞、膈俞、章门留罐。

心绞痛：心俞、膈俞、膏肓俞、章门留罐。

头痛：大椎、大杼、天柱、至阳留罐。

痛经：关元、血海、阿是穴留罐。

【禁忌证】①精神过于紧张、醉酒、过饥、过饱、过劳、抽搐不合作者。②重度心脏病、呼吸衰竭、皮肤局部溃烂或高度过敏、活动性肺结核、全身消瘦以致皮肤失去弹性、全身高度水肿及恶性肿瘤患者,妇女月经期不宜拔罐。③有出血性疾病者。④妊娠妇女腹部、腰骶部,五官部位、前后二阴等禁用,面部及儿童禁用重手法。⑤局部有疝疾病(如脐疝、腹壁疝、腹股沟疝等)、静脉曲张、癌肿等。

5. 刮痧法

【适应证】外感性疾病和骨关节疼痛性疾病。

【刮治部位】

中暑：刮治颈部。

疳积：刮治长强穴至大椎穴。

颈椎病：刮治头部、颈肩部和上肢。

呕吐：取脊柱两旁自上而下至腰部顺刮。

小腿痉挛疼痛：取脊椎两旁刮治,同时配用刮治腘窝。

【禁忌证】①严重心脑血管疾病、肝肾功能不全等疾病出现水肿者。②有出血倾向的疾病,如严重贫血、血小板减少性紫癜、白血病、血友病等。③感染性疾病,如急性骨髓炎、结核性关节炎、传染性皮肤病、皮肤疖肿包块等。④急性扭挫伤、皮肤出现肿胀破溃者。⑤刮痧不配合者,如醉酒、精神分裂症、抽搐等。⑥孕妇的腹部、腰骶部。

二、中医急救药物

(一)必备药物

【药名】生脉注射液

【简介】处方组成为红参、麦冬、北五味子。功能益气养阴,复脉固脱。主要治疗气阴两虚、脉虚欲脱的心悸,气短,四肢厥冷,汗出,脉欲绝。有扩张血管,增加冠状动脉血流量的作用。用于心肌梗死、心源性休克、感染性休克等心血管疾病。静脉注射,10~20毫升/次,加入10%葡萄糖注射液20毫升稀释后缓推进5分钟以上。静脉滴注,40~100毫升加入5%葡萄糖注射液250毫升/次,1~2次/日,本品也可用10%葡萄糖注射液或生理盐水配用。

注意：①偶有患者用药后有潮热感，可以耐受，一般不需要特殊处理。②本品大剂量高浓度对心脏表现出先抑制后兴奋的作用，故用药宜慢，并适量稀释。③本品含有皂苷及挥发油，最好不要同其他药混合使用。

【药名】参附注射液

【简介】处方组成为红参、附片。功能回阳救逆，益气固脱。治疗阳气暴脱的厥脱证（感染性、失血性、失液性休克等）及阳虚（气虚）所致的惊悸、怔忡、喘咳、胃疼、泄泻、痹证等。肌肉注射，2~4毫升/次，1~2次/日。静脉滴注，10~20毫升/次（用5%或10%葡萄糖注射液250~500毫升稀释后使用）。静脉推注，5~20毫升/次（用5%或10%葡萄糖注射液20毫升稀释后使用）。或遵医嘱。

注意：本品是纯中药制剂，保存不当可影响质量，所以使用前最好对光检查，发现药液出现混浊、沉淀、变色、漏气等现象时不能使用。

【药名】参麦注射液

【简介】处方组成为红参、麦冬。功能益气固脱，养气生津。治疗心源性休克、心脏衰弱引起的低血压，改善微循环。能提高肿瘤病人的免疫功能，与化疗药物合用时，有一定的增效作用，并能减少化疗药物引起的毒副反应。肌肉注射，2~4毫升/次，1次/日。静脉滴注，5~20毫升/次（用5%或10%葡萄糖注射液250~500毫升稀释后使用），或遵医嘱。

注意：①本品是纯中药制剂，保存不当可影响质量，所以使用前最好对光检查，发现药液出现混浊、沉淀、变色、漏气等现象时不能使用。②实热证者避免应用。

【药名】安脑丸

【简介】处方组成为水牛角、人工牛黄、珍珠、黄连、黄芩、冰片等。功能清热解毒，醒脑安神，豁痰开窍，镇惊息风。治疗高热神昏，头痛眩晕，中风窍闭，抽搐痉厥，烦躁谵语，对于高血压及一切急性炎症伴有高热不退、神志昏迷者均有显效。口服，1~2丸，2次/日，或遵医嘱，小儿酌减。

注意：打开蜡丸吞服。

【药名】猴枣散

【简介】处方组成为猴枣、牛黄、珍珠、天竺黄、天麻等。功能清热化痰，通关开窍，镇惊息风。治疗小儿惊风、痰热壅肺所致的发热、咳嗽、痰多、烦渴躁动、抽搐等症的治疗。口服，1岁以上0.36克/次，未满周岁0.18克/次，2~3次/日。

【药名】紫雪散

【简介】处方组成为石膏、寒水石、木香、沉香、升麻、甘草、水牛角浓缩粉、羚羊角、麝香、朱砂等。功能清热解毒,止痉开窍。治疗热病,高热烦躁,神昏谵语,惊风抽搐,斑疹吐衄,尿赤便秘。口服,1.5~3克/次,2次/日;周岁小儿0.3克/次,5岁以内小儿每增一岁,递增0.3克,1次/日;5岁以上小儿酌情服用。

注意:①本品含朱砂,不宜过量久服。肝肾功能不全者慎用。②运动员慎用。③重症患者第一次加倍服用。④本品久置后有少量可摇散的沉淀,摇匀后使用。

【药名】清开灵注射液

【简介】处方组成为水牛角、黄芩、金银花、栀子等。功能清热解毒,化痰通络,醒神开窍。治疗热病神昏,中风偏瘫,神志不清,亦可用于急慢性肝炎、乙型肝炎,上呼吸道感染,肺炎,高热以及脑血栓形成,脑出血见上述症候者。肌肉注射,2~4毫升/日;重症患者静脉滴注,20~40毫升/日,以10%葡萄糖注射液200毫升或生理盐水注射液100毫升稀释后使用。

注意:①有表证恶寒发热者慎用。②本品如产生沉淀或混浊时不得使用。

【药名】双黄连粉针剂

【简介】处方组成为连翘、金银花、黄芩。功能清热解毒,清宣透邪。治疗风温邪在肺卫或风热闭肺证,症见发热、微恶风寒或不恶寒、咳嗽气促、咳痰色黄、咽红肿痛等急性上呼吸道感染,急性支气管炎,急性扁桃体炎,轻型肺炎见上述症候者。静脉滴注,临用前,先以适量注射用水充分溶解,再用生理盐水或5%葡萄糖注射液500毫升稀释。每次每千克体重60mg,1次/日,或遵医嘱。

注意:严格观察本品溶解后有无细粒沉淀,并注意澄明度。

【药名】鱼腥草注射液

【简介】处方组成为鱼腥草(鲜)。功能清热,解毒,利湿。治疗肺脓肿,痰热咳嗽,白带,尿路感染,痈疖。肌肉注射,2~4毫升/次,4~6毫升/日。静脉滴注,20~100毫升/次,用5%或10%葡萄糖注射液250~500毫升稀释后使用,或遵医嘱。

注意:本品是纯中药制剂,保存不当可影响质量,所以使用前最好对光检查,发现药液出现混浊、沉淀、变色、漏气等现象时不能使用。

【药名】穿琥宁注射液

【简介】处方组成为脱水穿心莲内酯琥珀酸半酯单钾盐。功能抗病毒,解热消炎。治疗病毒性肺炎及上呼吸道感染等。肌肉注射,40~80mg/次,1~2次/日。静脉滴注,400~800mg/次,1~2次/日(用相当5倍量的5%葡萄糖注射液稀释);或遵医嘱。

注意:①本品忌与酸、碱性药物或含有亚硫酸氢钠、焦亚硫酸钠为抗氧剂的药物配伍。②在使用过程中偶有发热、气紧现象,停止用药即恢复正常。③药物性状改变时禁用。④用药过程应定期检查血象,发现血小板减少应及时停药,并给予相应处理。

【药名】止喘灵注射液

【简介】处方组成为麻黄、洋金花、苦杏仁、连翘。功能宣肺平喘,祛痰止咳。治疗痰浊阻肺、肺失宣降所致的哮喘、咳嗽、胸闷痰多;支气管哮喘、喘息性支气管炎见上述症候者。肌肉注射,2毫升/次,2~3次/日;7岁以下儿童酌减,1~2周为一疗程,或遵医嘱。

注意:①少数患者出现一过性面红、口干、轻度嗜睡,视物一过性模糊,短时间内可自行消失。②青光眼患者禁用。③本品含有洋金花,主要含有东莨菪碱等成分。④孕妇慎用。⑤严重高血压、冠心病、前列腺肥大、尿潴留患者在医生指导下使用。

【药名】热可平注射液

【简介】处方组成为北柴胡、鹅不食草。功能解热。治疗流感及其他病毒性疾患引起的高热及一般高热,亦可用于疟疾引起的发热。肌肉注射,2~4毫升/次,2次/日或遵医嘱。

【药名】双黄连气雾剂

【简介】处方组成为金银花、黄芩、连翘等。功能辛凉解表,清热解毒。治疗外感风热引起的发热、咽痛、咳嗽,病毒性肺炎,上下呼吸道感染等。振摇均匀后,口腔吸入,1~2支/日,间隔0.5小时吸入一次,每次吸入10~15喷。儿童每次吸入5喷,或遵医嘱。

【药名】复方双花口服液

【简介】处方组成为金银花、连翘、板蓝根等。功能清热解毒,利咽消肿。治疗外感风热,毒热炽盛,发热,微恶风寒,鼻塞流涕,咽喉肿痛,吞咽困难,局部淋巴结肿痛,或见红丝。亦可用于急性上呼吸道感染、急性扁桃体炎、急性淋巴结炎见有上述症候者。口服,成人20毫升/次,4次/日。儿童3岁以下10毫升/次,3次/日;3~7岁,10毫升/次,4次/日;7岁以上20毫升/次,3次/日,疗程3天。

注意:①忌食厚味油腻。②素脾胃虚寒者慎用。

【药名】新雪丹

【简介】处方组成为石膏、牛黄、穿心莲、芒硝、寒水石、栀子、竹叶卷心等。功能清热泻火,凉血解毒。治疗多种热性病(如肺炎、急性咽炎、上呼吸道炎、扁桃体炎、急性支气管炎、感冒等引起的高热)以及温热病属气营两燔所致高热神昏头痛、咽喉肿痛、咳嗽胸痛、烦躁不安等症治疗。颗粒剂,口服成人2次/日,1瓶/次。小儿酌减或遵医嘱。

【药名】藿香正气软胶囊

【简介】处方组成为广藿香油、紫苏叶油、生半夏、厚朴、苍术等。功能解表化湿,理气和中。治疗外感风寒,内伤湿滞,头痛昏重,脘腹痛,呕吐泄泻。口服,2~4粒/次,2次/日。

【药名】瓜霜退热灵

【简介】处方组成为羚羊角、麝香、冰片、西瓜霜、磁石、玄参、沉香、甘草等。功能清热解毒,开窍镇静。治疗热病高烧,惊厥抽搐,咽喉肿痛,舌疗等症。口服,3~4次/日,成人4~6粒/次;周岁小儿1粒/次;5岁以内小儿2粒/次,或遵医嘱。

注意:一般疗程不少于3天,但不宜久服,孕妇禁服。

【药名】金莲清热冲剂

【简介】处方组成为金莲花、大青叶、生石膏、知母、生地、玄参、苦杏仁等。功能清热解毒,利咽生津,止咳祛痰。主治外感热证。治疗高热,口渴,咽干,咽痛,咳嗽,痰稠。适用于流行性感冒,上呼吸道感染见有上述症候者。口服,成人1袋/次,4次/日,高烧时每4小时服一次;小儿1岁以下半袋/次,3次/日,高烧时4次/日;1~15岁0.5~1袋/次,3次/日,高烧时每4小时服一次,或遵医嘱。

注意:虚寒泄泻者不宜服用。

【药名】正柴胡饮冲剂

【简介】处方组成为柴胡、防风、赤芍、陈皮、甘草、生姜。功能表散风寒,解热止痛。主治外感风寒初起,恶寒发热,无汗,头痛,鼻塞,流涕,咽痒咳嗽,四肢酸痛等症。适用于流行性感冒初起,轻度上呼吸道感染等疾患。开水冲服。3 克/次,3 次/日,小儿酌减或遵医嘱。

【药名】柴胡注射液

【简介】处方组成为北柴胡,辅料为聚山梨酯-80、氯化钠。功能清热解表。用于治疗感冒、流行性感冒及疟疾等所致的发热。每支装 2 毫升。肌肉注射,2~4 毫升/次,1~2 次/日。儿童禁用。

【药名】清咽滴丸

【简介】处方组成为薄荷脑、青黛、冰片、诃子、甘草、人工牛黄,辅料为聚乙二醇 6000。功能疏风清热,解毒利咽。用于风热喉痹,咽痛,咽干,口渴;或微恶风,发热,咽部红肿,急性咽炎见上述症候者。每丸重 20mg。含服,4~6 粒/次,3 次/日。

注意:①忌辛辣、鱼腥食物。②孕妇慎用。③不宜在服药期间同时服用温补性中成药。④服药三天后症状无改善,或出现其他症状,应去医院就诊。⑤按照用法用量服用,儿童应在医师指导下服用。⑥对本品过敏者禁用,过敏体质者慎用。⑦本品性状发生改变时禁止使用。⑧儿童必须在成人的监护下使用。⑨请将本品放在儿童不能接触的地方。⑩如正在使用其他药品,使用本品前请咨询医师或药师。

【药名】血塞通注射液

【简介】处方组成为三七总皂苷 100mg/支。功能活血祛瘀,通脉活络,具有抑制血小板聚集和增加脑血流量的作用。用于脑血管疾病后遗症(急性缺血性脑血管出血后遗症瘫痪),视网膜中央静脉阻塞,眼前房出血等。肌肉注射,2 毫升/次,1~2 次/日。静脉滴注,1 次/日,200mg/次,加入 10% 葡萄糖注射液 250~500 毫升中静脉滴注。15 天为一疗程,停药 1~3 天后可进行第 2 疗程,两疗程共 30 天。

【药名】刺五加注射液

【简介】处方组成为刺五加。功能活血通络,补肝肾,益精壮骨。能扩张血管,降低血液黏度,增加脑血流量,增加脑细胞的氧饱和度,增加冠状动脉血液量,减少心肌耗氧量。主治脑梗死脑血栓形成,脑动脉硬化,短暂性脑缺血发作。亦用于冠心病,心绞痛,重度神经衰弱和更年期综合征。静脉滴注,40~80 毫升/次,加入 5% 或 10% 葡萄糖注射液 500 毫升内,1 次/日,2 周为一疗程。注意:孕妇慎用。

【药名】云南灯盏花注射液

【简介】处方组成为灯盏花总黄酮。功能扩张血管,有对抗脑垂体后叶素所致缺血、缺氧的作用。用于脑血管意外所致后遗症,瘫痪,风湿痛,冠心病等。肌肉注射,2~4毫升/次,4~8毫升/日。穴位注射,每穴0.5~1.0毫升,多穴总量2~4毫升。静脉注射,6~12毫升/次,用5%~10%葡萄糖注射液500毫升稀释后,1次/日。

【药名】黄芪注射液

【简介】处方组成为黄芪(每1毫升相当于黄芪2g)。功能补益脾肺,益气升阳。用于病毒性心肌炎,冠心病心功能不全,病毒性肝炎,消化性溃疡,慢性肾炎及肾功能衰竭,慢性支气管炎,支气管哮喘等。肌肉注射,2~4毫升/次,1~2次/日。静脉滴注,10~20毫升/次,1次/日,或遵医嘱。

注意:静脉滴注不宜过快。

【药名】醒脑静注射液

【简介】处方组成为麝香、冰片、栀子、郁金。功能苏醒,止痉。用于流行性脑炎,肝性脑病,神经系统感染引起昏迷抽搐及中毒性脑病等症。肌肉注射,静脉注射或静脉滴注,4~20毫升/次(小儿一般2~4毫升),1~2次/日,或遵医嘱。

注意:本品为芳香性药物,开启后应立即使用,防止挥发。

【药名】脉络宁注射液

【简介】处方组成为牛膝、金银花等。功能滋补肝肾,养阴清热,活血化瘀。用于血栓性脉管炎,动脉硬化性闭塞症,脑血栓形成及后遗症,多发性大动脉炎,四肢急性动脉栓塞,静脉血栓形成等。成人量每次10毫升或20毫升,加入5%或10%葡萄糖注射液或0.9%氯化钠注射液250毫升内静脉滴注,每日1次,10~14天为一疗程,每一疗程之间可间隔5~7天,重症患者必要时可连续使用2个疗程。

注意:①出血性疾病的患者忌用。②避光贮存。

【药名】复方丹参气雾剂

【简介】处方组成为三七、丹参、冰片等。功能活血化瘀,理气止痛。用于胸中憋闷,心绞痛。吸入气雾剂,喷3~5下/次,3次/日,或遵医嘱。

注意:孕妇慎用。

【药名】复方丹参滴丸

【简介】处方组成为丹参、三七、冰片等。功能活血化瘀,理气止痛。用于胸中憋闷,心绞痛。口服或舌下含服,10 粒 / 次,3 次 / 日,疗程 4 周,或遵医嘱。

注意:孕妇慎用。

【药名】补心气口服液

【简介】处方组成为黄芪、人参、石菖蒲、薤白。功能补益心气,理气止痛。用于气短、心悸、乏力、头晕等心气虚损型胸痹心痛。口服,1 支(10 毫升)/ 次,3 次 / 日。

【药名】滋心阴口服液

【简介】处方组成为麦冬、赤芍、北沙参、三七。功能滋养心阴,活血止痛。用于心悸、失眠、五心烦热、舌红、少苔、脉细数等心阴不足型胸痹心痛。口服,1 支(10 毫升)/ 次,3 次 / 日。

【药名】心通口服液

【简介】处方组成为黄芪、麦冬、丹参、葛根、海藻等。功能滋气养阴,软坚化痰。用于气阴两虚,痰瘀交阻型胸痹。症见心痛,心悸,胸闷气短,心烦乏力,脉沉细、弦滑、结代,及冠心病、心绞痛见有上述症状者。口服,10~20 毫升 / 次,2~3 次 / 日。

注意:①如服用后有泛酸者,可于饭后服用。②孕妇禁用。

【药名】脑血康口服液

【简介】处方组成为水蛭(烫)。功能活血化瘀,破血散结。主要用于治疗中风,半身不遂、口眼㖞斜、舌强言謇。更适用于高血压性脑出血、脑内血肿和脑血栓等。口服,1 支 / 次,3 次 / 日,连续服用 4~6 周为一疗程。

注意:本品贮藏期间如发生少量沉淀,振摇均匀后服用,不影响疗效。

【药名】通心络胶囊

【简介】处方组成为人参、水蛭、全蝎、土鳖虫、蜈蚣、赤芍、冰片等。功能益气活血,通络止痛。用于冠心病、心绞痛证属心气虚乏、血瘀阻络者。症见胸部憋闷,刺痛绞痛,固定不移,气短乏力,心悸自汗,舌质紫暗或有瘀斑,脉细涩或结代。口服,4 粒 / 次,3 次 / 日,4 周为一疗程。

注意：①个别患者服药后胃部不适者宜改为饭后服。②出血性疾患，孕妇及妇女经期禁用。

【药名】脑安胶囊

【简介】处方组成为川芎、当归、人参等。功能活血化瘀，益气通络。用于脑血栓形成急性期、恢复期，半身不遂、口舌㖞斜、偏身麻木、口角流涎等症。口服，2粒/次，2次/日。

注意：出血性中风急性期慎用。

【药名】乐脉颗粒

【简介】处方组成为丹参、川芎、赤芍、红花、香附、木香、山楂等。功能活血化瘀，养血通脉，行气止痛。主治一切因气滞血瘀而致的诸症候。适用于高血压病、冠心病等脑血管疾病，多发性梗死性痴呆和高脂血症，月经不调，痛经等的治疗。温开水冲服，1~2包/次，3次/日，6~8周为一个疗程。

【药名】稳心颗粒

【简介】处方组成为党参、三七、甘松、黄精、琥珀等。功能益气养阴，定悸复脉，活血化瘀。主治气阴两虚、心脉瘀阻所致的心悸不宁，气短乏力，头晕心烦，胸闷胸痛。适用于心律失常，如室性早搏，房性早搏等属于上述症候者。温开水冲服，1袋（9g）/次，3次/日，疗程4周，或遵医嘱。

注意：①危重病人应结合其他治疗。②孕妇慎用。③用药前请将药液充分搅匀，勿将杯底药粉丢弃。

【药名】冠心膏

【简介】处方组成为丹参、川芎、冰片、藏红花等。功能活血化瘀，行气止痛。用于冠心病、心绞痛的治疗和防治。贴于膻中穴，心俞穴及虚里穴，每次任选两穴各贴1片，隔24小时更换。

注意：孕妇及对胶布过敏者慎用。

【药名】速效救心丸

【简介】处方组成为川芎、冰片。功能行气活血，祛瘀止痛，增加冠脉血流量，缓解心绞痛。用于气滞血瘀型冠心病，心绞痛。每粒重40mg。含服，4~6粒/次，3次/日；急性发作时，10~15粒/次。

【药名】麝香保心丸

【简介】处方组成为人工麝香、人参提取物、人工牛黄、肉桂、苏合香、蟾酥、冰片。功能芳香温通,益气强心。用于气滞血瘀所致的胸痹,症见心前区疼痛、固定不移;心肌缺血所致的心绞痛、心肌梗死见上述症候者。微丸22.5mg×24粒。口服,1~2丸/次,3次/日;或症状发作时服用。

注意:①本品舌下含服者偶有麻舌感。②孕妇及对本品过敏者禁用。③运动员慎用。

【药名】血栓心脉宁片

【简介】处方组成为川芎、丹参、水蛭、毛冬青、牛黄、麝香、槐花、人参茎叶皂苷、冰片、蟾酥。功能芳香温通,益气强心。用于气滞血瘀所致的胸痹,症见心前区疼痛、固定不移;心肌缺血所致的心绞痛、心肌梗死见上述症候者。微丸0.4g×24粒。口服,2片/次,1次/日;或症状发作时服用。

注意:①本品舌下含服者偶有麻舌感。②孕妇及对本品过敏者禁用。③运动员慎用。

【药名】苦黄注射液

【简介】处方组成为苦参、大黄等。功能清热利湿,疏肝退黄。主治湿热黄疸。适用于因湿热内蕴引起的黄疸型病毒性肝炎患者。苦黄注射液30毫升加入5%或10%葡萄糖液500毫升中静脉滴注(重症及淤胆型肝炎可增加至60毫升),1次/日,15天为一疗程,或遵医嘱。

注意:①剂量应逐日增加:第1天10毫升,第2天20毫升,第3天30~60毫升。②滴速30滴/分钟,不宜过快,一般30~60毫升苦黄注射液加入5%或10%葡萄糖液500毫升中,在3~4小时内缓缓滴入。③严重心、肾功能不全者慎用。

【药名】葛根芩连微丸

【简介】处方组成为葛根、黄芩、黄连、甘草等。功能解肌,清热,止泻止痢。用于泄泻痢疾、身热烦渴、下痢臭秽;菌痢、肠炎。口服:3g/次,小儿1g/次,3次/日,或遵医嘱。

注意:非属中医辨证湿热象的病人慎用。

【药名】胃血宁口服液

【简介】处方组成为五倍子、诃子等。功能收敛止血。用于轻中度胃炎、胃溃疡及十二指肠球部溃疡引起的上消化道出血。口服,20毫升/次,2次/日,2天为一疗程。

注意:此药不宜与含铁或重金属盐类的工物及碱性药物同服。

【药名】茵栀黄口服液

【简介】处方组成为黄芩苷、茵陈提取物、金银花提取物等。功能清热，解毒，利湿。有退黄疸和降低谷丙转氨酶的作用。用于急性、迁延性、慢性肝炎和重症肝炎1型，也可用于其他型重症肝炎的综合治疗。口服，1支/次，3次/日。

【药名】新清宁片

【简介】处方组成为熟大黄。功能清热解毒，活血化瘀，缓下。用于内结实热、喉肿、牙痛、目赤、便秘、下痢等。空腹口服，3次/日，5片/次；小儿酌减，或遵医嘱。用于便秘，临睡前服5片即可。

注意：脾胃虚寒者慎用。

【药名】复方陈香胃片

【简介】处方组成为陈皮、木香、大黄、石菖蒲等。功能疏通和胃，理气止痛。主治肝胃不和、胃失和降所致脘腹痞满、胃脘疼痛、嗳气吞酸等症，胃、十二指肠溃疡，慢性胃炎，胃酸过多见以上症候者。口服，4片/次，3次/日。

【药名】紫地宁血散

【简介】处方组成为大叶紫珠、地稔等。功能清热凉血，收敛止血。用于治疗胃及十二指肠溃疡或胃炎引起的吐血、便血属胃中积热型者。口服，8克/次，3~4次/日。用凉或温开水调服。

【药名】荜铃胃痛冲剂

【简介】处方组成为荜澄茄、川楝子、延胡索、大黄、黄连、吴茱萸等。功能行气活血，和胃止痛。用于气滞血瘀引起的胃脘痛、慢性胃炎等见有上述症候者。口服，3次/日，1袋/次，或遵医嘱。7天为一疗程。

【药名】胃肠安丸

【简介】处方组成为木香、沉香、枳壳（麸炒）、檀香、大黄、厚朴（姜炙）、人工麝香、巴豆霜、大枣（去核）、川芎。功能芳香化浊，理气止痛，健脾导滞。用于湿浊中阻、食滞不化所致的腹泻、纳差、恶心、呕吐、腹胀、腹痛；消化不良、肠炎、痢疾见上述症候者。口服，小丸20丸/次，3次/日；小儿1岁内4~6丸/次，2~3次/日；1~3岁6~12丸/次，3次/日；3岁以上酌加。大丸，成人4丸/次，3次/日；小儿1岁内1丸/次，2~3次/日；1~3岁1~2丸/次，3次/日；3岁以上酌加。

注意：①运动者慎用。②脾胃虚弱，大便溏薄者，不宜应用。

【药名】气滞胃痛冲剂

【简介】处方组成为柴胡、延胡索(炙)、枳壳、香附(炙)、白芍、炙甘草。功能疏肝理气,和胃止痛。用于肝郁气滞,胸痞胀满,胃脘疼痛;肝郁气滞胃痛者适宜,表现为胃脘疼痛而引两胁,胸痞腹满,嗳气频频,心情易抑郁或激动,脉弦。用开水冲服,1袋/次,3次/日。

注意:①气郁化火而有热象者不宜服用,孕妇慎用。②本药止痛作用明显,常作为止痛药而用于各种胃病的治疗,若无气滞者不宜服用。

【药名】癃清片

【简介】处方组成为金银花、黄柏、白花蛇舌草、牡丹皮、泽泻等。功能清热解毒,凉血通淋。用于热淋所致的尿频、尿急、尿痛、腰痛、小腹坠胀等症。口服,8片/次,3次/日。

注意:体虚胃寒者不宜服用。

【药名】沈阳红药气雾剂

【简介】处方组成为三七、白芷、川芎、当归、红花等。功能活血逐瘀,消肿止痛。用于跌打扭伤,局部瘀血肿胀,筋骨疼痛。外用,喷于患处,4~6次/日。

注意:创面溃破者慎用。

【药名】季德胜蛇药片

【简介】处方组成为七叶一枝花、蟾皮等。功能清热解毒,消肿止痛。主治毒蛇毒虫咬伤。治疗毒蛇咬伤内服,首次20片,以后每隔6小时服10片,同时引流排毒,临症处理,危重病人可将服用量增加10~20片,并缩短服用间隔时间或遵医嘱;治疗毒虫咬伤可将本品以水调成糊状,涂于患处。用法与用量详见说明书。

注意:如伤口感染发生溃烂,应配合外科治疗。

【药名】云南白药散剂

【简介】处方组成不详。功能止血愈伤,活血散瘀,消炎消肿,排脓去毒。用于刀伤、枪伤、创伤出血及跌打损伤等症;妇科一切血症,如痛经、闭经、月经不调、经血过多及产后瘀血等症;咽喉肿痛、慢性胃痛及十二指肠溃疡出血;红肿毒疮。刀枪跌打诸伤,无论轻重,出血者用温开水送服;妇科各症,用酒送服,但月经过多用温开水送服;毒疮初起,内服用0.25g,另取药粉用酒调匀再敷患处,如已化脓只需内服。口服成人0.25~0.5g/次。4次/日(2~5岁按成人剂量1/4;5~12岁按成人剂量1/2服用)。凡遇较重之跌打损伤可先服保险子 1 粒,轻伤及其他病症不必服。

注意:①孕妇忌用。②服药 1 日内忌吃蚕豆、鱼类及酸冷食物。

【药名】京万红

【简介】处方组成为地榆、栀子、大黄、乳香、没药、冰片等。功能消肿活血止痛,祛腐解毒,排脓生肌。治疗烧伤、烫伤,疮疡肿痛,皮肤损伤,创面溃烂等症。生理盐水清理创面,涂敷本品或将本品涂于消毒纱布上敷盖创面,消毒纱布包扎,每日换药 1 次。

注意:密闭,置阴凉干燥处。

【药名】紫花烧伤膏

【简介】处方组成为紫草、地黄、黄连、冰片等。功能清热凉血,化瘀解毒,止痛生肌。主要适用于 I 到 II 度以下烧伤、烫伤。清创后,将药膏均匀涂敷于创面,每日上药 1~2 次,采用湿润暴露疗法,必要时特殊部位可用包扎疗法,或遵医嘱。

【药名】克伤痛搽剂

【简介】处方组成为川芎、当归、丁香、红花、生姜、松节油、樟脑。功能活血化瘀,消肿止痛。用于急性软组织扭挫伤,症见皮肤青紫瘀斑,血肿疼痛。每瓶装 40 毫升。外用适量,涂擦患处并按摩至局部发热,一日 2~3 次。

注意:①本品为外用药,禁止内服。②用毕洗手,切勿接触眼睛、口腔等黏膜处。皮肤破溃处禁用。③忌生冷、油腻食物。④儿童、孕妇、经期及哺乳期妇女、年老体弱者应在医师指导下使用。⑤本品不宜长期或大面积使用,用药后皮肤过敏者应停止使用,症状严重者应去医院就诊。⑥用药 3 天症状无缓解,或出现局部红肿、疼痛、活动受限等不适症状时应去医院就诊。⑦对本品及酒精过敏者禁用,过敏体质者慎用。⑧本品性状发生改变时禁止使用。⑨儿童必须在成人监护下使用。⑩请将本品放在儿童不能接触的地方。⑪如正在使用其他药品,使用本品前请咨询医师或药师。

【药名】外用应急软膏

【简介】处方组成为黄芩、白芍、丹参、补骨脂、人参、党参、金银花、茯苓、益母草、鱼腥草、鸭跖草、辛夷、甘草、青蒿、樟脑等。功能消肿,止痛,抗感染,促进伤口愈合。用于冻疮,I~II 度烫伤,手足皲裂及小面积轻度擦挫伤。每支 10g。外用,涂于患处周围适量,1 次/日。

注意:①涂药后不可用塑料薄膜覆盖。②如出现粟粒样疹、小水疱或疼痛,减少药量后即自行消失,不影响继续治疗。

注:以上为国家中医药管理局规定全国中医医院急诊科必备中成药。

(二)其他药物

【药名】安宫牛黄丸

【简介】处方组成为牛黄、水牛角浓缩粉、人工麝香、珍珠、朱砂、雄黄、黄连、黄芩、栀子、郁金、冰片。功能清热解毒,镇惊开窍。用于热病,邪入心包,高热惊厥,神昏谵语;中风昏迷及脑炎、脑膜炎、中毒性脑病、脑出血、败血症见上述症候者。每丸重3g,口服,1丸/次,1次/日;小儿3岁以内一次1/4丸,4~6岁一次1/2丸,1次/日,或遵医嘱。

注意:①本品为热闭神昏所设,寒闭神昏不得使用。②本品处方中含麝香,芳香走窜,有损胎气,孕妇慎用。③服药期间饮食宜清淡,忌食辛辣油腻之品,以免助火生痰。④本品处方中含朱砂、雄黄,不宜过量久服,肝肾功能不全者慎用。⑤在治疗过程中如出现肢寒畏冷,面色苍白,冷汗不止,脉微欲绝,由闭证变为脱证时,应立即停药。⑥高热神昏,中风昏迷等口服本品困难者,当鼻饲给药。⑦孕妇及哺乳期妇女、儿童、老年人使用本品应遵医嘱。⑧过敏体质者慎用。⑨儿童必须在成人的监护下使用。⑩如正在服用其他药品,使用本品前请咨询医师或药师。⑪ 服用前应除去蜡皮、塑料球壳及玻璃纸;本品不可整丸吞服。

【药名】局方至宝丸

【简介】处方组成为水牛角浓缩粉、人工牛黄、玳瑁粉、琥珀粉、人工麝香、安息香、朱砂、雄黄、冰片。功能清热解毒,开窍镇惊。用于温邪入里,逆传心包引起的高烧惊厥,烦躁不安,神昏谵语,小儿急热惊风。每丸重3g,口服,1丸/次;小儿遵医嘱。

注意:①运动员慎用。②服用前应除去蜡皮、塑料球壳。③本品可嚼服,也可分份吞服。④孕妇忌服。

【药名】苏合香丸

【简介】处方组成为苏合香、安息香、冰片、水牛角浓缩粉、人工麝香、檀香、沉香、丁香、香附、木香、乳香(制)、荜茇、白术、诃子肉、朱砂。功能芳香开窍,行气止痛。用于痰迷心窍所致的痰厥昏迷、中风偏瘫、肢体不利,以及中暑。每丸重3g,口服,1丸/次,1~2次/日。

注意:①服用前应除去蜡皮、塑料球壳。②本品可嚼服,也可分份吞服。③孕妇忌服。

【药名】紫雪丹

【简介】处方组成为石膏、寒水石、磁石、滑石、羚羊角、木香、沉香、元参、升麻、甘草、丁香、朴硝、硝石、麝香、朱砂等。功能清热解毒，镇痉息风，开窍定惊。温热病、热邪内陷心包，症见高热烦躁，神昏谵语，抽风痉厥、口渴唇焦，尿赤便闭，及小儿热盛惊厥。每瓶内装 1.5g，口服，冷开水调下，1.5g~3g/次，2 次 / 日。周岁小儿 0.3g/ 次，每增 1 岁，递增 0.3g，1 次 / 日，5 岁以上小儿遵医嘱，酌情服用。

注意：①使用本方中病即止，不宜过用。②孕妇忌服。③运动员忌服。④忌食辛辣油腻。

【药名】参仙生脉口服液

【简介】处方组成为红参、淫羊藿、补骨脂（盐炙）、枸杞子、麻黄、细辛、丹参、水蛭。功能温补心肾，活血化瘀。本品用于阳虚脉迟证，症见脉迟、脉结，心悸，胸闷，畏寒肢冷，腰膝酸软，气短乏力或头晕，舌质暗淡或有齿痕、或舌有瘀斑、瘀点。相当于轻、中度窦房结心动过缓（心率 150 次 / 分）和轻度病态窦房结综合征不合并有室上性快速心律失常的心肾阳虚，寒凝血脉证。每支装 10 毫升。本品应在医生指导下使用。口服，2 支（20 毫升）/次，2 次 / 日，或遵医嘱。

注意：①肝阳上亢禁用。②本品不宜用于病态窦房结综合征中的慢 - 快综合征。③合并高血压者慎用。④孕妇及哺乳期妇女慎用。⑤有严重心脏病者慎用。⑥病态窦房结综合征病情需安装起搏器者不推荐使用本品治疗。

【药名】芪苈强心胶囊

【简介】处方组成为黄芪、人参、附子、丹参、葶苈子、泽泻、玉竹、桂枝、红花、香加皮、陈皮。功能益气温阳，活血通络，利水消肿。用于冠心病、高血压病所致轻、中度充血性心力衰竭，证属阳气虚乏，络瘀水停者，症见心慌气短，动则加剧，夜间不能平卧，下肢水肿，倦怠乏力，小便短少，口唇青紫，畏寒肢冷，咳吐稀白痰等。每粒装 0.3g，口服，4 粒 / 次，3 次 / 日。

【药名】牛黄解毒片

【简介】处方组成为人工牛黄、雄黄、石膏、大黄、黄芩、桔梗、冰片、甘草。功能清热解毒。用于火热内盛，咽喉肿痛，牙龈肿痛，口舌生疮，目赤肿痛。口服，3 片 / 次，2~3 次 / 日。

注意：①孕妇禁用。②本品不宜久服。

【药名】医痫丸

【简介】处方组成为生白附子、天南星（制）、半夏（制）、猪牙皂、僵蚕（炒）、乌梢蛇（制）、蜈蚣、全蝎、白矾、雄黄、朱砂。功能祛风化痰，定痫止搐。用于痰阻脑络所致的癫痫，症见抽搐昏迷，双目上吊，口吐涎沫。每 100 粒重 6g，口服，1 瓶 / 次，2~3 次 / 日；小儿酌减。

注意：①孕妇禁用。②体虚正气不足者慎用。③如服药期间出现恶心呕吐，心率过缓等不适症状，应及时就医。④合并慢性胃肠病、心血管病、肝肾功能不全者忌用。⑤本品含雄黄、朱砂，不宜过量、久服。⑥忌食辛辣、肥甘厚味之品。

【药名】银翘解毒丸

【简介】处方组成为金银花、连翘、薄荷、荆芥、淡豆豉、牛蒡子（炒）、桔梗、淡竹叶、甘草。功能辛凉解表，清热解毒。用于风热感冒，症见发热头痛，咳嗽口干，咽喉疼痛。口服，1 丸 / 次，2~3 次 / 日，以芦根汤或温开水送服。

注意：①忌烟、酒及辛辣、生冷、油腻食物。②不宜在服药期间同时服用滋补性中药。③风寒感冒者不适用。其表现为恶寒重，发热轻，无汗，头痛，鼻塞，流清涕，喉痒咳嗽。④糖尿病患者及有高血压、心脏病、肝病、肾病等慢性病严重者应在医师指导下服用。⑤儿童、孕妇、哺乳期妇女、年老体弱及脾虚便溏者应在医师指导下服用。⑥发热体温超过 38.5℃的患者，应去医院就诊。⑦服药 3 天症状无缓解，应去医院就诊。⑧对本品过敏者禁用，过敏体质者慎用。⑨本品性状发生改变时禁止使用。⑩儿童必须在成人监护下使用。⑪ 请将本品放在儿童不能接触的地方。⑫ 如正在使用其他药品，使用本品前请咨询医师或药师。

【药名】紫金锭

【简介】处方组成为山慈菇、红大戟、千金子霜、五倍子、麝香、朱砂、雄黄。功能辟瘟解毒，消肿止痛。用于中暑，脘腹胀痛，恶心呕吐，痢疾泄泻，小儿痰厥；外治疔疮疖肿，痄腮，丹毒，喉风。口服，0.6~1.5g/ 次，2 次 / 日。外用，醋磨调敷患处。

注意：①孕妇忌服。②运动员慎用。

【药名】蛤蚧定喘丸

【简介】处方组成为蛤蚧、瓜蒌子、紫菀、麻黄、鳖甲（醋制）、黄芩、甘草、麦冬、黄连、百合、紫苏子（炒）、石膏、苦杏仁（炒）、石膏（煅）。功能滋阴清肺，止咳定喘。用于虚劳久咳，年老哮喘，气短发热，胸满郁闷，自汗盗汗，不思饮食。口服,水蜜丸5~6g/次,小蜜丸9g/次,大蜜丸1丸/次,2次/日。

注意:①服药期间忌食辛辣、油腻食物。②服用7天病症无改善,应停止服用,去医院就诊。③服药期间,若患者哮喘又急性发作,或是出现寒热表证,或是咳嗽喘息加重,痰量明显增多者均应停药,并到医院就诊。④高血压、心脏病等慢性病患者应在医师指导下服用。⑤儿童、孕妇及脾胃虚寒者慎用。⑥对本品过敏者禁用,过敏体质者慎用。⑦药品性状发生改变时禁止服用。⑧儿童必须在成人监护下使用。⑨请将此药品放在儿童不能接触的地方。⑩如正在使用其他药品,使用本品前请咨询医师或药师。

【药名】礞石滚痰丸

【简介】处方组成为金礞石(煅)、沉香、黄芩、熟大黄。功能降火逐痰。用于痰火扰心所致的癫狂惊悸,或喘咳痰稠,大便秘结。口服,6~12g/次,1次/日。

注意:孕妇忌服。

【药名】连花清瘟胶囊

【简介】处方组成为连翘、金银花、炙麻黄、炒苦杏仁、石膏、板蓝根、绵马贯众、鱼腥草、广藿香、大黄、红景天、薄荷脑、甘草。功能清瘟解毒,宣肺泄热。用于治疗流行性感冒属热毒袭肺证,症见发热或高热,恶寒,肌肉酸痛,鼻塞流涕,咳嗽,头痛,咽干咽痛,舌偏红,苔黄或黄腻等。口服,4粒/次,3次/日。

注意:①忌烟、酒及辛辣、生冷、油腻食物。②不宜在服药期间同时服用滋补性中药。③风寒感冒者不适用。④高血压、心脏病患者慎用。有肝病、糖尿病、肾病等慢性病严重者应在医师指导下服用。⑤儿童、孕妇、哺乳期妇女、年老体弱及脾虚便溏者应在医师指导下服用。⑥发热体温超过38.5℃的患者,应去医院就诊。⑦严格按用法用量服用,本品不宜长期服用。⑧服药3天症状无缓解,应去医院就诊。⑨对本品过敏者禁用,过敏体质者慎用。⑩本品性状发生改变时禁止使用。⑪儿童必须在成人监护下。⑫请将本品放在儿童不能接触的地方。⑬如正在使用其他药品,使用本品前请咨询医师或药师。⑭运动员慎用。⑮打开防潮袋后,请注意防潮。

【药名】枳术宽中胶囊

【简介】处方组成为白术(炒)、枳实、柴胡、山楂。功能健脾和胃,理气消痞。用于胃痞(脾虚气滞),症见呕吐,反胃,纳呆,反酸等,以及功能性消化不良见以上症状者。每粒装0.43g,口服,3粒/次,3次/日,疗程为2周。

注意:服药后偶见胃痛或大便次数增多。

【药名】血必净注射液

【简介】处方组成为红花、赤芍、川芎、丹参、当归,辅料为葡萄糖。功能化瘀解毒。用于温热类疾病,症见发热,喘促,心悸,烦躁等瘀毒互结。适用于因感染诱发的全身炎症反应综合征;也可配合治疗多器官功能失常综合征的脏器功能受损期。每支装 10 毫升,静脉注射。全身炎症反应综合征:50 毫升加生理盐水 100 毫升静脉滴注,在 30~40 分钟内滴毕,2 次 / 日;病情重者,3 次 / 日。多器官功能失常综合征:100 毫升加生理盐水 100 毫升静脉滴注,在 30~40 分钟内滴毕,2 次 / 日;病情重者,3~4 次 / 日。

注意:①孕妇禁用,对本品过敏者慎重。②在治疗由感染诱发的全身炎性反应综合征及多器官功能失常综合征时,在控制原发病的基础上联合使用本品。③本品与其他注射剂同时使用时,要用 50 毫升生理盐水间隔,不宜混合使用。④本品在静脉滴注过程中禁止与其他注射剂配伍使用。⑤在使用本品前,如发现本品性状发生改变如出现浑浊、毛点、絮状物、沉淀物等现象时禁止使用。

【药名】喜炎平注射液

【简介】处方组成为穿心莲内酯磺化物。功能清热解毒,止咳止痢。用于支气管炎,扁桃体炎,细菌性痢疾等。每支装 5 毫升:125mg。肌内注射:成人 50~100mg/ 次,2~3 次 / 日;小儿酌减或遵医嘱。静脉滴注:250~500mg/ 日,加入 5% 葡萄糖注射液或 0.9% 氯化钠注射液 100~250 毫升稀释后静脉滴注,或遵医嘱。儿童:每日按体重 5~10mg/kg(0.2~0.4ml/kg),最高剂量不超过 250mg,以 5% 葡萄糖注射液或 0.9% 氯化钠注射液 100~250 毫升稀释后静脉滴注,控制滴速每分钟 30~40 滴,1 次 / 日,或遵医嘱。

注意:①对本品过敏者禁用。②孕妇禁用。③本品严禁与其他药物在同一容器内混合使用。如需联合使用其他静脉用药,在换药时建议冲洗输液管,以免药物相互作用产生不良反应。④有药物过敏史者慎用。给药前应先询问患者是否为过敏体质,是否有药物过敏史,针对这类用药患者应特别加强观察,以便出现药品不良反应时及时进行处理。⑤药物性状改变时禁用。⑥严格控制输液速度,儿童以 30~40 滴 / 分钟为宜,成人以 30~60 滴 / 分钟为宜。滴速过快可能导致头晕、胸闷、局部疼痛。⑦稀释溶媒的温度要适宜,确保输液时药液为室温,一般在 20~30℃之间为宜。⑧老人、婴儿等特殊人群应慎重使用,初次使用的患者应加强监测。⑨加强用药监护。用药过程中,应密切观察用药反应,特别是开始 30 分钟;如发现异常,应立即停药,采用积极救治措施,救治患者。

【药名】痰热清注射液

【简介】处方组成为黄芩、熊胆粉、山羊角、金银花、连翘、辅料为丙二醇。功能清热,化痰,解毒。用于风温肺热病,痰热阻肺证,症见发热,咳嗽,咳痰不爽,咽喉肿痛,口渴,舌红,苔黄;肺炎早期、急性支气管炎、慢性支气管炎急性发作以及上呼吸道感染属上述症候者。每支装 10 毫升。成人一般 20 毫升/次,重症患者每次可用 40 毫升,加入 5% 葡萄糖注射液或 0.9% 氯化钠注射液 250~500 毫升,静脉滴注,控制滴数每分钟不超过 60 滴,1 次/日;儿童按体重 0.3~0.5 毫升/kg,最高剂量不超过 20 毫升,加入 5% 葡萄糖注射液或 0.9% 氯化钠注射液 100~200 毫升,静脉滴注,控制滴数每分钟 30~60 滴,1 次/日,或遵医嘱。

注意:①对本品、醇类过敏或过敏体质者禁用。②老年伴有肝肾功能不全者禁用。③严重肺心病伴有心衰者禁用。④孕妇、24 个月以下婴幼儿禁用。⑤有表寒证者忌用。

【药名】肾康注射液

【简介】处方组成为大黄、丹参、红花、黄芪。功能降逆泄浊,益气活血,通腑利湿。适用于慢性肾衰竭属湿浊血瘀证。症见恶心呕吐,口中黏腻,面色晦暗,身重困倦,腰疼,纳呆,腹胀,肌肤甲错,肢体麻木,舌质紫暗或有瘀点,舌苔厚腻,脉涩或细涩。每支装 20 毫升。静脉滴注,100 毫升(5 支)/次,1 次/日,使用时用 10% 葡萄糖液 300 毫升稀释,每分钟 20~30 滴,疗程 4 周。

注意:①急性心功能衰竭者慎用。②高血钾危象者慎用。③过敏体质者禁用。④有内出血倾向者禁用。⑤孕妇及哺乳期妇女禁用。

【药名】心宝丸

【简介】处方组成为洋金花、人参、肉桂、附子、鹿茸、冰片、人工麝香、三七、蟾酥。功能温补心肾,益气助阳,活血通脉。用于治疗心肾阳虚,心脉瘀阻引起的慢性心功能不全、窦房结功能不全引起的心动过缓、病窦综合征及缺血性心脏病引起的心绞痛及心电图缺血性改变。每丸重 60mg,口服。

慢性心功能不全按心功能 1、2、3 级分别服用,1 级:120mg(2 丸)/次,3 次/日;2 级:240mg(4 丸)/次,3 次/日;3 级:360mg(6 丸)/次,3 次/日。一疗程为 2 个月。在心功能正常后改为日维持剂量 60~120mg(1~2 丸)。病窦综合征病情严重 300~600mg(5~10 丸)/次,3 次/日,疗程为 3~6 个月。其他心律失常(期外收缩)及房颤,心肌缺血或心绞痛 120~240mg(2~4 丸)/次,3 次/日,一疗程为 1~2 个月。

第九章
应了解的古代名医

【扁鹊】

秦氏，名越人，春秋战国时期名医。少时学医于长桑君，尽传其医术禁方，擅长各科，名闻天下。扁鹊奠定了中医学的切脉诊断方法，开启了中医学的先河。应用砭刺、针灸、按摩、汤液、热熨等法治疗疾病，被后人尊为"医祖"。相传有名的中医典籍《难经》为扁鹊所著。

【淳于意】

姓淳于，名意，西汉临淄人，《史记》记载了他的 25 例医案，称为"诊籍"，是中国现存最早见于文献记载的医案记录，而且比西方诊籍的创立早数百年之久。在这些"诊籍"中，淳于意介绍了 25 个病例，记载了患者姓名、职业、里籍、疾病症状、脉象、诊断、治疗方式和预后推断等情况，从中反映了淳于意高超的医术。淳于意在诊法中重脉诊，同时认为"脉法不可胜验"，强调脉证合参；治疗上针药并用。

【华佗】

字元化，一名旉，沛国谯县人，东汉末年著名的医学家。少时曾在外游学，行医足迹遍及安徽、河南、山东、江苏等地，钻研医术而不求仕途。华佗经过数十年的医疗实践，熟练地掌握了养生、方药、针灸和手术等治疗手段，精通内、外、妇、儿各科，临证施治，诊断精确，方法简捷，疗效神速，被誉为"神医"。他善于养生，重视疾病的预防，创"五禽戏"以锻炼身体，用药精当，针灸简捷，手术神奇，曾用"麻沸散"施剖腹术，后人称为"外科鼻祖"，为世界医学史上最早之全身麻醉。所留医案，《三国志》中有十六则，《华佗别传》中五则，其他文献中五则，共二十六则，在先秦和两汉医家中是较多的。

【张仲景】

名机，字仲景。东汉末年著名医学家，被后人尊称为医圣。所著《伤寒杂病论》全面阐述了中医的理论和治病原则，是我国最早的理论联系实际的临床诊疗专书。据记载,其著述除《伤寒杂病论》外,还有《辨伤寒》十卷,《评病药方》一卷,《疗妇人方》二卷,《五藏论》一卷,《口齿论》一卷,可惜都早已散失不存。

【王叔和】

名熙,高平人。魏晋之际的著名医学家、医书编纂家。他的著作《脉经》是我国第一部完整而系统的脉学专著,计 10 万多字,10 卷,98 篇。总结发展了西晋以前的脉学经验,将脉的生理、病理变化类列为脉象 24 种,使脉学正式成为中医诊断疾病的一门科学。《伤寒杂病论》该书因战乱而散佚零乱,儿至失传。王氏重新加以编次,张仲景之学借王氏之编修整理才得以保存下来。

【皇甫谧】

字士安,幼名静,自号玄晏先生,安定朝那人,西晋学者,医学家,文史学家。家贫,躬耕稼穑,带经而农,遂博综典籍,通百家之言,淡于仕途,不慕名利,而以著述为务,中年患风痹,故而潜心医学,博览经方,尤长针灸,身患沉疾三十年,仍手不释卷,笃守著述,编写了我国现存最早的一部针灸学专著《针灸甲乙经》,也是最早将针灸学理论与腧穴相结合的著作,为历代医家推崇,对我国针灸学的发展做出了杰出贡献。

【葛洪】

字稚川,自号抱朴子,晋丹阳郡句容人。为东晋道教学者、著名炼丹家、医药学家。曾受封为关内侯,后隐居罗浮山炼丹。葛洪是预防医学的介导者,著有《肘后备急方》,书中最早记载一些传染病如天花、恙虫病症候及诊治。"天行发斑疮"是全世界最早有关天花的记载。其在炼丹方面也颇有心得,丹书《抱朴子·内篇》具体地描写了炼制金银丹药等多方面有关化学的知识,也介绍了许多物质性质和物质变化。

【孙思邈】

京兆华原人,唐代著名医药学家、道士,被后人尊称为"药王"。孙思邈十分重视民间的医疗经验,不断积累走访,及时记录下来,终于完成了他的著作《备急千金要方》。唐朝建立后,孙思邈接受朝廷的邀请,与政府合作开展医学活动,于 659 年完成了世界上第一部国家药典《唐新本草》。

【巢元方】

隋代医家,太医博士,太医令。主持编撰《诸病源候论》,分别列述了内、外、妇、儿、五官、口齿、骨伤等各科疾病的病因与证候,并讨论了一部分疾病的诊断、预后以及预防、摄生、导引按摩、外科手术等治疗方法。此书为中国第一部中医病因证候学专著,也是第一部由朝廷组织集体撰作的医学理论著作,在中国医学史上占有重要地位,对后世影响十分深远。

【王惟一】

北宋医家,曾任太医局翰林医官。宋仁宗(赵祯)时当过尚药御,对针灸学很有研究,集宋以前针灸学之大成,是宋代杰出的针灸学家和医学教育家。在针灸学方面,他一生致力于这方面的文献研究和整理工作,尤其对皇甫谧的《甲乙经》很有研究,且在学术上受其影响颇深。他把很多不统一的有关针灸学著作,加以去伪存真的整理,"以铜人为式,分脏腑十二经,旁注腧穴"的研究方法,将十二经脉及三百五十四个穴位,用直观的方法记录和描绘出来,并对前代有关"经穴"的学说,进行了订正和改进,推动了中国针灸学的发展。平生著有《铜人腧穴针灸图经》一书,并奉旨铸造针灸铜人两座。

【钱乙】

字仲阳,宋代东平人,我国宋代著名的儿科医家。钱氏治学,当初先以《颅囟方》而成名,行医儿科,曾治愈皇亲国戚的小儿疾病,声誉卓著,被授予翰林医学士。曾任太医院丞,在多年的行医过程中,钱乙积累了丰富的临床经验,成为当时著名医家。《四库全书总目提要》称"钱乙幼科冠绝一代",言不为过。其一生著作颇多,有《伤寒论发微》五卷,《婴孺论》百篇,《钱氏小儿方》八卷,《小儿药证直诀》三卷。现仅存《小儿药证直诀》,其他书均已遗佚。

【成无己】

金代医学家,宋代聊摄人。自幼攻读医学,对理论与临床均有擅长,是伤寒学派的主要代表医家之一。其医学造诣极深,又有丰富的临床经验,是第一个全面注解《伤寒论》的医家,同时又结合临床应用,明辨伤寒常见症状之理,以便于临床诊断之用。在祖国医学的伤寒学研究史上,具有举足轻重的地位,对后世伤寒学派诸家产生很大影响。

【刘完素】

字守真,自号通元处士,河间人,世称刘河间。"金元四大家"之首,"寒凉派"的代表,金代著名医学家。学术上以倡言"火热论"著称,着有《素问玄机原病式》《宣明论方》等书。他独创表里双解的有效方剂"防风通圣散",直到近代临床仍在应用。

【张从正】

字子和，号戴人，金朝睢州考城人。"金元四大家"之一，"攻下派"的代表。其学术上继承了《内经》《难经》《伤寒论》诸典籍的理论与临床观点，并很推崇刘河间的学术思想；对于汗、吐、下三法的运用有独到的见解，积累了丰富的经验，扩充了三法的运用范围，形成了以攻邪治病的独特风格，为祖国医学的病机理论和治疗方法做出贡献；他一生著述颇丰，著有《儒门事亲》等。

【李杲】

字明之，晚年自号东垣老人。我国医学史上著名的金元四大家之一，中医"脾胃学说"（补土派）的创始人。他十分强调脾胃在人身的重要作用，提出"内伤脾胃，百病由生"的观点，形成了独具一格的脾胃内伤学说。其著述有《内外伤辨惑论》《脾胃论》《兰室秘藏》《医学发明》《东垣试效方》《活法机要》等。

【宋慈】

字惠父，建阳（今属福建南平）人，南宋著名法医学家，世界法医学"鼻祖"。他把当时居于世界领先地位的中医药学应用于刑狱检验，并对先秦以来历代官府刑狱检验的实际经验，进行全面总结，使之条理化、系统化、理论化，求实求真。著《洗冤集录》，是第一本法医学著作，先后被译成朝、日、法、英、荷、德、俄等多种文字，在中外医药学史，法医学史及科技史上留下光辉的一页，现在仍是法医的必读之书。

【王好古】

字进之，号海藏，金元间赵州人。性识明敏，博通经史，举进士不第，遂遭心于医学，博览医籍，其学术思想受张元素、李杲影响，并多所发挥。其治伤寒证重视内伤"阴证"，于阴证鉴别颇精审，为后世医家所重。王氏著述甚富，著有《汤液本草》《此事难知》《伤寒辨惑论》《十二经要图解》等。

【朱震亨】

字彦修，人称丹溪翁，又称朱丹溪，婺州义乌人，"金元四大家"之一，"滋阴派"的代表，丹溪学派的创始人。他不自满于已取得的成就，深入研究刘、张、李三家之学，进而提出"相火易动""阳常有余，阴常不足"等新的学术观点；强调治病"不拘泥于古方"；对弟子诲而不倦，为人耿直，不慕容利；著有《格致余论》《局方发挥》《金匮钩玄》《本草衍义补遗》等。

【汪机】

字省之，别号石山居士，安徽祁门人，明代医学家，新安医学奠基人。汪机努力钻研诸家医学经典，取各家之长，融会贯通，医术日精，"行医数十年，活人数万计"。医学著述十余部，为当时名冠全国的四位医学大师之一。

【薛己】

字新甫，号立斋，明代医学家，吴县人。薛己强调治病求本，滋其化源，擅长温补脾肾，重视先后二天的辨证，治疗用药倡导温补，临证多用甘温益中、补土培元等法，对后世温补学派的产生与形成，有重要影响。薛己的著作极为丰富，包括内、外、妇、儿、针灸、口齿、眼、正骨各科及本草等，后人将其所著之书与其评注之书汇编成一部，名曰《薛氏医案》。

【李时珍】

字东璧，号濒湖，晚年自号濒湖山人，湖北蕲州人，明朝著名医学家、药学家和博物学家。临证推崇张元素，重辨病证，立法严谨，用药得当。所著《本草纲目》是本草学集大成的著作，对后世的医学和博物学研究影响深远，达尔文称赞它是"中国古代的百科全书"。李时珍另著有《濒湖脉学》。《濒湖脉学》撷取明以前脉学之精华，载有二十七种脉。该书语言简明，论脉清澈，对中医基础理论研究和临床实践具有重大的指导意义。

【徐春甫】

字汝元，号思鹤，又号东皋，祁门（今属安徽）人，明代著名医家。他主张良医必须兼通针灸与药物，认为用药不可泥古，反对"始无见理之明，终无应变之巧"的医风，强调"惟执方以待病，不诊候以裁方"。创立我国第一个医学民间组织"体堂宅仁医会"，著有《古今医统》《妇科心镜》等。

【龚廷贤】

字子才，号云林山人，又号悟真子，江西金溪人，明代著名医学家。被称为"医林状元"，江西历史上十大名医之一。其善于总结继承家传诊疗实践经验，并虚心向别人学习，博采众家之长，贯通医理，龚氏辨证重脉诊，论病首言脉法，认为脉明则病理自明。著有《济世全书》《寿世保元》等。

【杨继洲】

原名济时，字继洲，明代三衢人，明代著名针灸医家。曾任太医院御医。主要著作为《针灸大成》，对我国针灸学的发展起到了承前启后的作用，书中提出了"十二字次第手法"与"下手八法"的针刺手法,至今仍为针灸医家所习用。

【孙一奎】

字文垣,号东宿,别号生生子,安徽休宁县人,明代著名医家。其博览众家,对理论研究十分重视,尤其对命门、三焦的论述颇有见地,强调命门为肾间动气,有名而无形;孙氏治病,首重明证。主要著作为《赤水玄珠全集》,对后世医学界产生了重要影响,并给后学医者留下了宝贵的财富。

【方有执】

字中行,号九龙山人,安徽歙县人,明代伤寒学家。因妻、子女五人病死,遂发奋学医,尤精伤寒,推崇仲景。他在《伤寒论条辨》一书中,着重阐释了卫中风、营伤寒、营卫俱中伤风寒之源,并重新整理《伤寒论》条文,是为此后伤寒错简派之始。

【沈之问】

明代医家,生活于十六世纪。号无为道人、花月无为道人。里籍欠详。沈氏在学术上尊古不泥,主张"后人不可泥于纸上之语"。对方药"随集随证","旁搜考试验而奇异者,始录"。治学严谨,对麻风病因、辨证、鉴别、治疗和预防方法提出了许多精辟见解。其诊治麻风的经验均载于《解围元薮》,书成于嘉靖二十九年(1550),为中国较早之麻风病专著,对麻风病之治疗,他主张因时、因地、因人、因病而异。辨证施治,反对执一死方,以治诸证。

【陈司成】

字九韶,明代海宁盐官人。陈家八代行医,精外科。司成受家庭熏陶,自幼爱好医道。年轻时应试杭州,后专业行医。博览医学经典,临床悉心体察,并遍游江浙,向名医请教,历时20年,终于探索出一套治疗梅毒方法。著有《霉疮秘录》,为我国现存最早的论治梅毒的专著。他是用砷剂治梅毒的首创者,对医学有杰出贡献。

【陈实功】

字毓仁,号若虚,江苏南通人,明代著名外科学家。自幼精研外科医术,编著《外科正宗》一书,全书共12卷157篇对痈疽、疔疮、流注、瘰疬、瘿瘤、肠痈、痔疮、白癜风、烫伤、疥疮等外、伤、皮肤、五官科疾病,分析详尽,论治精辟,治法得当,并附若干医案,令人信服。《外科正宗》向以"列症最详,论治最精"著称,反映了明朝以前我国外科学的重要成就。

【吴有性】

字又可，吴县东山人。明末清初传染病学家。撰写成了《温疫论》一书，开我国传染病学研究之先河。他以毕生的治疫经验和体会，提出"疠气"致病之学说，在世界医传染病学史上也是一个伟大的创举，因此赢得后人的广泛尊重。《温疫论》是吴有性唯一一部传世之作，对后世的影响很大，清代一些著名医家如戴北山、杨栗山、刘松峰、叶天士、吴鞠通等，都或多或少地在《温疫论》的基础上有所发挥，有所创造。

【李中梓】

字士材，号念莪，明末清初著名医家。他悉心钻研医学名家的著作，深得其中精要，对中草药物的药性进行反复研究，并用于临床实践，在实践中创立了自己的医学理论，著有《内经知要》《药性解》《医宗必读》等，所著诸书，多通俗易懂，最为初学、登堂入室之捷径，这在当时可称是一套最完整的中医教材，在中医学的普及方面作出较大贡献。

【张介宾】

字会卿，号景岳，别号通一子，明末会稽人，是明代杰出的医学家，温补学派的代表人物。他的以温补为主的思想体系在理论和实践上都对中医基础理论的进步和完善起到了巨大的推动作用，对后世养生思想的发展也产生了积极的影响。著有《景岳全书》《类经》等。

【赵献可】

字养葵，自号医巫闾子，鄞县人，中国明末医学家。善易而精医，医德高尚，往来民间，治病不问高低贵贱，不计礼酬。其独重视肾水命火，对命门学说犹有贡献；代表著作有《医贯》，充分反映其学术思想。

【傅山】

明清之际医学家、思想家、书法家。初名鼎臣，字青竹，改字青主，又有真山、浊翁、石人等别名，山西太原人。经史之外，兼通先秦诸子，哲学、医学、儒学、佛学、诗歌、书法、绘画、金石、武术、考据等无所不通，医学上也有着巨大成就。内科、妇科、儿科、外科均有很高的技术，尤以妇科为最，在当时有"医圣"之名。傅山极重医德，对待病人不讲贫富，一视同仁。传世医书有《傅青主女科》《傅青主男科》《傅氏幼科》等，对后世有一定影响，特别是《傅青主女科》，更是清代主要传世之妇产科专著。

【薛雪】

字生白,号一瓢,清代医学家,江苏吴县人,与叶桂同时而齐名。所著《湿热条辨》即成传世之作,该书对湿热之辨证论治有进一步发挥,丰富并充实了温热病学的内容,对温热病的发展有相当贡献。

【叶桂】

字天士,号香岩。江苏吴县(今苏州)人,祖籍安徽歙县。清代著名医学家,四大温病学家之一。中医学史上温病学派的创始人,其著作《温热论》至今仍被临床医家推崇备至。对治奇经、脾胃、儿科等病尤为擅长,尚有《叶案存真》《末刻本医案》等。

【吴谦】

字六吉,清朝安徽歙县人。宫廷御医,乾隆时为太医院院判。与张璐、喻昌并称为清初三大名医之一。负责编修《医宗金鉴》,是乾隆御制钦定的一部综合性医书,全书90卷,是我国综合性中医医书最完善简要的一种,全书包括医学各科共十五种,九十卷。书的内容丰富完备,叙述系统扼要,议论精确,有叙说、有图谱、有验方、有议论,便于学者记诵,力求学以致用,为内、外、妇、儿、眼、伤、针灸各科之完备的巨著,集我国古代医籍文献之大成。

【徐大椿】

原名大业,字灵胎,晚号洄溪老人,江苏吴江松陵镇人,清代医学家。悬壶济世,洞明药性,虽至重之疾,每能手到病除。平生著述甚丰,皆其所评论阐发,如《医学源流论》《医贯砭》等,均能一扫成见,另树一帜,实中医史上千百年独见之医学评论大家。

【赵学敏】

字依吉,号恕轩,钱塘县(今浙江杭州)人,清代著名医学家。著作宏富,包括药书、本草、养生、祝由、眼科、炼丹及民间走方医疗法等多方面的内容。其著作仅存《串雅》和《本草纲目拾遗》,其中《串雅》是中国医学史上第一部有关民间走方医的专著。

【吴鞠通】

名瑭,字配珩,江苏淮安人,清代著名医学家。著有《温病条辨》《吴鞠通医案》《医医病书》三部医书。通晓温病,以擅治急性发热性疾病闻名于世。对内科杂病、妇科、儿科、针灸以及心理疗法等也颇有造诣。提出温病的三焦辨证学说,对温病学说贡献很大,是继叶天士、薛雪之后的温病学派重要代表人物。

【王清任】

字勋臣,河北省玉田县人,嘉庆至道光年间的名医。年轻时即精心学医,并于北京开一药铺行医,医术精深,颇噪于一时。著有《医林改错》。他认为气与血皆为人体生命的源泉,但同时也是致病因素。不论外感内伤,对于人体的损伤,皆伤于气血而非脏腑。他认为瘀血是由于正气虚,推动无力造成的,故血瘀证皆属虚中夹实。故而倡导"补气活血"和"逐瘀活血"两法则,这就是他的著名的"瘀血说"。

【吴师机】

名安业,字尚先,清代钱塘人,清代医学家。致力于中医外治法的研究,不仅在中医外治法方面积累了丰富的经验,更提出了外治法的理论基础,尤其在膏药的运用上更为熟练,成为中医历史上外治法运用与膏药运用的专家。

【王孟英】

名士雄,自号半痴山人,晚号梦隐,又号潜斋,浙江海宁人,清代著名医学家,"温病四大家"之一。其毕生致力于中医临床和理论研究,对温病学说的发展作出了承前启后的贡献,尤其对霍乱的辨证和治疗有独到的见解。重视环境卫生,对预防疫病提出了不少有价值的观点。主要著作有《医学随笔》《温热经纬》等。

主要参考文献

[1] 林培政. 温病学 [M]. 2 版. 北京：中国中医药出版社，2009.

[2] 南京中医学院. 温病学 [M]. 上海：上海科学技术出版社，1979.

[3] 王庆其. 内经选读 [M]. 2 版. 北京：中国中医药出版社，2002.

[4] 熊曼琪. 伤寒学 [M]. 北京：中国中医药出版社. 2006.

[5] 梅国强. 伤寒论讲义 [M]. 北京：人民卫生出版社，2012.

[6] 李培生. 伤寒论讲义 [M]. 上海：上海科学技术出版社，1985.

[7] 广州中医学院. 方剂学 [M]. 上海：上海科学技术出版社，1979.

[8] 黄建平. 中医学方法论 [M]. 长沙：湖南科学技术出版社，2003.

[9] 杨亚平. 中医诊断辨证思路解析 [M]. 南京：江苏科学技术出版社，2005.

[10] 朱文峰. 中医诊断学 [M]. 上海：上海科学技术出版社，2002.

[11] 王国强. 中医医疗技术手册 [M]. 北京：中国中医药出版社，2013.

[12] 严隽陶. 推拿学 [M]. 北京：中国中医药出版社，2009.

[13] 陈仁寿. 新编临床中成药 [M]. 北京：科学出版社，2012.

[14] 李顺保. 中医急诊临床实用手册 [M]. 北京：学苑出版社，2014.

[15] 北京中医学院. 中国医学史 [M]. 上海：上海科学技术出版社，1978.

[16] 国家药典委员会. 中华人民共和国药典 [M]. 北京：中国医药科技出版社，2010.

[17] 国家中医药管理局医政司. 24 个专业 105 个病种中医诊疗方案（试行）[M]. 北京：国家中医药管理局医政司，2011.

[18] 国家中医药管理局. 全国中医医院急诊必备中成药目录 [J]. 中国中医药信息杂志，1997，4（12）：5-6.